新编神医华佗奇方妙治

李春深　主编

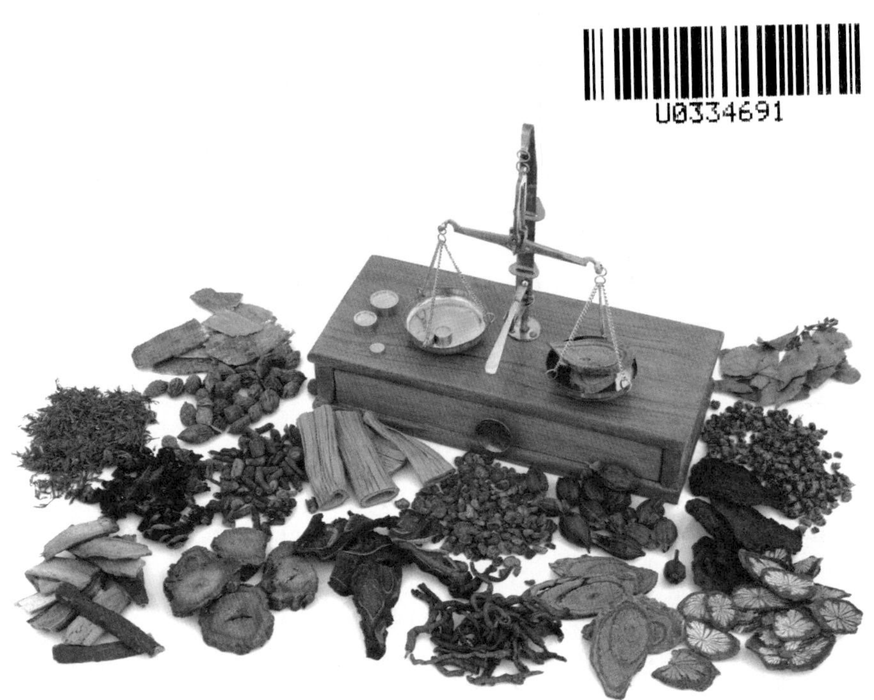

天津出版传媒集团
天津科学技术出版社

图书在版编目（CIP）数据

新编神医华佗奇方妙治/李春深主编. — 天津：天津科学技术出版社，2022.8

ISBN 978-7-5576-9814-0

Ⅰ.①新… Ⅱ.①李… Ⅲ.①验方－汇编 Ⅳ.①R289.5

中国版本图书馆CIP数据核字(2021)第277558号

新编神医华佗奇方妙治

XINBIAN SHENYI HUATUO QIFANGMIAOZHI

责任编辑：张建锋

出版：天津出版传媒集团 天津科学技术出版社

地址：天津市西康路35号

邮编：300051

电话：（022）23332400

网址：www.tjkjcbs.com.cn

发行：新华书店经销

印刷：北京兴星伟业印刷有限公司

开本 710×1000 1/16 印张 20 字数 410 000

2022年8月第1版第1次印刷

定价：68.00元

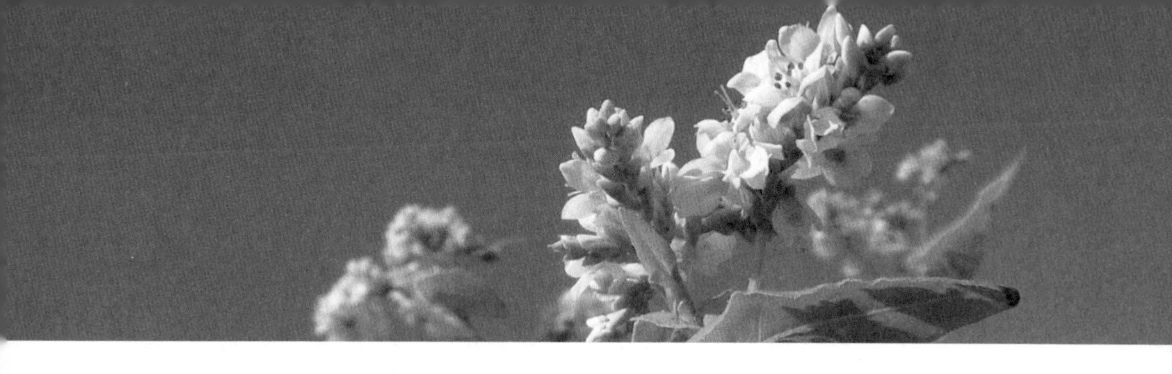

前　言

东汉末年在我国诞生了三位杰出的医学家，史称“建安三神医”。其中，董奉隐居庐山，留下了脍炙人口的杏林佳话；张仲景撰写《伤寒杂病论》，理法谨严，被后世誉为“医圣”；而华佗则深入民间，足迹遍及中原大地和江淮平原，在内、外、妇、儿各科的临证诊治中，曾创造了许多医学奇迹，尤其以创麻沸散（临床麻醉药）、行剖腹术闻名于世。后世每以“华佗再世”“元化重生”称誉医家，足见其影响之深远。

华佗不求名利，不慕富贵，集中精力于医药的研究上。《后汉书·华佗传》说他“兼通数经，晓养性之术”，尤其“精于方药”。人们称他为“神医”。他所使用的“麻沸散”是世界上最早的麻醉剂。华佗采用酒服“麻沸散”施行腹部手术，开创了全身麻醉手术的先例。这种全身麻醉手术，在我国医学史上是空前的，在世界医学史上也是罕见的创举。华佗在诊断上，善于望诊和切脉，并依此能正确判断出疾病的预后。在医疗体育方面也有着重要贡献，创立了著名的五禽戏。华佗还善于应用心理疗法治病。

他曾把自己丰富的医疗经验整理成一部医学著作，名曰《青囊经》，可惜没能流传下来。但不能说他的医学经验因此就完全湮没了。因为他许多有作为的学生，如以针灸出名的樊阿，著有《吴普本草》的吴普，著有《本草经》的李当之，把他的经验部分地继承下来。至于现存的华佗《中藏经》，那是

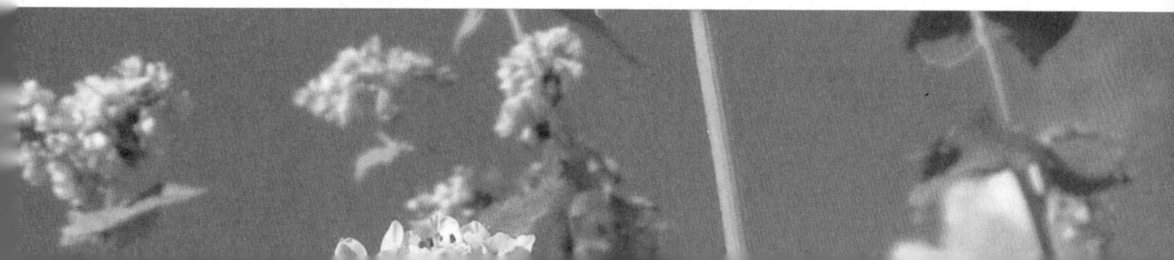

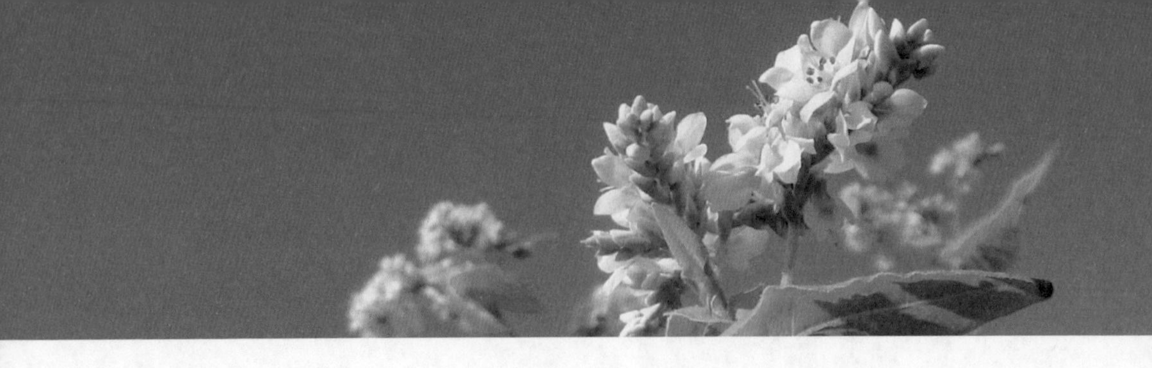

宋人的作品，用华佗的名字出版的。但其中也可能包括一部分当时尚残存的华佗著作的内容。

为了整本书更具有指导性和实用性，笔者从散见于《百一选方》《活幼心书》《太平圣惠方》《宣明论方》《太平惠民和剂局方》《古今医统》《良朋汇集》《博济方》《世医得效方》《摄生从妙方》《三因极一病证方论》《医学入门》《内外伤辨》《景岳全书》《医学衷中参西录》《伤寒论》《外台秘要》《圣济总录》《证治准绳·伤寒》《备急千金要方》《类证活人书》《重订通谷伤寒论》《医学心悟》《伤寒全生集》《素问病机气宜保命集》《万病回春》《传言适用方》《小儿卫生总微论》《仙授理伤续断秘方》《寿世保元》《洪氏集验方》《丹溪心法》《温病条辨》《暑病症治要略》《杨氏家藏方》《脾胃论》《痘疹会通》《重订严氏济生方》《青囊秘传》《肘后方》《温疫论》等各种古代典籍中精心遴选下来的华佗治病秘方、药方。全书包括了内科、眼科、儿科、妇科、皮肤科等七个科目的内容。

在整个收集整理的过程中，笔者克服了种种困难终于将该书付梓成稿。因编者水平有限，书中难免有不当或谬误之处，还忘读者原谅，批评指正。

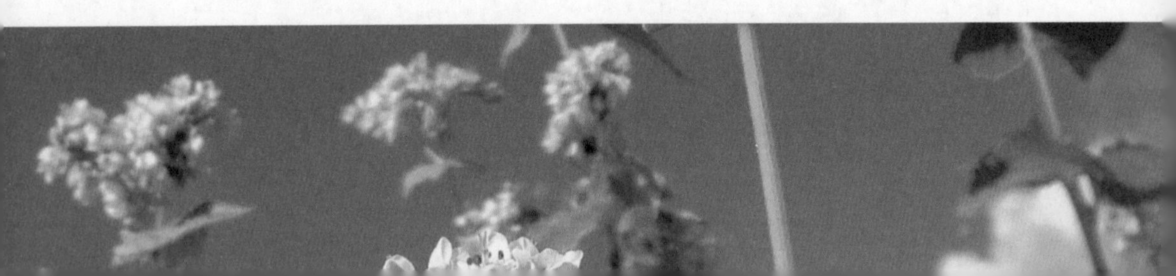

C目录 Contents

内 科

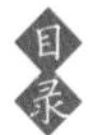

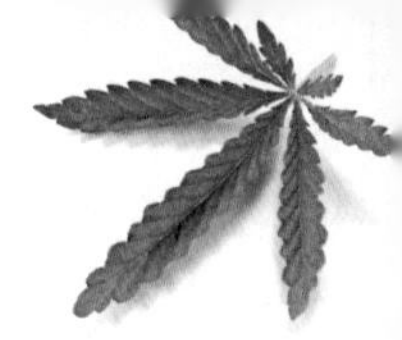

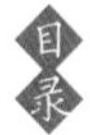
目录

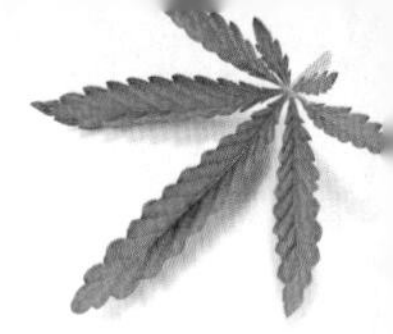

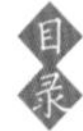

目
录

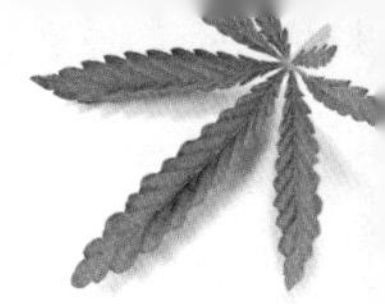

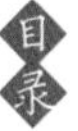
目录

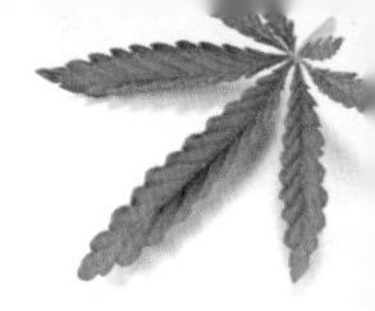

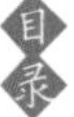

目录

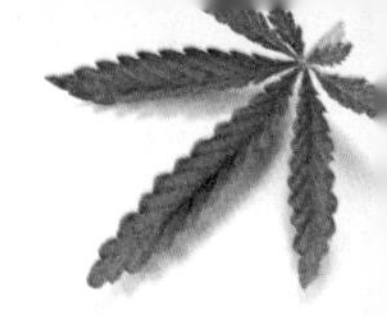

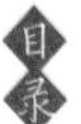

眼科

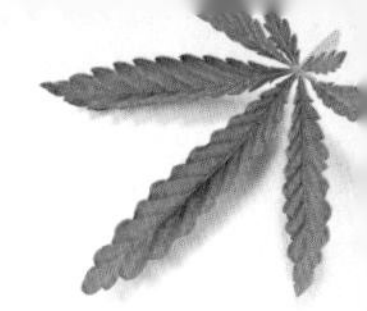

儿 科

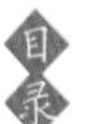

妇科

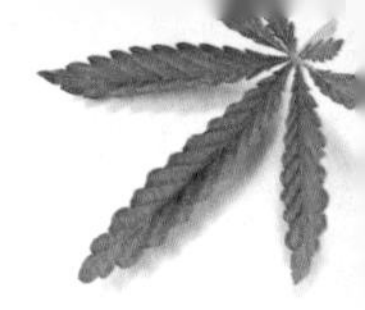

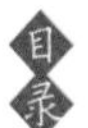

目录

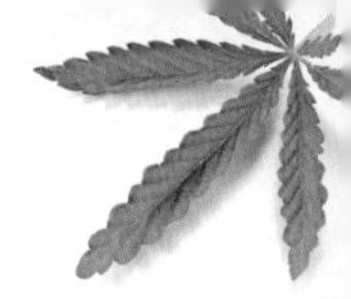

皮肤科

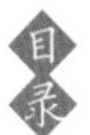

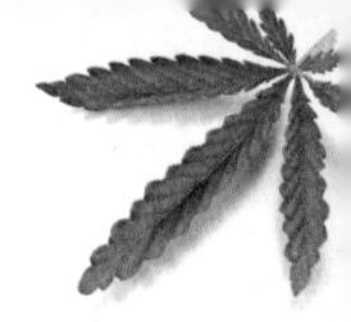

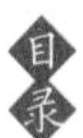

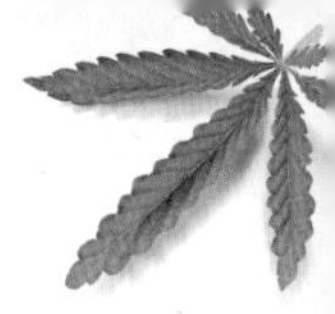

外伤科

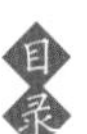

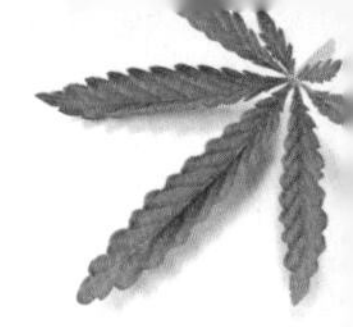

耳鼻喉科、口腔科

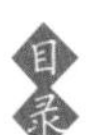

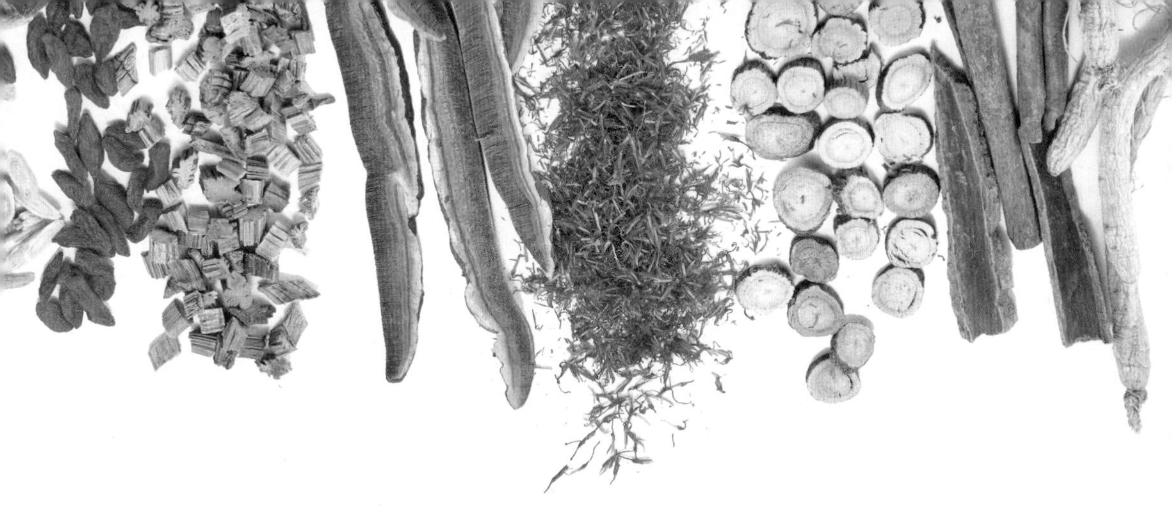

内 科

感冒

香薷散

【来源】《百一选方》卷七。

【功用】发散表邪。

【主治】伤风感寒，头痛恶寒，胸脘痞闷，脉浮者。

【组成】香附子（去毛，炒）180克，藁本（去芦）120克，川芎（锉）、橘皮（去白）各60克，甘草45克（炙）。

【用法】上药共研为细末。每服9克，用水150毫升，加生姜3片，煎至100毫升，温服，不拘时候。

百解散

【来源】《活幼心书》卷下。

【主治】小儿外感风寒，鼻流清涕，头痛发热，昼轻夜重。

【组成】干葛75克，升麻、赤芍药各60克，黄芩30克，麻黄22.5克，薄桂（去粗皮）7.5克，甘草45克。

【用法】上药㕮咀。每服6克，用水150毫升，加生姜3片，葱1根，煎至100毫升，温服。

【加减】风热盛者，加薄荷。

防风散

【来源】《太平圣惠方》卷二十。

【主治】外感风热，头痛掣动。

【组成】防风30克（去芦头），川升麻30克，黄芩30克，赤芍药30克，蔓荆子30克，石膏30克，葛根30克（锉），甘草15克（炙微赤，锉）。

【用法】上药捣粗罗为散。每服12克，以水170毫升，煎至100毫升，去滓，入淡竹沥30毫升，再煎一二沸，温服，不拘时候。

冲和散

【来源】《百一选方》卷七。

【异名】苍荆散（《医学入门》卷八）。

【主治】外感风寒挟湿，身体沉重，肢节酸疼，项背拘急，头目不清，鼻塞声重，伸欠泪出，气壅上盛，咽渴不利，胸膈凝滞，饮食不入。

【组成】苍术1.8千克，荆芥穗900克，甘草375克。

【用法】上药共研为粗末。每服9克，用水230毫升，煎至180毫升，去滓热服，不拘时候；药滓再煎。

双解散

【来源】《宣明论方》卷六。

【功用】疏风解表，通便泻热。

【主治】风寒暑湿、饥饱劳疫、内外诸邪所致恶寒发热。或小儿生疮疹，透发不快，有汗或无汗，大便干结，小便短赤者。

【组成】益元散210克，防风通圣散210克。

【用法】将上药和在一起拌匀。每服9克，用水220毫升，入葱白15厘米，盐豉50粒，生姜3片，煎至150毫升，温服。

急风散

【来源】《太平惠民和剂局方》卷一。

【主治】偏正头痛，夹脑风，太阳穴痛。坐卧不安；小儿伤风，鼻塞流涕。

【组成】生川乌（炮，去皮、脐）、辰砂（研，飞）各60克，生南星（洗，去皮）120克。

【用法】上药共研为细末。用酒调敷痛处。小儿伤风，用酒调涂囟门上。

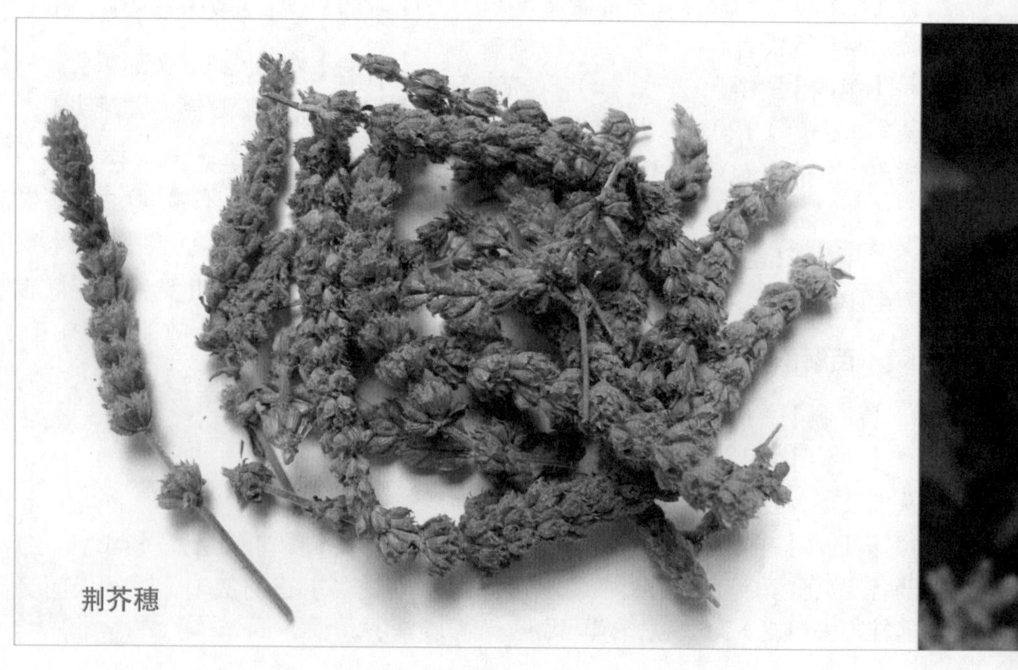
荆芥穗

川芎散

【来源】《古今医统》卷六十二引《医林》。

【主治】伤寒鼻塞。

【组成】苍术（米泔浸）150克，藁本、白芷、细辛、羌活、川芎、甘草（炙）各30克。

【用法】上药㕮咀。每服9克，用水150毫升，加生姜3片，葱白10克，煎取100毫升，温服。

香苏散

【来源】《太平惠民和剂局方》卷二。

【功用】理气解表。

【主治】外感风寒，内有气滞，形寒身热，头痛无汗，胸脘痞闷，不思饮食，舌苔薄白。

【组成】香附子（炒香，去毛）、紫苏叶各120克，甘草（炙）30克，陈皮60克（不去白）。

【用法】上为粗末。每服9克，用水150毫升，煎至100毫升，去滓热服，不拘时候，日3服。若作细末，只服6克，入盐点服。

【禁忌】用药期间，戒食荤腥、酒、肉。

【附注】方中紫苏叶辛温解表，温中行气；香附、陈皮理气畅中；甘草调和诸药。合用共奏理气解表之功。方中紫苏、香附有安胎作用，故妊娠感冒，用之亦颇适合。

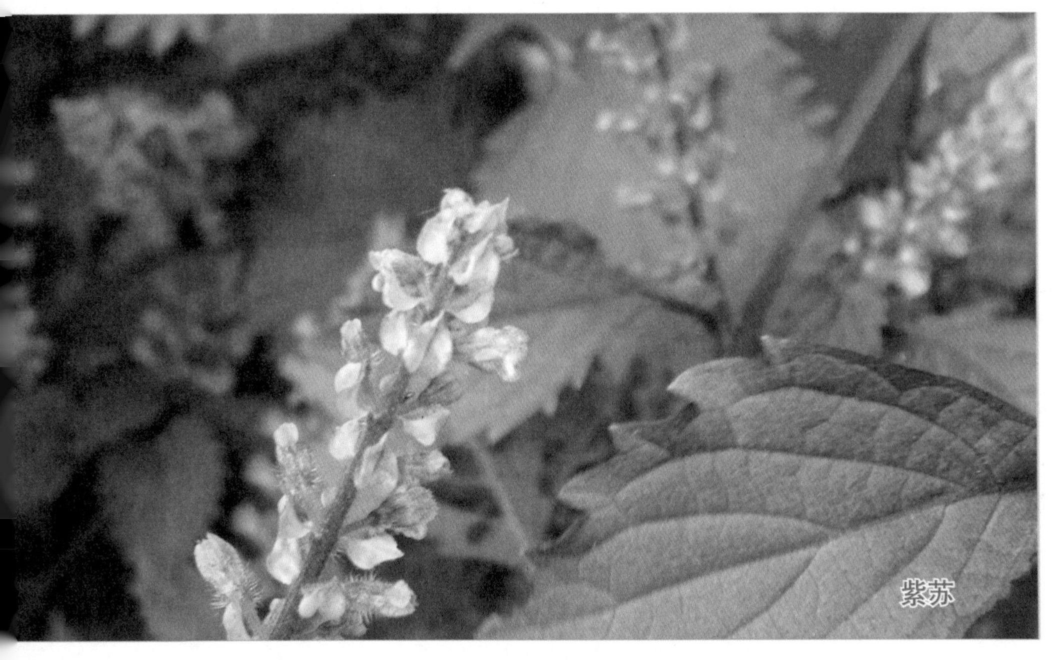
紫苏

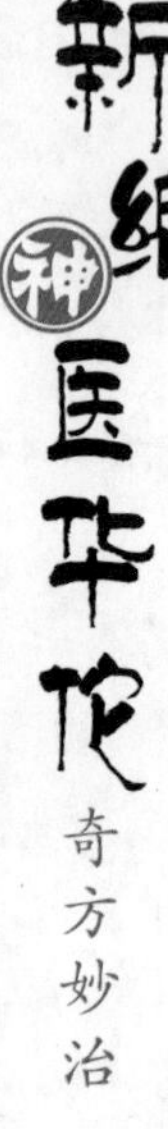

武侯行军散

【来源】《良朋汇集》卷五。

【异名】行军散（《行军方便便方》卷中）。

【主治】风寒感冒，未过3日者。

【组成】麻黄270克，川芎、白芷、苏叶、石膏、甘草各30克，绿豆粉60克。

【用法】上药共研为细末。每服3克，用无根水调服。

【禁忌】孕妇勿服。

金沸草散

【来源】《博济方》卷一。

【主治】外感风寒，恶寒发热，头目昏痛，颈项僵急，肢体烦疼，胸膈满闷，咳嗽喘满，痰涎不利，涕唾稠黏。

【组成】荆芥穗120克，旋覆花90克，前胡90克，半夏30克（洗净，姜汁浸），赤芍药30克，麻黄（去节）90克，甘草30克。

【用法】上药共研为细末。每服6克，用水150毫升，入生姜、大枣，同煎至90毫升，热服。如汗出，并3服。有寒气则出汗，如风盛则解利。

川芎

香苏散

【来源】《世医得效方》卷一。

【主治】伤寒、伤风、伤湿、伤食。

【组成】香附150克（炒，去毛）、紫苏（去根）75克，陈皮60克，甘草60克，苍术60克（切片，米泔浸，炒黄）。

【用法】上药锉散。每服12克，用水225毫升，加生姜3片，葱白2根同煎，不拘时候服。得汗为妙。

【加减】头痛，加川芎、白芷、细辛、荆芥穗各1.5克；咳嗽声重，痰多涕稠，加半夏、桔梗、乌梅各1.5克，桑白皮2.1厘米；心疼，加石菖蒲、半夏各1.5克；泄泻，加木香、藿香各1.5克。

二香散

【来源】《世医得效方》卷一。

【主治】感冒风寒暑湿，呕恶泻痢，腹痛；瘴气，及饮冷当风，头疼身热，伤食不化。

【组成】紫苏、陈皮、苍术各30克，香薷（去根）60克，香附子75克（炒，去毛），厚朴（去粗皮，姜汁拌炒）、甘草、扁豆各30克。

【用法】上药锉散。每服12克，用水220毫升，加生姜3片，木瓜2片，葱白2根同煎，热服。外感肿满，先以此方多加车前子、木瓜煎服。

荆防败毒散

【来源】《摄生众妙方》卷八。

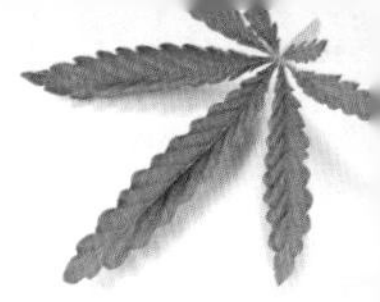

【功用】疏风解表，败毒消肿。

【主治】风寒感冒初起，恶寒发热，头疼身痛，苔白，脉浮者；疮肿初起，见表寒证者。

【组成】羌活、独活、柴胡、前胡、枳壳、茯苓、防风、荆芥、桔梗、川芎各 4.5 克，甘草 1.5 克。

【用法】上药用水 300 毫升，煎至 240 毫升，温服。

菊叶汤

【来源】《宣明论方》卷三。

【异名】菊花散（《证治准绳·类方》卷五）。

【主治】外感风邪，头目昏眩，呕吐，面目浮肿。

【组成】菊花（去梗）、羌活、独活、旋覆花、牛蒡子、甘草各等份。

【用法】上药共研为细末。每服 6 克，以水 150 毫升，加生姜 3 片，同煎至 100 毫升，去滓温服。

香薷汤

【来源】《太平惠民和剂局方》卷二。

【主治】感受暑湿，饮食不节，脾胃不和，憎寒壮热，身体疼痛，胸膈满闷，霍乱呕吐。

【组成】白扁豆（炒）、茯神、厚朴（去粗皮，锉，姜汁炒）各 30 克，香薷（去土）60 克，甘草（炙）15 克。

【用法】上药共研为细末。每服 6 克，沸汤送服，不拘时候。

香葛汤

【来源】《世医得效方》卷一。

【主治】四时感冒不正之气，头痛身疼，项僵寒热，呕恶痰嗽，腹痛泄泻。

【组成】紫苏（去根）、白芍药、香附子（炒，去毛）、川升麻、白干葛、薄陈皮各 30 克，白芷、大川芎各 15 克，苍术（米泔浸，切，炒黄色）30 克，大甘草 15 克。

【用法】上药锉散。每服 15 克，用水 225 毫升，加生姜 3 片，水煎，热服，不拘时候。

八物汤

【来源】《三因极一病证方论》卷四。

【异名】八物散（《医学入门》卷四）。

【主治】厥阴伤风，恶风体倦，自汗，小腹急痛，寒热如疟，骨节烦疼，其脉尺寸俱微而迟者。

【组成】桂心、当归、川芎、前胡、防风各 22.5 克，芍药 45 克，甘草（炙）、茯苓各 15 克。

【用法】上药㕮咀。每服 12 克，用水 220 毫升，加生姜 5 片，大枣 3 个，煎取 180 毫升，去滓，空腹时服。

柴胡半夏汤

【来源】《医学入门》卷四。

【主治】伤风发热恶寒，头痛无汗而咳嗽，或胁热自痢；兼治一切痰症，状似伤寒。

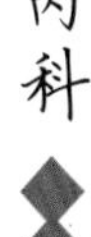

【组成】柴胡、半夏各3克，黄芩、白术、陈皮、麦门冬各3克，甘草1.5克，姜3片，大枣2枚。

【用法】水煎，温服。

【加减】小便不利，加茯苓；冬月无汗，加麻黄；三时无汗，加苏叶；冬月有汗，加桂枝；三时有汗，加防风；咽喉痛，加桔梗；喘嗽，去白术，加杏仁、桑白皮；酒热，加黄连；食积，加山楂、神曲；痰伏胁下作痛，加白芥子；痰甚喉中如牵锯，加竹沥、姜汁；痰稠如胶，加金沸草、前胡；胸膈痞闷，加枳壳。

防风冲和汤

【来源】《医学入门》卷四。

【主治】伤风有汗，脉浮缓。

【组成】防风、白术、生地各4.5克，羌活、黄芩、白芷、甘草各3克，川芎1.5克。

【用法】水煎，温服。

【加减】汗未止，加黄芪、芍药。

通气防风汤

【来源】《内外伤辨》卷中。

【主治】风热外乘，肺气郁甚，肩背痛，汗出，小便数而少。

【组成】防风、羌活、陈皮、人参、甘草各1.5克，藁本、青皮各0.9克，白豆蔻、黄柏各0.6克，升麻、柴胡、黄芪各3克。

【用法】上药㕮咀，都作1服。用水300毫升，煎至150毫升，空腹时去滓温服。

【禁忌】如面白脱色，气短者，不可服。

羌活胜湿汤

【来源】《内外伤辨》卷中。

【异名】通气防风汤（《医学发明》卷五）。

【功用】祛风胜湿。

【主治】风湿在表，头痛项僵，腰背重痛，一身尽痛，难以转侧，恶寒发热，脉浮。

【组成】羌活、独活各3克，藁本、防风、甘草（炙）、川芎各1.5克，蔓荆子0.9克。

【用法】上药㕮咀，都作一服。用水300毫升，煎至150毫升，去滓，食后温服。

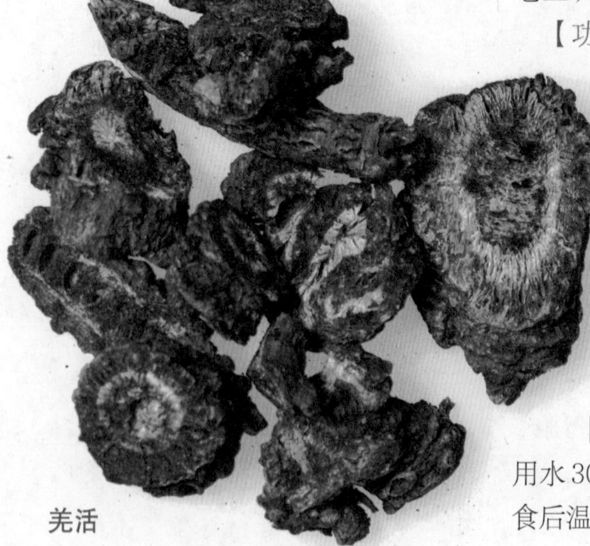
羌活

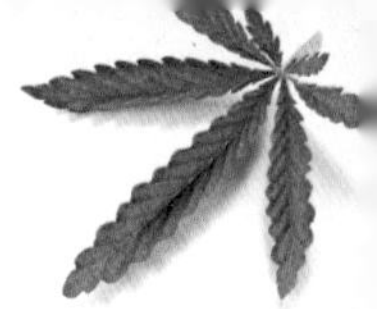

【加减】如经中有寒湿，身重，腰沉沉然，加酒洗汉防己 1.5 克；轻者，附子 1.5 克；重者，川乌 1.5 克。

【附注】方中羌活、独活祛风湿，利关节；防风、藁本祛风除湿，发汗止痛；川芎活血，祛风止痛；蔓荆子治头风疼痛；炙甘草调和诸药。合用具有祛风胜湿之效。

三柴胡饮

【来源】《景岳全书》卷五十一。

【主治】素禀阴分不足，或肝经血少而偶感风寒者；或感邪不深，可兼补而散者；或病后、产后感冒，宜用解散而因血气虚弱不能外达者。

【组成】柴胡 6 ~ 9 克，芍药 4.5 克，炙甘草 3 克，陈皮 3 克，生姜 3 ~ 5 片，当归 6 克（溏泄者，易以熟地）。

【用法】上药用水 300 毫升，煎至 240 毫升，温服。

【加减】如微寒咳呕者，加半夏 3 ~ 6 克。

一柴胡饮

【来源】《景岳全书》卷五十一。

【主治】外感四时不正之气，或发热，或寒热，或妇人热入血室，或产后冒风，以致寒热如疟，但外有邪而内兼火者。

【组成】柴胡 6 克，黄芩 5 克，芍药 6 克，生地 5 克，陈皮 5 克，甘草 2 克。

【用法】水煎，分 2 次温服。

【加减】内热甚，加连翘 6 克；外邪甚，加防风 3 克；邪结在胸痞满者，去生地，加枳实 6 克；热结阳明而渴者，轻加花粉或葛根 6 克，重加知母、石膏。

四柴胡饮

【来源】《景岳全书》卷五十一。

【功用】扶正解表。

【主治】元气不足，或忍饥劳倦，而外感风寒；或六脉紧数微细，正不胜邪者。

【组成】柴胡 3 ~ 9 克，炙甘草 3 克，生姜 3 ~ 7 片，当归 6 ~ 9 克（泻者少用），人参 6 ~ 9 克或 15 ~ 21 克。

【用法】用水 40 毫升，煎至 200 毫升，温服。

【加减】胸膈滞闷者，加陈皮 3 克。

正柴胡饮

【来源】《景岳全书》卷五十一。

【功用】平散风寒。

【主治】外感风寒，发热恶寒，头疼身痛，痎疟初起。

【组成】柴胡 3 ~ 9 克，防风 3 克，陈皮 4.5 克，芍药 6 克，甘草 3 克，生姜 3 ~ 5 片。

【用法】用水 300 毫升，煎至 200 毫升，热服。

【加减】如头疼者，加川芎 3 克；热而兼渴者，加葛根 3 ~ 6 克；呕恶者，加半夏 4.5 克；湿盛者，加苍术 3 克；胸腹有微滞者，加厚朴 3 克；寒气盛而邪不易解者，加麻黄 3 ~ 9 克，去浮沫服之，或加苏叶亦可。

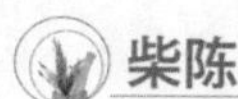

柴陈煎

【来源】《景岳全书》卷五十一。

【功用】解表发汗，化痰止咳。

【主治】伤风兼寒，咳嗽发热，痞满多痰者。

【组成】柴胡 6 ~ 9 克，陈皮 4.5 克，半夏 6 克，茯苓 6 克，甘草 3 克，生姜 3 ~ 7 片。

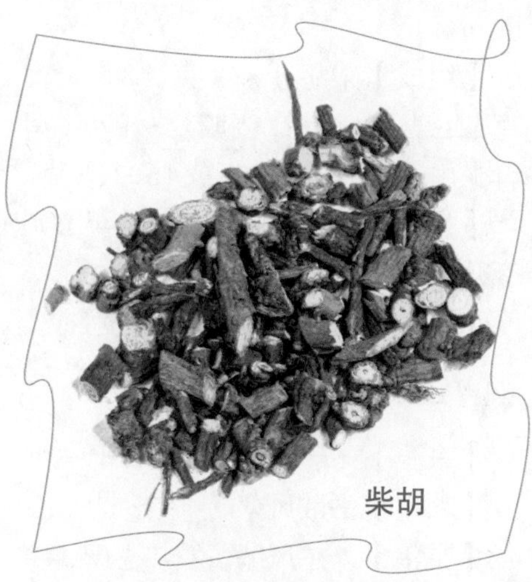

柴胡

【用法】用水 220 毫升，煎至 160 毫升，空腹时温服。

【加减】如寒盛者，加细辛 2.1 ~ 2.4 克；如风盛气滞者，加苏叶 4.5 克；如冬月寒甚，加麻黄 4.5 克；气逆多嗽者，加杏仁 3 克；痞满气滞者，加白芥子 1.5 ~ 2.1 克。

香薷丸

【来源】《太平惠民和剂局方》卷二。

【主治】伤暑伏热，躁渴瞀闷，头目昏眩，胸膈烦满，呕哕恶心，口苦舌干，肢体困倦。不思饮食，或发霍乱，吐痢转筋。

【组成】香薷（去土）、紫苏（用茎叶，去粗梗）、干木瓜各 30 克，丁香、茯神（去木）、檀香（锉）、藿香叶、甘草（炙）各 15 克。

【用法】上药共研为细末，炼蜜和丸，每 1 克作 1 丸。每服 1 ~ 2 丸，细嚼；温汤或新汲水下。小儿服半丸，不拘时候。

伤　寒

荡胸汤

【来源】《医学衷中参西录》上册。

【主治】寒痰结胸。其症胸膈痰涎，与外感之邪互相凝结，上塞咽喉，下滞胃口，呼吸不利，满闷短气，饮水不能下行，或转吐出。兼治疫症结胸。

【组成】栝楼仁 60 克（新炒者，捣），生赭石 60 克（研细），苏子 20 克（炒捣），芒硝 12 克（冲服）。

【用法】用水 800 毫升，煎取清汁 500 毫升，先温服 200 毫升。结开，大便通行，停后服。若其胸中结犹未开，过两点钟，再温服 200 毫升。若胸中之结已开，而大便犹未通下，且不觉转矢气者，仍可温服 100 毫升。

大柴胡汤

【来源】《伤寒论》。

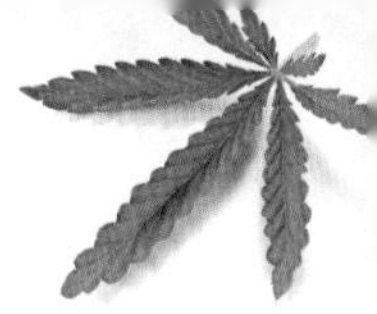

【功用】和解少阳，内泄热结。

【主治】少阳、阳明合病，往来寒热，胸胁苦满，呕不止，郁郁微烦，心下痞硬或满痛，大便秘结，或协热下利，舌苔黄，脉弦有力者。现用本方加减治疗急性胰腺炎、急性胆囊炎、胆石症等见有上述证候者。

【组成】柴胡15克，枳实9克（炙），生姜15克（切），黄芩9克，芍药9克，半夏9克（洗），大枣12枚（掰），大黄6克。

【用法】上七味，用水1.2升，煮取600毫升，去滓再煎，温服200毫升，每日3服。

【附注】方中柴胡、黄芩和解少阳；枳实、大黄内泄热结；芍药助柴胡、黄芩清肝胆之热，合枳实、大黄治腹中实痛；半夏和胃降浊以止呕逆；生姜、大枣既助半夏和胃止呕，又能调营卫而和诸药。诸药合用，共奏和解少阳、内泄结热之功。

保真汤

【来源】《太平惠民和剂局方》卷二。

【主治】四时伤寒，不问阴阳二证。

【组成】藁本（去芦）、川芎各120克，甘草（炒）60克，苍术（洗，锉，麸炒）500克。

【用法】上药㕮咀为粗末。每服9克，水220毫升，生姜3片，同煎至150毫升，去滓，不拘时热服。

麻黄汤

【来源】《伤寒论》。

【异名】麻黄解肌汤（《外台秘要》卷一引《深师方》）。

【功用】发汗解表，宣肺平喘。

【主治】外感风寒，恶寒发热，头痛身疼，骨节疼痛，无汗喘咳，口不渴，苔薄白，脉浮紧。现用于流行性感冒、支气管炎及支气管哮喘等见上述症状者。

【组成】麻黄（去节）6克，桂枝（去皮）4克，甘草3克（炙），杏仁（去皮、尖）6克。

【用法】上四味，用水900毫升，先煮麻黄，去浮沫，纳诸药，煮取至300毫升，去滓，温服150毫升，覆取微汗。

【禁忌】表虚自汗，外感风热及体虚外感者均忌用。

【附注】方中麻黄发散风寒，宣肺平喘为君；桂枝辛温解肌为臣；杏仁宣降肺气，止咳平喘为佐；炙甘草调和诸药为使。四味合用，具有发汗解表、宣肺平喘之功。

竹皮汤

【来源】《外台秘要》卷二引《范汪方》。

【主治】病后交接劳复，睾丸肿胀，头重不举，目中生花，腹内绞痛。

【组成】刮青竹皮20克。

【用法】上一味，用水400毫升，煮五六沸，绞去滓，顿服。

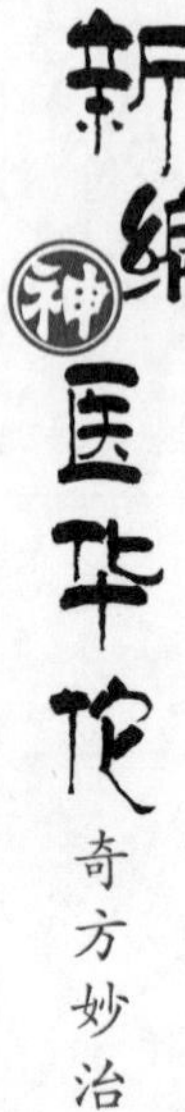

葶苈汤

【来源】《圣济总录》卷二十二。

【主治】伤寒结胸，心下痛，如石坚硬，小便不利。

【组成】葶苈子（隔纸炒）22克，槟榔（锉）15克，桑根白皮（炙，锉）22克，杏仁（汤浸，去尖、皮、双仁，炒）、大黄（锉，醋炒）各15克，朴硝22克。

【用法】上六味，捣成粗末。每服15克，用水220毫升，煎至180毫升，去滓，空腹时温服。

沃雪汤

【来源】《百一选方》卷七。

【主治】外感风寒湿邪，表证未解，壮热恶风，声重鼻塞，头痛身疼。

【组成】苍术（去皮）240克，厚朴（去皮）120克，当归（洗）、川芎、白芍药、防风、橘皮（去白）、葛根、甘草各60克。

【用法】上药㕮咀。每服9克，用水225毫升，煎至150毫升，去滓温服。

茯苓四逆汤

【来源】《伤寒论》。

【主治】伤寒，发汗或下后，病仍不解，烦躁者。

【组成】茯苓12克，人参3克，附子（生用）、甘草（炙）各6克，干姜4.5克。

【用法】上五味，以水1升，煮取600毫升，去滓，温服150毫升，一日2次。

厚朴汤

【来源】《伤寒论》。

【异名】厚朴汤（《医方类聚》卷五十四引《通真子伤寒括要》）、厚朴人参汤（《伤寒总病论》卷二）。

【主治】发汗后，腹胀满者。

【组成】厚朴（炙，去皮）12克，生姜（切）9克，半夏（洗）6克，甘草（炙）6克，人参3克。

【用法】上五味，以水1.2升，煮取300毫升，去滓，分3次温服。

茯苓桂枝甘草大枣汤

【来源】《伤寒论》。

【主治】伤寒发汗后，其人脐下悸，欲作左豚者。

【组成】茯苓25克，桂枝（去皮）12克，甘草（炙）6克，大枣15枚。

【用法】上四味，以甘澜水1升，先煎茯苓减至800毫升，纳诸药，煮取300毫升，去滓，温服100毫升，一日3次。

犀角玄参汤

【来源】《证治准绳·伤寒》卷六。

【主治】伤寒热盛发斑，心烦狂言，或咽痛者。

【组成】犀角屑、升麻、射干、黄芩、人参、黑玄参各等份。

【用法】上药用水400毫升，煎

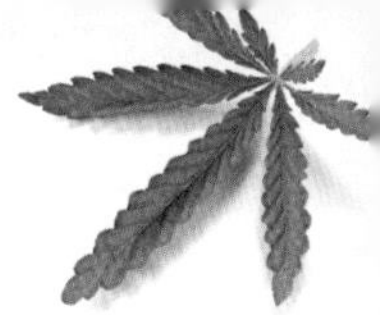

至200毫升，去滓温服。

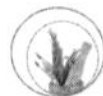七物黄连汤

【来源】《备急千金要方》卷九。

【主治】夏日伤寒，四肢烦疼发热，心烦，呕逆支满。

【组成】黄连、茯苓、黄芩各9克，芍药、葛根各12克，甘草15克，小麦30克。

【用法】上药㕮咀。以水700毫升，煮取300毫升候冷，分2次服。

升麻黄连汤

【来源】《圣济总录》卷二十六。

【主治】伤寒挟热，腹痛下痢。

【组成】升麻、黄连（去须，锉，炒）、当归（切，焙）、芍药、桂枝（去粗皮）、黄柏（去粗皮）、甘草（炙）各15克。

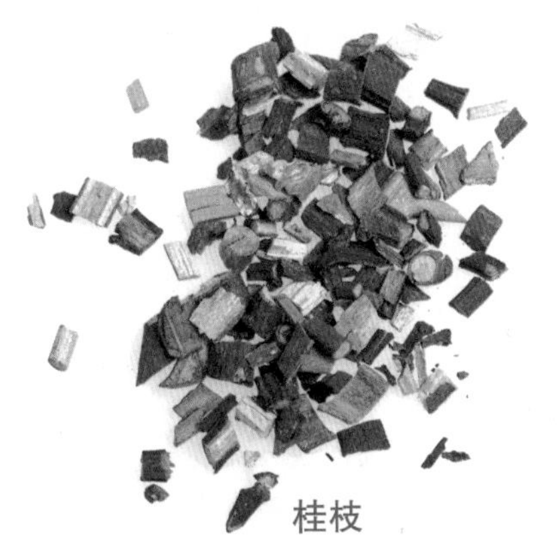
桂枝

【用法】上七味，锉如麻豆。每服9克，用水150毫升，煎至100毫升，去滓，空腹时温服。

小承气汤

【来源】《伤寒论》。

【功用】轻下热结，除满消痞。

【主治】伤寒阳明腑实证。谵语潮热，大便秘结，胸腹痞满，舌苔黄，脉滑数；痢疾初起，腹中部疼痛，或脘腹胀满，里急后重者。

【组成】大黄（酒洗）12克，厚朴（炙，去皮）6克，枳实（大者，炙）9克。

【用法】上药三味，以水800毫升，煮取400毫升，去滓，分2次温服。

【附注】方中大黄泄热通便，厚朴行气散满，枳实破气消痞。诸药合用，可以轻下热结，除满消痞。

小陷胸汤

【来源】《伤寒论》。

【功用】清热化痰，宽胸散结。

【主治】小结胸病。痰热互结，胸脘痞闷，按之则痛，或咳痰黄稠，舌苔黄腻，脉滑数者。

【组成】黄连6克，半夏（洗）12克，栝楼实（大者）30克。

【用法】上药三味，以水1.2升，先煮栝楼取600毫升，去滓；再入诸药，煮取500毫升，去滓，分3次温服。

【附注】方中黄连清热泄火，半夏化痰开结，二药合用，辛开苦降，善治痰热内阻。更以栝楼实荡热涤痰，宽胸散结。三药共奏清热化痰、宽胸散结之功。

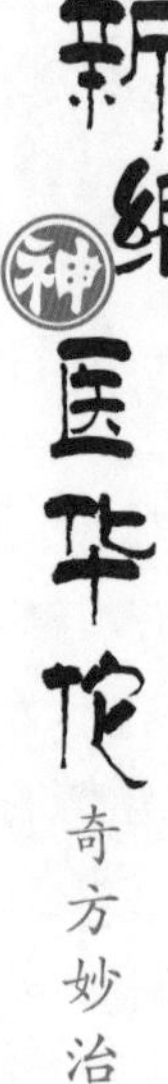

柴胡枳桔汤

【来源】《古今医鉴》卷三。

【主治】伤寒胸胁痛，潮热作渴，咳痰气喘。

【组成】麻黄、杏仁、桔梗、枳壳、柴胡、黄芩、半夏、知母、石膏、干葛、甘草各等份。

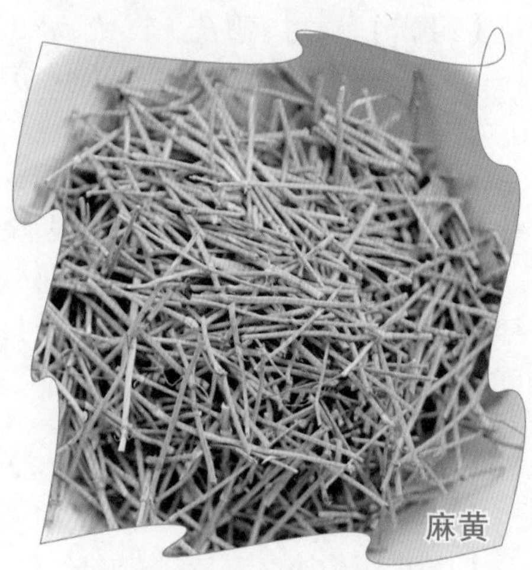
麻黄

【用法】上锉一剂。加生姜3片，水煎，温服。

黄连犀角汤

【来源】《外台秘要》卷二引《深师方》。

【异名】黄连犀角散(《张氏医通》卷十四)。

【功用】清热杀虫。

【主治】伤寒及诸病之后，下部生疮者。

【组成】黄连(去毛)3克，乌梅(掰)14枚，犀角9克，青木香1.5克。

【用法】上四味，切碎。用水1升，煮取200毫升。分2次服。

【禁忌】服药期间，忌食猪肉、冷水。

玄参升麻汤

【来源】《类证活人书》卷十八。

【功用】清热解毒化斑。

【主治】伤寒发汗吐下后，毒气不散，表虚里实，热发于外，身斑如锦纹，甚则烦躁谵语；兼治喉闭肿痛。

【组成】玄参、升麻、甘草(炙)各15克。

【用法】上药锉碎。每服15克，用水220毫升，煎至160毫升，去滓服。

玳瑁郁金汤

【来源】《重订通俗伤寒论》。

【功用】清涤包络痰火。

【主治】邪热内陷心包，郁蒸津液为痰，迷漫心窍神志昏蒙、妄言，咳痰不爽。

【组成】生玳瑁(研碎)3克，生山栀9克，细木通3克，淡竹沥(冲)20毫升，广郁金(生打)6克，青连翘(带心)6克，粉丹皮6克，生姜汁(冲)2滴，鲜石菖蒲汁(冲)10毫升，紫金片(开水烊冲)1克。

【用法】先用野菇根60克，鲜卷心竹叶40支。灯芯2小帚，用水1.2升，煎成800毫升，取清汤，分2次煎药服。

犀角大青汤

【来源】《医学心悟》卷二。

【功用】清热解毒，凉血化斑。

【主治】伤寒，斑出已盛，心烦大热，错语呻吟不得眠，或咽痛不利。

【组成】犀角屑、大青叶、玄参、甘草、升麻、黄连、黄芩、黄柏、黑山栀各4.5克。

【用法】水煎服。

【加减】口大渴，加石膏；虚者，加人参。

犀角玄参汤

【来源】《伤寒全生集》卷四。

【功用】清热凉血，解毒化斑。

【主治】伤寒毒盛发斑，心烦狂乱，吐血。

【组成】犀角、升麻、香附、黄芩、人参、玄参、甘草、桔梗、黄连、石膏、黄柏、山栀、薄荷各等份。

【用法】水煎服。

【加减】大便秘，加大黄、芒硝；斑出，加大青叶（以青黛代之亦可）。

大温中饮

【来源】《景岳全书》卷五十一。

【功用】温中补虚，解表祛邪。

【主治】阳虚伤寒及一切四时劳倦寒疫阴暑之气，身虽炽热，时犹畏寒，即在夏月亦欲衣被覆盖，或喜热汤，或兼呕恶泄泻，但六脉无力，肩脊怯寒，邪气不能外达者。

【组成】熟地9～21克，冬白术9～15克，当归9～15克（如泄泻不宜用，或以山药代之），人参6～15克（甚至30克，或不用亦可），炙甘草3克，柴胡6～12克，麻黄3～9克，肉桂3～6克，干姜（炒熟）3～6克（或用煨生姜3～7片亦可）。

【用法】用水400毫升，煎至280毫升，去浮沫，温服。或略盖取微汗。

【加减】如气虚，加黄芪6～9克；寒甚阳虚者，加制附子3～6克；头痛，加川芎或白芷、细辛；阳虚气陷，加升麻；肚腹泄泻，宜少减柴胡，加防风、细辛亦可。

【附注】原书云：“服后畏寒悉除，觉有燥热，乃阳回作汗佳兆，不可疑之畏之。”“此方宜与理阴煎、麻桂饮相参用。”

麻桂饮

【来源】《景岳全书》卷五十一。

【主治】伤寒瘟疫，阴暑疟疾，阴寒气盛而邪不能散者。

【组成】官桂3～6克，当归9～12克，炙甘草3克，陈皮（随宜用，或不用亦可），麻黄6～9克。

【用法】用水300毫升，加生姜5～7片，煎至240毫升，去浮沫，不拘时服。服药后，不必厚盖，但取津津微汗透彻为度。

【加减】阴气不足者，加熟地黄9～15克；若三阳并病者，加柴胡6～9克。

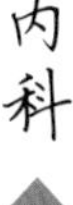

柴胡饮子

【来源】《宣明论方》卷四。

【异名】人参柴胡饮子（《医门法律》卷五）。

【主治】伤寒发汗不解；或中外诸邪热，口干烦渴；或下后热未除，汗后劳复；或骨蒸肺痿喘嗽，妇人余疾，产后经病。

【组成】柴胡、人参、黄芩、甘草、大黄、当归、芍药各 15 克。

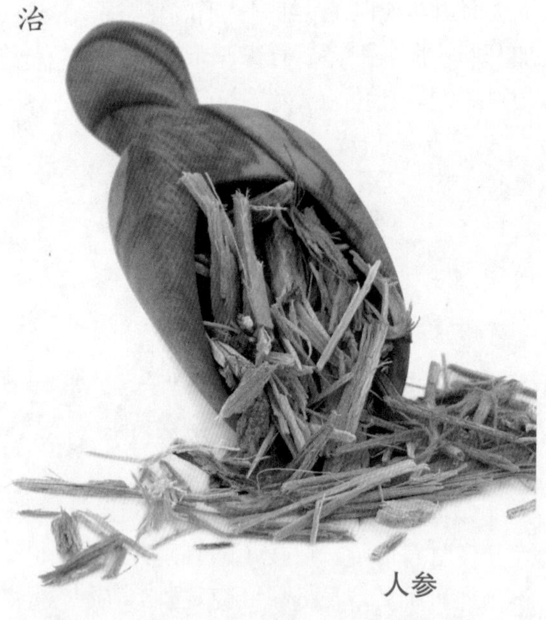

人参

【用法】上药共研为末。每服 9 克，用水 150 毫升，加生姜 3 片，煎至 100 毫升，温服。每日 3 服。

葱白七味饮

【来源】《外台秘要》卷三引许仁则方。

【异名】七味葱白汤（《类证活人书》卷十八）。

【功用】养血解表。

【主治】病后阴血亏虚，调摄不慎，感受外邪；或失血之后，复经感冒，头痛身热，微寒无汗者。

【组成】葱白（连须，切）9 克，干葛（切）9 克，新豉 6 克（绵裹），生麦（切）6 克，生姜门冬（去心）9 克，干地黄 16 克，百劳水 800 毫升（此水以勺扬之）。

【用法】上药用百劳水煎至 300 毫升，去滓，分温 2 服。约隔 1 小时服一次。如觉欲汗，渐渐覆之。

【禁忌】服药期间，忌食芜荑。

【附注】方中干地黄、麦门冬养血滋阴为君，以资汗源；干葛、新豉解肌宣透，葱白、生姜通阳发表，共为臣药；百劳水助君药以滋阴为佐使。诸药合用，共奏养血和营、生津清热、解肌发表、辛透外邪之效。

复阳丹

【来源】《景岳全书》卷五十一。

【主治】阴寒呕吐，泄泻腹痛，寒疝。

【组成】附子（制）、炮姜、胡椒、北五味（炒）、炙甘草各 30 克，白面（炒熟）60 克。

【用法】上药共研为末，和匀，入温汤捣为丸，梧桐子大。每服 3 克，随症用药引送下。

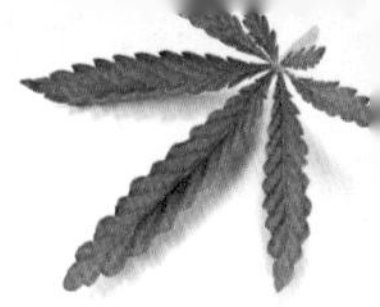

二气丹

【来源】《太平惠民和剂局方》卷五。

【功用】助阳消阴，正气温中。

【主治】内虚里寒，冷气攻击，心胁脐腹胀满刺痛，泻痢无度，呕吐不止，自汗时出，小便不禁，阳气渐微，手足厥冷；伤寒阴证，霍乱转筋，久下冷痢，少气羸困，一切虚寒痼冷。

【组成】硫黄（细研）、肉桂（去皮，为末）各0.3克，干姜（炮，为末）、朱砂（研，为衣）各6克，附子（炮，去皮、脐，为末）15克。

【用法】上药研匀，用细面糊为丸，如梧桐子大。每服30丸，空腹时用煎艾盐汤放冷送下。

葱豉荷米煎

【来源】《重订通俗伤寒论》。

【功用】和中发汗。

【主治】小儿伤寒初起一二日，头痛身热，怕冷无汗者。

【组成】鲜葱白1枚（切碎），淡香豉6克，苏薄荷1.2克（冲），生粳米30粒。

【用法】水煎服。

牛黄膏

【来源】《素问病机气宜保命集》卷中。

【功用】开窍醒神。

【主治】妇人热入血室，发狂不认人者。

【组成】牛黄7.5克，朱砂、郁金、牡丹皮各9克，脑子、甘草各3克。

【用法】上药共研为细末，炼蜜和丸，如皂子大。新水化下。

【附注】本方方名，据剂型当作“牛黄丸”。

柴芩清膈煎

【来源】《重订通俗伤寒论》。

【功用】攻里兼和解。

【主治】少阳表邪，内结膈中，膈上如焚，寒热如疟，心烦懊侬，大便不通。

【组成】川柴胡2.4克，生锦纹（酒浸）4.5克，生枳壳4.5克，焦山栀9克，青子芩4.5克，苏薄荷4.5克，苦桔梗3克，青连翘6克，生甘草1.8克，鲜淡竹叶36片。

【用法】水煎服。

【附注】方中以凉膈散法，以生军领栀、芩之苦降，荡胃实以泄里热，佐以枳、桔，引荷、翘、甘、竹之辛凉，宣膈热以解表邪；妙在柴胡合黄芩，分解寒热。为少阳阳明攻里清膈之良方。

二圣救苦丸

【来源】《万病回春》卷二。

【异名】二圣救苦丹（《医宗金鉴》卷三十八）。

【主治】伤寒、瘟疫初起，热邪较盛，形气俱实者。

【组成】锦纹大黄（酒拌，蒸，晒干）120克，牙皂（猪牙者）60克。

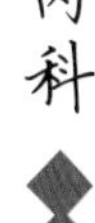

【用法】上二味，为末，水打稀糊为丸，如绿豆大。每服50～70丸，冷绿豆汤送下。以汗为度。

【附注】《医宗金鉴》云，本方“服后或汗或吐或下，三法俱全，其病立解”。

八解散

【来源】《太平惠民和剂局方》卷二。

【主治】四时伤寒，头疼壮热，感风多汗；及劳伤过度，骨节酸疼，饮食无味，四肢疼倦，行步喘乏，面色萎黄，怠惰少力；或咳嗽寒热，羸弱自汗，胸膈不快，呕逆恶心。

【组成】人参，茯苓，甘草（炙），陈皮（去白）、白术、藿香（去土）各30克，厚朴（去粗皮，锉，生姜自然汁浸一夜，炒紫色）60克，半夏（汤洗7次）30克。

【用法】上药共研为细末。每服6克，用水150毫升，加生姜3片，枣子1枚，葱白10克，同煎至100毫升，温服。不拘时候。

人参散

【来源】《太平惠民和剂局方》卷十。

【功用】调中和胃，止呕除烦。

【主治】脾胃不和，昏困多睡，乳食减少，及伤寒时气，胃气不顺，吐痢止后，躁渴不解。

【组成】干葛60克，人参、白茯苓（去皮）各30克，木香、甘草（炙）、藿香叶各15克。

【用法】上药共研为末。每服3克，用水250毫升，煎至170毫升，去滓温服，不拘时候。

人参

香芎散

【来源】《传信适用方》卷一。

【主治】伤寒伤风，鼻塞头痛，及流行瘟疫。

【组成】香附子（炒，去皮）180克，川芎、香白芷、甘草（炙）各60克，藿香叶120克，石膏（研如粉）90克。

【用法】上药共研为细末。每服5克，热茶调下，不拘时候。

香壳散

【来源】《小儿卫生总微论》卷七。

【主治】伤寒心胸满闷不舒。

【组成】橘皮（洗，去瓤）。

【用法】上药共研为细末。每服3克，空腹时用生姜汤调下。

惺惺散

【来源】《活幼心书》卷下。

【主治】伤风伤寒，痰嗽咳逆。

【组成】人参（去芦）15克，桔梗（锉破）、白茯苓（去皮）、白术、天花粉各30克，细辛（去叶）6克，防风（去芦）、川芎、南星（生用）各7.5克，甘草（半生、半炙）21克。

【用法】上药吹咀。每服6克，用

水200毫升，加生姜3片，薄荷3叶，慢火煎至160毫升，不拘时温服。

五积散

【来源】《仙授理伤续断秘方》。

【功用】散寒祛湿，理气活血，化痰消积。

【主治】外感风寒，内伤生冷，胸腹痞闷，呕吐恶食，头身疼痛，肩背拘急，以及妇女血气不调，心腹疼痛等症。

【组成】苍术、桔梗各600克，枳壳、陈皮各180克，芍药、白芷、川芎、当归、甘草、肉桂、茯苓、半夏（汤泡）各90克，厚朴、干姜各120克，麻黄（去根、节）180克。

【用法】上药除枳壳、肉桂两件外，余细锉，用慢火炒，令色变，摊冷，入枳壳、肉桂令匀。每服9克，水150毫升，姜3片，煎至75毫升，热服。

【附注】方中麻黄、白芷发散表寒；干姜、肉桂温散里寒；苍术、厚朴健脾燥湿；半夏、陈皮、茯苓理气化痰；当归、川芎、芍药养血和血；桔梗、枳壳升降气机；甘草调和诸药。全方共奏散寒、祛湿、理气、活血、化痰之功，是治疗寒、湿、气、血、痰五积的主方，故名“五积散”。

正元散

【来源】《博济方》卷一。

【异名】正元汤（《圣济总录》卷二十一）、正阳散（《东医宝鉴·杂病篇》卷二）。

【主治】伤寒，头痛头昏，周身骨节疼痛；或伤冷食，心腹胀满。

【组成】麻黄（去节）、陈皮（去白，炙）、大黄（生）、甘草（炙）、干姜（炮）、茱萸、官桂（去粗皮）、芍药（生）、附子（炮，去皮、脐）、半夏（汤洗七遍）各适量。

【用法】上十味，唯麻黄多于众药1倍，余药减用一半，同捣为末。每服3克，用水150毫升，入生姜3片，大枣1枚，煎至100毫升，热服。如出汗须候汗干，可去盖覆。

发表散

【来源】《寿世保元》卷二。

【功用】解表发汗。

【主治】伤寒伤风，头疼发热，口干鼻涕，瘟疫流行。

【组成】葛根6克，西芎4.5克，黄芩6克，甘草2.4克。

【用法】上锉一剂。加生姜3片，葱白3根，水煎，热服出汗。

惺惺散

【来源】《三因极一病证方论》卷十六。

【主治】伤寒发热，头疼脑痛。

【组成】石膏、甘草（生）、麻黄（去节，汤浸）各等份。

【用法】上药共研为末。每服6克，用水150毫升，加茶1.5克，葱白10厘米，掰碎，煎三五沸，先嚼葱白，然后将药汁服下，去枕仰卧。如发热再投一服，出汗立愈。

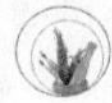

普救散

【来源】《洪氏集验方》卷三。

【异名】二姓不传散（《百一选方》卷七）、不传散（《普济方》卷一四七）。

【主治】四时伤寒，浑身发热，四肢疼痛，头重眼疼。

【组成】苍术（米泔水浸3日，切，焙干）500克，干葛（切，焙）250克，甘草（炙赤色，切细）120克。

【用法】上药共研为粗末。每服6克，用水200毫升，煎至140毫升，去滓温服。如要出汗，加连根葱白6厘米同煎服。滓再煎一服。

暑 温

硫黄丸

【来源】《太平圣惠方》卷四十。

【异名】如神丸（《普济方》卷四十四）。

【主治】偏头痛；中暑。

【组成】硫黄30克，硝石30克。

【用法】上药同研，入铫子内熔化，候冷取出，更入石膏末30克，又同研令细，用软粳米饭和丸，如梧桐子大。每次用温水送服5丸，频服之。

【附注】本方在原书中无方名，现据《普济方》卷四十四补。

黄龙丸

【来源】《丹溪心法》卷一。

【主治】一切暑毒。

【组成】雄黄15克，硫黄、硝石各30克，滑石、明矾各15克，好面120克。

【用法】上药共研为末，丸如梧桐子大。每服50～70丸，以白汤送服。

芦根清肺饮

【来源】《暑病证治要略》。

【功用】祛暑化湿，清肺生津。

【主治】暑湿伤肺，面色淡黄，头身重痛，胸闷，身热汗出，心烦口渴，咳嗽黄痰，喘急，舌苔糙腻、脉浮弦细濡。

【组成】鲜芦根60克，鲜冬瓜皮15克，茯苓9克，通草3克，大豆卷9克，滑石12克，生桑皮6克，黄芩3克，栝楼皮4.5克，生薏苡仁12克。

【用法】上药以水煎服。

三才汤

【来源】《温病条辨》卷三。

【主治】暑温日久，寝卧不安，不思饮食，元气阴液两伤者。

【组成】人参9克，天冬6克，干地黄15克。

【用法】上药用水1升，浓煎至400毫升，分2次温服。

【加减】欲复阴者，加麦冬、五味子；欲复阳者，加茯苓、炙甘草。

椒梅汤

【来源】《温病条辨》卷三。

【功用】驱蛔，祛暑。

【主治】暑邪深入厥阴。舌灰，消渴，心下板实，呕恶吐蛔，寒热，下痢血水，甚至声音不出，上下格拒者。

【组成】黄连6克，黄芩6克，干姜6克，白芍（生）9克，川椒（炒黑）9克，乌梅（去核）9克，人参6克，枳实4.5克，半夏6克。

【用法】上药用水1.6升，煮取600毫升，分3次服。

【附注】本方由仲景乌梅丸化裁而成。方中川椒、乌梅、黄连三味极辛、极酸、极苦之品，为驱蛔杀虫之主药；配黄芩助黄连以祛暑邪；干姜助川椒以驱蛔，并能温脾胃以实土；土败木乘，故以白芍以柔肝，人参以补虚；心下板实，故用枳实以破气消痞；呕恶吐蛔，故用半夏以降逆止呕。诸药合用，共奏驱蛔祛暑之功。

杏仁宣郁汤

【来源】《暑病症治要略》。

【功用】清热化湿，宣气开郁。

【主治】伏暑在上焦，内迫气分，舌白烦渴，心中胀闷，小便短赤。

【组成】苦杏仁6克，广郁金6克，滑石9克，黄芩4.5克，半夏3克，橘红3克，栝楼皮4.5克。

【用法】上药以水煎服。

芳香逐秽汤

【来源】《暑病症治要略》。

【功用】清凉涤暑，芳香逐秽。

【主治】暑夹秽恶，伤于三焦气分，

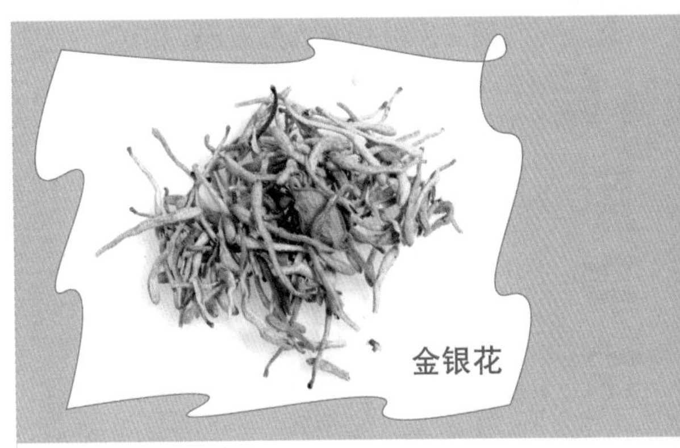
金银花

面垢，头胀痛，身热汗少，烦渴胸闷，腹痞哕逆，腹痛，便赤短少，舌黄糙腻而燥，脉滞涩。

【组成】广藿香、全青蒿、佩兰各4.5克，白蔻仁2.4克，薄荷3克，苦杏仁9克，广郁金6克，扁豆花4.5克，金银花6克，西瓜翠衣9克，荷花瓣2朵。

【用法】上药以水煎服。

清络饮加甜杏仁麦冬汤

【来源】《温病条辨》卷一。

【功用】清肺热，利肺气，保肺阴。

【主治】手太阴暑湿，但咳无痰，咳声清高者。

【组成】鲜荷叶边6克，鲜银花6克，西瓜翠衣6克，鲜扁豆花1枝，丝瓜皮6克，鲜竹叶心6克，甘草3克，桔梗6克，甜杏仁6克，麦冬9克。

【用法】上药以水煎服。

中暑

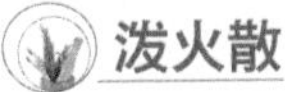

泼火散

【来源】《杨氏家藏方》卷三。

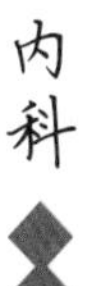

【主治】中暑烦躁发渴，口苦舌干，头痛恶心，不思饮食；又治血痢、妇人热崩。

【组成】青橘皮（去白）、赤芍药、黄连（去须）、地榆各等份。

【用法】上药共研为细末。每服3克，浆水调下；热泻，用冷水调下，不拘时候。

【加减】如蓄热，迫血妄行，加甘草等份。

三香散

【来源】《痧胀玉衡》卷下。

【主治】过饮冷水，痧不愈者。

【组成】木香、沉香、檀香各等份。

【用法】上药共研为细末。每服1.5克，用砂仁汤微冷送下。

三石汤

【来源】《温病条辨》卷二。

【功用】清热利湿，宣通三焦。

【主治】暑湿弥漫三焦，邪在气分，身热汗出，面赤耳聋，胸脘痞闷，下痢稀水，小便短赤，咳嗽带血。不甚渴饮，舌质红，苔黄滑，脉滑数。

【组成】飞滑石9克，生石膏15克，寒水石9克，杏仁9克，竹茹（炒）6克，银花（花露更妙）9克，金汁30毫升（冲），白通草6克。

【用法】用清水1升，煎成400毫升，分2次温服。

【附注】方中杏仁宣开上焦肺气，石膏、寒水石、竹茹清中焦之热，滑石、通草利下焦湿热，银花、金汁涤暑解毒。诸药合用，共奏清热利湿、宣通三焦之功。

橘皮汤

【来源】《类证活人书》卷十七。

【异名】橘参散（《普济方》卷十五）、橘参饮（《古今医鉴》卷五）。

【主治】伤暑痰逆恶寒；吐利后，胃虚，呃逆。

【组成】甘草15克，人参7.5克，陈橘皮（去白）60克。

【用法】上药共研为粗末。每服15克，用青竹茹1团，生姜4片，大枣1枚，水220毫升，煎至160毫升，去滓热服。

清暑益气汤

【来源】《脾胃论》卷中。

【功用】清暑化湿，益气生津。

【主治】平素气阴俱虚，又感暑湿，或暑湿耗伤气阴，身热而烦。四肢困倦，精神不佳，胸满气促，肢体沉痛，口渴自汗，大便溏薄，小便短赤，苔腻，脉虚。

【组成】黄芪、苍术（泔浸，去皮）、升麻各3克，人参（去芦）、泽泻、神曲（炒黄）、橘皮、白术各1.5克，麦门冬（去心）、当归身、炙甘草各0.9克，青皮（去白）0.9克，黄柏（酒洗，去皮）0.6～0.9克，葛根0.6克，五味子9枚。

【用法】上药㕮咀。用水300毫升，煎至150毫升，去滓，空腹时温服。

【加减】脾胃不足者，少用升麻，少加柴胡；中满者，去甘草；咳甚者，

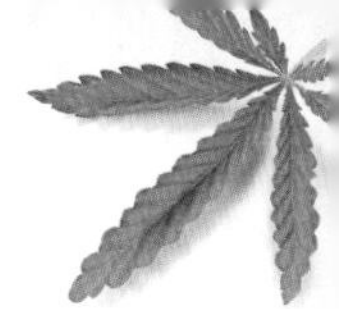

去人参；口咽干者，加干葛；汗少者，黄芪减0.5克；心下痞者，少加黄连。

清络饮加薏仁滑石汤

【来源】《温病条辨》卷一。

【功用】清透络热，利气化湿。

【主治】暑瘵，寒热，舌白不渴，吐血者。

【组成】鲜荷叶边6克，鲜银花6克，西瓜翠衣6克，鲜扁豆花1枝，丝瓜皮6克，鲜竹叶心6克，杏仁6克，滑石末9克，薏仁9克。

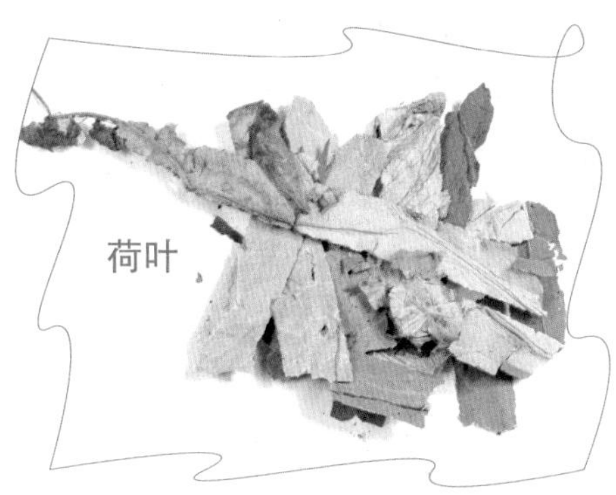

【用法】上药用水400毫升，煮取200毫升，每日2服。

抱龙丸

【来源】《太平惠民和剂局方》卷六。

【主治】风壅痰实，头目昏眩，胸膈烦闷，心神不宁，恍惚惊悸，痰涎壅塞；及中暑烦渴，阳毒狂躁。

【组成】雄黄（研飞）120克，白石英（研飞）、生犀角、麝香（研）、朱砂（研飞）各30克，藿香叶60克，天南星（牛胆制）500克，牛黄（研）15克，阿胶（碎，炒如珠）90克，金箔（研）、银箔（研）各50片。

【用法】上药共研为细末，入已研药令匀，用温汤调和为丸，如鸡头子大。每服1丸，食后用新水化破，入盐少许送服。

急救绿豆丸

【来源】《痘疹会通》。

【功用】清热解暑，生津利尿。

【主治】夏月中暑受热，霍乱吐泻，腹痛转筋，痢疾。

【组成】绿豆250克，车前子、大麦冬、灯芯草、甘草各60克。

【用法】上药共研为细末，滴水调和为丸，如绿豆大，朱砂15克为衣。每服3克，温茶送下。

二气丹

【来源】《重订严氏济生方》。

【主治】伏暑、伤冷，二气交错，中脘痞闷，或头痛恶心。

【组成】硝石、硫黄各等份。

【用法】上药共研为末，以文武火炒呈鹅黄色，再研细，用糯米糊调和为丸，如梧桐子大。每服40丸，新汲水送下，不拘时候。

飞龙夺命丹

【来源】《青囊秘传》。

【主治】痧胀腹痛，霍乱转筋，厥冷脉伏，神昏；温暑瘴疫，头晕痞胀，瞀乱昏狂，或卒倒舌僵，遗尿不语，身热瘈疭，宛如中风；或时症逆传，

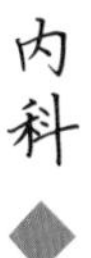

神迷狂谵；小儿惊痫，角弓反张，牙关紧闭等症。

【组成】犀黄6克，辰砂（飞）60克，麻黄（去节）12克，人中黄24克，麝香9克，腰黄30克，月石9克，青黛（飞）15克，珍珠9克，蟾酥4.5克，明矾1.5克，银消4.5克，冰片12克，牙皂9克，灯芯草炭30克，真金箔300张。

【用法】上药共研极细末，和匀，装入瓷瓶中，封固勿令泄气，每瓶0.3克。每用少许吹鼻取嚏，重者可用凉开水调服0.3克，小儿减半。

【禁忌】孕妇忌服。

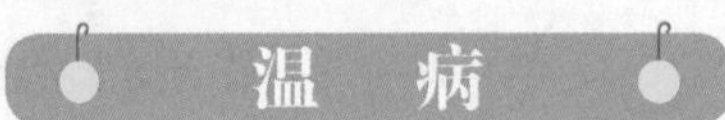

温病

黑膏

【来源】《肘后方》卷二。

【异名】生地黄膏（《太平圣惠方》卷十八）、地黄膏（《伤寒总病论》卷四）。

【主治】温毒发斑。

【组成】生地黄（切碎）250克，好豉270克，猪脂1千克，雄黄、麝香各少许。

【用法】上药前三味，水煎五六沸，令至三分减一，绞去滓，再将麝香、雄黄纳入搅和，尽服之。毒从皮中出即愈。

栀子仁饮

【来源】《太平圣惠方》卷七十四。

【主治】妊娠热病，斑出黑色，小便如血，气急，胎欲落。

【组成】栀子仁60克，川升麻90克，大青60克，石膏90克（捣碎），黄芩30克，生地黄60克。

【用法】上药细锉和匀。每服15克，用水200毫升，入葱白7寸，豆豉49粒，煎至100毫升，去滓，不拘时候温服。

益胃汤

【来源】《温病条辨》卷二。

【功用】滋养胃阴。

【主治】阳明温病，下后汗出，胃阴受伤者。

【组成】沙参9克，麦冬15克，冰糖3克，细生地15克，玉竹（炒香）4.5克。

【用法】上药用水500毫升，煮取300毫升，分2次服。所余药滓，再煮取200毫升服。

托里举斑汤

【来源】《瘟疫论》卷上。

【功用】扶正托里，和血解毒。

【主治】斑疹误下，邪留血分，斑

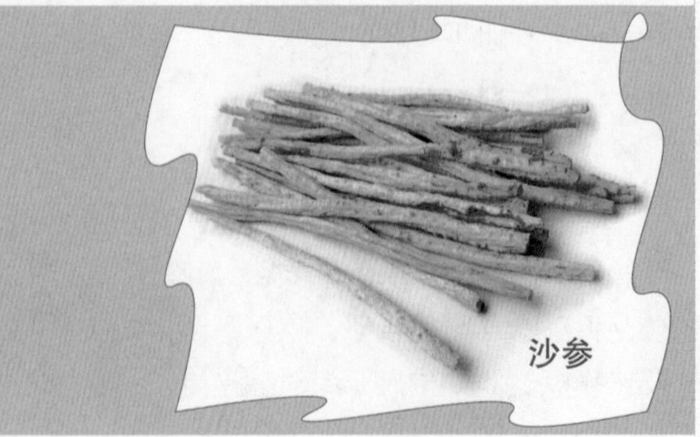

沙参

毒内陷。

【组成】白芍、当归各3克，升麻1.5克，白芷2.1克，柴胡2.1克，穿山甲6克（炙黄）。

【用法】加生姜少许，水煎服。

济阴承气汤

【来源】《会约医镜》卷五。

【功用】滋阴攻下。

【主治】瘟疫，温热，阳明腑实，伴见体弱血虚症状者。

【组成】大黄（或煨，或生）6～9克，枳实（面炒）3克，当归4.5克，厚朴3克，生地、白芍各3克，丹参6克，陈皮、甘草各1.5～2克。

【用法】水煎服。

桂枝姜附汤

【来源】《温病条辨》卷一。

【主治】寒湿伤阳，形寒脉缓，舌淡或白滑，不渴，经络拘束。

【组成】桂枝18克，干姜9克，白术9克，熟附子9克。

【用法】用水1升，煮取400毫升，滓再煮取200毫升，每服200毫升，一日3次。

陷胸承气汤

【来源】《伤寒瘟疫条辨》卷五。

【主治】温病三焦火热，胸膈痞满而痛，大便不通，谵语狂乱不识人者。

【组成】白僵蚕（酒炒）9克，蝉蜕（全）10个，黄连3克，黄芩3克，黄柏3克，栀子3克，枳实（麸炒）7.5克，厚朴（姜汁炒）15克，大黄（酒洗）15克，芒硝9克（另入），栝楼1个，半夏6克。

【用法】水煎服。

葛根橘皮汤

【来源】《外台秘要》卷四引《小品方》。

【主治】冬温，壮热而咳，肌肤发斑，状如锦纹，胸闷作呕，但吐清汁者。

【组成】葛根6克，橘皮6克，杏仁（去尖、皮）6克，麻黄（去节）6克，知母6克，黄芩6克，甘草（炙）6克。

【用法】上药七味切碎。以水700毫升，煮取300毫升，分3次温服。

犀角消毒散

【来源】《保婴撮要》卷十二。

【主治】小儿斑疹、丹毒，发热痛痒。

【组成】牛蒡子、甘草、荆芥、防风各1.5克，犀角（镑）0.6克，金银花0.9克。

【用法】上药以水煎熟，入犀角，倾出服。

湿温

连朴饮

【来源】《霍乱论》卷下。

【功用】清热化湿，理气和中。

【主治】湿热蕴伏，霍乱吐利，胸

脘痞闷，口渴心烦，小便短赤；舌苔黄腻。现用于肠伤寒，急性胃肠炎属于湿热并重者。

【组成】制厚朴6克，川连（姜汁炒）、石菖蒲、制半夏各3克，香豉（炒）、焦山栀各9克，芦根60克。

【用法】上药以水煎，温服。

【附注】方中黄连清热燥湿，厚朴理气化湿，均为君药；焦栀、香豉清郁热，除烦闷，芦根清热生津，均为臣药；石菖蒲芳香化浊，制半夏化湿和中，均为佐使药。诸药相伍，共奏清热化湿，理气和中之效。

三仁汤

【来源】《温病条辨》卷一。

【功用】清热利湿，宣畅湿浊。

【主治】湿温初起，头痛恶寒，身重疼痛，舌白不渴，脉弦细而濡，面色淡黄，胸闷不饥，午后身热，状若阴虚，病难速已。

【组成】杏仁15克，飞滑石18克，白通草6克，白蔻仁6克，竹叶6克，厚朴6克，生薏苡仁18克，半夏15克。

【用法】上药用甘澜水2升，煮取750毫升，每日3服。

【附注】方用杏仁宣通上焦肺气，使气化有助于湿化；白蔻仁开发中焦湿滞，化浊宣中；薏苡仁益脾渗湿，使湿热从下而去；三药为主，故名“三仁”。辅以半夏、厚朴除湿消痞，行气散满；通草、滑石、竹叶清利湿热。诸药合用，共成宣上、畅中、渗下之剂，而有清热利湿、宣畅湿浊之功。

三香汤

【来源】《温病条辨》卷二。

【主治】湿热受自口鼻，由募原直走中道，不饥不食，机窍不灵者。

【组成】栝楼皮9克，桔梗9克，黑山栀6克，枳壳6克，郁金6克，香豉6克，降香末9克。

【用法】上药用水1升，煮取400毫升，分2次温服。

茯苓皮汤

【来源】《温病条辨》卷二。

【功用】利湿分消。

【主治】湿温，吸受秽湿，三焦分布，热蒸头涨，身痛呕逆，小便不利。神志昏迷，舌白，渴不多饮，用芳香通神利窍之安宫牛黄丸后，湿浊内阻者。

【组成】茯苓皮15克，生薏苡仁15克，猪苓9克，大腹皮9克，白通草9克，淡竹叶6克。

【用法】上药用水1.6升，煮取600毫升，分3次服。

人参泻心汤

【来源】《温病条辨》卷二。

【主治】上焦湿热未消，里虚内陷，神志如蒙，舌滑脉缓者。

【组成】人参6克，干姜6克，黄连4.5克，黄芩4.5克，枳实3克，生白芍6克。

【用法】上药用水1升，煮取400毫升，分2次服，再煮200毫升服。

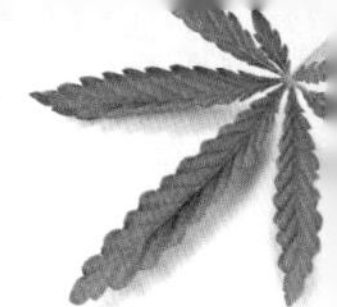

栀子解郁汤

【来源】《医醇剩义》卷三。

【主治】风热内郁，胸脘烦闷，心神焦躁。

【组成】黑山栀6克，栝楼果1个（切），连翘6克，薄荷3克，葛根6克，苏梗4.5克，豆豉10克，郁金6克，淡竹叶20张，白茅根15克。

【用法】上药用水煎服。

枳桔栀豉汤

【来源】《湿温时疫治疗法》。

【主治】湿温时疫，热重于湿，兼受风邪而发者。

【组成】生枳壳3～5克，焦山栀6～9克，苏薄荷2.4～3克，苦桔梗3～4.5克，淡豆豉6～9克，青连翘6～9克，青子芩3～4.5克，生甘草1.2～1.8克，西茵陈6～9克，贯众6～9克，鲜竹叶30片。

【用法】上药以水煎服。

杏仁芥子汤

【来源】《温病指南》卷下。

【主治】湿温盘结气分，神昏谵语，舌苔黄腻者。

【组成】杏仁9克，白芥子4.5克，木通4.5克，黄连（以姜水炒）2.4克，连翘（以盐水炒）6克，栀子4.5克，滑石9克，芦根4.5克，竹叶3克，云苓9克，半夏6克。

【用法】上药用水煎服。

香附旋覆花汤

【来源】《温病条辨》卷三。

【主治】伏暑、湿温胁痛，或咳或不咳，无寒，但潮热，或竟寒热如疟状。

【组成】生香附9克，旋覆花（绢包）9克，苏子9克，广皮6克，半夏15克，茯苓块9克，薏苡仁15克。

【用法】上药用水800毫升，煮取300毫升。分2次温服。

四味枳实散

【来源】《医学入门》卷七。

【主治】肝气不足，两胁疼痛。

【组成】枳实30克，人参、川芎、芍药各15克。

【用法】上药共研为末。每服6克，以生姜、大枣汤调服。

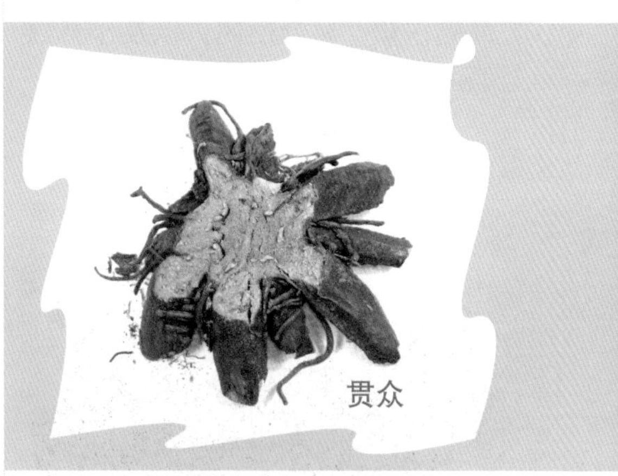

贯众

风湿

一甲煎

【来源】《温病条辨》卷三。

【主治】温病下后伤阴，大便溏甚，

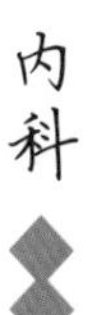

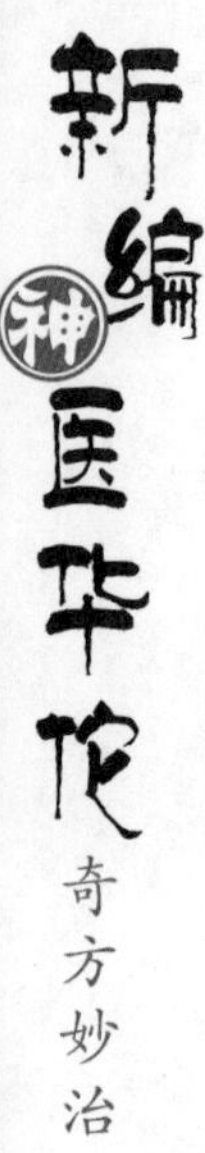

一日三四次，脉仍数者。

【组成】生牡蛎（研细）60克。

【用法】水1.6升，煮取600毫升，分3次温服。

【附注】温病用下法后，当数日不大便，今反溏甚，是下之不得其道，有亡阴之虑。方中牡蛎，既能存阴，又涩大便，且清在里之余热，一物而有三用，对本证极为适宜。

紫雪

【来源】《外台秘要》卷十八引《苏恭方》。

【异名】紫雪丹（《成方便读》卷三）。

【功用】清热开窍，镇痉安神。

【主治】温热病，热邪内陷心包。高热烦躁，神昏谵语，抽搐痉厥，口渴唇焦，尿赤便闭，以及小儿热盛痉厥。

【组成】黄金3千克，寒水石1.5千克，石膏1.5千克，磁石1.5千克，滑石1.5千克，玄参500克，羚羊角（屑）150克，犀角（屑）150克，升麻270克，沉香150克，丁香30克，青木香150克，甘草250克。

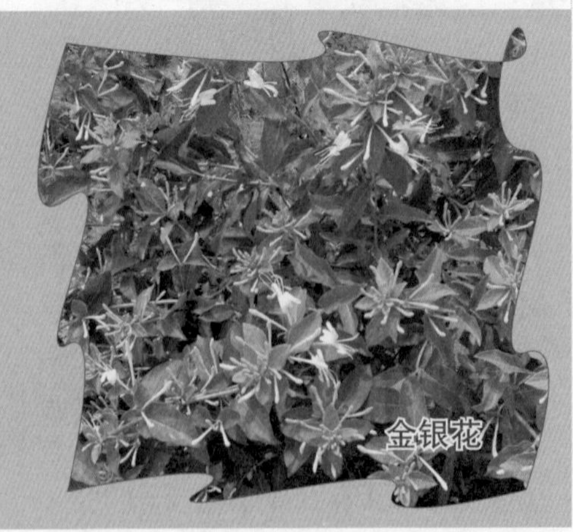
金银花

【用法】上十三味以水60升，先煮五种金石药，得24升，去滓；纳另八味，煮取9升，去滓；取硝石2.16千克，芒硝（亦可用朴硝精者）5千克，投汁中，微火上煎，柳木篦搅勿住手，得4.2升，投在木盆中，半日欲凝，纳研朱砂90克，细研麝香当门子37.5克，纳中搅调，寒之二日，成霜如雪紫色。病人强壮者，一服3克，当利热毒；老弱人或热毒微者，一服1.5克。

【附注】方中石膏、寒水石、滑石甘寒清热；玄参、升麻、甘草清热解毒；犀角清心解毒；麝香、青木香、丁香、沉香行气开窍；羚羊角清肝息风；朱砂、磁石、黄金重镇安神；硝石、朴硝泄热散结。诸药合用，共奏清热开窍，息风镇痉之效。

清络饮

【来源】《温病条辨》卷一。

【功用】清透暑热。

【主治】暑温经发汗后，暑症悉减，但头微涨，目不了了，余邪未解者；或暑伤肺经气分之轻症。

【组成】鲜荷叶边6克，鲜银花6克，西瓜翠衣6克，鲜扁豆花1枝，丝瓜皮6克，鲜竹叶心6克。

【用法】用水400毫升，煮取200毫升，日2服。或煎汤代茶，预防暑病。

大青汤

【来源】《杂病源流犀烛》卷二。

【主治】风寒所冲，毒邪内陷，疹子出一日即没；温毒发斑，其形焮肿，如蚊蚤所啮，或成片如锦纹云霞。

【组成】大青、木通、元参、桔梗、知母、山栀、升麻、石膏各等份。

【用法】水煎，调入黄土末6～9克服之。

【加减】如大便结闭，口干腹胀，身热烦躁者，此热秘也，加酒炒大黄。

桑杏汤

【来源】《温病条辨》卷一。

【功用】清宣燥热，润肺止咳。

【主治】秋感温燥，灼伤肺津，身不甚热，干咳无痰，咽干口渴，舌红，苔薄白而燥，右脉数大者。

【组成】桑叶3克，杏仁4.5克，沙参6克，象贝3克，香豉3克，栀皮3克，梨皮3克。

【用法】用水400毫升，煮取200毫升，顿服之。重者再作服。

【附注】方中桑叶轻宣燥热，杏仁宣降肺气，共为君药；豆豉宣透胸中郁热，栀子皮轻清上焦肺热，同为臣药；沙参、梨皮、象贝生津润肺，止咳化痰，均为佐使药。对于秋感温燥初起，见症如上所述者，甚为适合。

香豉汤

【来源】《外台秘要》卷四引《删繁方》。

【主治】温病肺胃热盛，身发斑点。

【组成】香豉9克（绵裹），葱须（切）12克，石膏24克，栀子仁9克，生姜24克，大青6克，升麻9克，芒硝9克。

【用法】上八味，切碎。以水600毫升，煮前七味，取250毫升，去滓，下芒硝，分2次服。

清营汤

【来源】《温病条辨》卷一。

【功用】清营透热，养阴活血。

【主治】温病邪热传营，身热夜甚，口渴或不渴，时有谵语，心烦不眠，或斑疹隐隐，舌绛而干，脉细数。

【组成】犀角9克，生地15克，玄参9克，竹叶心3克，麦冬9克，银花9克，连翘（连心用）6克，黄连4.5克，丹参6克。

【用法】用水1.6升，煮取600毫升，每服200毫升，一日3次。

【禁忌】舌苔白滑者，不可与之。

【附注】方中犀角、生地清营凉血；银花、连翘、黄连、竹叶心清热解毒，并透热于外，使人营之邪透出气分而解；热壅血瘀，故少配丹参活血消瘀以散热；邪热伤阴，故用麦冬、玄参养阴生津。

增液汤

【来源】《温病条辨》卷二。

【功用】增液润燥。

【主治】阳明温病，无上焦证，数日不大便，其阴素虚，不可用承气汤者。

【组成】元参30克，麦冬（连心）24克，细生地24克。

【用法】上药用水1.6升，煮取600毫升，口干则与饮令尽。不大便，再服。

【附注】方中重用元参，养阴生津，清热润燥为君；麦冬滋液润燥，生地养阴清热为臣。三味相配，共奏滋液润燥之功。

清宫汤

【来源】《温病条辨》卷一。

【功用】清心解毒，养阴生津。

【主治】温病，邪陷心包，发热，神昏谵语者。

【组成】玄参心9克，莲子心1.5克，竹叶卷心6克，连翘心6克，犀角尖（磨，冲）6克，连心麦冬9克。

【用法】水煎服。

【加减】痰热盛，加竹沥、梨汁各25毫升；咳痰不清，加瓜蒌皮4.5克；热毒盛，加金汁、人中黄；渐欲神昏，加银花9克，荷叶6克，石菖蒲3克。

【附注】本方所治属太阴温病。方中犀角、玄参清心解毒养阴为君；连翘、竹叶卷心以清心热为臣；莲子心、连心麦冬补养心肾之阴，共为佐使药。诸药合用，共成清热养阴之功。

人参化斑汤

【来源】《寿世保元》卷四。

【功用】清热生津，凉血化斑。

【主治】皮肤发斑，斑色紫赤，高热烦渴，脉洪数者。

【组成】人参9克，石膏30克，知母7.5克，当归、紫草茸、白茯苓（去皮）、甘草各9克。

【用法】上锉一剂。以水煎服。

加味清宫汤

【来源】《温病条辨》卷二。

【主治】暑温蔓延三焦，邪气久留，舌绛苔少，热搏血分者。

【组成】元参心9克，莲子心1.5克，竹叶卷心6克，连翘心6克，犀角尖6克（磨冲），连心麦冬9克，知母9克，银花6克。

【用法】水煎，加竹沥50毫升冲入服。

冬地三黄汤

【来源】《温病条辨》卷二。

【功用】养阴生津，清热泄火。

【主治】阳明温病，邪热伤阴，无汗，小便不利者。

【组成】麦冬24克，黄连3克，苇根汁100毫升（冲），元参12克，黄柏3克，银花露100毫升（冲），细生地12克，黄芩3克，生甘草9克。

【用法】用水800毫升，煮取300毫升，分2次服。以小便得利为度。

柴胡养荣汤

【来源】《瘟疫论》卷上。

【功用】解肌清热，养营润燥。

【主治】瘟疫病后，阴枯血燥，表有余热者。

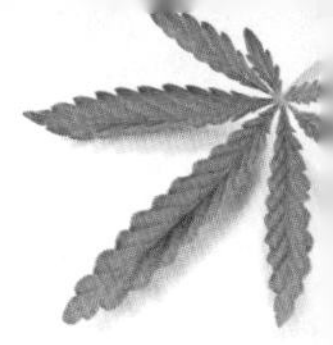

【组成】柴胡、黄芩、陈皮、甘草、当归、白芍、生地、知母、天花粉各等份。

【用法】上药加生姜、大枣，水煎服。

柴葛解肌汤

【来源】《医学心悟》卷二。

【功用】解肌清热。

【主治】外感温邪，内有郁热，发热头痛，不恶寒而口渴者。

【组成】柴胡3.6克，葛根4.5克，赤芍3克，甘草1.5克，黄芩4.5克，知母3克，贝母3克，生地黄6克，丹皮4.5克。

【用法】水煎服。

【加减】心烦，加淡竹叶10片；谵语，加石膏9克。

枳实导滞汤

【来源】《重订通俗伤寒论》。

【功用】下滞通便。

【主治】温病热证而有里滞者。

【组成】枳实6克，生绵纹4.5克（酒洗），净楂肉9克，尖槟榔4.5克，川朴4.5克，川连1.8克，六和曲9克，连翘4.5克，紫草9克，细木通2.4克，生甘草1.5克。

【用法】水煎服。

葱豉桔梗汤

【来源】《重订通俗伤寒论》。

【功用】辛凉解表，疏风清热。

【主治】风温、风热初起，头痛身热，微寒无汗，或有汗不多，咳嗽咽干，心烦口渴，舌尖红赤，苔薄黄，脉浮数。现用于感冒、流行性感冒见上述症状者。

【组成】鲜葱白3～5枚，苦桔梗3～4.5克，焦山栀6～9克，淡豆豉9～15克，苏薄荷3～4.5克，青连翘4.5～6克，生甘草2～2.5克，鲜淡竹叶30片。

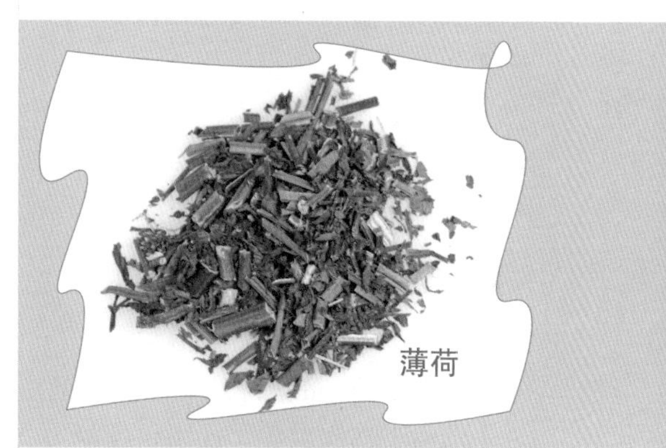
薄荷

【用法】水煎服。

【加减】咽阻喉痛者，加紫金锭2粒（磨冲），大青叶9克；胸痞，原方去甘草，加生枳壳6克，白蔻末2.4克；咳甚痰多，加杏仁9克，广橘红4.5克；鼻衄，加生侧柏叶12克，鲜茅根50支。

【附注】方中葱白、豆豉解肌发表，疏风散邪为君；薄荷、桔梗散风清热，连翘、山栀清热解毒为臣：甘草合桔梗以利咽，淡竹叶清心除烦，共为佐使。诸药合用，共奏辛凉解表、疏风清热之功。

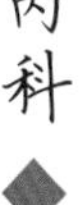

秋燥

宁嗽丸

【来源】《饲鹤亭集方》。

【功用】疏风清热，消痰止咳。

【主治】风热咳嗽，痰多色黄，口干咽燥者。

【组成】南沙参、桑叶、杏仁、茯苓、川贝、姜夏、前胡薄荷各60克，苏子45克，橘红30克，薏苡仁90克，炙甘草15克。

【用法】上药共研为末。用川石斛30克、生谷芽60克煎汤法丸。每服9～12克，以淡姜汤送服。

清肺泄热饮

【来源】《六因条辨》卷中。

【功用】清肺泄热。

【主治】秋燥发热，汗出，咳痰不爽，鼻衄口干。

【组成】沙参、花粉、地骨皮、知母、甜杏仁、玉竹、玄参、甘草、连翘、枇杷叶、西瓜翠衣各等份。

【用法】上药用水煎服。

生血润肤饮

【来源】《医学正传》卷二。

【异名】生血润燥饮（《医学六要·治法汇》卷四）。

【功用】生血润肤。

【主治】燥证。皮肤皲裂，手足枯燥，搔之血出。

【组成】川归身（酒洗）、生地黄、熟地黄（酒洗）、黄芪（蜜炙）各3克，天门冬4.5克，麦门冬（去心）3克，五味子9粒、片芩（去朽，酒洗）1.5克，栝楼仁5克，桃仁泥1.5克，酒红花0.3克，升麻0.6克。

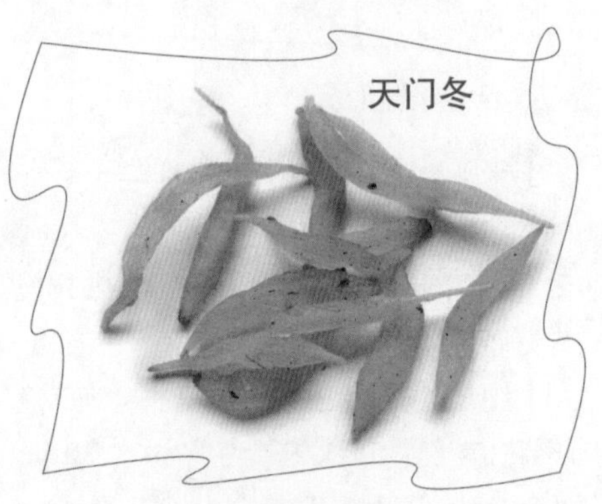
天门冬

【用法】上药细切，只作1服。用水300毫升，煎至150毫升，温服。

【加减】如大便结燥，加麻仁、郁李仁各3克。

润燥攻下汤

【来源】《六因条辨》。

【功用】润燥通便。

【主治】秋燥，热结在腑，昏谵妄笑，斑色紫黑，便闭腹胀，频转矢气，舌黑者。

【组成】生首乌、鲜生地、鲜石斛、大黄、元明粉、甘草各等份。

【用法】上药以水煎服。

【附注】方中首乌、生地、石斛、甘草保养真阴；兼用大黄、元明粉攻涤热邪。配合成方，既能养阴增液，又能逐邪通腑。所以秋燥阴亏津伤，热结在腑者，可以用之。

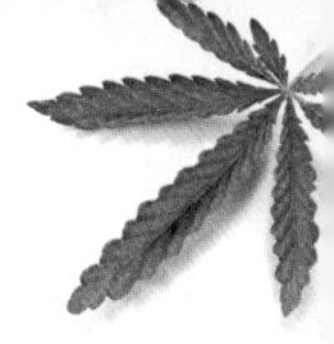

清金降火汤

【来源】《古今医鉴》卷四。

【功用】清肺泄火，止咳化痰。

【主治】肺胃火旺，咳嗽痰黄。

【组成】陈皮4.5克，半夏（泡）3克，茯苓3克，桔梗3克，枳壳（麸炒）3克，贝母（去心）3克，前胡3克，杏仁（去皮、尖）4.5克，黄芩（炒）3克，石膏3克，栝楼仁3克，甘草（炙）0.9克。

【用法】上药锉1剂。加生姜3片，水煎，空腹临卧服。

沙参麦冬汤

【来源】《温病条辨》卷一。

【功用】清养肺胃，生津润燥。

【主治】燥伤肺胃阴分，津液亏损，咽干口渴，干咳痰少而黏，或发热，脉细数，舌红少苔者。

【组成】沙参9克，玉竹6克，生甘草3克，冬桑叶4.5克，麦冬9克，生扁豆4.5克，花粉4.5克。

【用法】上药用水1升，煮取400毫升，每日服2次。

【加减】久热久咳者，加地骨皮9克。

新加翘荷汤

【来源】《秋瘟证治要略》。

【功用】辛散风热，降火解毒。

【主治】秋瘟症，燥夹伏热化火，咳嗽，耳鸣耳赤，龈肿咽痛。

【组成】连翘9克，薄荷梗、蝉衣、苦丁茶、栀皮、绿豆衣、射干各4.5克，玄参9克，桔梗1.5克，苦杏仁9克，马勃3克。

【用法】上药用水煎服。

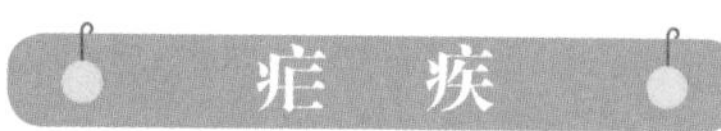

疟疾

半贝丸

【来源】《重订通俗伤寒论》。

【功用】截疟。

【主治】疟疾。

【组成】生半夏、生川贝各9克。

【用法】上药共研细末，姜汁调和，捣匀为丸。每服0.09～0.15克，生熟汤送下。

泼雪丸

【来源】《鸡峰普济方》卷十四。

【主治】五痨七伤，阴汗盗汗，夜多小便，沉寒故冷；脾胃虚损，久不思饮食，消渴，腹胀反胃，口吐酸水，腹中绞结疼痛，泄泻；肺寒咳嗽，寒痰不利；五疟，及一切冷疾。

【组成】荜拨、人参、茯苓（去皮）、干姜（炮）各15克，桂心23克，诃子（炮，去核）45克，胡椒23克，良姜7.5克。

【用法】上药共研为末，以蜜调和为丸，如梧桐子大。每服30丸，空腹时用米汤饮送服。

立生丹

【来源】《温病条辨》卷二。

【主治】伤暑霍乱，疟疾，痢疾，泄泻，胃痛腹痛，吞吐酸水。

【组成】母丁香36克，沉香12克，

茅苍术 36 克，明雄黄 26 克。

【用法】上药共研为细末，用蟾酥 24 克，铜锅内加水酒 200 毫升化开，入前药末，丸绿豆大。每服 2 丸，小儿 1 丸，温水送下。又下死胎如神。凡被蝎蜂螫者，调涂立效。

【禁忌】孕妇忌服。

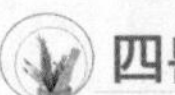

四兽饮

【来源】《三因极一病证方论》卷六。

【功用】和胃化痰，治疟。

【主治】五脏气虚、喜怒不节、劳逸兼并致阴阳相胜、结聚涎饮，发为疟疾。

【组成】半夏（汤洗去滑）、茯苓、人参、草果、陈皮、甘草、乌梅肉、白术、生姜、枣子各等份。

【用法】上药锉散，盐少许，腌食顷，厚皮纸裹，水浸湿，慢火煨香熟，焙干。每服 15 克，用水 300 毫升，煎至 210 毫升，去滓，未发前，并进 3 服。

加味露姜饮

【来源】《温病条辨》卷二。

【功用】甘温补正，化痰截疟。

【主治】太阴脾疟，脉弦而缓，寒战甚则呕吐噫气，腹鸣溏泄者。

【组成】人参 3 克，半夏 6 克，草果 3 克，生姜 6 克，广陈皮 3 克，青皮 3 克（醋炒）。

【用法】上药用水 500 毫升，煮成 200 毫升，滴荷叶露 30 毫升，温服。药滓加水 300 毫升，煮取 200 毫升服。

鳖甲饮子

【来源】《重订严氏济生方》。

【主治】疟久不愈，致成疟母，胁下痞满，形体羸瘦，腹中结块，时发寒热。

【组成】鳖甲（醋炙）、白术、黄芪（去芦）、草果仁、槟榔、川芎、橘红、白芍药、甘草（炙）、厚朴（姜制，炒）各等份。

【用法】上药㕮咀。每服 12 克，用水 220 毫升，加生姜 7 片，枣子 1 枚，乌梅少许，煎至 160 毫升，去滓温服，不拘时候。

露蜂房散

【来源】《太平圣惠方》卷八十一。

【主治】乳痈，疼痛不止，或发寒热。

【组成】露蜂房 30 克，鹿角 30 克。

【用法】上药并烧成灰，细研，不拘时候，以热酒调下 6 克。

杏仁汤

【来源】《温病条辨》卷一。

【主治】肺疟，咳嗽频仍，寒从背起，舌白渴饮，伏暑所致。

【组成】杏仁 9 克，黄芩 4.5 克，连翘 4.5 克，滑石 9 克，桑叶 4.5 克，茯苓块 9 克，白蔻皮 2.4 克，梨皮 6 克。

【用法】用水 600 毫升，煮取 400 毫升，每日服 2 次。

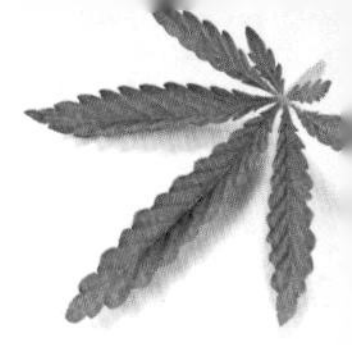

恒山汤

【来源】《备急千金要方》卷十。

【异名】常山汤（《外台秘要》卷五）。

【功用】截疟宣邪。

【主治】肾热发为疟疾。发时寒战，先寒后热，腰脊酸痛，转动不利，头昏目眩，大便不爽。

【组成】恒山 9 克，乌梅 3 ~ 7 枚，香豉 9 克，竹叶 12 克，葱白 15 克。

【用法】上药五味，㕮咀。以水 1.2 升，煎至 400 毫升，去滓，分 2 次服。首次应在疟发前半日许服下，至发时服完。

白虎加桂枝汤

【来源】《金匮要略》卷上。

【异名】桂枝白虎汤（《张氏医通》卷十六）。

【功用】清热通络止痛。

【主治】温疟，其脉如平，身无寒但热，骨节疼烦，时呕；风湿热痹，壮热汗出，气粗烦躁，关节肿痛，口渴苔白，脉弦数。

【组成】知母 180 克，甘草（炙）60 克，石膏 500 克，粳米 60 克，桂枝（去皮）90 克。

【用法】上药锉为粗末。每服 15 克，用水 250 毫升，煎至 200 毫升，去滓温服。汗出愈。

首乌白芍汤

【来源】《镐京直指医方》卷二。

【主治】泄泻日久，肝脾阴伤者。

【组成】制首乌 9 克，北沙参 9 克，银柴胡 4.5 克，白茯苓 9 克，黑驴胶（蛤粉炒）6 克，生白芍 6 克，炒扁豆 6 克，扁石斛 9 克，生薏苡仁 18 克，生谷芽 15 克。

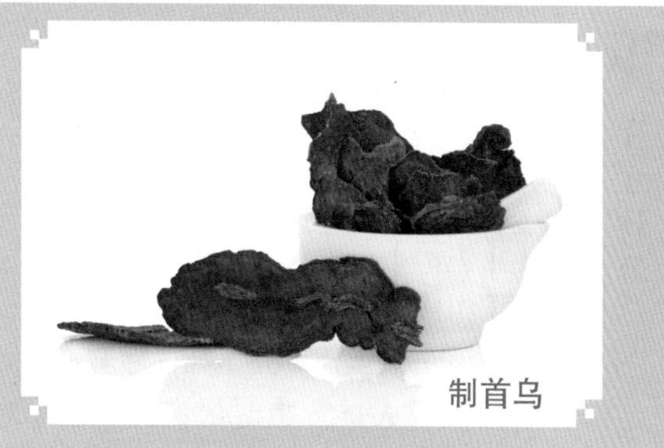
制首乌

【用法】上药以水煎服。

痢　疾

龙骨丸

【来源】《太平圣惠方》卷九十三。

【功用】固涩止痢，清热燥湿。

【主治】小儿湿热痢疾，延久不止，腹痛，里急后重，舌苔白腻罩黄。

【组成】白龙骨 7.5 克，胡粉（炒微黄）9 克，黄连（去须，微炒）7.5 克，黄柏（微炙，锉）7.5 克，诃子（煨，用皮）7.5 克，白矾（烧令汁尽）15 克，干姜（锉，微炒）15 克，当归（锉，微炒）15 克，木香 7.5 克。

【用法】上药捣罗为末，炼蜜和丸，如绿豆大。每服 5 丸，以粥饮下，每日 4 服。

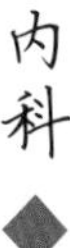

【附注】方中白龙骨收敛固涩为君；诃子、枯矾、胡粉涩肠止泻，黄连、黄柏清热燥湿为臣；干姜温中止血，木香调气导滞，当归和血止痛为佐。配合成方，既能固涩止痢，又有清热燥湿的功效。方中胡粉即铅粉，有毒，不宜多服、久服。

香连丸

【来源】《政和本草》卷七引《李绛兵部手集方》。

【主治】赤白痢疾。

【组成】黄连、青木香各等份。

【用法】上药，同捣筛，白蜜丸，如梧桐子大。空腹时用温开水送下20～30丸。每日3次。其久冷人，即用煨熟大蒜作丸服。

黄连丸

【来源】《朱氏集验方》卷六。

【功用】清热止血。

【主治】肠风下血。

【组成】黄连、吴茱萸各等份。

【用法】上药同炒令紫，色不得过黑，去茱萸，只以黄连一味软饭丸，如梧桐子大。空腹时用米饮下30～50丸，每日2服；更以胃风汤煎，如法吞下。

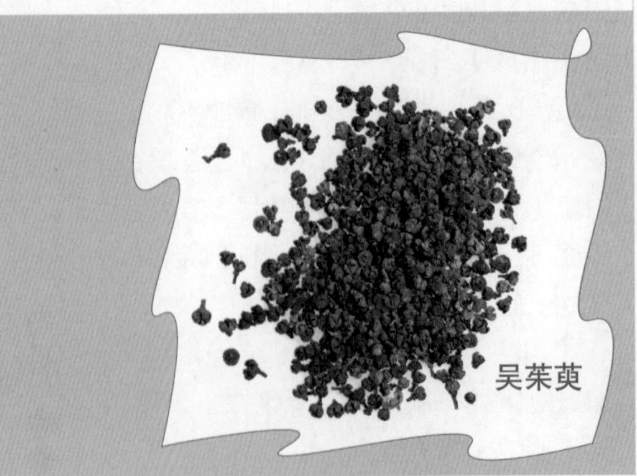
吴茱萸

香连化滞丸

【来源】《妇科玉尺》卷二。

【功用】清热化湿，消积导滞。

【组成】木香、黄连各60克，青皮(炒)、陈皮、厚朴(炙)、枳实(炒)、黄芩各75克，当归、白芍各150克，滑石、甘草、槟榔各60克。

【用法】上药共研为细粉，过罗，炼蜜为丸。每服6克，每日2次，温开水送下。

二宜汤

【来源】《太平惠民和剂局方》卷十。

【主治】冒暑饮凉，冷热不调，泄泻口渴，心腹烦闷，及痢下赤白，腹痛后重。

【组成】桂心2.2千克，干姜（砂炒）2千克，甘草（砂炒）1.5千克，杏仁（去皮、尖，砂炒）2.2千克。

【用法】上药共研为末。每服3克，开水调服。如伤暑烦渴，新水调下，不拘时候。

参连汤

【来源】《万病回春》卷二。

【主治】脾胃虚热，下痢噤口不食者。

【组成】人参15克，黄连30克。

【用法】上锉一剂。水煎，一日内分数次服之。如吐强饮，但得入口下咽即好。加石莲肉9克尤效。外以田螺捣烂掩脐中，以引热下行。

调荣汤

【来源】《丹台玉案》卷五。

【功用】凉血调荣，行气化滞。

【主治】产后痢疾，属于血热气滞者。

【组成】白茯苓、当归、生地、山楂各3克，赤芍、木通、香附、丹皮各1.8克，甘草各1.5克，乌梅5个。

【用法】上药以水煎服。

导气汤

【来源】《奇效良方》卷十三。

【功用】清热化湿，行气导滞。

【主治】下痢脓血，日夜无度，里急后重。

【组成】木香、槟榔、黄连各1.8克，大黄、黄芩各4.5克，枳壳（麸炒）3克，芍药15克，当归9克。

【用法】上药㕮咀，作2服。用水300毫升，煎至150毫升，去滓，空腹时温服。

清流饮

【来源】《景岳全书》卷五十一。

【功用】滋阴清热，调气和血。

【主治】阴虚挟热泻痢，或发热，或喜冷，或下纯红鲜血，或小便痛赤。

【组成】生地、芍药、茯苓、泽泻各6克，当归3～6克，甘草3克，黄芩、黄连各4.5克，枳壳3克。

【用法】用水300毫升煎服。

【加减】如热甚者，加黄柏；小便热痛者，加栀子。

木香散

【来源】《普济本事方》卷四。

【主治】诸痢。

【组成】木香（用黄连15克，各锉，同炒）15克，甘草（炙）30克，罂粟壳（生姜15克，打碎同炒）15克。

【用法】上药共研细末，加麝香少许研匀。每次6克，用陈米饮送下。

七味散

【来源】《备急千金要方》卷十五。

【主治】久痢不愈。

【组成】黄连60克，龙骨、赤石脂、厚朴各15克，乌梅肉15克，甘草7.5克，阿胶22克。

【用法】上药共研为细末。每服5克，小儿1克，每日服2次，浆水送下。

无忧散

【来源】《重订严氏济生方·校正时贤胎前十八论治》。

【异名】保产无忧散（《校注妇人良方》卷十六）。

【主治】妊娠忧喜无常，食物不节，既饱便卧致胞胎肥厚，根蒂坚牢，行动艰难，临产难生者。

【组成】当归（去芦，酒浸）、川芎、

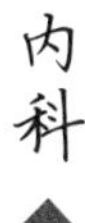

白芍药各9克，木香（不见火）、甘草（炙）各4.5克，枳壳、乳香（别研）各9克，血余炭（以猪心血和之）4.5克。

【用法】上药共研为细末。每服6克，用水150毫升，煎至100毫升，一日2次。妊娠八月时服，则易生。

神授散

【来源】《普济方》卷二一二。

【主治】久痢不愈。

【组成】陈石榴（焙干）。

【用法】上药共研为细末。米汤调下9～12克。

茜根散

【来源】《太平圣惠方》卷十八。

【主治】热病，下痢脓血不止。

【组成】茜根30克，黄芩22克，栀子仁7.5克，阿胶（捣碎，炒令黄燥）15克。

【用法】上药捣筛为散。每服12克，以水250毫升，煎至150毫升，去滓，不拘时候温服。

治痢散

【来源】《医学心悟》卷三。

【主治】赤痢或白痢初起。

【组成】葛根、苦参（炒）、陈皮、陈松、萝茶各500克，赤芍（酒炒）、麦芽（炒）、山楂（炒）各360克。

【用法】上药共研为细末。每服12克，水煎，连药末服下。小儿减半。

【加减】加川连120克尤妙。

【禁忌】服药期间，忌食荤腥、面食、煎炒、闭气发气诸物。

断痢散

【来源】《医方类聚》卷一四一引《施圆端效方》。

【主治】一切泻痢，腹痛久不愈。

【组成】肉豆蔻、丁香、干姜各7.5克（炮），甘草（炙）、陈皮、诃子（去核）各30克，御米壳（去蒂，蜜浴，炒）90克。

【用法】上药㕮咀。每服7.5克，用水150毫升，加乳香1粒，粟米百粒，同煎至100毫升，去滓，空腹时温服。霍乱吐泻者，冷服。

瘟　疫

玉泉散

【来源】《景岳全书》卷五十一。

【异名】一六甘露散（《景岳全书》卷五十一）、六一甘露散（《会约医镜》卷十二）。

【功用】清热除烦。

【主治】阳明内热，烦渴头痛，二便闭结，瘟疫斑黄，及热痰喘嗽。

【组成】石膏180克（生用），粉甘草30克。

【用法】上药共研为极细末。每服3～9克，新汲水或热汤或人参汤调下。

【加减】此方加朱砂9克亦妙。

雄黄散

【来源】《备急千金要方》卷九。

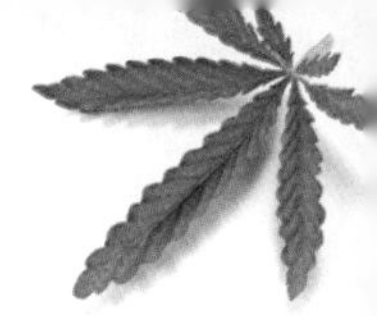

【功用】预防瘟疫。

【组成】雄黄150克，朱砂（一作赤术）、菖蒲、鬼臼各60克。

【用法】上药四味，研末过筛。每用少许，涂五心、额上、鼻、人中及耳门。

治疫清凉散

【来源】《医学心悟》卷三。

【主治】疫疠邪并于里，腹胀满闷，谵语发狂，唇焦口渴者。

【组成】秦艽、赤芍、知母、贝母、连翘各3克，荷叶2克，丹参15克，柴胡4.5克，人中黄6克。

【用法】上药用水煎服。

【加减】伤食胸满，加麦芽、山楂、萝卜子、陈皮；胁下痞，加鳖甲、枳壳；昏愦谵语，加黄连；热甚大渴能消水者，加石膏、天花粉、人参；便闭不通，胸中胀痛者，加大黄；虚人自汗多，倍加人参；津液枯少，更加麦冬、生地。

【禁忌】时行寒疾忌用。

二黄汤

【来源】《医学正传》卷二引东垣方。

【功用】泄实火，解热毒。

【主治】上焦火盛，头面肿大，目赤肿痛，心胸烦热，咽喉、口舌火盛及生疮毒等症。

【组成】黄芩（酒制炒）、黄连（酒制炒）、生甘草各等份。

【用法】上药细切。每服9克，用水150毫升，煎至105毫升，温服，徐徐呷之。如未退，用牛蒡子不拘多少，水煎，入芒硝等份，食后时时少与。如未已，只服前药，取大便通利，病邪退则停服。

【加减】阳明口渴，加石膏、干葛；少阳口渴，加瓜蒌根；阳明引经，加升麻、芍药、葛根、甘草；太阳引经，加甘草、荆芥、防风；头痛，加酒芩；身痛，加羌活、桂枝、防风、芍药。

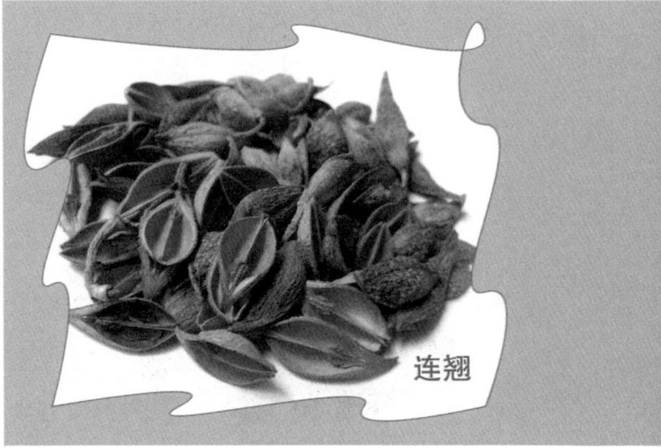

连翘

十神汤

【来源】《太平惠民和剂局方》卷二。

【主治】时气瘟疫，头痛发热，恶寒无汗，咳嗽，鼻塞声重及风寒湿痹等。

【组成】川芎、甘草（炙）、麻黄（去根、节）、升麻各120克，干葛420克，赤芍药、白芷、陈皮（去瓤）、紫苏（去粗梗）、香附子（杵去毛）各120克。

【用法】上药共研为细末。每服9

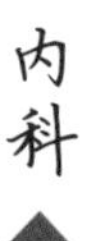

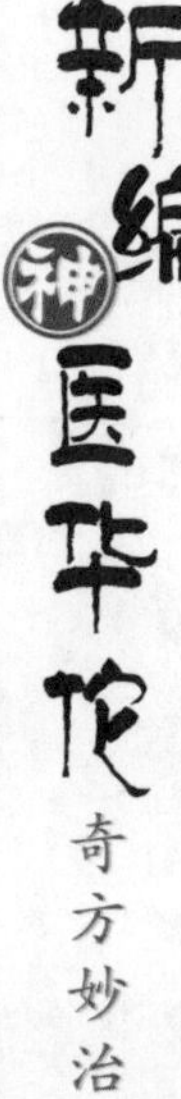

克，用水220毫升，加生姜5片，煎至150毫升，去滓，热服，不拘时候。

【加减】如发热头痛，加连须葱白三茎；中满气实，加枳壳数片。

大青消毒汤

【来源】《外台秘要》卷三引《删繁方》。

【主治】外感时行疫毒，发热7日不退者。

【组成】大青叶12克，香豉（熬，绵裹）9克，干葛、栀子各12克，生干地黄（切）9克，芒硝9克。

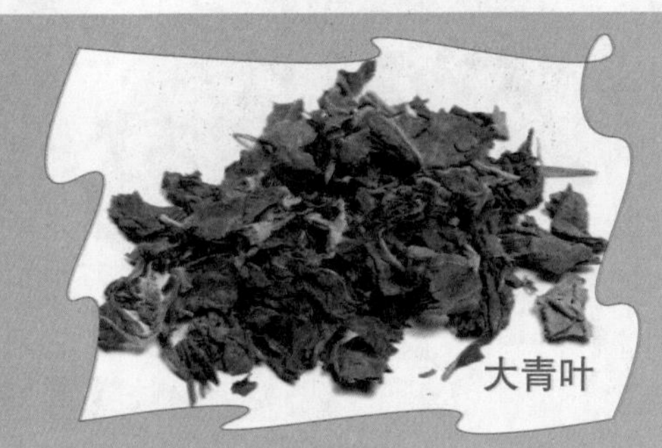

大青叶

【用法】上药细切。用水600毫升，煮取300毫升，去滓，下芒硝，分3服。

【禁忌】服药期间，忌食芜荑、热面、酒、蒜等物。

桂枝黄芩汤

【来源】《三因极一病证方论》卷六。

【主治】风疫。脉浮数而不弱，头项痛，腰脊痛，发热恶风。

【组成】桂枝（去皮）、芍药、黄芩各15克，甘草（炙）30克。

【用法】上药共研为粗末。每服15克，用水220毫升，加生姜3片，大枣1枚，煎至160毫升，去滓，空腹时服。

避瘟丹

【来源】《医方易简》卷四。

【功用】预防瘟疫。

【组成】乳香、苍术、细辛、甘松、川芎、降香各等份。

【用法】上药共研为末，枣肉为丸，如芡实大。遇瘟疫大作之时，家中各处焚之。

八宝红灵丹

【来源】《痧证汇要》卷一。

【异名】绛雪（《随息居霍乱论》卷四）、八宝红灵散（《慈禧光绪医方选议》）、红灵丹（《湿温时疫治疗法》）。

【主治】霍乱痧胀，吐泻腹痛，肢冷脉伏，神志昏迷，或温病时疫，或暑月受热，或不服水土，头昏眼黑，恶心欲吐；以及目赤，喉痹，肿毒，跌打损伤，蝎螫蛇咬。

【组成】朱砂（水飞）30克，明雄黄18克，真麝香9克，冰片9克，硼砂18克，礞石12克，牙硝7.5克，小真金箔50张。

【用法】上药各研极细，再研匀，瓷瓶密贮。内服每用0.15～0.3克，凉开水送下，小儿减半；外用吹喉、点眼每用0.15克；治肿毒酌量，用醋调敷。

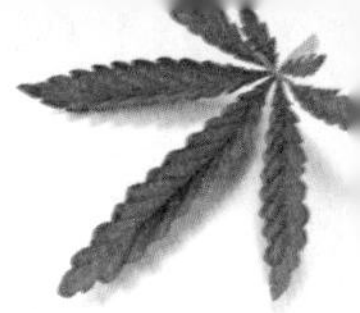

碧雪

【来源】《太平惠民和剂局方》卷六。

【功用】清热解毒，泄火利咽。

【主治】脏腑积热，咽喉肿痛，口舌生疮；或喉闭壅塞，水浆不下；天行时疫，发狂昏愦。

【组成】芒硝、青黛、石膏（煅过，研，飞）、寒水石（研，飞）、朴硝、硝石、甘草、马牙硝各等份。

【用法】先将甘草煎汤400毫升，去滓，入诸药再煎，边煎边搅，使诸药消融，再入青黛和匀；倾入砂盆内，候冷结凝成霜，研为细末。每用少许含化，咽津，不拘时候。如喉闭壅塞不能吞咽者，即吹药入喉，频用。

避瘟丸

【来源】《医方简义》卷三。

【功用】解毒辟秽，预防瘟疫。

【组成】雄黄（好者）、鬼箭羽、丹参、赤小豆各30克。

【用法】上药共研为末，炼蜜为丸，如梧桐子大。每服5丸，空腹时用温汤送下。

【附注】方中雄黄能解毒杀虫辟秽；鬼箭羽可治恶疰心痛，有破血之功；丹参活血；赤小豆解毒渗湿。四药合用，解毒之力尤强，故可避瘟。

屠苏酒

【来源】《肘后方》卷八。

【功用】预防瘟疫。

【组成】大黄37.5克，川椒37.5克，白术22克，桂心22克，桔梗30克，乌头7.5克，菝葜15克（一方有防风24克）。

【用法】上药细切，以绢囊包贮，十二月晦日正中时悬至井中至泥，正月朔旦取药，置酒中，煮数沸，先从小量饮起，多少不拘。

霍　乱

丹砂丸

【来源】《圣济总录》卷三十九。

【主治】中恶霍乱。

【组成】丹砂3.7克，附子（炮裂，去皮、脐，为末）7.5克，雄黄0.3克，巴豆7粒（去心、皮，另研出油）。

【用法】上三味，共研匀，炼蜜为丸，如麻子大。每服3丸，米饮送下。若下痢不止，加3～5丸，与少冷粥食之，即定。

养中煎

【来源】《景岳全书》卷五十一。

【功用】温中益气。

【主治】中气虚寒。恶心呕吐或便溏泄泻。

【组成】人参3～9克，山药（炒）6克，白扁豆（炒）6～9克，炙甘草3克，茯苓6克，干姜（炒黄）3～6克。

【用法】用水400毫升，煎至280毫升，空腹时温服。

【加减】嗳腐气滞者，加陈皮3克或砂仁1.2克；胃中空虚觉饥者，加

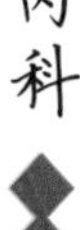

熟地 9 ~ 15 克。

大正气散

【来源】《三因极一病证方论》卷六。

【主治】瘴疟，霍乱吐泻。

【组成】附子（炮，去皮、脐）、厚朴（姜汁制）、桂心、甘草（炙）、干姜（炮）、陈皮各 30 克，茱萸（微炒）15 克。

【用法】上药共研为细末。每服 6 克，用水 230 毫升，加生姜 5 片，大枣 1 枚，同煎至 160 毫升，热服，不拘时候。

燃照汤

【来源】《霍乱论》卷下。

【主治】暑秽夹湿，霍乱吐下，脘痞烦渴，外湿恶寒肢冷者。

【组成】草果仁 3 克，淡豆豉 9 克，炒山栀 6 克，省头草 4.5 克，制厚朴 3 克，醋炒半夏 3 克，酒黄芩 4.5 克，滑石 12 克。

【用法】上药以水煎，凉服。

大半夏汤

【来源】《金匮要略》卷中。

【功用】补中降逆。

【主治】胃反呕吐，朝食暮吐，或暮食朝吐。

【组成】半夏（洗，完用）9 克，人参 6 克，白蜜 20 毫升。

【用法】上药用水 1.2 升，和蜜扬之 240 遍，煮药取 500 毫升，温服 200 毫升，余份再服。

【附注】方中半夏降逆止呕，人参补虚益胃，白蜜甘润缓中。三药合用，共奏补中降逆之功。

蚕矢汤

【来源】《霍乱论》卷下。

【功用】清热利湿，升清降浊。

【组成】晚蚕沙 15 克，生薏苡仁、大豆黄卷各 12 克，陈木瓜 9 克，川黄连（姜汁炒）9 克，制半夏、黄芩（酒炒）、通草各 3 克，焦山栀 4.5 克，陈吴茱萸（泡淡）0.9 克。

【用法】地浆或阴阳水煎，稍凉徐服。

理气散寒汤

【来源】《会约医镜》卷七。

【主治】中下二焦寒滞气逆，腹痛，或呕泻；或不呕不泻，而为干霍乱危剧等症。

【组成】苍术、厚朴（姜炒）、陈皮（去白）、甘草各 4 克，藿香、砂仁、枳壳各 2.5 克，木香 1.5 克，香附、乌药各 4.5 克。

【用法】上药以水煎，热服。

【加减】如食滞，加山楂、麦芽、神曲各 4.5 克；如痛而呕，加半夏 4.5 克；如寒甚喜热者，加吴茱萸、肉桂之类；如气滞而不流通，加白芥子、青皮、槟榔之类；如小腹痛甚，加小茴；如兼疝者，加荔枝核（煨熟）6 ~ 9 克。

反胃

螺泥丸

【来源】《普济方》卷三十六引《经验良方》。

【主治】积热反胃呕噎。

【组成】田螺不拘多少。

【用法】将田螺放入洗净瓷盆中，用水养之，令吐出泥，用米筛张灰于地上，却将绵纸铺于灰上，去已养田螺，令泥水出，澄清，撇去上面清水，却将泥倾于纸上，候泥干调丸，梧桐子大。每服 30 丸，藿香汤下，立愈。

【附注】螺性至凉，泥性至冷，故可用之清胃。吞以藿香汤，假其辛劳开胃而已。

丁沉丸

【来源】《太平惠民和剂局方》卷三。

【主治】脾胃寒气上逆心腹，胁肋胀满刺痛，胸膈噎塞，痰逆恶心，噫气吞酸，不思饮食，呕吐不止，及反胃嗝气，宿食留饮，心痛霍乱；妇人血气心腹疼痛。

【组成】甘草（炙）、青皮（去瓤，锉，炒）、丁香、白豆蔻仁、沉香、木香、槟榔、肉豆蔻仁各 150 克，白术（锉，微炒）1.2 千克，人参（去芦）、茯苓（去皮）、诃子（煨，取皮）各 300 克，肉桂（去粗皮）、干姜（炮裂）各 75 克，麝香（别研）30 克。

【用法】上药共研为细末，入麝香令匀，炼蜜和丸，如酸枣大。每服 1 丸，细嚼，炒生姜、盐汤送下；温酒亦可。空腹时服。

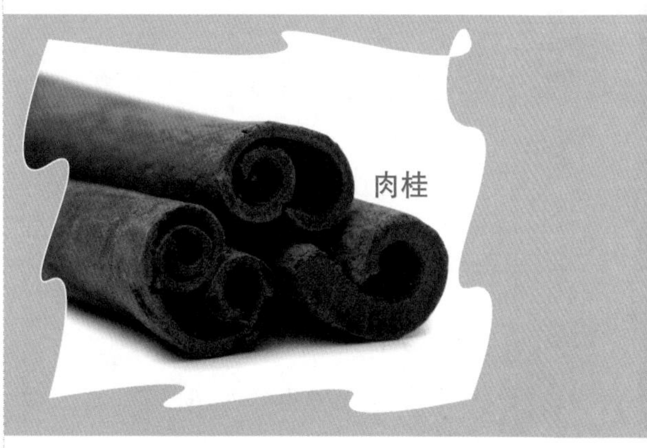

养血助胃丸

【来源】《古今医鉴》卷五。

【功用】养元气，健脾胃，生血脉，调荣卫。

【主治】呕吐反胃愈后，气血两虚者。

【组成】当归（酒洗）30 克，川芎 30 克，白芍（盐、酒炒）36 克，熟地黄（姜汁浸，炒）24 克，人参 15 克，白术（土炒）40 克，白茯苓 8 克，甘草（炙）9 克，山药（炒）30 克，莲子肉（去皮、心）30 克，扁豆（姜汁炒）18 克。

【用法】上药共研为细末，打姜汁、神曲糊为丸，如梧桐子大。每服 60 ~ 70 丸，空腹时用白滚水送下。

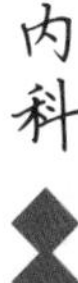

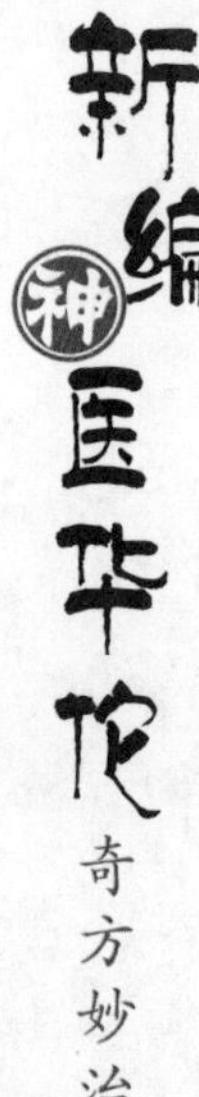

济急散

【来源】《圣济总录》卷六十三。

【功用】温中祛寒，化痰止呕。

【主治】脾胃虚寒，痰饮留滞，呕吐不止。

【组成】附子1枚（切下盖，取出肉，纳丁香在内），丁香49枚。

【用法】上药二味，用生姜汁略浸，同入瓷瓶中，重汤煮之令干，捣为细末，过筛。每服3克，含化咽津。

丁香煮散

【来源】《太平惠民和剂局方》卷三。

【主治】脾脏伏冷，胃脘受寒，胸膈痞闷，心腹刺痛，痰逆恶心，咳嗽中满，脏腑虚滑，饮食减少，反胃吐逆，四肢逆冷。

【组成】丁香（不见火）、红豆（去皮）、青皮（去白）、甘草（炙）、川乌（炮，去皮、脐）、陈皮（去白）、干姜（炮）、良姜（炮、去芦头）各120克，益智仁（去皮）165克，胡椒60克。

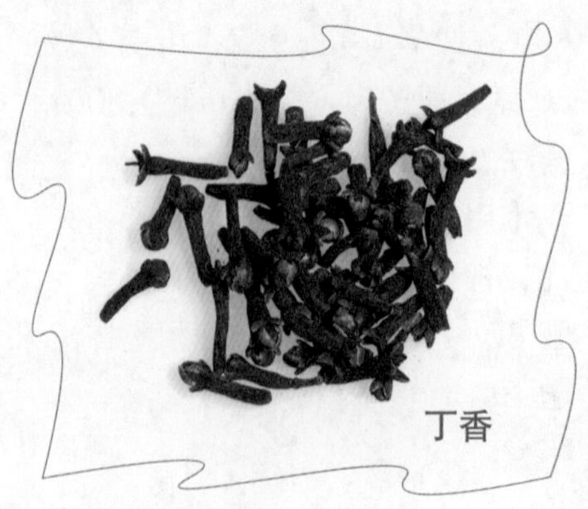
丁香

【用法】上药共锉为粗散。每服6克，用水150毫升，加生姜3片，盐1捻，煎至100毫升。空腹时稍热服。滓再煎。病退即止。

二汁饮

【来源】《景岳全书》卷五十四。

【主治】反胃。

【组成】甘蔗汁500毫升，姜汁250毫升。

【用法】二味和匀。每次温服250毫升，每日3次。

韭汁牛乳饮

【来源】《丹溪心法》卷二。

【主治】胃脘有死血，干燥枯槁，食下作痛，反胃便秘。

【组成】韭菜汁60毫升，牛乳60毫升。

【用法】上药加生姜汁10毫升，和匀温服。

茯苓泽泻汤

【来源】《金匮要略》卷中。

【主治】反胃，吐而渴欲饮水者。

【组成】茯苓25克，泽泻2克，桂枝6克，白术9克，生姜12克。

【用法】上药以水1升，煮取300毫升，纳泽泻，再煮取300毫升，温服100毫升，每日3次。

吐　酸

苍连丸

【来源】《古今医鉴》卷五。

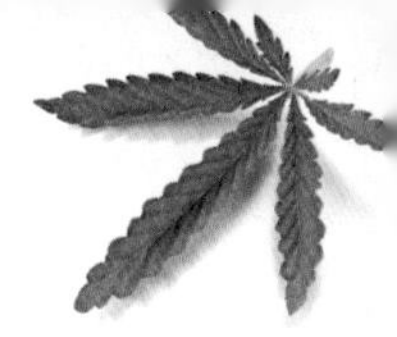

【主治】郁积吞酸。

【组成】苍术（米泔浸，炒）30克，陈皮30克，半夏（姜汁炒）30克，黄连45克，白茯苓30克，吴茱萸（炒）30克。

【用法】上药研末，蒸饼为丸，如绿豆大。每服30丸，饭后服。

【功用】清肝解郁，燥湿化痰。

【加减】夏月倍用黄连；冬月倍用吴茱萸。

咽醋丸

【来源】《医学纲目》卷二十二。

【主治】吐酸，吞酸。

【组成】茱萸（去枝梗）15克（煮，晒干），陈皮（去白）15克，黄芩（炒）15克，苍术23克，黄连30克（细切，用陈墙壁泥同炒）。

【用法】上药共研为细末，曲糊丸，梧桐子大。每服15～20丸。

黄芩茱萸丸

【来源】《简明医彀》。

【主治】湿热吐酸。

【组成】黄连30克（陈土炒），苍术23克，黄芩（土炒）、陈皮、吴茱萸各38克。

【用法】上药共研为细末，神曲糊丸，如绿豆大。每服3～6克，津液咽下。

呕　吐

青橘散

【来源】《圣济总录》卷六十三。

【功用】和胃气。

【主治】干呕。

【组成】青橘皮（汤浸，去白）、甘草（锉）各30克，木香15克，白芷7.5克，枳壳（去瓤，麸炒）、桂（去粗皮）各15克。

【用法】上六味，先将甘草炒微黄色，后入诸药同炒褐色，捣罗为末。每服3克，入盐沸汤服。

丁香散

【来源】《三因极一病证方论》卷十一。

【主治】胃寒哕逆。

【组成】丁香、柿蒂各3克，甘草（炙）、良姜各1.5克。

【用法】上药共研为细末。每服6克，用热汤调下，趁热服，不拘时候。

藿香安胃散

【来源】《脾胃论》卷下。

【异名】藿香安胃汤（《古今医统》卷二十四）。

【主治】脾胃虚弱，食欲不振，食即呕吐。

【组成】藿香、丁香、人参各7.5克，橘红15克。

【用法】上药，共研为细末。每服6克，水350毫升，加生姜1片，同煎至250毫升，空腹时和滓冷服。

化逆汤

【来源】《医醇剩义》卷一。

【主治】暑月受邪，郁于中焦，上

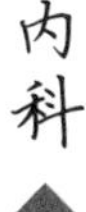

吐下泻，手足厥冷，筋脉抽掣。

【组成】黄连 1.8 克，吴茱萸 0.9 克，厚朴 3 克，青皮 3 克，藿香 4.5 克，木瓜 3 克，木香 1.5 克，白蔻 1.8 克，独活 3 克，乌药 3 克，蒺藜 12 克，茯苓 6 克。

【用法】上药以水煎服。

橘皮汤

【来源】《金匮要略》卷中。

【异名】生姜橘皮汤（《类证活人书》卷十六）、小橘皮汤（《医方类聚》卷五十七引《伤寒指掌图》）。

【功用】行滞，止呕。

【主治】干呕哕，手足厥冷者。

【组成】橘皮 6 克，生姜 12 克。

【用法】上药以水 700 毫升，煮取 300 毫升，温服 100 毫升。下咽即愈。

丁夏汤

【来源】《医学入门》卷七。

【主治】脾胃虚寒，停痰留饮，哕逆呕吐。

【组成】丁香、半夏各 9 克。

【用法】上药加生姜同煎，温服。

丁附汤

【来源】《秘传证治要诀类方》卷一。

【主治】中脘停寒，食物入口即吐，饮食喜热者。

【组成】人参、白术、甘草、干姜（炮）、青皮、陈皮、丁香、附子各等份。

【用法】上药每服 9 克，用水 220 毫升，煎至 150 毫升，空腹时稍热服。

黑丸子

【来源】《重订严氏济生方》。

【功用】消食去积。

【主治】中脘有宿食，吞酸恶心，口吐清水，噫宿腐气，或心腹疼痛，中虚积聚，飧泄，赤白痢下。

【组成】乌梅肉 7 个，百草霜 22 克，杏仁（去皮、尖，别研）3 ~ 7 枚，巴豆（去壳并油）2 枚，半夏（汤泡 7 次）9 枚，缩砂仁 3 ~ 7 枚。

【用法】上药共研为细末，和匀，调糊为丸，如黍米大。每次服 15 丸，加至 20 丸，用熟水或姜汤送下。

解酒

葛花散

【来源】《肘后方》卷七。

【主治】酒醉。

【组成】葛花、小豆花各 30 克。

【用法】上药共研末为散。每服 2 ~ 3 克。又时进葛根饮、枇杷叶饮，或先食盐 1 克，再饮酒亦佳。

【附注】本方在原书中无方名，现据《御药院方》卷八补。

连葛解醒汤

【来源】《观聚方要补》卷二引《证治大还》。

【主治】酒积，腹痛泄泻。

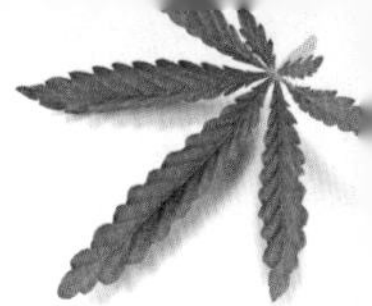

【组成】黄连、葛根、滑石、山栀、神曲、青皮、木香各等份。

【用法】上药以水煎服。

【加减】加茵陈、泽泻、猪苓、肉桂，分利湿热尤妙。

雄黄圣饼子

【来源】《脾胃论》卷四。

【主治】一切酒食所伤，心腹满不快。

【组成】雄黄15克，巴豆100枚（去油、心、膜），白面300克（炒，筛2次）。

【用法】上三味，除白面外，余药同研细末，再与面和匀，用新汲水搅和作饼，如手大，以浆水再煮至浮于水上，漉出，看硬软，捣作剂，丸如梧桐子大，然后捵作饼子。每次服5～7饼，渐加至10～15饼，空腹时用茶或酒送下。嚼食一饼，利一行；二饼，利二行。

腹　胀

异香散

【来源】《太平惠民和剂局方》卷三。

【主治】胃气不和，腹胁膨胀，痞闷噎塞，喘满不快，饮食难化，噫气吞酸，一切气痞，腹中刺痛。

【组成】石莲肉（去皮）30克，蓬莪术（煨）、京三棱（炮）、益智仁（炮）、甘草（炙）各180克，青皮（去白）、陈皮（去白）各90克，厚朴（去粗皮，姜汁炙）60克。

【用法】上药共研为细末。每服6克，用水150毫升，加生姜3片，大枣1个、盐少许，煎至100毫升，通口服，不拘时候，盐汤或盐酒调均可。

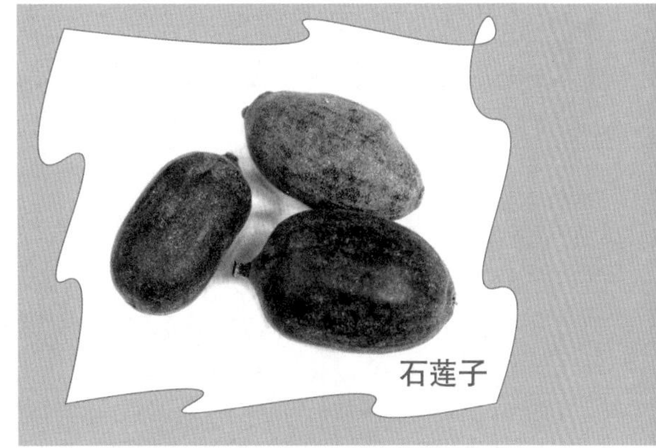

石莲子

清气散

【来源】《魏氏家藏方》卷二。

【主治】脾胃虚弱，脏腑挟寒，中气不和，清浊不分，停痰积冷，腹内膨胀，肠鸣飧泄，手足厥冷，脐腹疼痛，呕吐恶心，胸膈不快，困倦少力，肢节怠堕。

【组成】缩砂仁、白豆蔻仁、白茯苓（去皮）、诃子（炮，取肉用）各7.5克，人参（去芦）、京三棱、胡椒、良姜（炒）各15克，檀香、丁香（不见火）30克，木香（不见火）7.5克，干姜（炮、洗）、橘红各45克，甘草（炙）60克，青皮（汤泡，去瓤）7.5克。

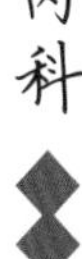

【用法】上药共研为细末。每服6克，入盐少许，煎大枣汤调下，或用盐开水冲服亦可，不拘时候。

大正气散

【来源】《重订严氏济生方》。

【主治】脾胃怯弱，风寒湿邪内侵，心腹胀满，有妨饮食。

【组成】厚朴(姜制，炒)、藿香叶、半夏(汤泡7次)、橘红、白术各30克，甘草(炙)、槟榔、桂枝(不见火)、枳壳(去瓤，麸炒)、干姜(炮)各15克。

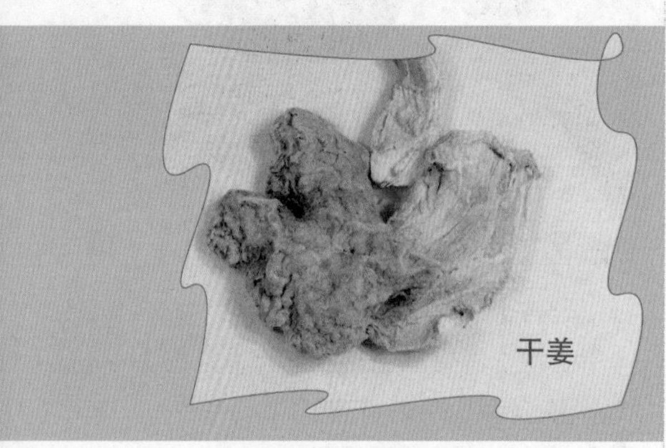

【用法】上药㕮咀。每服12克。用水230毫升，加生姜5片，枣子2枚，煎至160毫升，去滓温服，不拘时候。

木香煮散

【来源】《杨氏家藏方》卷五。

【主治】腹胁胀满，呕逆恶心。

【组成】紫苏叶、青橘皮(去白)、当归(洗、焙)、白芍药、乌药、白茯苓(去皮)、桔梗(去芦头)、半夏(汤洗七次，焙)、川芎、黄芪(蜜炙)、防风(洗，去芦头)、甘草(炙)、木香、陈橘皮(去白)、枳壳(麸炒，去瓤)、大腹皮各30克。

【用法】上药㕮咀。每服15克，用水300毫升，生姜5片，大枣1枚，煎至150毫升，去滓，空腹时温服。

木香化滞散

【来源】《奇效良方》卷四十一。

【主治】气滞不行，心腹满闷。

【组成】木香、姜黄、青皮(去皮)、砂仁(去壳)、人参、槟榔、白术各6克，白茯苓(去皮)、白檀香各6克，白豆蔻、藿香、橘皮、大腹子、桔梗各1.5克，炙甘草1.2克。

【用法】上药共研为细末。每服9克，用水250毫升，煎至150毫升，空腹时稍热服；或食前沸汤服。

【禁忌】服药期间，忌生冷硬物。

一服饮

【来源】《医说》卷三引《类编》。

【异名】二妙香良散(《医学入门》卷六)。

【主治】心脾疼痛，数年不能得愈。

【组成】高良姜、香附子各等份。

【用法】上药共研为细末。每服6克，空腹时用温陈米饮下。

塌气丸

【来源】《小儿药证直诀》卷下。

【功用】温中行气。

【主治】寒气郁结，虚胀腹大，手足冷厥，面青气急。

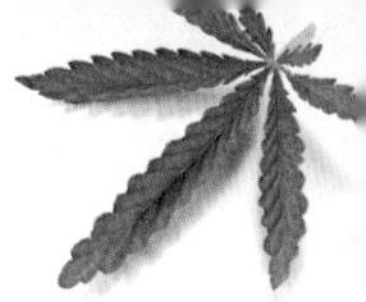

【组成】胡椒30克，蝎尾（去毒）15克。（一方有木香3克）

【用法】上药共研为细末，面丸如粟米大。每服5～20丸，陈米饮下，不拘时候。

【附注】本方加萝卜子，名褐丸子。

降气丸

【来源】《圣济总录》卷六十七。

【功用】行滞气，消胀满。

【主治】腹胁气滞，胀满疼痛。

【组成】茴香子（微炒）、木香、桂枝（去粗皮）、槟榔（锉）、桃仁（汤浸，去皮、尖、双仁，研）各30克，莱菔子、京三棱（煨、锉）、青橘皮（汤，去白，焙）各25克，厚朴（去粗皮，生姜汁炙香熟）30克。

【用法】上药九味，捣罗为末，拌匀，酒煮面糊为丸，如梧桐子大。每次20～30丸，空腹时用温酒或生姜汤送服。

强中汤

【来源】《重订严氏济生方》。

【功用】健脾益气，和中消痞。

【主治】脾胃不和，食啖生冷，过饮寒浆，以致腹胀，心下痞满，有妨饮食，甚则腹痛者。

【组成】干姜（炮，去土）、白术各30克，青皮（去白）、橘红、人参、附子（炮，去皮、脐）、厚朴（姜制炒）、甘草（炙）各15克，草果仁、丁香各90克。

【用法】上药㕮咀。每次服12克，用水300毫升，加生姜5片，大枣2枚，煎至210毫升，去滓温服，不拘时候。

【加减】呕者，加半夏15克；食面致胀满，加萝卜子15克。

吴茱萸汤

【来源】《备急千金要方》卷三。

【功用】养血温经散寒。

【主治】妇人先有寒冷，胸满痛，或心腹刺痛，或呕吐食少，或下痢，呼吸短促，产后益剧者。

【组成】吴茱萸6克，防风、桔梗、干姜、甘草、细辛、当归各3克，干地黄9克。

【用法】上八味，㕮咀。以水800毫升，煮取300毫升，去滓，分次服。

栀子厚朴汤

【来源】《伤寒论》。

【主治】伤寒下后，心烦腹满，卧起不安。

【组成】栀子（劈）9个，厚朴（炙，去皮）12克，枳实（水浸，炙令黄）9克。

【用法】上药以水400毫升，煮取200毫升，去滓，分2次服，温进一服。得吐者，止后服。

橘叶青盐汤

【来源】《医学从众录》卷六。

【主治】肝气胀。

【组成】乌梅3个，鲜橘叶9克，青盐1克，川椒6克。

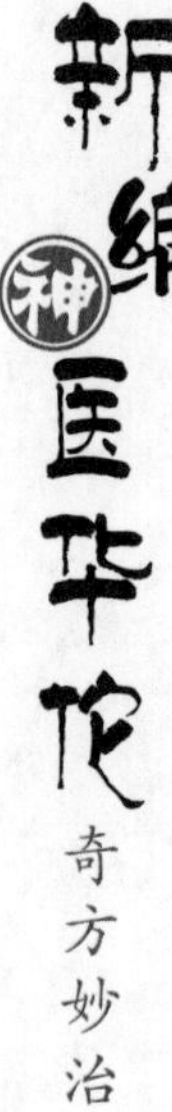

【用法】上药以水煎，空腹时服。

吴茱萸汤

【来源】《宣明论方》卷一。

【功用】温阳运脾，理气消胀。

【主治】阴盛生寒，腹满胀。常常如饱，饮食无味。

【组成】吴茱萸（汤淘，炒）、厚朴（生姜制）、官桂（去皮）、干姜（炮）各60克，白术、陈皮（去白）、蜀椒（去子）各15克。

【用法】上药共研为末。每服9克，用水300毫升，生姜3片，同煎至240毫升，去滓，空腹时温服。

川连戌己汤

【来源】《症因脉治》卷三。

【主治】脾实腹胀，肚腹时热。

【组成】白芍药、甘草、川黄连各等份。

【用法】上药以水煎服。

胃热

泄热芦根散

【来源】《太平圣惠方》卷五。

【主治】胃实热，常渴饮水。

【组成】芦根（锉）30克，赤茯苓7.5克，栝楼根30克，麦门冬（去心）30克，知母15克，甘草（炙微赤，锉）15克。

【用法】上药捣筛为散。每服9克，以水300毫升，入小麦50粒，竹叶14片，生地黄7.5克，生姜3.5克，煎至180毫升，去滓，食后放温服之。

胃痛

白螺丸

【来源】《丹溪心法》卷四。

【主治】痰饮积聚，胃脘疼痛。

【组成】螺蛳壳（墙上年久者，烧）、滑石（炒）、苍术、山栀、香附、南星各60克，枳壳、青皮、木香、半夏、砂仁各15克。

【用法】上药共研为细末，生姜汁浸蒸饼为丸，如绿豆大。每次服30～40丸，以姜汤送服。

【加减】春加川芎；夏加黄连，冬加吴茱萸。

【附注】本方在原书中无方名，现据《景岳全书》卷五十四补。

除痛丸

【来源】《杨氏家藏方》卷五。

【功用】温中行气，活血止痛。

【主治】中焦积寒，脘腹疼痛，呕逆清水，自汗短气。

【组成】木香、乳香（别研）、沉香、藿香叶（去土）、肉桂（去粗皮）、青橘皮（去白）、枳实（麸炒，去瓤）、吴茱萸（汤洗七次）、京三棱（煨香，切）、蓬莪术（煨香，切）各15克，黑牵牛120克（取头出细末45克，余者不用），麝香（别研）4.5克，陈橘皮（去白）15克（锉，用巴豆去壳60克，炒令紫色，去巴豆）。

【用法】上药共研为细末。入麝香、乳香别研匀，水煮面糊为丸，如梧桐子大。每服 50 丸，食后用温生姜汤送下。

良附丸

【来源】《良方集腋》卷上。

【功用】疏肝理气，温胃祛寒。

【主治】肝郁气滞，胃有寒凝，脘腹疼痛，喜温喜按，或胸胁胀痛，或痛经，苔白，脉沉紧者。

【组成】高良姜、香附子各等份。

【用法】姜酒洗 7 次焙干，附子醋洗 7 次焙干，各研各贮。用时以米饮汤加入生姜汁 1 匙，盐 3 克，调和为丸服之。

【禁忌】胃脘痛属于肝胃火郁，甚或出血者忌用。

【附注】原书云：本方用治诸痛，如因寒而得者，用高良姜 6 克，香附 3 克；如因怒而得者，用高良姜 3 克，香附 6 克；如因寒怒兼有者，用高良姜、香附各 4.5 克。

神保丸

【来源】《苏沈良方》卷四引《灵苑方》。

【异名】遇仙丹（《医学集成》卷三）。

【主治】心膈痛，腹痛，胁下痛，气喘，气噎，大便秘结。

【组成】木香 0.3 克，胡椒 0.3 克，巴豆（去皮、心，研）10 枚，干蝎 1 枚。

【用法】上药以汤释蒸饼为丸，如麻子大，朱砂为衣。每服 3 丸，心膈痛，柿蒂汤或灯芯同柿蒂汤下；腹痛，柿蒂、煨姜汤下；血痛，炒姜、醋汤下；小便不能，灯芯汤下；血痢脏毒，楮叶汤下；肺气甚者，白矾、蚌粉各 0.9 克，黄丹 0.3 克同研为散，煎桑白皮、糯米饮调下 3 丸；若小喘，只用桑皮、糯米饮下；肾气胁下痛，茴香酒下；大便不通，蜜汤调槟榔末 3 克同下；气噎，木香汤下；宿食不消，茶、酒、浆饮任下。

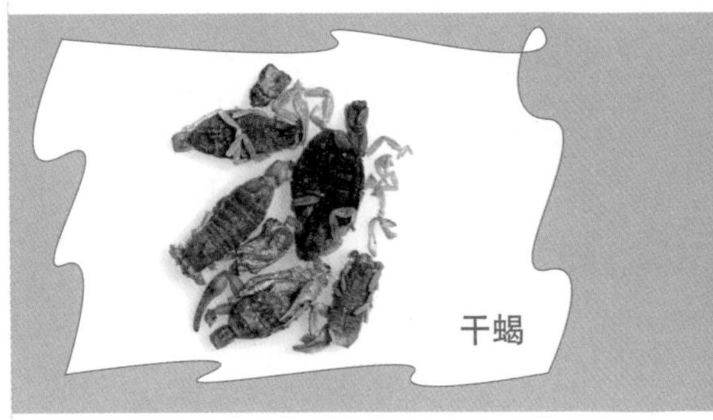
干蝎

烧脾散

【来源】《重订严氏济生方》。

【功用】温中祛寒，理气化滞。

【主治】饮啖生冷果散，寒留中焦，心脾冷痛不可忍，及老幼霍乱吐泻。

【组成】干姜（炮）、厚朴（姜制，锉，炒）、草果仁、缩砂仁神曲（炒）、麦芽（炒）、橘红、高良姜（锉，炒）、甘草（炙）各等份。

【用法】上药共研为细末。每服 9 克，熟盐汤调服，不拘时候。

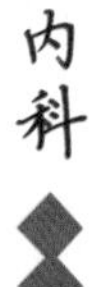

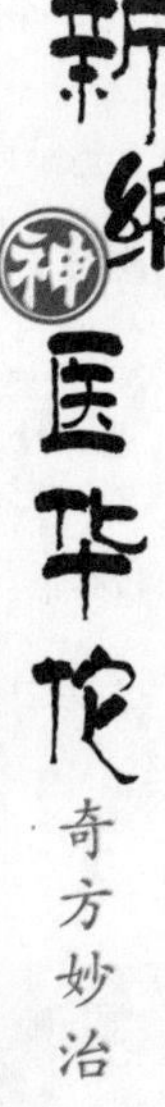

神香散

【来源】《景岳全书》卷五十一。

【功用】理气宽中，温中祛寒。

【主治】寒凝气滞，胸胁或胃脘胀痛，呕哕气逆，噎嗝。

【组成】丁香、白豆蔻（或砂仁亦可）各等份。

【用法】上药共研为末。每次1.5～2.1克，甚者3克，用温开水送下，1日2～3次。若寒气作痛者，姜汤送下。

【附注】方中丁香温胃暖脾，降逆止呕；白豆蔻芳香化湿，理气畅中。二药合用，共奏理气宽中、温中祛寒之功。

丹参饮

【来源】《时方歌括》卷下。

【主治】心痛，胃脘诸痛。

【组成】丹参、檀香、砂仁各30克。

【用法】用水220毫升，煎至160毫升服。

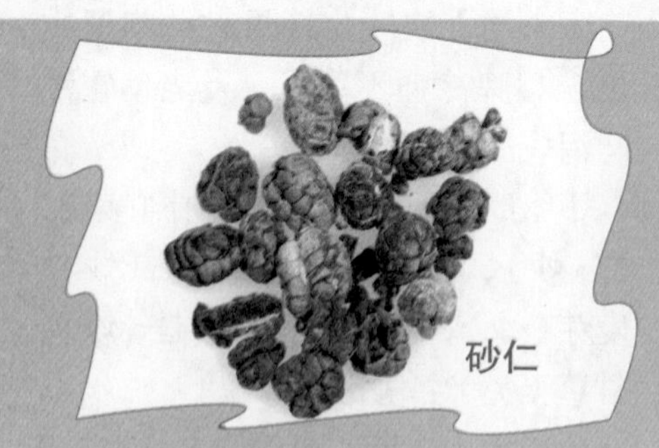
砂仁

神仙一块气

【来源】《万病回春》卷三。

【主治】诸气食积及噎塞痞满，胸胁刺痛，癥瘕疝气。

【组成】青皮、陈皮、三棱（炒）、香附（童便炒）、莪术各30克，神曲、麦芽（炒）、萝卜子（炒）、白丑（取头末）、槟榔、郁金、黄连各15克，枳实9克，百草霜、皂角各7.5克。

【用法】上药共研为细末，以面糊调和为丸，如绿豆大。每服30丸，视疾之上下为食之先后，热酒姜汤送下。

射干汤

【来源】《圣济总录》卷一二九。

【主治】热聚胃口，血肉腐坏，胃脘成痈。

【组成】射干（去毛）、栀子仁、赤茯苓（去黑皮）、升麻各30克，赤芍药、白术各45克。

【用法】上六味，㕮咀如豆大。每服15克，用水220毫升，煎至180毫升，去滓，入生地黄汁30毫升，蜜15毫升，再煎3沸，温服，不拘时候，每日2服。

术桂汤

【来源】《兰室秘藏》卷下。

【异名】麻黄苍术汤（《兰室秘藏》卷下）。

【功用】运脾化湿，散寒止痛。

【主治】寒湿所客，身体沉重，胃脘作痛，面色萎黄。

【组成】苍术6克，麻黄、炒神曲、橘皮、白茯苓、泽泻各3克，桂枝、半夏、草豆蔻仁、猪苓各1.5克，黄芪0.9克，炙甘草0.6克，杏仁10个。

【用法】上药作一服。用水300毫升，加生姜5片，煎至150毫升，去滓，空腹时热服。

疏肝益肾汤

【来源】《医宗己任编》卷一。

【功用】疏肝滋肾。

【主治】肝血虚，胃脘痛，大便燥结，服逍遥散不愈者。

【组成】柴胡、白芍、熟地、山药、山萸肉、丹皮、茯苓、泽泻各等份。

【用法】上药以水煎服。

腹　痛

雪羹

【来源】《古方选注》。

【功用】泄热止痛。

【主治】肝经热厥，少腹攻冲作痛。

【组成】大荸荠4个，海蜇（漂去石灰、矾性）30克。

【用法】上药二味，以水400毫升，煎至320毫升，分2次服。

排气饮

【来源】《景岳全书》卷五十一。

【功用】行气散滞。

【主治】气逆，食滞腹胀，疼痛，癫狂。

【组成】陈皮4.5克，木香2.1～3克，藿香4.5克，香附6克，枳壳4.5克，泽泻6克，乌药6克，厚朴3克。

【用法】上药以水200毫升，煎至140毫升，热服。

【加减】食滞，加山楂、麦芽各6克；寒滞，加焦干姜、吴茱萸、肉桂之属；气逆甚者，加白芥子、沉香、青皮、槟榔之属；呕吐而痛，加半夏、丁香之属；小腹疼痛，加小茴香；如兼疝症，加荔枝核（煨熟捣碎）6～9克。

蟠葱散

【来源】《太平惠民和剂局方》卷三。

【功用】活血化瘀，芳香健胃。

【主治】脾胃虚冷，心腹痛连两胁，胸膈痞闷，背膊连项拘急疼痛，不思饮食，时或呕逆，霍乱转筋，腹冷泄泻，膀胱气刺，小肠及外肾肿痛；及治妇人血气攻刺，瘕块硬，带下赤白，或发寒热，胎前产后，恶血不止，脐腹疼痛。

【组成】延胡索90克，苍术（米泔浸一夜，去皮）、甘草各250克，茯苓（白者，去皮）、蓬莪术、三棱（煨）、青皮（去白）各180克，丁皮、缩砂（去皮）、槟榔各120克，肉桂（去粗皮）、干姜（炮）各60克。

【用法】上药捣罗为末。每服6克，用水150毫升，连根葱白1茎，煎至100毫升。空腹时温服。

鳖甲丸

【来源】《太平圣惠方》卷四十八。

【主治】寒疝积聚，结固不通，绕脐切痛，腹中胀满；劳伤羸瘦，不能

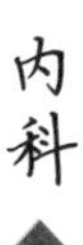

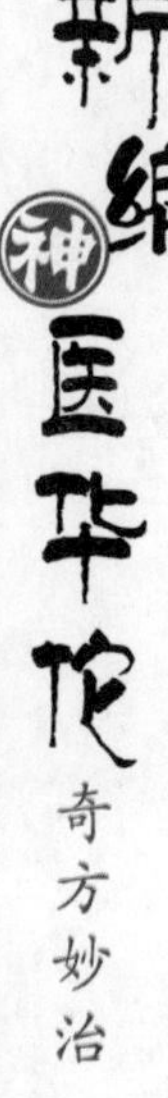

饮食。

【组成】鳖甲（涂醋，炙微黄，去裙）45克，甘草（炙微赤，锉）15克，桂心15克，甜葶苈（微炒令香）15克，川大黄（锉碎，微炒）15克，川芎15克，赤芍药15克，川乌头（炮裂，去皮、脐）15克，槟榔15克。

【用法】上药捣细罗为末，炼蜜和捣三二百杵，丸如梧桐子大。每天食前以生姜、橘皮汤下20丸。

五香拈痛丸

【来源】《女科百问》卷上。

【主治】心腹痛，或又有小腹痛者。

【组成】木香、官桂、丁香、乳香、藿香叶、沉香各15克，斑蝥7枚，巴豆（去油）3粒。

【用法】上药共研为细末，白面糊丸，如梧桐子大。每服50丸，以姜汤送服。

黄连汤

【来源】《伤寒论》。

【功用】平调寒热，和胃降逆。

【主治】伤寒，胸中有热，胃中有邪气，腹中痛，欲呕吐者。

【组成】黄连9克，甘草（炙）9克，干姜9克，桂枝（去皮）9克，人参6克，半夏（洗）6克，大枣（掰）12克。

【用法】上七味，以水1升，煮取600毫升。去滓温服，昼3次，夜2次。

【附注】方中黄连苦寒，上清胸中之热，干姜、桂枝辛温，下散胃中之寒，二者合用，辛开苦降，寒热并投，上下并治，以复中焦升降之职；更以半夏和胃降逆，人参、甘草、大枣益胃和中。合而用之，能使寒散热消，中焦得和，阴阳升降复常，痛呕自愈。

二陈四七汤

【来源】《症因脉治》卷四。

【功用】理气化痰。

【主治】忧思郁怒，气结痰凝，胸腹胀痛，痛引心背，失气则痛减，气闭则痛甚者。

【组成】茯苓、陈皮、甘草、苏梗、厚朴、制半夏各等份。

【用法】上药以水煎服。

丁沉透膈汤

【来源】《世医得效方》卷五。

【主治】胸膈痞闷，或时膨胀，腹中刺痛，饮食不下。

【组成】丁香15克，沉香15克，木香（并不见火）15克，人参（去芦）15克，青皮（去白）、神曲各30克，茯苓（去皮）、甘草（炙）、陈皮（去白）、厚朴（姜汁制）、草果仁、藿香叶（去土）、半夏（泡7次）、缩砂仁（去壳）各60克，白豆蔻（去壳）、白术（去芦，炒）、麦芽（炒）、香附子（炒去毛）各30克。

【用法】上药锉散。每服9克，用水220毫升，加生姜3片，红枣1枚同煎，去滓热服。

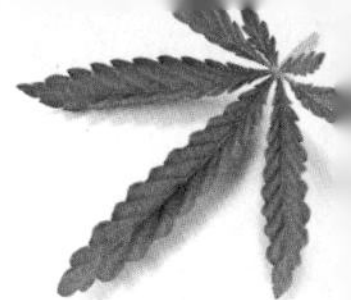

黄雌鸡汤

【来源】《太平圣惠方》卷八十一。

【主治】产后虚羸，腹痛。

【组成】小黄雌鸡1只（去头、足、翅、羽、肠胃，洗，切），当归15克（锉，微炒），白术15克，熟干地黄15克，桂心15克，黄芪15克（锉）。

【用法】上药捣筛为散。先以水1.4升，煮鸡至600毫升。每服药散12克，以鸡汁250毫升，煎至150毫升。去滓温服，每日3次。

呃逆嗳气

南极丸

【来源】《鲁府禁方》卷一。

【主治】胃中痰火气郁所致之嗳气。

【组成】南星（汤泡透，切片，姜汁炒）、半夏（制同上）、软石膏、香附（童便浸，炒）、栀子（炒）各等份。

【用法】上药共研为细末，神曲糊丸，梧桐子大。每服50～70丸，临卧时用生姜汤下。

除湿汤

【来源】《世医得效方》卷四。

【功用】燥湿健脾。

【主治】周身重着，多食生冷，吐痢俱作。

【组成】半夏（汤洗）、厚朴（去粗皮，切，姜汁炒）各30克，藿香叶（去土）15克，陈皮（去白）15克，甘草9克，苍术（米泔浸，切，炒赤）30克。

【用法】上药锉散。每服12克，用水225毫升，加生姜7片，红枣1枚，煎至160毫升，热服，不拘时候。

顺气消滞汤

【来源】《寿世保元》卷三。

【功用】顺气消滞，降逆和胃。

【主治】食后气滞呃逆，连声不止者。

【组成】陈皮6克，半夏（姜炒）6克，白茯苓（去皮）9克，丁香0.9克，柿蒂2个，黄连（姜炒）0.6克，神曲（炒）6克，香附6克，白术4.5克，竹茹12克，甘草2.4克。

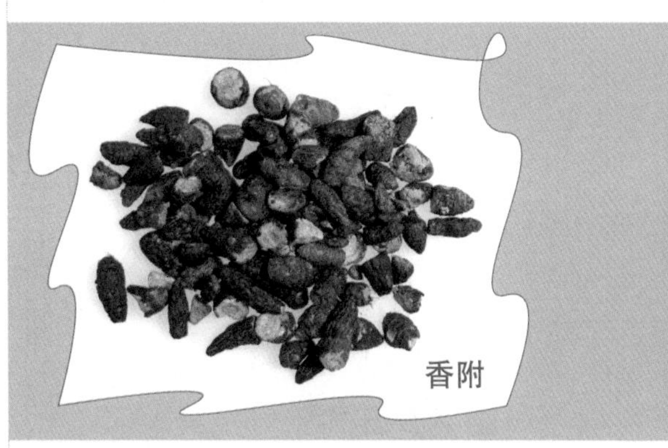
香附

【用法】上药锉碎。加生姜5片，以水煎服。

人参复脉汤

【来源】《寿世保元》卷三。

【主治】呃逆而无脉者。

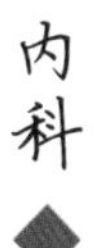

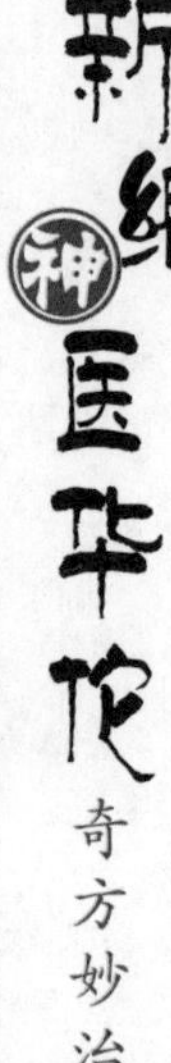

【组成】人参6克，白术（去芦）4.5克，麦门冬（去心）6克，白茯苓（去皮）9克，五味子1.2克，陈皮6克，半夏（姜炒）6克，竹茹12克，甘草2.4克。

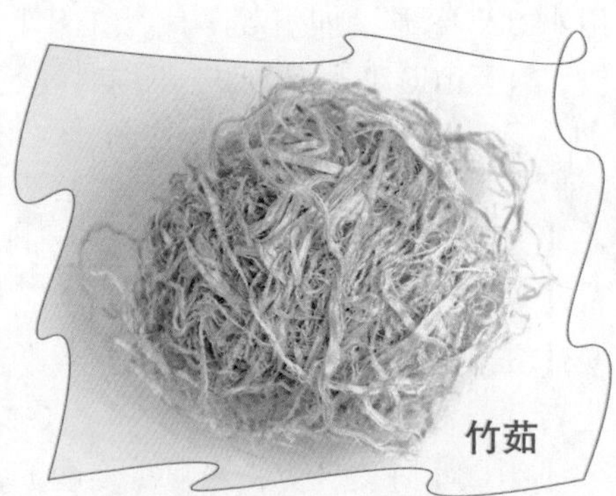
竹茹

【用法】上药锉碎。加生姜5片，以水煎服。

橘皮干姜汤

【来源】《类证活人书》卷十八。

【主治】伤寒哕逆不止。

【组成】橘皮、通草、干姜（炮）、桂心各60克，人参30克，甘草（炙）60克。

【用法】上药锉如麻豆大。每服12克，水300毫升煎至180毫升，去滓温服，日进3服。

人参白术汤

【来源】《丹溪心法》卷三。

【主治】气虚呃逆。

【组成】人参、黄芩、柴胡、干葛、栀子仁、甘草（炙）各15克，白术、防风、半夏（泡7次）、五味各等份。

【用法】上药㕮咀。每服12克，加生姜3片，以水煎服。

噎嗝

磨脾散

【来源】《圣济总录》卷六十二。

【功用】温脾消食。

【主治】嗝气宿食不消。

【组成】木香、人参、附子（炮裂，去皮、脐）、甘草（炙）、赤茯苓（去黑皮）各60克，草豆蔻（去皮）、干姜（炮）各7.5克，陈曲（炒）、麦芽（炒）各30克。

【用法】上九味，捣罗为散。每服6克，入盐点服，不拘时候。

王道无忧散

【来源】《万病回春》卷三。

【主治】噎嗝反胃。

【组成】当归、白芍（土炒）、川芎、生地黄各2.4克，赤芍1.5克，白术（土炒）、白茯苓（去皮）各3.6克，赤茯苓、砂仁、枳实（麸炒）、香附、乌药、陈皮、半夏（姜汁炒）、藿香、槟榔、猪苓、木通、天门冬（去心）、黄柏（人乳炒）、知母（人乳炒）、黄芩（炒）各2.4克，粉甘草0.9克。

【用法】上药锉一剂。以水煎温服。

橘皮麻仁丸

【来源】《李氏医鉴》卷四。

【主治】噎嗝血少，大便闭结。

【组成】橘皮、杏仁、麻仁各90克，郁李仁15克。

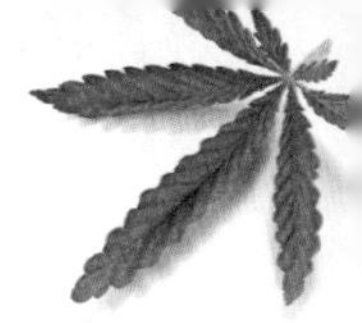

【用法】上药以橘皮为末，3仁俱捣，将枣煮取肉，同捣和丸。每服40～50丸，枳实汤下。

九物五膈丸

【来源】《外台秘要》卷八引《延年秘录》。

【主治】忧膈、气膈、食膈、寒膈、饮膈等五膈。

【组成】麦门冬（去心）、蜀椒（汗）各90克，远志90克（去心），甘草150克（炙），附子30克（炮），干姜90克，人参120克，桂心90克，细辛90克（夏月可酌加麦门冬、甘草、人参的用量）。

【用法】上药共研为末，炼蜜为丸，如弹子大。每服1丸，含化，日3～4次，夜1～2次。若不能含者，可一大丸作二小丸，尽服之。

【禁忌】忌海藻、菘菜、猪肉、冷水、生葱、生菜。

九仙夺命丹

【来源】《古今医鉴》卷五。

【主治】反胃，痰涎壅盛。

【组成】南星（姜制）9克，半夏（姜制）15克，枯明矾15克，枳壳（麸炒）30克，厚朴（姜制）15克，人参9克，木香12克，豆豉（洗）30克，甘草9克，阿魏9克，糖球子15克。

【用法】上药共研为末，老米打糊为饼，如钱大，瓦上焙干，晴夜露过。每服1饼，细嚼，以姜煎平胃散送下。

食　积

谷神丸

【来源】《世医得效方》卷九。

【主治】宿食停积，不欲饮食。

【组成】人参、缩砂、香附子（炒，去毛）、三棱（煨）、莪术（煨）、青皮、陈皮、神曲（炒）、麦芽（炒）、枳壳（炒，去瓤）各等份。

【用法】上药共研为末，以粳米调和丸，如梧桐子大。每服30丸，空腹时用米饮送服，盐汤亦可。

消积丸

【来源】《小儿药证直诀》卷下。

【异名】丁香丸（《普济方》卷三九二）。

【功用】温中消积。

【主治】乳食停滞不化，脘腹膨胀，大便酸臭。

【组成】丁香9个，缩砂仁10个，乌梅肉3个，巴豆2个（去皮、油、心膜）。

【用法】上药共研为细末，面糊丸，黍米大。3岁以上3～5丸，3岁以下2～3丸，以温水送服。

陈米三棱丸

【来源】《景岳全书》卷五十五。

【主治】米面五谷等积。

【组成】陈仓米（用新巴豆5枚，去壳，同米慢火炒至巴豆焦色，去豆不用）30克，陈皮、三棱（煨）、砂仁、麦芽各6克，南木香3克。

【用法】上药共研为末，以醋调和为丸，如绿豆大。每服 15 ~ 20 丸，空腹时用姜汤下。

橘饼扶脾丸

【来源】《丁甘仁家传珍方选》。

【主治】一切伤食。

【组成】陈皮、焦白术、淮山药、芡实各 30 克，焦山楂 15 克。

【用法】上药共研为末，做成饼状。陈米汤送下。

快膈消食丸

【来源】《直指小儿方》卷三。

【异名】消乳丸（《普济方》卷三九三）、消食丸（《奇效良方》卷六十四）。

【主治】小儿乳食积滞。

【组成】缩砂仁、橘皮、京三棱、莪术、神曲、麦芽各 15 克，香附子（略炒）30 克。

【用法】上药共研为末，面糊为丸，如麻子大。食后用白汤送下。

便秘

三仁粥

【来源】《医级》卷八。

【主治】脾肺燥涩，便难瘙痒。

【组成】柏子仁、松子仁、甜杏仁各等份。

【用法】上药加用糯米，煮粥食之。

【附注】本方原名“二仁粥”，现据其组成改。

三仁粥

【来源】《东医宝鉴·内景篇》卷四。

【主治】老人、虚人、大便秘结者。

【组成】桃仁、海松子仁各 9 克，郁李仁 3 克。

【用法】上药同捣烂，和水滤取汁，入碎粳米少许，煮粥，空腹时服。

散火汤

【来源】《寿世保元》卷五。

【功用】泄火行气。

【主治】热郁气滞，肚腹胀满，痛久不止，大便秘结者。

【组成】黄连（炒）、白芍（炒）、栀子（炒）、枳壳（去瓤）、厚朴（去皮）、香附、川芎各 3 克，木香、砂仁、茴香各 1.5 克，甘草 1 克。

【用法】上药锉一剂。加生姜 1 片，以水煎，温服。

【加减】痛甚不止，加延胡索。

厚朴三物汤

【来源】《金匮要略》卷上。

【异名】厚朴汤（《千金翼方》卷十八）。

【功用】行气除满，去积通便。

【主治】实热内积，气滞不行，腹部胀满疼痛，大便不通。

【组成】厚朴 15 克，大黄 12 克，枳实 9 克。

【用法】上药三味，以水 1.2 升，先煮厚朴、枳实二味取 500 毫升，纳大黄，煮取 300 毫升，温服。以

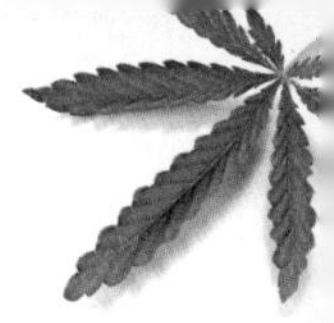

痢为度。

【附注】本方与《伤寒论》小承气汤药味相同，但药量不同。小承气汤意在荡积攻实，故以大黄为君；本方意在行气泄满，则以厚朴为主。方中厚朴行气消满；大黄、枳实泄热导滞。三药相合，使气滞通畅，实积消除腑气得以通畅，则诸症自解。

柏子仁膏

【来源】《小儿卫生总微论》卷十六。

【主治】小儿大便秘涩艰难。

【组成】柏子仁、松子仁、胡桃肉各等份。

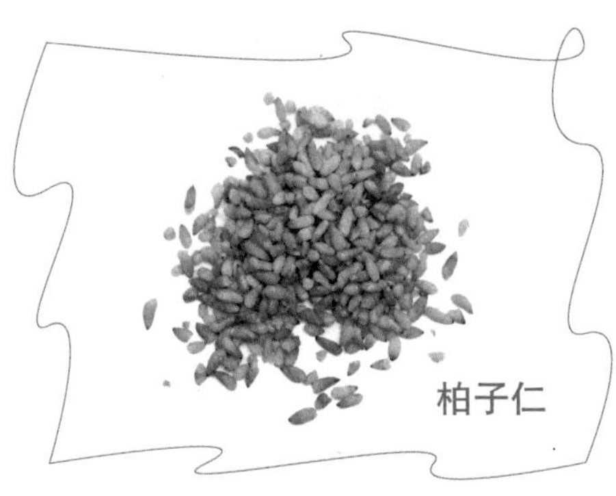

柏子仁

【用法】上药研膏。每服如弹子大，热汤化下。未通再服。

参仁丸

【来源】《医学入门》卷七。

【主治】气壅风盛，大便秘结后重，疼痛烦闷。

【组成】麻子仁、大黄各 90 克，当归身 30 克，人参 23 克。

【用法】上药共研为末，以蜜调和为丸，如梧桐子大。每次 30 丸，空腹时用熟水送下。

当归丸

【来源】《痘疹世医心法》卷十二。

【主治】热入血分，大便秘结，三五日不通者。

【组成】当归 15 克，黄连 4.5 克（炒），大黄 7.5 克，甘草（炙）3 克，紫草 9 克。

【用法】先以当归、紫草熬成膏，其余三味研为细末，以膏和为丸，如胡椒大。3 岁以下服 10 丸，8 岁服 20 丸，空腹时用清米汤下，以痢为度。

驱风丸

【来源】《朱氏集验方》卷六。

【主治】大便不通，或年高风秘。

【组成】皂角 7 锭（炮，水 500 毫升），巴豆 49 粒（去壳、心、膜），枳壳 30 克。

【用法】上药以皂角水煮干为度，去巴豆不用，炒枳壳为细末，入木香 15 克，以蜜调和为丸，如梧桐子大。每用 30 丸，空腹时用白汤下。

枳杏丸

【来源】《女科百问》卷上。

【主治】大便不通。

【组成】杏仁（汤泡、去皮、尖，别研）30 克，枳壳（先研为末）60 克。

【用法】上药共研为细末，以神

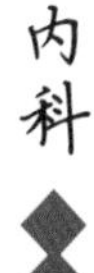

曲糊调和为丸，如梧桐子大。每服40～50丸，食前用米饮或生姜汤送下。

对姜丸

【来源】《鸡峰普济方》卷十八。

【功用】温化痰饮。

【主治】嗝有寒痰，呕逆眩晕。

【组成】半夏、天南星各250克，干姜500克。

【用法】上药共研为细末，以姜汁调面糊为丸，如梧桐子大。用米汤饮下30～50丸，不拘时候。

润肠丸

【来源】《重订严氏济生方》。

【异名】苁蓉润肠丸（《医学纲目》卷二十三）、苁沉丸（《医学入门》卷七）。

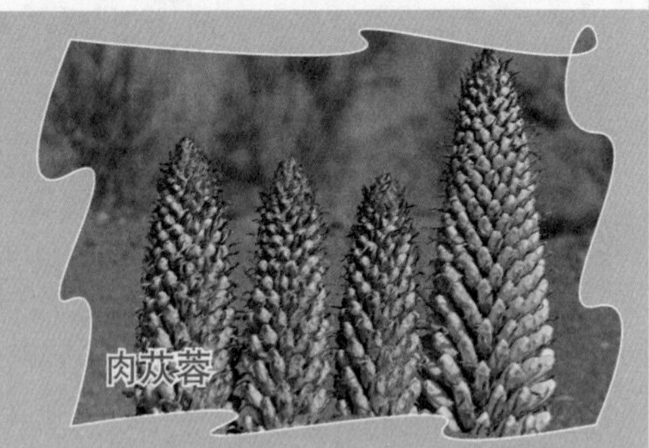

肉苁蓉

【功用】补精养血，润肠通便。

【主治】精亏血虚，津液耗伤，大便秘结者。

【组成】肉苁蓉60克（酒浸，焙），沉香（别研）30克。

【用法】上药共研为细末，用麻子仁汁打糊为丸，如梧桐子大。每服70丸，空腹时用米汤饮下。

枳实导滞丸

【来源】《内外伤辨》卷下。

【主治】湿热积滞内阻，胸脘痞闷，下痢或泄泻，腹痛，里急后重，或大便秘结，小便黄赤，舌苔黄腻，脉象沉实。

【组成】大黄30克，枳实（麸炒，去瓤）、神曲（炒）各15克，茯苓（去皮），黄芩（去腐）、黄连（拣净）、白术各10克，泽泻6克。

【用法】上药共研为细末，汤浸蒸饼为丸，如梧桐子大。每服50～70丸，空腹时用温水送下。

九制大黄丸

【来源】《饲鹤亭集方》。

【功用】清滞通便。

【主治】积瘀停滞，宿食，积痰，大便燥结。

【组成】大黄不拘多少。

【用法】将大黄捣碎，用黄酒拌，于铜罐中密闭，隔水加热，9蒸9晒，研为细粉，过罗，炼蜜为小丸。每服6克，温开水送下。

【禁忌】孕妇忌服。

搜风润肠丸

【来源】《袖珍方》卷一引《太平圣惠方》。

【功用】理气润肠。

【主治】三焦不和，胸中痞闷，气不升降，饮食迟化，肠胃燥涩，大便秘结。

【组成】沉香、槟榔、木香、青皮（去白）、萝卜子（炒）、槐角（炒）、陈皮（去瓤）、枳壳（炒，去瓤）、枳实（麸炒，去瓤）、三棱（煨）、木通各15克，郁李仁（去皮）30克。

【用法】上药共研为末，炼蜜为丸，如梧桐子大。每服50～60丸，用木瓜汤送服。

泄　泻

春泽汤

【来源】《世医得效方》卷二。

【主治】伤暑泄泻，泻后仍渴，小便不利。

【组成】五苓散加人参。

【用法】上药以水煎服。

二术煎

【来源】《景岳全书》卷五十一。

【主治】肝强脾弱，气泻，湿泻。

【组成】白术（炒）6～9克，苍术（米泔浸，炒）3～6克，芍药（炒黄）6克，陈皮（炒）4.5克，炙甘草3克，茯苓3～6克，厚朴（姜汤炒）3克，木香1.8～2.1克，干姜（炒黄）3～6克，泽泻（炒）4～5克。

【用法】上药用水300毫升，煎至210毫升，空腹时服。

二圣丸

【来源】《小儿药证直诀》卷下。

【主治】小儿脏腑不调，时或泄泻，日久不愈，羸瘦成疳。

【组成】川黄连（去须）、黄柏（去粗皮）各30克。

【用法】上药共研为细末，将药末入猪胆内，汤煮熟，丸如绿豆大。每服20～30丸，米饮送下。量儿大小加减，频服，不拘时候。

人参豆蔻散

【来源】《妇人大全良方》卷八。

【主治】妇人久泻不止。

【组成】人参、肉豆蔻、干姜、厚朴、甘草、陈橘皮各30克，川芎、桂心、诃子、北茴香各15克。

【用法】上药共研为细末。每服9克，用水150毫升，加生姜3片，大枣1枚，煎至90毫升服。

封脐丹

【来源】《惠直堂经验方》卷一。

【主治】痢疾，水泻；妇人白带。

【组成】丁香7个，肉果1个，牙皂（去筋）60克，大倍子（炒）1个，麝香0.15克。

【用法】上药共研为末，以醋调和为丸，如绿豆大。用时放入脐内，外贴膏药。

珍宝三生丹

【来源】《疡医大全》卷二十八。

【主治】半肢瘫痪，症疯。

【组成】火麻仁、大黄、山萸肉、山药、菟丝子、枳壳（炒）、槟榔、

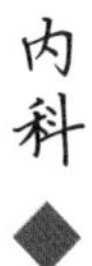

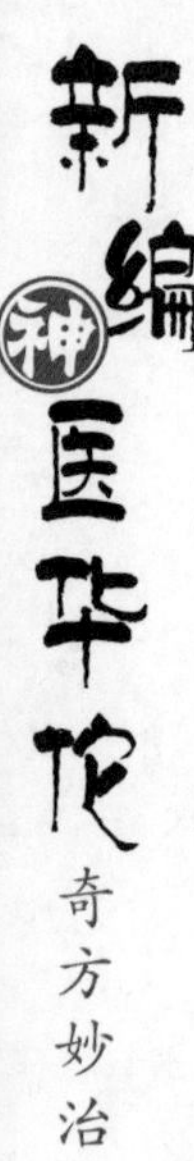

牛膝各90克，郁李仁、车前子、独活各105克。

【用法】上药共研为末，以蜜调和为丸，如梧桐子大。每服100丸，以茶、酒送服。

脱 肛

香术丸

【来源】《圣济总录》卷一四三。

【主治】肠风烂漏，脱肛泻血，面色萎黄，积年不愈。

【组成】白术500克（糯米泔浸3日）。

【用法】上一味，细锉，以慢火炒焦，为末，取干地黄250克净洗，用碗盛，于甑上蒸烂细研，入白术末，和捣一二千杵，如太硬，滴好酒少许，相和再捣为丸，如梧桐子大，焙干。每服15～20丸，空腹粥饮送下。

补中益气汤

【来源】《脾胃论》卷中。

【功用】补中益气，升阳举陷。

【主治】脾胃气虚，少气懒言，四肢无力，困倦少食，饮食乏味，不耐劳累，动则气短；或气虚发热，气高而喘，身热而烦，渴喜热饮，其脉洪大，按之无力，皮肤不任风寒，而生寒热头痛；或气虚下陷，久泻脱肛。现用于子宫下垂、胃下垂或其他内脏下垂者。

【组成】黄芪、甘草（炙）各1.5克，人参（去芦）0.9克，当归身（酒焙干或晒干）0.6克，橘皮（不去白）0.6～0.9克，升麻0.6～0.9克，柴胡0.6～0.9克，白术0.9克。

【用法】上药㕮咀，都作一服。用水300毫升，煎至150毫升，去滓，空腹时稍热服。

纯阳真人养脏汤

【来源】《太平惠民和剂局方》卷六。

【异名】真人养脏汤（《普济方》卷二一一）、养脏汤（《杏苑生春》卷四）。

【功用】涩肠止泻，温补脾肾。

【主治】泻痢日久，脾肾虚寒，日夜无度，腹痛喜温喜按，倦怠食少，及脱肛坠下。

【组成】人参、当归（去芦）、白术（焙）各18克，肉豆蔻（面裹，煨）15克，肉桂（去粗皮）、甘草（炙）各24克，白芍药48克，木香（不见火）42克，诃子（去核）36克，罂粟壳（去蒂、盖，蜜炙）108克。

【用法】上药锉为粗末，每服6克，用水225毫升，煎至180毫升去滓，空腹时温服。

【禁忌】服药期间，忌酒、面、生冷、鱼腥、油腻。

【加减】如肠腑滑泻夜起，久不愈者，可加炮附子3～4片。

【附注】方中重用罂粟壳涩肠止泻，肉桂温肾暖脾，并为君药；肉豆蔻助肉桂温补脾肾，诃子助粟壳涩肠止泻，人参、白术健脾益气，共为

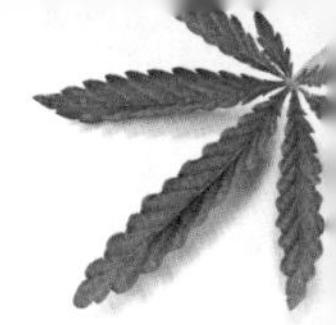

臣药；久痢阴血耗伤，故以当归、白芍养血和营，木香理气导滞，共为佐药；甘草调药和中，合白芍又能缓急止痛，是为使药。合用具有涩肠止泻，温补脾肾之功。

蟠龙散

【来源】《活幼心书》卷下。

【主治】脱肛。

【组成】干地龙（蟠如钱样者佳，略去土）30克，风化朴硝6克。

【用法】前药锉，焙，研为细末，与朴硝和匀。每用6～9克，肛门湿润者干涂；如干燥，用清油调涂。先以见毒消、荆芥、生葱煮水候温浴洗，轻轻拭干，然后敷药。

赤石脂散

【来源】《太干圣惠方》卷九十二。

【功用】收敛固脱。

【主治】小儿痢后，脱肛不收。

【组成】赤石脂7.5克，伏龙肝7.5克。

【用法】上药细研为散。每以1.5克敷肠头，一日3次。

脾胃虚弱

养元粉

【来源】《景岳全书》卷五十一。

【功用】实脾养胃。

【主治】脾胃虚弱。

【组成】糯米（水浸一夜，沥干，慢火炒熟）700克、山药（炒）、芡实（炒）、莲肉各90克，川椒（去目及闭口者，炒出汗，取细末）6～9克。

【用法】上为细末。每日饥时以滚水250毫升，入白糖3匙化开，再入药末30～60克调服之。

【加减】如酌加人参、茯苓、白术、甘草、山楂肉各30～60克更妙。

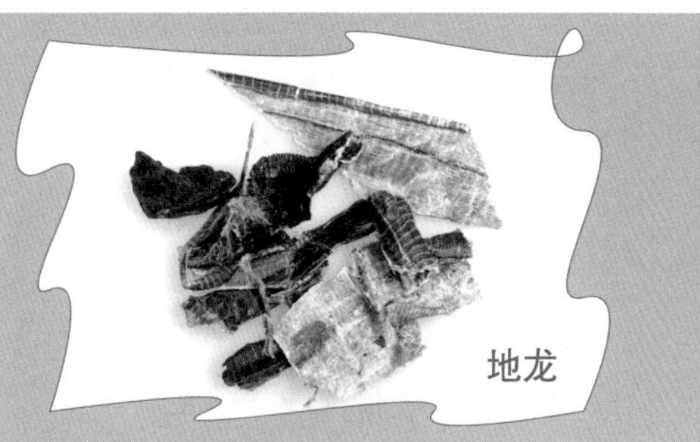
地龙

进食散

【来源】《太平惠民和剂局方》卷三。

【功用】温中祛寒。

【主治】脾胃虚冷，不思饮食，及久病脾虚全不食。

【组成】青橘皮（去瓤）、陈皮（去白）、高良姜（薄切，炒）、肉桂（去粗皮）、甘草（炙）各7.5克，草果肉、川乌头（炮）各3个，诃子（煨，去核）5个。

【用法】上药共研为细末。每服6克，用水300毫升，加生姜5片，煎至210毫升，空腹时服。

养脾丸

【来源】《太平惠民和剂局方》

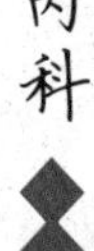

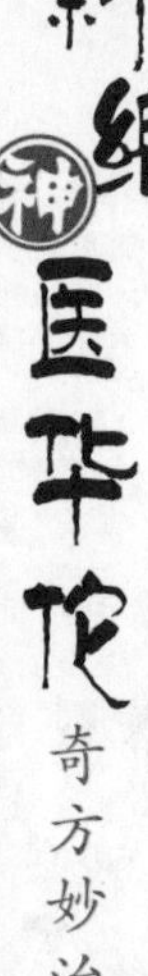

卷三。

【功用】养胃进食。

【主治】脾胃虚冷，心腹绞痛，胸膈满闷，胁肋虚胀，呕吐恶心，噫气吞酸，泄泻肠鸣，米谷不化，肢体倦怠，不思饮食。

【组成】大麦芽（炒）、白茯苓（去皮）、人参（去芦）各500克，干姜（炮）、砂仁（去皮）各1000克，白术250克，甘草（锉）750克。

【用法】上药共研为细末，炼蜜为丸，每30克作8丸。每服1丸，细嚼。空腹时用生姜汤送下。

养胃进食丸

【来源】《御药院方》卷三。

【功用】健脾和胃，消食化滞。

【主治】脾胃虚弱，心腹胀满，面色萎黄，肌肉消瘦，怠惰嗜卧，全不思食。

【组成】人参（去芦头）、甘草（锉）各30克，白术、白茯苓（上皮）各60克，厚朴（去粗皮，生姜制炒）90克，陈皮（去白）45克，神曲（炒）75克，大麦芽（炒黄）45克，苍术（去粗皮）150克。

【用法】上药共研为细末，以水面糊调和为丸，如梧桐子大。每服30 ~ 50丸，空腹时用温生姜汤送下，或粥汤亦可。

食物中毒

解毒丸

【来源】《三因极一病证方论》卷十。

【功用】清热解毒。

【主治】误食毒草，并百物毒，精神恍惚，恶心者。

【组成】板蓝根（干者，净洗晒干）120克，贯众（锉，去土）30克，青黛（研）、甘草（生）各30克。

【用法】上药共研为末，以蜜调和为丸，如梧桐子大，以青黛为衣。误中诸毒后，急取药15克，烂嚼，用新水送下，即解。或用水浸炊饼为丸，尤妙。如常服，可4丸。

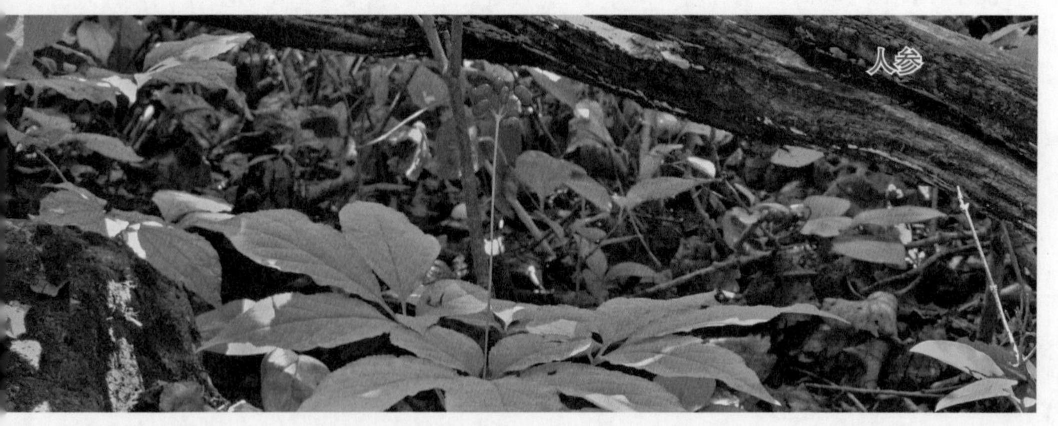
人参

咳　嗽

和解散

【来源】《太平惠民和剂局方》卷二。

【主治】四时伤寒头痛，憎寒壮热，烦躁自汗，咳嗽吐痢。

【组成】厚朴（去粗皮、姜汁炙）、陈皮（洗）各120克，藁本桔梗、甘草各250克，苍术（去皮）500克。

【用法】上药共研为粗末。每服9克，用水225毫升，加生姜3片，大枣2枚，煎至160毫升，不拘时热服。

滴油散

【来源】《医说》卷四引《类编》。

【异名】黛蛤散（《中药成方配本》）。

【主治】痰嗽，终夕不寐，面浮如盘。

【组成】真蚌粉、青黛各等份。

【用法】将蚌粉于新瓦上炒令通红，放地上去火毒，拌青黛少许，以淡齑水搅匀，滴麻油数点服。

【附注】本方在原书中无方名，现据《世医得效方》卷五补。

清肺滋阴散

【来源】《古今医鉴》卷七。

【功用】清肺滋阴。

【主治】酒色太过，真阴耗损，虚火灼肺，咳嗽咽疮，咽喉溃烂肿痛。

【组成】川芎（酒洗）3克，白芍（炒）4.5克，生地黄6克，白术（炒）3克，陈皮3克，白茯苓2.4克，黄柏（蜜炒）3克，知母3克，贝母（去心）3克，紫菀2.4克，五味子1.8克，款冬花2.4克，麦门冬3克，地骨皮3克，黄连（炒）1.5克，远志（甘草汤泡）2.4克，酸枣仁（炒）1.8克，甘草1.2克。

【用法】上药锉碎。加生姜1片，竹沥15毫升，以水煎服。

【加减】心下怔忡，夜卧不寐，加人参2.4克；心烦躁乱，加枳实1.8克，竹茹1.8克；如痰涎壅盛，加栝楼仁1.8克，天花粉3克；咽喉有疮，用通隘散吹之。

蜜酥煎

【来源】《外台秘要》卷十。

【功用】降气止咳，润肺补虚。

【主治】咳嗽上气，胸痛。

【组成】杏仁420克，白蜜200毫升，牛酥400毫升。

【用法】上三味，先将杏仁放瓷盆中捣碎，研取汁1升；放净器中慢火煎至600毫升，入白蜜及牛酥，再煎至600毫升即成，瓷器收贮。每以暖酒服10～15毫升，每日3次；不能饮酒者，和粥服亦可。

栝楼煎

【来源】《太平圣惠方》卷十三。

【主治】小儿咳嗽不止，心神烦闷。

【组成】栝楼（熟者，去仁，以童便200毫升相和，研，绞取汁）1颗、

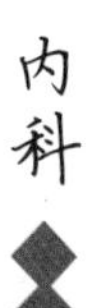

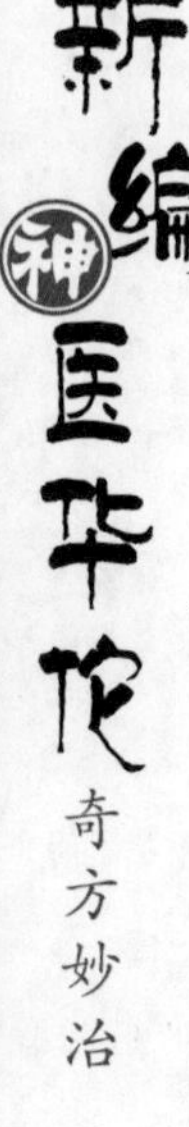

牛酥30毫升，甘草(生，研为末)7.5克，蜂蜜90毫升。

【用法】上药入银锅子中，慢火煎如稀饧。每服以清粥饮调下5克。每日5服。视小儿年龄以行药量加减。

金水六君煎

【来源】《景岳全书》卷五十一。

【功用】养阴化痰。

【主治】肺肾虚寒，水泛为痰，或年迈阴虚，血气不足，外受风寒，咳嗽呕恶，喘逆多痰。

【组成】当归6克，熟地9～15克，陈皮4.5克，半夏6克，茯苓6克，炙甘草3克。

【用法】用水400毫升，加生姜3～7片，煎至280毫升或320毫升，空腹时温服。

【加减】如大便不实而多湿者，去当归，加山药；如痰盛气滞，胸胁不快者，加白芥子2.1～2.8克；如阴寒盛而嗽不愈者，加细辛1.5～2.1克；如兼表邪寒热者，加柴胡3～6克。

诃子饮

【来源】《重订严氏济生方》。

【功用】敛肺止咳。

【主治】久咳，语声不出者。

【组成】诃子（去核）30克，杏仁（泡，去皮、尖）30克，通草7.5克。

【用法】上药㕮咀。每服12克，用水225毫升，加煨生姜（切）5片，煎至180毫升，去滓，食后温服。

参姜饮

【来源】《景岳全书》卷五十一。

【主治】脾肺胃气虚寒，呕吐，咳嗽气短；小儿吐乳。

【组成】人参9～15克(或加倍)，炙甘草1～1.5克，干姜（炮）1.5克（或3～6克，或用煨生姜3～5片）。

【用法】上药以水300毫升，煎至210～240毫升，徐徐服之。

补肺汤

【来源】《云岐子保命集》卷下。

【功用】补肺益肾，清火化痰。

【主治】劳嗽。肺肾两虚，日晡发热，自汗盗汗，痰多喘逆；虚劳短气自汗，时寒时热，易于感冒，舌色淡，脉软无力者。

【组成】桑白皮、熟地黄各60克，人参、紫菀、黄芪、五味子各30克。

【用法】上药共研为末。每服9克，水煎，入蜜少许，饭后服。

降气汤

【来源】《太平惠民和剂局方》卷三。

【主治】虚阳上攻，气不升降，上盛下虚，膈壅痰实，咳嗽喘满，咽干不利，头目昏眩，腰脚无力，四肢倦怠，风湿脚气。

【组成】前胡、五加皮(姜汁涂炙)、

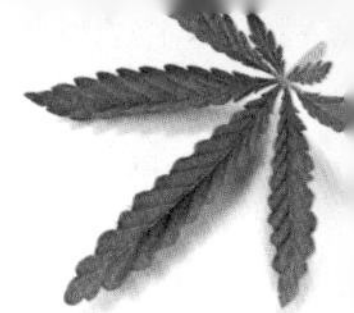

厚朴（姜浸一夜，炒）、黄芪（去芦）、当归、紫苏子（微炒）、甘草（炙）、肉桂（不见火）、陈皮（去白）、半夏曲（炙）各30克，干姜（炮）、人参、附子（炮，去尖）、羌活、桔梗（炒）各15克。

【用法】上药十五味，共研为粗末。每服9克，用水220毫升，入紫苏3叶，生姜3片，大枣1枚，煎至160毫升，去滓，食后服。

泽漆汤

【来源】《金匮要略》卷上。

【主治】水饮内停，咳而脉沉者。

【组成】半夏10克，紫参10克（一作紫菀），泽漆6克（以东流水2升，煮取800毫升），生姜6克，白前10克，甘草、黄芩、人参、桂枝各6克。

【用法】上药九味，㕮咀。纳泽漆汁中，煮取400毫升，温服100毫升，至夜服尽。

知母汤

【来源】《外台秘要》卷二引《延年秘录》。

【主治】伤寒骨节疼痛，头痛，眼睛疼，咳嗽。

【组成】知母6克，贝母9克，干葛9克，芍药9克，石膏12克（碎，裹），黄芩9克，杏仁3克（去皮、尖、双仁），栀子仁9克（掰）。

【用法】上药八味，切碎。以水700毫升，煮取300毫升，去滓，分为3服。约过1小时服1次。

【禁忌】服药期间，忌食蒜、面7日。

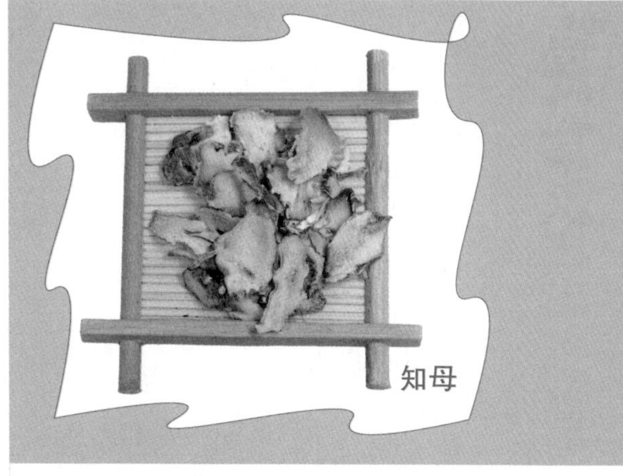
知母

润燥泻肺汤

【来源】《医醇剩义》卷二。

【功用】养阴清肺。

【主治】肺火伤阴，咳而微喘，烦渴欲饮，鼻端微红，肌肤作痒。

【组成】玉竹12克，栝楼皮9克，桑皮9克，沙参12克，麦冬6克，黄芩3克，贝母6克，杏仁9克，薏苡仁12克。

【用法】以水煎服，梨汁100毫升冲服。

清宁膏

【来源】《医级》卷八。

【主治】肺受火刑，咳嗽，声音嘶哑。

【组成】天冬240克，麦冬、杏仁、半夏（制）、贝母各120克，桔梗、甘草、诃子、北沙参各120克，桑皮、牛蒡子各60克。

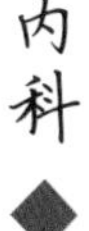

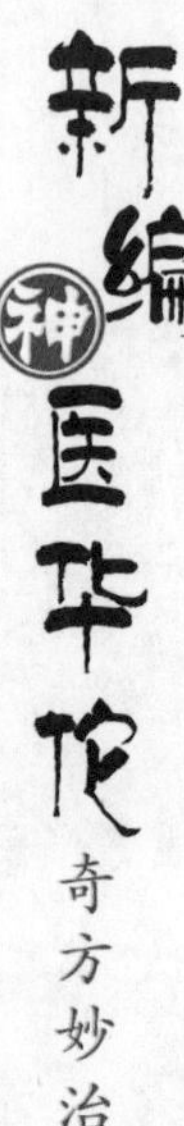

【用法】水煎2次，去滓，再熬至250毫升，入葛粉120克，白蜜500克搅匀，煮1日成膏。频服20～30毫升。

润肺丸

【来源】《证治准绳·类方》卷二引《医学统旨》。

【功用】生津润肺，化痰止嗽。

【主治】嗽而失声。

【组成】诃子、五味子、五倍子、甘草各等份。

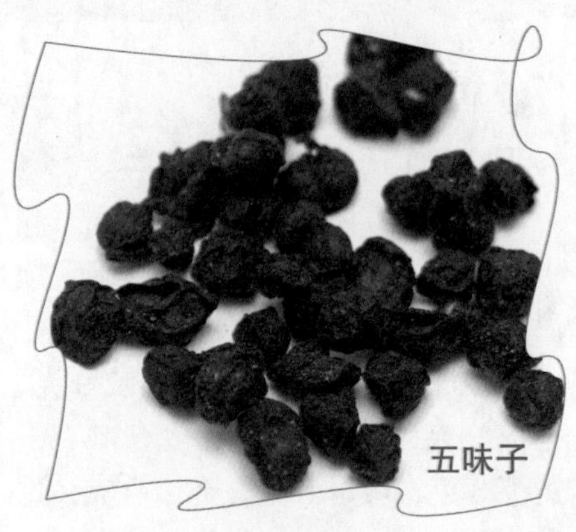

【用法】上药共研为末，炼蜜为丸。噙化。

【加减】久嗽，加罂粟壳。

【附注】《医学入门》卷七载本方有黄芩。症同。

油滚丸

【来源】《小儿卫生总微论》卷十四。

【主治】小儿痰盛咳嗽。

【组成】五灵脂末3克，雷丸末3克，巴豆（去皮、膜，取霜）30个。

【用法】上药共研为细末，滴水为丸，如芥子大。每服3～5丸，以水送下，临卧时服。

含奇丸

【来源】《医学入门》卷七。

【主治】痰热壅肺，喘嗽不止。

【组成】葶苈、知母、贝母各30克。

【用法】上药共研为末，枣肉、砂糖捣和为丸，如弹子大。每用绵裹1丸含之，徐徐咽下。

皂荚丸

【来源】《金匮要略》卷上。

【异名】皂角丸（《医方集解》）。

【主治】痰浊壅肺，咳逆上气，时时吐浊，但坐不得眠。

【组成】皂荚（刮去皮，酥炙）112克。

【用法】上一味，研末，以蜜调和为丸，如梧桐子大。以枣膏和汤服3丸，白天3次夜里1次服用。

纳气丸

【来源】《张氏医通》卷十六。

【主治】脾肾两虚，蒸热咳嗽，倦怠少食。

【组成】熟地黄240克，山茱萸肉、干山药（微焙）各120克，牡丹皮、白茯苓（去皮）、白泽泻（去毛）各90克，沉香30克，砂仁60克。

【用法】上药共研为细末，炼蜜为丸，如梧桐子大。每服50～70丸，

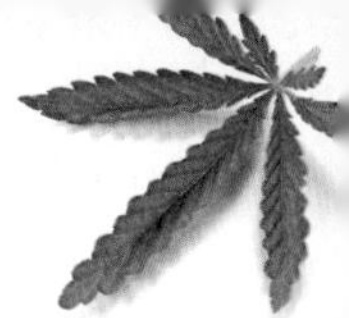

空腹时用淡盐汤送服，睡前用温酒送下；如泄泻少食者，用干山药末调糊代蜜为丸。

香朴丸

【来源】《鸡峰普济方》卷十一。

【主治】肺胃虚寒，久冷不除，动作咳喘，痰液清稀，中脘气痞，气道不利，饮食进退，肌肉不泽，多倦乏力，恶怕风寒，鼻中清涕。

【组成】厚朴、生姜各500克，大枣100个，半夏250克，陈皮60克，人参、白术、白茯苓各60克。

【用法】上药，先以前五味，用水4升，煮尽水，如枣先软，即去皮、核，余直至水尽漉出焙干，入后三味，共研为细末，以枣肉和杵烂，丸如梧桐子大。每服3～5丸，米饮送下。

杏仁萝卜子丸

【来源】《丹溪心法》卷二。

【功用】宣肺降气，化痰止嗽。

【主治】气壅痰盛，咳嗽气喘。

【组成】杏仁（去皮、尖）、萝卜子各15克。

【用法】上药共研为末，以粥调和丸服用。

【附注】本方在原书中无方名，现据《景岳全书》卷五十四补。

法制竹沥丸

【来源】《古今医统》卷四十三。

【功用】清热降火，化痰止嗽。

【主治】痰火劳嗽，呕恶不欲食。

【组成】陈皮（去白）、白术（炒）、白茯苓各90克，炙甘草、半夏曲、贝母、枳壳、神曲（炒）、桔梗、黄芩各90克，玄明粉30克，香附子（制）30克。

【用法】上药共研为粗末，以竹沥250毫升，入姜汁、酒各80毫升和匀，拌诸药，日中晒干，仍依法入竹沥、姜汁，拌晒7次为度；磨罗为细末，滴水为丸，如绿豆大。食后或临卧时白汤送下80丸，3日便见效验。久病者7日效，疲者1月痊愈。

桂苓白术丸

【来源】《宣明论方》卷九。

【功用】消痰止咳，散痞开结，健脾利水。

【主治】痰饮咳嗽，胸腹痞满，水肿腹胀，呕吐泄泻。

【组成】拣桂、干生姜各30克，茯苓（去皮）、半夏各30克，白术、橘红皮（去白）、泽泻各15克。

【用法】上药共研为末，面糊调和为丸，如小豆大。每服20～30丸，用生姜煎汤送下，每日3服。病在膈上，食后；在下，食前；在中，不拘时候。

咳　喘

缓息汤

【来源】《小儿卫生总微论》卷十四。

【主治】肺气不足，外感风邪，咳

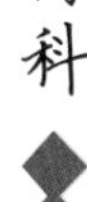

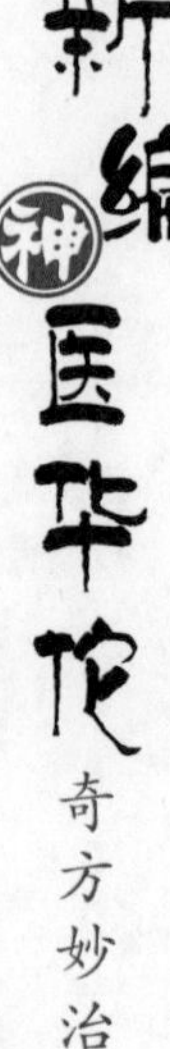

嗽气喘。

【组成】桑白皮45克，白茯苓15克，白僵蚕(炒，去丝)15克，甘草(炙)7.5克，杏仁（去皮、尖，研，后入）15克，人参(去芦)7.5克，桔梗(去芦)15克，白术15克，陈皮（去白）15克。

【用法】上药共研为细末。每服3克，用水150毫升，加生姜3片，杏仁2个，煎至90毫升。去滓，时时温服。

神秘汤

【来源】《三因极一病证方论》卷十三。

【主治】上气喘急，不得卧。

【组成】橘皮、桔梗、紫苏、人参、五味子各等份。

【用法】上药锉为散。每服12克，用水150毫升，煎至90毫升，去滓，食后服。

紫菀汤

【来源】《圣济总录》卷九十三。

【主治】虚劳骨蒸咳嗽。

【组成】紫菀（去黄、土）、桑根白皮（炙，锉）、桔梗（炒）、续断各45克，赤小豆27克，甘草（炙，锉）、五味子各30克，生干地黄(酒洗，切，焙)75克。

【用法】上八味，粗捣筛。每服15克，用水220毫升，入青竹茹6克，煎至150毫升，去滓，食后温服，良久再服。

【加减】若热甚，加麦门冬(去心)30克，石膏45克。

家秘润肺饮

【来源】《症因脉治》卷三。

【功用】养阴润肺，化痰止咳。

【主治】肺燥液干，肺气壅塞，喘咳气逆，时吐痰涎，右胁缺盆，牵引作痛，甚则喘息倚肩，不能睡卧，寸口脉细数者。

【组成】薏苡仁、百合、杏仁、人参、天门冬、麦门冬、知母、五味子各等份。

【用法】上药以水煎服。

神吸散

【来源】《寿世保元》卷三。

【主治】新久咳嗽、哮吼、喘急。

【组成】鹅管石（火煅，好醋淬七次）3克，禹粮石（火煅，醋淬七次）3克，粉草0.9克，枯白矾1.5克，石膏（煅）1.5克，款冬花1.5克。

【用法】上药共研为细末。每次1克，至夜静食后坐片时，将药放纸上，以16厘米长竹筒直插喉内，用力吸药，速亦不怕，吸药令尽为度。以细茶汤一口，漱而咽之。吸药后3～7日，唯食白煮猪肉、鸡子。宜用公猪肺1副，加肉250克，栀子1个，炒成炭，桑白皮不拘多少，同炒至熟烂，去药，将肺煨汤。至五更，病人不要开口言语，令人将肺汤喂之，余者过时再食。

【禁忌】忌食鸡、鱼、羊、鹅一切

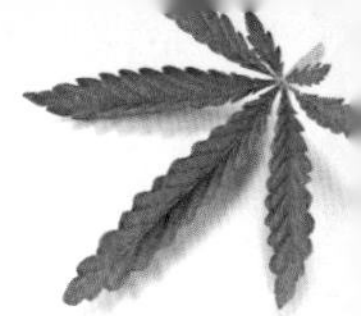

动风发物，并生冷诸物。

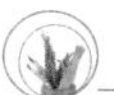

姜糖煎

【来源】《寿亲养老新书》卷一。

【主治】老人咳嗽喘急，食即吐逆，腹中胀满。

【组成】生姜汁100毫升，砂糖120克。

【用法】上药相和，微火温之，一二十沸即止。每服5～10毫升，渐渐咽下。

款冬花膏

【来源】《传信适用方》卷一。

【功用】温补肺气化痰止嗽。

【主治】肺虚咳嗽。

【组成】人参、白术、款冬花（去梗）、甘草（炙）、川姜（炮）、钟乳粉各15克。

【用法】上药共研为细末，炼蜜丸，每丸重3克。每次服1丸，空腹时用米饮送下。

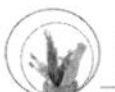

疏风止嗽丸

【来源】《慈禧光绪医方选议》。

【功用】疏风解表，化痰止咳。

【主治】外感风寒，咳嗽痰多，或咳痰不爽；及久咳有痰，表邪未尽者。

【组成】苏梗（子）15克，防风9克，干葛9克，枳壳（炒）9克，前胡9克，桔梗9克，桑皮9克，杏仁9克，半夏（炙）9克，茯苓9克，陈皮6克，川贝（去心）6克，羌活6克，黄芩6克，甘草3克。

【用法】上药共研为细面，水兑炼蜜为丸，如绿豆大，朱砂为衣。每服9克，用白开水送下。

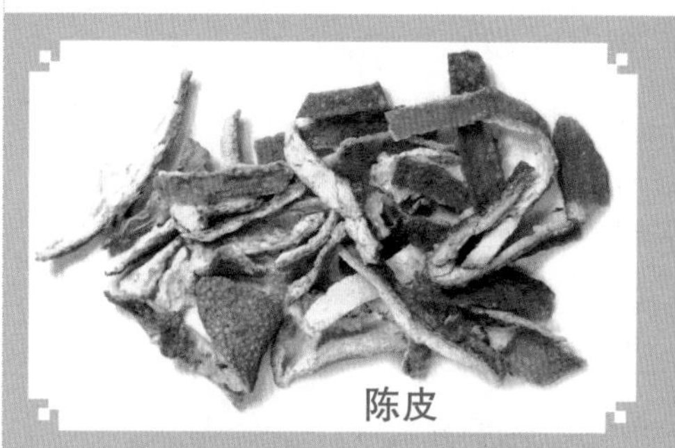
陈皮

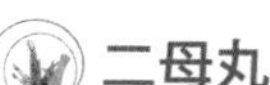

哮　喘

二母丸

【来源】《寿世保元》卷三。

【主治】哮喘。

【组成】知母（去皮、毛）60克，贝母（去心）60克，百药煎30克。

【用法】上药共研为细末，将乌梅肉蒸熟捣烂与药末为丸，如梧桐子大。每服30丸。临卧或食后用连皮姜汤送下。

木香消胀丸

【来源】《袖珍方》卷二。

【主治】用于气恼，胸腹胀满，或痰嗽喘急者。

【组成】木香7.5克，槟榔15克，陈皮30克，大腹皮30克，萝卜子60克，枳壳（麸炒）30克，桑白皮30克，紫苏子30克，香附子60克。

【用法】上药共研为细末，以面糊

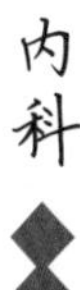

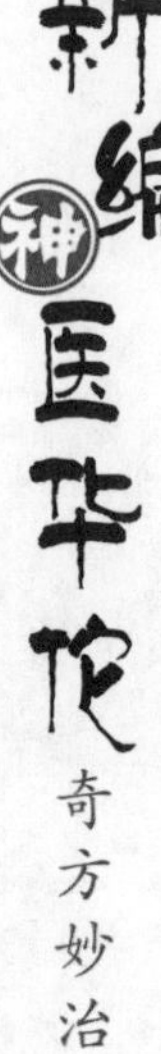

调和为丸，如梧桐子大。每服50丸，以姜汤送服。

一捻金

【来源】《古今医鉴》卷十三。

【主治】小儿风痰吐沫，气喘咳嗽肚腹膨胀，不思饮食。

【组成】大黄、槟榔、黑丑、白丑、人参各等份。

【用法】上药共研为细末。每服0.3～0.6克，以蜜水调服。

五虎汤

【来源】《仁斋直指》卷八。

【主治】风热壅肺，身热，咳喘痰多者。

【组成】麻黄2.1克，杏仁(去皮、尖)3克，甘草1.2克，细茶(炒)2.4克，白石膏4.5克。

【用法】上药只作一剂。以水煎服。

加减紫金丹

【来源】《医宗金鉴》卷七十三。

【功用】健脾养血，化痰消瘀。

【主治】受伤日久，脾气不足，营血亏损，痰瘀内阻，胸骨高起，肌肉消瘦，痞气膨闷，睛蓝体倦，痰喘咳嗽者。

【组成】白茯苓、苍术（米泔浸，炒）各60克，当归、熟地黄、白芍药(炒)、陈皮各120克，肉苁蓉(酒洗，去鳞甲)30克，丁香3克，红花15克，瓜儿血竭9克，乳香（去油）9克，没药（去油）9克。

【用法】上药共研为细末，炼蜜为丸，如弹子大。用黄酒送服。

肺　痨

琼玉膏

【来源】《古今医统》卷四十四。

【主治】虚痨干咳。

【组成】人参360克，茯苓450克，琥珀、沉香各15克，大生地黄5千克（洗净，银石器内杵细，取自然汁。甚忌铁器），白蜜2.5千克（熬，去沫）。

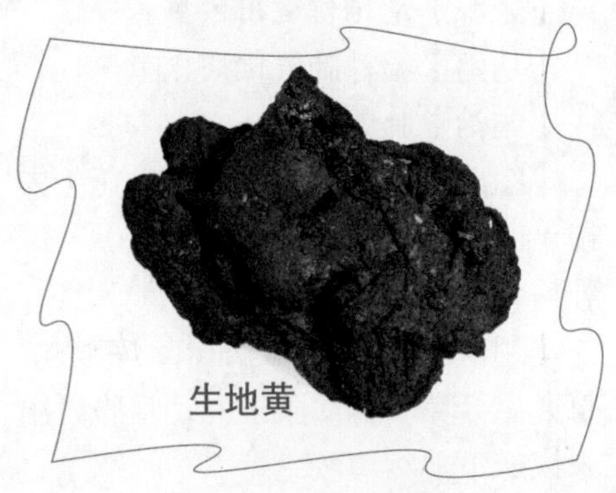
生地黄

【用法】先将地黄汁同蜜熬沸搅匀，用密绢滤过，再将人参等研为极细末，和蜜、汁入银、瓷瓶内，用绵纸十余层加箬封扎瓶口，入砂锅或铜锅内，以长流水浸没瓶头，用桑柴火煮三昼夜，取出，换过油，再用单蜡纸扎口悬浸井中半日，以出火气，提起仍煮半日以出水气，然后收藏。每日清晨及午后取5～10毫升，用温酒30毫升调服；不饮酒人，用白汤调服亦可。制此药须在净室中。

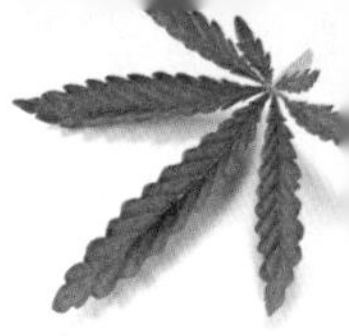

补气黄芪汤

【来源】《圣济总录》卷八十六。

【主治】肺痨。饮食减少，气虚无力，手足颤抖，面浮喘嗽。

【组成】黄芪（锉）、人参、茯神（去木）、麦门冬（去心，焙）、白术、五味子、肉桂（去粗皮）、熟干地黄（焙）、陈橘皮（去白，焙）、阿胶（炙燥）各30克，当归（切，焙）、白芍药、牛膝（酒浸，切，焙）各23克，甘草（炙，锉）15克。

【用法】上十四味，粗捣筛。每服9克，用水150毫升，加生姜3片，大枣2枚（掰破）同煎至90毫升，去滓，食后温服。

补虚款冬花汤

【来源】《圣济总录》卷八十六。

【异名】补肺款冬花汤（《普济方》卷二十七）。

【主治】肺痨痰嗽，日渐羸瘦。

【组成】款冬花22.5克，人参15克，升麻15克，桔梗（炒）22.5克，杏仁（汤浸，去皮、尖、双仁，炒）30克，白茯苓（去黑皮）22.5克，甘草（炙，锉）4克，干姜（炮）7.5克，柴胡（去苗）45克，天门冬（去心，焙）15克，鳖甲（去裙襕，醋炙）30克，黄芪（细锉）15克，桑根白皮（锉，炒）22.5克，肉苁蓉（酒浸，去皴皮，炙）30克。

【用法】上十四味，粗捣筛。每服15克，用水225毫升，煎至180毫升，去滓，食后温服，每日3次。

新定拯阴理痨汤

【来源】《医宗必读》卷六。

【异名】拯阴汤（《证治汇补》卷二）、救阴理痨汤（《冯氏锦囊》卷一）。

【功用】滋阴益肺，清肝凉心。

【主治】肺痨。阴虚火动，皮寒骨热，食少痰多，咳嗽气短，倦怠心烦。

【组成】牡丹皮3克，当归身（酒洗）3克，麦门冬（去心）3克，甘草（炙）1.2克，薏苡仁9克，白芍药（酒炒）2.1克，北五味0.9克，人参1.8克，莲子（不去皮）9克，橘红3克，生地黄（忌铜铁器，酒、姜汁炒透）6克。

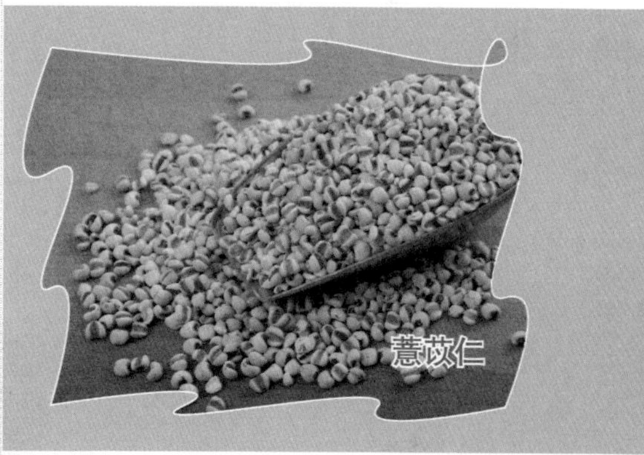
薏苡仁

【用法】上药用水400毫升，枣1枚，煎至200毫升，分2次徐徐呷之。

【加减】肺脉重按有力者，去人参；有血，加阿胶、童便；热盛，加地骨皮；泄泻，减归、地，加山药、茯苓；甚倦，用人参9克；咳有燥痰，加贝母、桑皮；嗽有湿痰，加半夏、茯苓；不寐、汗多，加枣仁。

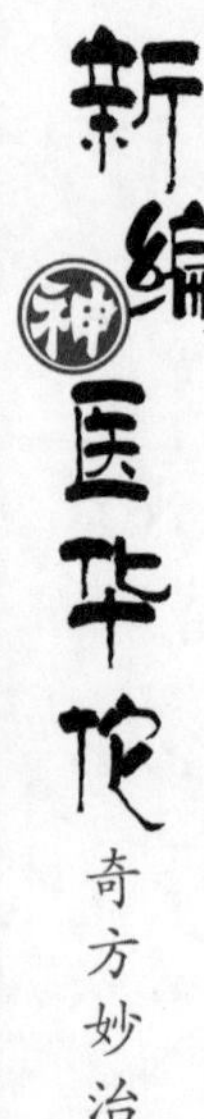

肺 胀

劫痨散

【来源】《云岐子保命集》卷下。

【异名】劫痨汤（《景岳全书》卷六十一）。

【主治】心肾俱虚，咳嗽，唾中有红丝，发热盗汗，名曰肺痿。

【组成】白芍180克，黄芪、甘草、人参、当归、半夏（洗）、白茯苓、熟地黄、五味子、阿胶（炒）各60克。

【用法】上药㕮咀。每服9克，用水220毫升，生姜12片，大枣3个，煎取200毫升，温服，每日3次。

人参平肺散

【来源】《医学发明》卷六。

【主治】心火刑肺，咳嗽喘呕，痰涎壅盛，胸膈痞满，咽嗌不利。

【组成】桑白皮30克，知母21克，炙甘草、地骨皮各15克，五味子300个，茯苓、青皮、人参各12克，陈皮（去白）15克，天门冬（去心）12克。

【用法】上药㕮咀。用水300毫升，煎至150毫升，去滓，食后温服。

【加减】如热甚，加黄芩12克，紫苏叶、半夏（洗）各15克。

温肺桂枝汤

【来源】《医醇剩义》卷四。

【功用】温肺降气。

【主治】肺胀，虚满而喘咳。

【组成】桂枝1.5克，当归6克，茯苓6克，沉香1.5克，苏子4.5克，橘红3克，半夏3.6克，栝楼仁12克，桑皮6克。

【用法】上药以水煎，加姜汁5毫升冲服。

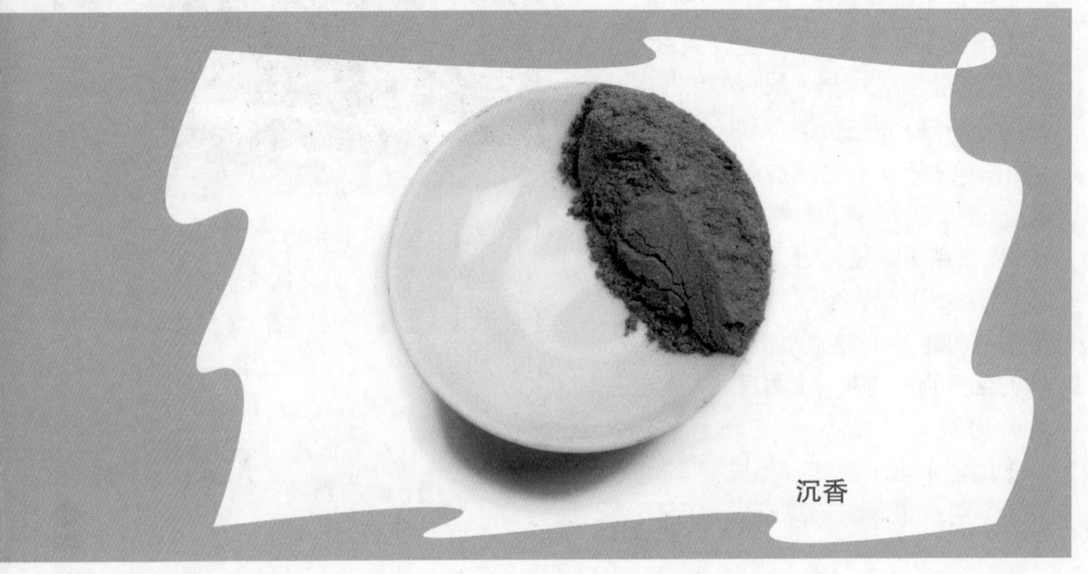

沉香

黄 疸

茵陈散

【来源】《太平圣惠方》卷五十五。

【主治】黄疸。身体面目皆黄，皮肤如曲尘色。

【组成】栀子仁30克，石膏90克，川大黄（锉碎，微炒）30克，栝楼（干者）1枚，甘草（炙微赤，锉）30克，木通（锉）30克，茵陈30克。

【用法】上药捣筛为散。每服15克，用水300毫升，加葱白7寸，煎至150毫升，去滓，不拘时候，温服。

秦艽散

【来源】《太平圣惠方》卷五十五。

【功用】清心凉营，利湿退黄。

【主治】劳黄。心脾热壅，皮肉面目悉黄。

【组成】秦艽（去苗）15克，犀角屑15克，黄芩22克，柴胡（去苗）30克，赤茯苓15克，茵陈30克，麦门冬（去心）30克，川大黄（锉碎，微炒）60克。

【用法】上药捣为粗末。每服12克，以水300毫升，煎至180毫升，去滓温服，每日4服。以利为度。

地骨皮散

【来源】《太平圣惠方》卷五十五。

【主治】髓黄。身体赤黄，四肢无力，肌肉抖动，两脚肿胀，鼻中衄血，身无大热，喜卧冷处。

【组成】地骨皮30克，柴胡（去苗）30克，人参（去芦头）60克，羚羊角屑30克，甘草（炙微赤，锉）30克，生地黄汁30毫升。

【用法】上药捣筛为散。每服12克，用水200毫升，煎至100毫升，去滓，入生地黄汁，温服。

栀子汤

【来源】《外台秘要》卷四引《延年秘录》。

【主治】黄疸。遍身黄如橘子色，心腹满急。

【组成】栀子仁12克，黄芩9克，柴胡12克，升麻9克，龙胆草9克，大黄9克，栝楼9克，芒硝6克。

【用法】上八味，切碎。以水900毫升，煮取300毫升，去滓，分3次温服。

导黄汤

【来源】《医醇剩义》卷三。

【主治】阳黄。胃火炽盛，湿热熏蒸，面目发黄，口燥而渴，小便赤涩。

【组成】葛根6克，花粉6克，山栀45克，连翘4.5克，木通6克，茵陈9克，萆薢6克，茯苓6克，泽泻4.5克，车前6克，薏苡仁30克（煎汤代水）。

【用法】以薏苡仁汁煎诸药服。

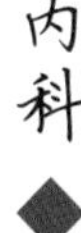

茵陈蒿汤

【来源】《伤寒论》。

【功用】清热利湿退黄。

【主治】湿热黄疸，一身面目俱黄，色鲜明如橘子，腹微满，口渴，小便不利，舌苔黄腻，脉沉实或滑数。

【组成】茵陈蒿18克，栀子（劈）15克，大黄（去皮）6克。

【用法】上三味，以水1.2升，先煮茵陈减至600毫升，纳二味，煮取300毫升，去滓，分3次服。小便当利，尿如皂荚汁状，色正赤，一夜复减，黄从小便去。

【附注】方中茵陈清热利湿，疏利肝胆为君；栀子清泄三焦湿热，并可退黄为臣；大黄通利大便，导热下行为佐。三药相配，使湿热之邪从二便排泄，湿去热除，则发黄自退。

当归白术汤

【来源】《三因极一症证方论》卷十。

【主治】酒疸发黄，内结饮癖，心下坚满，肢体沉重，不能饮食，小便赤黄，脉弦而涩。

【组成】白术、茯苓各90克，当归、黄芩、茵陈各30克，前胡、枳实（麸炒，去瓤）、甘草（炙）、杏仁（麸炒，去皮、尖）各60克，半夏（汤洗7次）75克。

【用法】上药锉散。每服12克，用水300毫升，加生姜7片，煎至210毫升，去滓，空腹时服。

扬肺利湿汤

【来源】《辨证录》卷七。

【主治】肺疸，鼻塞不通，头面俱黄，口淡咽干，小便不利。

【组成】桔梗9克，天花粉6克，白术15克，茯苓15克，桑白皮9克，茵陈9克，猪苓6克，黄芩1.5克。

【用法】上药以水煎服。

栀子柏皮汤

【来源】《伤寒论》。

【异名】柏皮汤（《鸡峰普济方》卷十）。

【主治】伤寒身黄发热。

【组成】栀子（劈）10克，甘草（炙）3克，黄柏6克。

【用法】上药以水400毫升，煮取250毫升，去滓，分2次温服。

疝　气

牡丹丸

【来源】《三因极一病证方论》卷七。

【异名】消坚丸（《百一选方》卷十五）。

【功用】散寒化瘀。

【主治】寒疝，心腹刺痛，休作无时。及妇人月经病，血刺疼痛。

【组成】川乌头（炮令焦黑，去皮、尖）、牡丹皮120克，桂心150克，桃仁（炒，去皮、尖）150克（别研）。

【用法】上药共研为末，炼蜜为丸，如梧桐子大。每服50丸，用温酒送

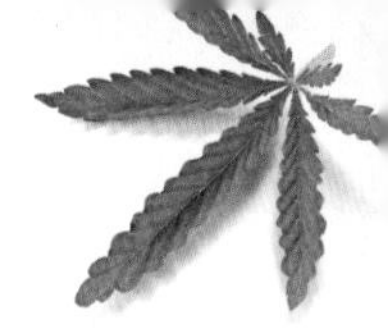

下，妇人用醋汤下。

【附注】方中川乌头，原书缺用量。《仁斋直指》作“一只”。

葫芦巴丸

【来源】《景岳全书》卷五十八引《百一选方》。

【主治】小肠疝气，偏坠阴肿，小腹有形如卵，上下来去，痛不可忍，或绞结绕脐，攻刺呕吐者。

【组成】葫芦巴（炒）500克，大巴戟（炒）、川乌（炮，去皮）各180克，川楝子（炒）560克，茴香600克，吴茱萸（汤浸7次，炒）300克。

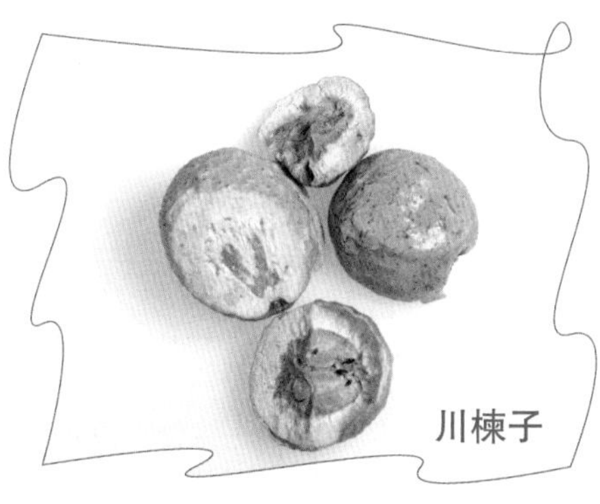

川楝子

【用法】上药共研为末，以酒糊调和为丸，如梧桐子大。每服15～20丸，空腹时用温酒送下。

海石散

【来源】《医学入门》卷七。

【功用】理气和血，化痰清火。

【主治】气滞血瘀，痰火内结而成之脾痛、疝痛。

【组成】海浮石6克，香附3克。

【用法】上药共研为末。川芎、山枝煎汤，入姜汁令辣，调服。

胡桃散

【来源】《杨氏家藏方》卷十。

【主治】小肠气。

【组成】胡桃肉（汤浸，去皮）、破故纸（炒）、大枣（煮去皮、核）各等份。

【用法】上药各为细末和匀。每服6克，空腹时用温酒调下。

沉香荜澄茄散

【来源】《博济方》卷二。

【异名】荜澄茄散（《秘传证治要诀类方》卷三）。

【主治】肾阳不足，内挟积冷，脐腹弦急，痛引腰背，面色萎黄，手足厥冷，胁肋虚满，精神困倦，大便泻利，小便滑数，以及膀胱、小肠一切气痛。

【组成】荜澄茄、沉香、葫芦巴（微炒）、八角（微炒）、破故纸（微炒）、官桂（去皮）、川苦楝子（炮，捶破，去核用肉）、木香、紫巴戟（穿心者）各30克，桃仁（面炒，去皮、尖）60克，川乌头15克（炮，去皮、脐），黑附子（炮制，以、脐）120克。

【用法】上十二味，同杵为细末。每服6克，用水300毫升，入盐少许，同煎至240毫升，温服。

导气汤

【来源】《医方集解》。

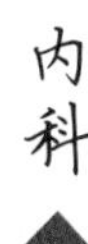

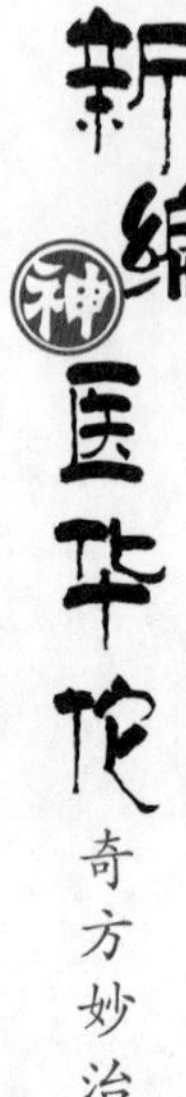

【功用】疏肝理气，散寒止痛。

【主治】寒疝疼痛，或囊冷结硬如石，或牵引睾丸而痛。

【组成】川楝子12克，木香9克，茴香6克，吴茱萸3克（汤泡）。

【用法】以长流水煎服。

益智仁汤

【来源】《重订严氏济生方》。

【主治】肾经积冷，疝痛连小腹挛搐，叫呼不已，脉沉紧者。

【组成】益智仁、干姜（炮）、甘草（炙）、茴香（炒）各9克，乌头（炮，去皮）、生姜各15克，青皮（去白）6克。

【用法】上药㕮咀。每服12克，用水300毫升，入盐少许，煎至210毫升，去滓，空腹时温服。

牡蛎大黄汤

【来源】《活幼心书》卷下。

【功用】利湿涤热。

【主治】湿热下注，阴茎肤囊浮肿作痛。

【组成】牡蛎（用熟黄泥包裹夹火煅透，出地上冷却）、大黄（纸裹，水浸透，炮，冷却）各60克。

【用法】上药锉研为末。每服3克，用无灰温酒空腹时调服；不能饮酒者，用温汤调，入酒少许同服。

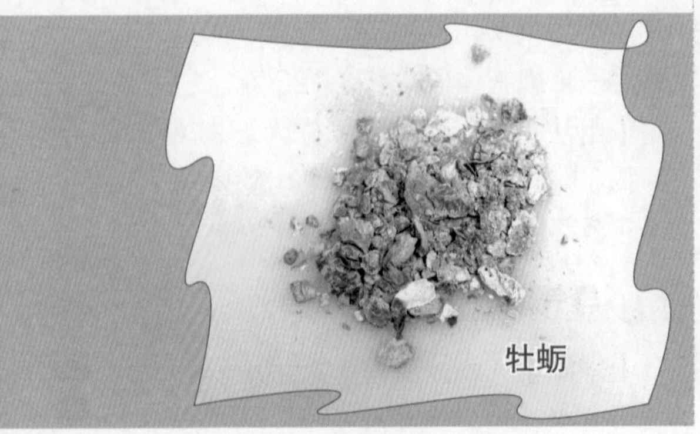
牡蛎

臌　胀

浚川丸

【来源】《证治准绳·幼科》卷七。

【功用】理气消积，逐水退肿。

【主治】水肿及单腹胀满，气促食减，遍身浮肿。

【组成】大戟、芫花（醋炒）、沉香、檀香、南木香、槟榔、蓬莪术、大腹皮（洗，焙干）、桑白皮（锉，炒）各15克，黑白牵牛15朵（晒，研，取生末），巴豆（去壳、膜、心，存油）15粒。

【用法】上药除牵牛末、巴豆外，前九味内有沉香、檀香、木香、槟榔不过火，余五味焙干，同沉香等为末。就加牵牛末和巴豆碎切在乳内，杵极细，入前药末同再杵匀，水煮面糊为丸，麻仁大。每服17丸，浓煎葱汤候温，五更初空腹服下。去水未尽，停一日减用13丸，次减作9丸，再减至7丸，汤使服法如前，症退即止。

牡丹汤

【来源】《圣济总录》卷五十七。

【主治】臌胀。

【组成】牡丹皮45克，桃仁21

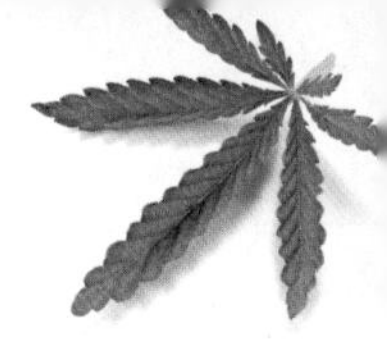

枚（汤浸，去皮、尖、双仁，炒），槟榔（锉）、桑根白皮（锉）各60克，鳖甲（去裙，醋炙，锉）36克，大黄（锉，炒）30克，厚朴（去粗皮，生姜汁炙）、郁李仁（汤浸，去皮、尖）、枳壳（去瓤，麸炒）各45克。

【用法】上九味，锉碎。每服15克，用水225毫升，加生姜4克，切碎，煎至180毫升，去滓。空腹时温服，半小时后再服。

香朴汤

【来源】《万病回春》卷三。

【主治】老人中寒下虚，心腹膨胀，不喜饮食，脉浮迟而弱。

【组成】厚朴（姜炒）30克，大附子（炮，去皮、脐）23克，木香9克。

【用法】上锉一剂。加生姜7片，大枣1枚，以水煎服。

启峻汤

【来源】《张氏医通》卷十三。

【主治】脾肾俱虚，腹胀少食。

【组成】人参、黄芪、当归、白术（炒枯）各4.5克，陈皮2.4克，甘草（炙）1.5克，肉桂1.5克，茯苓4.5克，干姜（炮）1.2克，肉果、沉香各2.4克，附子（炮）4.5克。

【用法】上药以水煎，温服。气肺硬满者，去黄芪，加厚朴。

豆卷腹皮汤

【来源】《引经证医》卷四。

【功用】健脾化湿。

【主治】脾虚湿盛，腹臌足肿，纳谷大减，脉来沉弦带涩。

【组成】大豆黄卷、枳实、白术、茯苓、白蔻仁、厚朴、姜滓、大腹皮、橘皮白、木香各等份。

【用法】上药以水煎服。

中　风

清心饮

【来源】《医醇剩义》卷一。

【主治】中风中脏。风火上犯，神明散乱，舌不能言，口流涎沫，甚则神昏鼾睡，面色油红。

【组成】牛黄1.5克，琥珀4.5克，黄连1.5克，丹参9克，远志1.5克（甘草水炒），菖蒲2.4克，橘红3克，胆星1.5克，麦冬4.5克，淡竹叶20张。

【用法】上药以水煎服。

搜风丸

【来源】《儒门事亲》卷十二。

【异名】人参半夏丸（《儒门事亲》卷十二）。

【主治】风证偏枯，口眼斜，涎多昏愦，痰唾黏稠，或时喘咳者。

【组成】人参、茯苓、南星各15克，半夏、干生姜、白矾（生）、寒水石各30克，蛤粉60克，薄荷15克，藿香15克。

【用法】上药共研为细末，水丸如

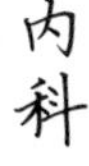

豌豆大。每服 30 丸，用生姜汤送下。

乳香应痛丸

【来源】《太平惠民和剂局方》卷一。

【主治】一切风气，左瘫右痪，口眼斜，半身不遂，语言謇涩，精神恍惚，痰涎壅塞，筋脉拘挛，或遍身顽痹，走疰疼痛，脚膝缓弱，行步艰难；打扑伤损，瘀血不散，痛不可忍；行路劳伤，脚浮肿疼痛；肾脏风毒，上攻面肿耳鸣，下注脚膝沉重；偏正头痛，攻疰眼目。

【组成】龙骨（酒浸一夜，焙干，研粉，水飞 3 度，晒干）135 克，蜈蚣 6 条（去尾针，以薄荷叶裹，煨熟），赤小豆（生用）、虎骨（酥炙焦）各 180 克，白僵蚕（炒去丝、嘴）、草乌头（炮，去皮、尖）各 360 克，白胶香（拣净，炼过）、天麻（去芦，洗）、川牛膝（酒浸，去芦）、川当归（酒浸，去芦）各 90 克，全蝎（去尾针，微炙）70 个，乳香（研）18 克，木鳖仁 72 粒（别研）。

【用法】上药共研为细末，用醋糊丸，如梧桐子大。每服 5 ~ 7 丸，冷酒或冷清茶送下，不拘时候，但以临睡时服为佳。

【禁忌】药后忌食诸热物 2 小时；服药期间，忌湿面、炙、酢脯、发热、动风等物。

稀涎散

【来源】《重订严氏济生方》。

【主治】风涎不下，喉中作声，状如牵锯者。

【组成】半夏 14 枚（生，切片），猪牙皂角 1 条（炙）。

【用法】上作一服，以水 400 毫升，煎至 100 毫升，去滓，入姜汁少许，温服。不能咽者，徐徐灌之。

舒筋保安散

【来源】《三因极一病证方论》卷二。

【功用】祛风通络。

【主治】左瘫右痪，筋脉拘挛，身体不遂，脚腿少力，干湿脚气，及湿滞经络，久不能去者。

【组成】干木瓜 150 克，萆薢、五灵脂、牛膝（酒浸）、天麻、续断、白僵蚕（炒去丝）、松节、白芍药、乌药（去木）、威灵仙、黄芪、川当归、防风（去叉）、虎骨各 30 克。

【用法】上药用酒 1 升，浸 27 日，紧封扎。日数足，取药焙干，捣为细末。每服 6 克，用浸药酒适量调下，吃酒尽，再为米汤调下。

附子汤

【来源】《三因极一病证方论》卷二。

【主治】五脏中风寒，手足不仁，口面斜，昏晕失音，眼目动，牙关紧包，不得转动。

【组成】附子（炮，去皮、脐）、桂心各 15 克，细辛（去苗）、防风（去叉）、人参、干姜（炮）各 18 克。

【用法】上药锉散。每服12克，用水225毫升，加生姜5片，大枣1枚，煎取160毫升，去滓，空腹时服；或为末，用酒调下6克。

沉香半夏汤

【来源】《东医宝鉴·杂病篇》卷二引《资生》。

【主治】中风痰盛，堵塞气管，影响呼吸者。

【组成】附子（炮）1只，沉香（与附子等份），人参15克，半夏（制）6克，南星（炮）3克。

【用法】上药共研为粗末。每服9克，用水300毫升，加生姜10片，煎至150毫升，空腹时服。

补偏愈风汤

【来源】《医方简义》卷二。

【主治】气血虚弱，内风沸腾，不拘左偏右偏，两手足俱废痿者。

【组成】人参9克，熟地黄18克，茯苓9克，生黄芪18克，炙黄芪9克，白术6克，赤芍药3克，当归9克，杜仲（酒炒）9克，怀牛膝9克，羌活、独活各4.5克，桂枝2.4克。

【用法】加桑寄生24克，煎汤代水服。

补脑振痿汤

【来源】《医学衷中参西录》中册。

【主治】肢体痿废偏枯，脉象极微细无力，服药久不愈者。

【组成】生箭芪60克，当归24克，龙眼肉24克，杭萸肉15克，胡桃肉15克，蛇虫（大者）3枚，地龙（去净土）9克，生乳香9克，生没药9克，鹿角胶18克，制马钱子末0.9克。

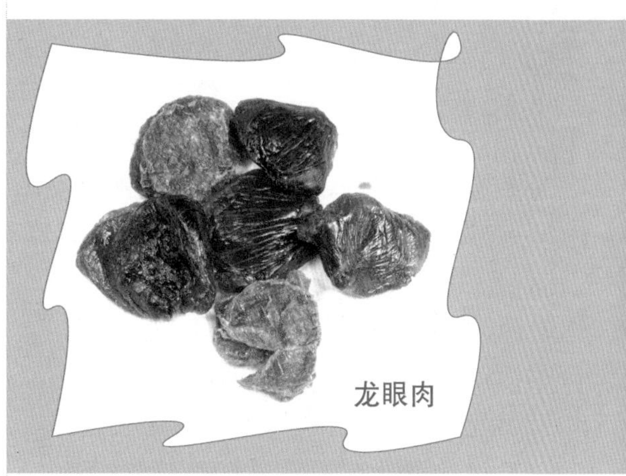
龙眼肉

【用法】上药十一味，用前九味煎汤500毫升，去滓，将鹿角胶入汤内融化，分2次送服制马钱子末0.45克。

麻黄续命汤

【来源】《素问病机气宜保命集》卷中。

【主治】中风中腑、无汗恶寒，以及风寒湿痹、痿证等。

【组成】麻黄（去节）60克，人参、黄芩、芍药、防己、桂枝、川芎、甘草各30克，防风90克，附子15克，杏仁60克。

【用法】上药除附子、杏仁外，捣为粗末，后入二味调匀。每服15～20克，用水230毫升，加生姜5片，煎至150毫升，去滓，空腹时

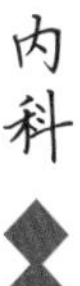

稍热服。

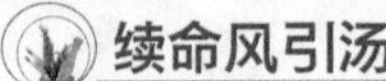

续命风引汤

【来源】《备急千金要方》卷十四。

【主治】中风癫眩不知人，狂言，舌肿出。

【组成】麻黄、川芎、石膏、人参、防风各9克，甘草、桂心、独活各6克，防已、附子、当归各3克，杏仁30枚，陈姜15克。

【用法】上十三味，㕮咀。以酒300毫升，水1升，合煎取400毫升，分4次服，白天3次，夜里1次。

肝痈、眩晕

救肝败毒至圣丹

【来源】《石室秘录》卷四。

【主治】肝痈。

【组成】白芍、当归各15克，炒栀子9克，生甘草9克，金银花27克（煎取汁400毫升）。

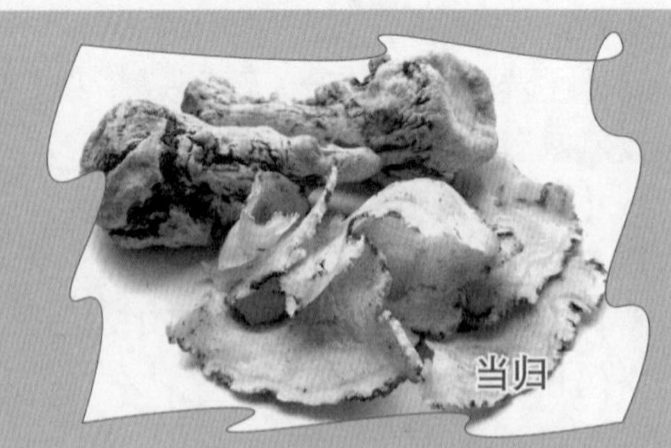

【用法】金银花用水1.4升，煎取800毫升，分400毫升泡前药后，再加水400毫升同煎，滓又加水400毫升，同金银花汁400毫升，煎至200毫升服。

虚风丸

【来源】《御药院方》卷一。

【主治】一切虚风，头痛眩晕，错晕欲倒，呕吐痰涎，牙关紧急，手足无力，麻木不仁，不省人事。

【组成】天蓼木、吴白芷、白鲜皮、白茯苓（去黑皮）、川芎、独活（去芦头）、防风（去芦头）、天南星（酒浸，切片，酒煮）、天麻（酒煮）、乌蛇（酒浸，去皮、骨）、全蝎（微炒）、人参（去芦头）麻黄（去根、节，炒）、甘草（锉，迷）、白术、细辛（去苗、叶、土）川乌头（炮裂，去皮、脐）、白僵蚕（去丝，微炒）各15克，天雄（炮裂，去皮、脐）、黑附子（炮裂，去皮、脐）各11克，马牙硝（别研）、雄黄（飞，研）、朱砂（飞，研）各7.5克，龙脑、麝香各1.5克。

【用法】上药二十五味，共研为细末，炼蜜为丸，每30克作10丸。每服1丸，温酒化下，或荆芥汤下亦得，食后、临卧服。

旋覆花丸

【来源】《御药院方》卷一。

【功用】除风化痰，清利头目。

【主治】诸风痰实，头目昏眩欲倒，呕哕恶心，恍惚不宁，神思昏愦，肢体倦怠，颈项强硬，手足麻痹，偏正

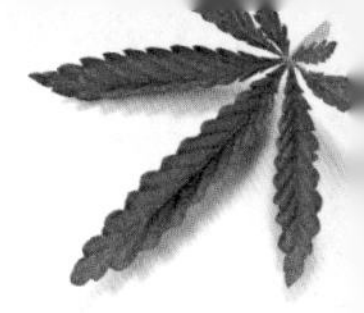

头痛。

【组成】旋覆花60克，防风（去芦头）、吴白芷、甘菊花、天麻、天南星（炮）、白附子（炮）、半夏（汤洗）、陈皮（去白）、川芎、蝎梢（去毒，炒）、僵蚕（炒，去丝）、石膏（研）各30克。

【用法】上药捣为细末，以生姜汁煮面糊调和为丸，如梧桐子大。每服30～40丸，食后温生姜汤或清茶送下。

沉香磁石丸

【来源】《重订严氏济生方》。

【主治】上盛下虚，头目眩晕，耳鸣耳聋。

【组成】沉香（别研）15克，磁石（火煅，醋淬七次，细研，水飞）、葫芦巴（炒）、川巴戟（去心）、阳起石（煅，研）、附子（炮，去皮、脐）、椒红（炒）、山茱萸（取肉）、山药（炒）各30克，青盐（别研）、甘菊花（去枝、萼）、蔓荆子各15克。

【用法】上药共研为细末，以酒煮米糊调和为丸，如梧桐子大。每服70丸，空腹时用盐汤送下。

芎麻汤

【来源】《医宗金鉴》卷四十三。

【主治】头痛眩晕，泛恶欲味，头重欲倒。

【组成】川芎、天麻各适量。

【用法】上药以水煎，送服。

芎术汤

【来源】《博济方》卷三。

【主治】湿邪上犯，眩晕呕逆，头重不食。

【组成】川芎、半夏、白术各30克，甘草（炙）15克。

【用法】上药共研为粗末。每服12克，加生姜5片，水煎服，不拘时候。

芎术汤

【来源】《三因极一病证方论》卷十六。

【主治】伤湿头痛，头重眩晕，不思饮食。

【组成】川芎15克，白术15克，附子（生，去皮、脐）15克，甘草、桂心各7.5克。

【用法】上药共锉为散。每服12克，用水200毫升，加生姜7片，大枣1个，煎至140毫升，去滓，空腹服。

宣郁化毒汤

【来源】《辨证录》卷十三。

【功用】理气宣郁，清热解毒。

【主治】肝痈。胁间疼痛非常，手按之更甚者。

【组成】柴胡6克，白芍30克，香附6克，薄荷6克，当归30克，陈皮3克，枳壳3克，天花粉9克，生甘草9克，金银花30克。

【用法】上药以水煎服。

痉病、胁病

玳瑁丸

【来源】《太平圣惠方》卷二十二。

【异名】七宝丸（《圣济总录》卷六）。

【主治】急风及中恶，神志不清，面色发青，四肢逆冷。

【组成】生玳瑁（捣罗为末）150克，安息香（酒煮似糊，用绢滤去滓）150克，朱砂（细研，水飞过）60克，牛黄（细研）15克，琥珀（细研）30克，麝香（细研）7.5克，龙脑（细研）7.5克。

【用法】上药共研令匀，以安息香糊和丸，如鸡头子大。用童便60毫升，生姜自然汁20毫升，相合暖过，不拘时候，服下3丸。

秘方定心丸

【来源】《赤水玄珠》卷十四引《统旨》。

【异名】秘方定振丸（《证治准绳·类方》卷五）。

【功用】益气养血，祛风定振。

【主治】老人颤振，由于气血两虚，风气外袭所致者。

【组成】天麻（蒸熟）、秦艽（去芦）、全蝎（去头、尾）、细辛各30克，熟地、生地、川归、川芎、芍药各60克，防风、荆芥各21克，白术、黄芪各45克，威灵仙（酒洗）15克。

【用法】上药共研为末，以酒糊调和为丸，梧桐子大。每服70～80丸，空腹时用白汤或酒送下。

秘方补心丸

【来源】《赤水玄珠》卷十四引《统旨》。

【功用】养血补心，安神镇惊。

【主治】心虚手振。

【组成】当归、生地各45克，川芎、甘草、人参各30克，柏子仁、酸枣仁各90克，远志（去心）75克，辰砂（飞）、胆星各15克，金箔20片，麝香3克，琥珀9克，石菖蒲18克，茯神（去皮、心）21克。

【用法】上药共研为细末，蒸饼糊丸，绿豆大，辰砂为衣。每服70～80丸，津唾咽下，或姜汤下。

枳实散

【来源】《普济本事方》卷七。

【主治】男子两胁疼痛。

【组成】枳实（麸炒，去瓤）30克，白芍药（炒黄）、雀脑芎人参（去芦）各15克。

【用法】上药共研为细末，空腹时用生姜、大枣汤或酒调下，一日3次，每次6克。

枳壳煮散

【来源】《普济本事方》卷七。

【主治】悲哀烦恼伤肝，两胁疼痛，筋脉紧急，腰脚重滞，两股筋急，举动不利，渐至脊膂挛急。

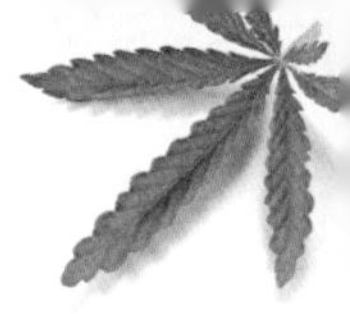

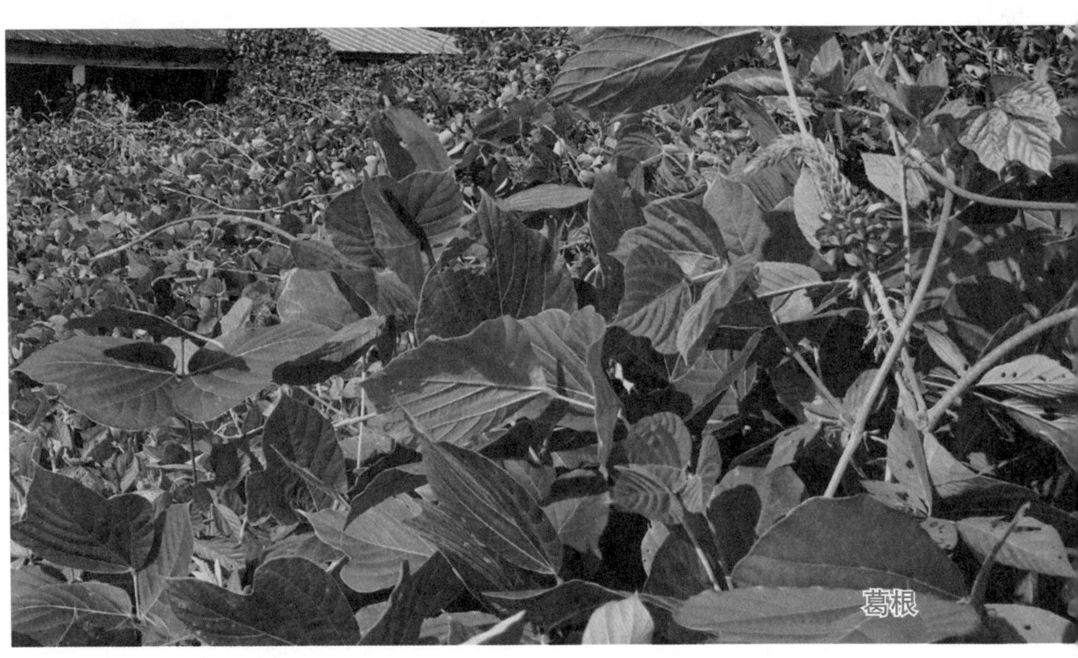

【组成】枳壳（去瓤，麸炒黄）、细辛（去叶）、桔梗（炒）、防风（去钗股）、川芎各120克，葛根45克，甘草（炙）60克。

【用法】上药共研为粗末。每服12克，用水220毫升，加生姜3片，煎至160毫升，滤去滓，空腹时温服。

芍药汤

【来源】《朱氏集验方》卷十。

【主治】妇人气血瘀滞，腰胁疼痛。

【组成】香附子（用醋400毫升、盐30克，煮干为度）120克，肉桂、延胡索（炒）、白芍药各等份。

【用法】上药共研为细末。每服6克，开水调下。

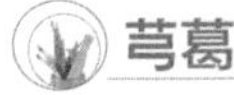

芎葛汤

【来源】《普济本事方》卷七。

【主治】胁下疼痛不可忍，兼治脚弱。

【组成】川芎、葛根、桂枝、细辛、枳壳、人参、芍药、麻黄、防风各15克，甘草7.5克。

【用法】上药共研为粗末。每服15克，用水300毫升，加生姜3片，同煎至200毫升，去滓温服，一日3次。

降火化痰汤

【来源】《会约医镜》卷十二。

【主治】痉病，因痰火而成者。

【组成】陈皮、半夏、茯苓、甘草、贝母、胆星、海石、木通各1.5克，白芥子1.8克。

【用法】上药以水煎，温服。

【加减】如火盛痰不降者，加童便60毫升。

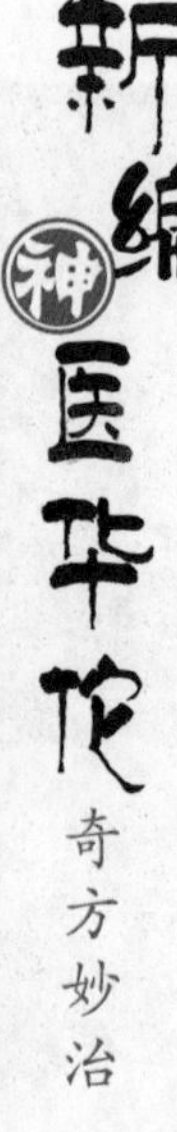

失眠

萃仙丸

【来源】《饲鹤亭集方》。

【主治】肾水亏损，元气不足，水火不济，精液耗损，神思恍惚，夜多异梦，腰腿酸软，精泄不收。

【组成】潼蒺藜、山萸肉、芡实、莲须、枸杞子各120克，菟丝子、川续断、覆盆子、金樱子各60克。

【用法】上药共研为细末，以潼蒺藜粉同金樱膏加蜜和为丸，如梧桐子大。每服12克，淡盐汤送下。

加味定志丸

【来源】《寿世保元》卷五。

【功用】益气养心，安神定志。

【主治】心气不足，恍惚多忘，或劳心胆冷，夜卧不睡。

【组成】人参90克，白茯神（去皮、木）60克，远志（甘草水泡，去心）、石菖蒲各60克，酸枣仁（炒）60克，柏子仁（炒，去壳）60克。

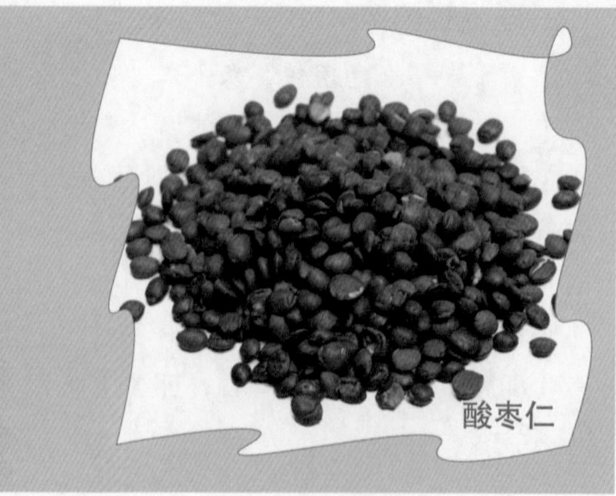
酸枣仁

【用法】上药共研为细末，炼蜜为丸，如梧桐子大，朱砂、乳香为衣。每服50丸，临卧时用枣汤送下。

朱砂安神丸

【来源】《兰室秘藏》卷下。

【异名】黄连安神丸（《东垣试效方》卷一）。

【主治】心烦懊侬，惊悸失眠，心下痞闷，食入反出。

【组成】朱砂12克，黄连15克，生甘草7.5克。

【用法】上药共研为细末，汤浸蒸饼为丸，如黍米大。每服10丸，食后津唾咽下。

黄连阿胶汤

【来源】《伤寒论》。

【功用】养阴泄火，益肾宁心。

【主治】少阴病，得之3日以上，心中烦，不得卧。

【组成】黄连12克，黄芩6克，芍药6克，鸡蛋黄2枚，阿胶9克。

【用法】上五味，以水1.2升，先煎前三物，取600毫升，去滓，入阿胶烊尽，稍冷，入鸡蛋黄，搅匀，每次温服200毫升，每日3服。

益气安神汤

【来源】《寿世保元》卷四。

【功用】益气养心，化痰安神。

【主治】心气不足，夜寐多梦，睡卧不宁，恍惚惊怖，痰迷痴呆。

【组成】当归3.6克，黄连（姜

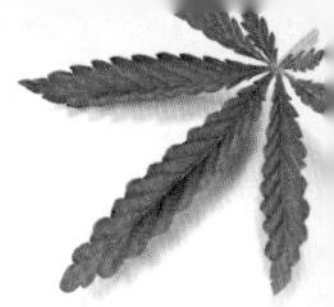

汁炒）、生地黄、麦门冬（去心）、酸枣仁（炒）、远志（去心）各3克，白茯苓（去皮、心）3.6克，人参、黄芪（蜜炒）、胆星、淡竹叶各3克，甘草1.8克。

【用法】上药共锉一剂。加生姜1片，大枣1枚，以水煎服。

加味温胆汤

【来源】《万病回春》卷四。

【功用】益气补血，养心安神。

【主治】病后虚烦不得卧，及心胆虚怯，触事易惊，短气悸乏。

【组成】半夏（泡7次）10.5克，竹茹、枳实（麸炒）各4.5克，陈皮6.6克，茯苓、甘草各3.3克，酸枣仁（炒）、远志（去心）、五味子、人参、熟地黄各3克。

【用法】上药共锉一剂。加姜、枣煎服。

芍药栀豉汤

【来源】《云岐子保命集》卷下。

【主治】产后虚烦不得眠。

【组成】芍药、当归、栀子各15克，香豉20克。

【用法】上药共研为粗末。每服30克，以水煎服。

多寐、健忘

宁神汤

【来源】《嵩崖尊生》卷九。

【功用】补中益气，清热燥湿。

【主治】脾胃气虚，湿热内困，食后昏沉，懒动嗜卧。

【组成】人参、青皮各1.5克，黄芪6克，神曲2.1克，黄柏、当归、柴胡、升麻各0.9克，苍术、炙草各3克。

【用法】上药以水煎服。

聪明汤

【来源】《古今医鉴》卷八。

【主治】健忘。

【组成】白茯神、远志肉（甘草水泡）、石菖蒲（去毛，3厘米9节者佳）各90克。

【用法】上药制后，共研为细末。每日用9～15克，煎汤，空腹时服，一日不拘次数。

神交汤

【来源】《辨证录》卷四。

【功用】大补心肾。

【主治】健忘。

【组成】人参30克，麦冬30克，巴戟天30克，柏子仁15克，山药30克，芡实15克，玄参30克，丹参9克，茯神9克，菟丝子30克。

【用法】上药以水煎服。连服10剂。

交泰丸

【来源】《脾胃论》卷下。

【功用】升阳泄阴，调营和中。

【主治】怠惰嗜卧，四肢不收，沉困懒倦。

【组成】干姜（炮制）0.9克，巴

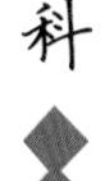

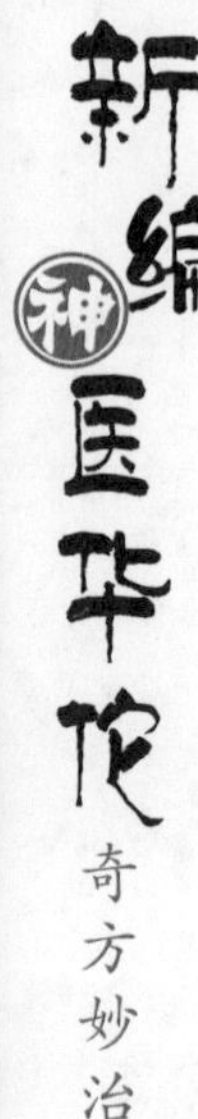

豆霜1.5克，人参（去芦）、肉桂（去皮）各3克，柴胡（去苗）、小椒（炒去汗，并闭目去子）、白术各4.5克，厚朴（去皮，锉，炒。秋、冬加至21克）、酒煮苦楝白茯苓、砂仁各9克，川乌头（炮，去皮、脐）13.5克，知母12克（一半炒，一半酒洗。此一味，春、夏所宜，秋、冬去之），吴茱萸（汤洗7次）15克，黄连（去须。秋、冬减至4.5克）、皂角（水洗，煨，去皮、弦）、紫菀（去苗）各18克。

【用法】上药除巴豆霜另入外，余同研为极细末，炼蜜为丸，如梧桐子大。每服10丸，温水送下。

菖蒲益智丸

【来源】《备急千金要方》卷十四。

【功用】养心益智。

【主治】健忘，神志恍惚。

【组成】菖蒲、远志、人参、桔梗、牛膝各38克，桂心23克，茯苓53克，附子30克。

【用法】上八味，共研为细末，调蜜为丸，如梧桐子大。每服7丸，加至20丸，白天2次，夜里1次。

加味宁志丸

【来源】《扶寿精方》。

【功用】益气补血，养心安神。

【主治】气血两虚，精神恍惚，心思昏愦，健忘怔忡。

【组成】白茯苓（去皮）、人参、远志（甘草煎汤浸软，去木）、菖蒲（寸九节者，米泔浸）、黄连（去毛）、酸枣仁（水浸，去红皮）、柏子仁（去壳）各30克，当归（酒洗）、生地黄（酒洗）各24克，木香（不用火）12克，朱砂（研，水飞）37.5克（半入药，半为衣）。

【用法】上药共研为末，炼蜜丸，绿豆大。半饥时用麦门冬（去心）煎汤送下50～60丸。

加味定志丸

【来源】《古今医鉴》卷八陈白野方。

【功用】养心益智。

【主治】健忘。

【组成】当归身（酒洗）、川芎、白芍药、生地黄（酒洗，切）各60克，人参18克，石菖蒲60克，远志（甘草水泡，去骨，姜汁炒）90克。

【用法】上药共研为细末，炼蜜为丸，如梧桐子大。每服6克，临卧白汤送下。

镇心省睡益智方

【来源】《千金翼方》卷十六。

【主治】惊悸，嗜睡，健忘。

【组成】远志（去心）1.5千克，益智子、菖蒲各250克。

【用法】上三味，捣筛为散。每次2克，以淳糯米酒调服。

胸痹、心痛

通灵散

【来源】《医学入门》卷七。

【主治】心痛。

【组成】蒲黄、五灵脂各30克，木通、赤芍药各15克。

【用法】上药研末。每次用12克，水煎沸后入盐少许，通口服。

玄胡索散

【来源】《世医得效方》卷四。

【功用】缓急止痛。

【主治】卒心痛，或经年不愈者。

【组成】玄胡索30克，甘草6克。

【用法】上药研末为散。用水250毫升，煎至125毫升，顿服。如吐逆，分作5次服。

桂枝四七汤

【来源】《仁斋直指》卷六。

【主治】外感风冷，内有寒邪，心腹作痛。

【组成】桂枝、白芍药、半夏（制）各30克，白茯苓、厚朴（制）、甘草（炙）各15克，人参、紫苏各7.5克。

【用法】上药锉碎。每服12克，加生姜7片，大枣2个同煎，空腹时服。

加味归脾汤

【来源】《医宗必读》卷八。

【功用】补益心脾。

【主治】心虚悸动而痛。

【组成】人参、炙黄芪、白术、当归、茯苓、酸枣仁各4.5克，远志肉2.4克，木香、甘草（炙）各1.5克，龙眼肉6克，大枣2枚，煨姜3片，菖蒲2.4克，桂心1.5克。

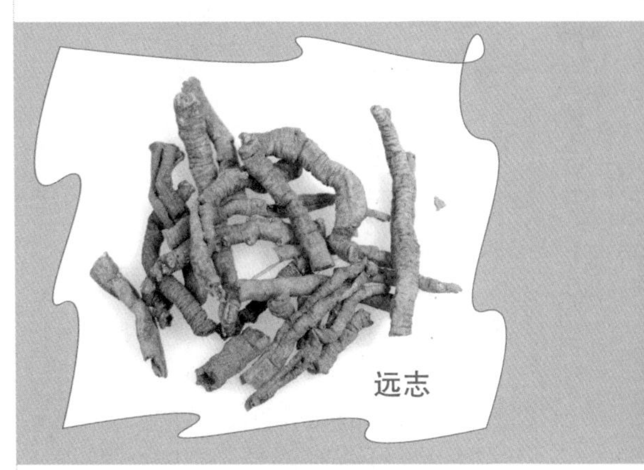
远志

【用法】上药用水400毫升，煎至200毫升，食后服。

栝楼薤白白酒汤

【来源】《金匮要略》卷上。

【功用】通阳散结，行气化痰。

【主治】胸阳不振，气滞痰阻，致成胸痹，喘息咳唾，胸背痛，短气，寸口脉沉而迟，关上小紧数者。

【组成】栝楼实1枚（捣），薤白12克，白酒700毫升。

【用法】上三味，同煮取200毫升，分2次温服。

惊悸、怔忡

宁志膏

【来源】《太平惠民和剂局方》

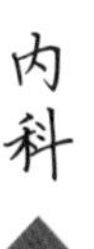

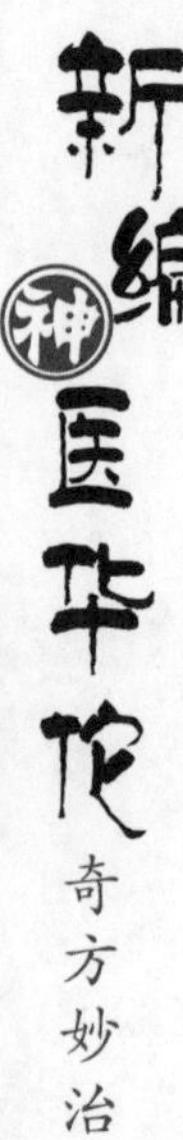

卷五。

【主治】心脏亏虚，神志不宁，恐怖惊惕，常多恍惚，易于健忘，睡卧不宁，夜多噩梦。

【组成】酸枣仁（微炒，去皮）、人参各30克，辰砂（研细，水飞）15克，乳香（以乳钵坐水盆中研）7.5克。

【用法】上四味，研末和匀，炼蜜为丸，如弹子大。每服1粒，空腹与临卧时用温酒化下，枣汤亦得。

除烦清心丸

【来源】《丹台玉案》卷五。

【功用】清心除烦，养阴安神。

【主治】胆怯心惊，烦躁口苦。

【组成】知母、黄连、天冬各30克，麦冬45克，朱砂9克。

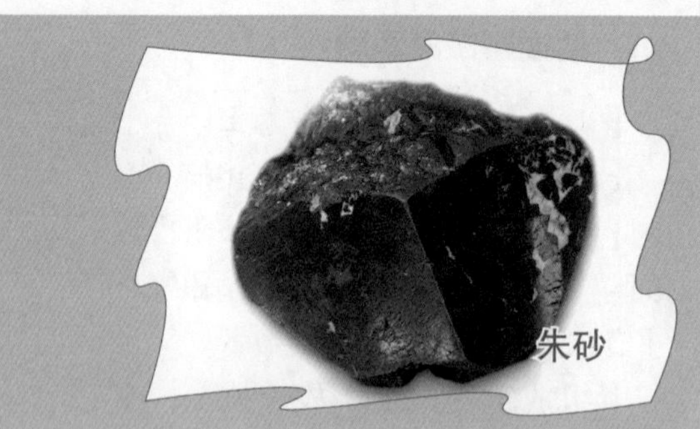

朱砂

【用法】上药共研为末，荷叶汤糊为丸，朱砂为衣。每服6克，空腹时用白开水送下。

龙齿镇心丹

【来源】《太平惠民和剂局方》卷五。

【功用】镇心安神，滋阴益肾。

【主治】心肾气不足，惊悸健忘，夜梦不安，遗精，面色少华，足胫疼。

【组成】龙齿（水飞）、远志（去心，炒）、天门冬（去心）、熟地黄、山药（炒）各180克，茯神、麦门冬（去心）、车前子（炒）、白茯苓、桂心、地骨皮、五味子各150克。

【用法】上药研末，炼蜜为丸，如梧桐子大。每服30～50丸，空腹时用温酒或米汤送下。

神归汤

【来源】《痘疹传心录》卷十七。

【主治】心气不足，烦躁多惊。

【组成】人参、麦冬、茯神、当归、甘草各等份。

【用法】上药以水煎服。

姜术汤

【来源】《仁斋直指》卷十一。

【主治】痰饮内停，心悸怔忡。

【组成】白姜（生）、白术、茯苓、半夏曲各15克，辣桂、甘草（炙）各0.3克。

【用法】上药共锉为散，每服9克，姜、枣煎服。

龙齿汤

【来源】《医方大成》卷三引《简易方》。

【主治】心悸怔忡，胸怀忧虑，神思多惊，如坠险地，小便或赤或浊。

【组成】官桂75克，半夏（汤洗）

60克，人参（去芦）、白茯苓（去皮）、甘草（炙）、当归、龙齿（研）、桔梗（炒）、茯神（去皮）各30克，远志（去心）、枳壳（去瓤，麸炒）各75克，黄芪（蜜炙）75克。

【用法】上药共研为末。每服9克，用水150毫升，加生姜3片，大枣1枚，粳米100粒，煎服。

养血安神汤

【来源】《万病回春》卷四。

【功用】养心清火。

【主治】惊悸属血虚火动者。

【组成】当归身（酒洗）1.5克，川芎1.5克，白芍（炒）1.5克，生地黄（酒洗）、黄连各3克，陈皮1.5克，白术2.1克，茯神3克，酸枣仁（炒）2.1克，柏子仁（炒）1.5克，甘草（炙）1克。

【用法】上药共锉一剂。以水煎服。

痴呆、百合病

百合洗方

【来源】《金匮要略》卷上。

【主治】百合病，一月不解，变成渴者。

【组成】百合100克。

【用法】以水2升，渍百合一夜。洗身。洗毕食煮饼。

【禁忌】服药期间，禁食盐豉。

苏心汤

【来源】《辨证录》卷四。

【功用】益气养血，化痰解郁。

【主治】气血两虚，兼有痰郁，致患呆病者。

【组成】白芍、当归各90克，人参、茯苓各30克，半夏、炒栀子、柴胡各9克，附子0.9克，生枣仁15克，吴茱萸、黄连各1.5克。

【用法】上药用水2.5升，煎取250毫升，灌之。

百合鸡子汤

【来源】《金匮要略》卷上。

【异名】鸡子汤（《类证活人书》卷十八）。

【功用】滋阴养胃，降逆除烦。

【主治】百合病，误吐之后，虚烦不安者。

【组成】百合（掰）7枚，鸡子黄1枚。

【用法】先以水洗百合，浸一夜，当白沫出，去其水；再以泉水400毫升，煎取200毫升，去滓，入鸡蛋黄搅匀，煎至100毫升，温服。

启心救胃汤

【来源】《辨证录》卷四。

【主治】起居失节，胃气伤而痰迷，致成呆病者。

【组成】人参30克，茯苓30克，白芥子9克，菖蒲3克，神曲9克，半夏6克，南星6克，黄连3克，甘草3克，枳壳1.5克。

【用法】上药以水煎服。连服3剂。

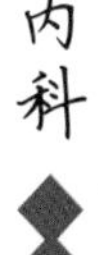

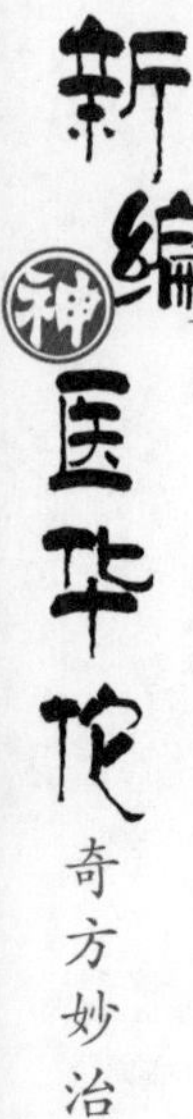

百合知母汤

【来源】《金匮要略》卷上。

【功用】清热养阴。

【主治】百合病，发汗后，心烦口渴者。

【组成】百合（掰）7枚，知母（切）9克。

【用法】先以水洗百合，渍一夜，当白沫出，去其水；再以泉水400毫升，煎取200毫升，去滓；另以泉水400毫升，煎知母，取200毫升，去滓。将两次药汁混和煎，取300毫升，分2次温服。

百合地黄汤

【来源】《金匮要略》卷上。

【异名】百合汤（《伤寒全生集》）。

【功用】滋阴清热。

【主治】百合病，阴虚内热，神志恍惚，沉默寡言，如寒无寒，如热无热，时而欲食，时而恶食，口苦，小便赤。

【组成】百合（掰）7枚，生地黄汁200毫升。

【用法】以水浸洗百合一夜，去其水；再以泉水400毫升，煎取200毫升，去滓；入地黄汁，煎取300毫升，待温再服。中病勿更服。服后大便色黑如漆。

癫、狂、痫

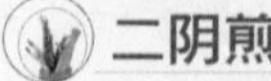

二阴煎

【来源】《景岳全书》卷五十一。

【功用】清心泄火，养阴安神。

【主治】心经有热，水不制火，惊狂失志，多言多笑，喜怒无常，或疮疡疹毒，烦热失血。

【组成】生地6～9克，麦冬6～9克，枣仁6克，生甘草3克，玄参4.5克，黄连3～6克，茯苓4.5克，木通4.5克。

【用法】上药用水400毫升，加灯芯草20根，或竹叶亦可，煎至280毫升，空腹时服。

天乌散

【来源】《幼幼新书》卷十一引《灵苑方》。

【异名】狐肝散（《幼幼新书》卷十一引《灵苑方》）。

【主治】风痫。

【组成】腊月乌鸦1只（用肉、骨），腊月野狐肝1具（二味入瓶固烧），麝香、天麻、犀角各15克，干蝎、白僵蚕、蝉蜕、牛黄（多益妙）、荆芥、藿香、天南星（去心）、白附子、腻粉、桑螵蛸（腊月采）各30克，乌蛇（酒浸）60克。

【用法】上药共研为细末。每服1.5克，空腹时用荆芥汤或豆淋酒送服。小儿薄荷汤调0.3～0.6克。

三妙散

【来源】《医宗金鉴》卷六十七。

【主治】脐中作痒，时流黄水，不痛不肿，及湿疮、湿癣。

【组成】槟榔、苍术（生）、黄柏（生）各等份。

【用法】上药共研为细末。干撒肚脐。

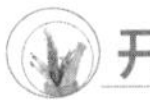

开迷散

【来源】《古今医鉴》卷七。

【主治】妇人血逆心包而作癫狂，歌唱无时，逾垣上屋者。

【组成】当归3克，白术（炒）3克，白芍药3克，柴胡2.4克，白茯苓2.4克，甘草（炙）2.1克，桃仁4.5克，苏木3克，远志（泡，去骨）4.5克，生地黄4.5克。

【用法】上药锉研为末。加生姜，用水煎服。

大惊丸

【来源】《太平惠民和剂局方》卷十。

【主治】惊风诸痫，壮热昏愦，神志恍惚，痰涎壅塞，或发搐搦，目睛直视。

【组成】蛇黄（火煅，醋淬9次，研飞）6克，青礞石（研）3克，朱砂（研飞）9克，虾蟆灰、雄黄各3克，铁粉（研）7.5克。

【用法】上药研匀。用水浸蒸饼为丸，如梧桐子大。每服1丸。煎薄荷水磨剪刀股化下，一日3服。

医痫无双丸

【来源】《寿世保元》卷五。

【功用】祛风化痰，降火镇惊，养血理脾，宁心定志。

【主治】痫证。

【组成】南星30克，半夏30克（二味用白矾、皂角、生姜煎浸一日夜透，切片，随汤煮干，去矾、皂、姜不用），川芎9克，归身（酒洗）、软石膏各30克，天麻21克，僵蚕1.5克，生地黄（酒炒）30克，荆芥穗15克，辰砂15克，川独活15克，乌犀角15克，白茯苓（去皮）、拣参各30克，远志（甘草水泡，去心）、麦冬（去心）、白术（去芦油）、陈皮（去白）各15克，酸枣仁（炒）15克，黄芩9克，川黄连（去毛）15克，白附子（煨）、珍珠、甘草各9克，金箔30片。

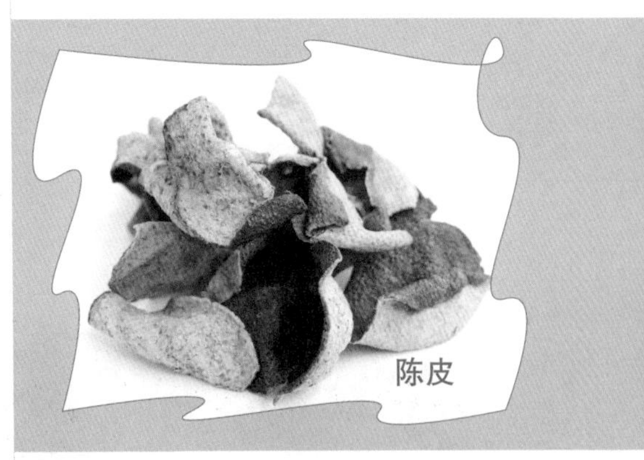

陈皮

【用法】上药共研为细末，用好酒打稀糊为丸，如梧桐子大，金箔为衣。每服50丸，空腹时用白汤送下。

加减导痰汤

【来源】《寿世保元》卷五。

【功用】化痰清火。

【主治】痫证痰火盛者。

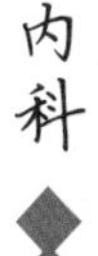

【组成】南星（姜制）、半夏、陈皮（去白）、白茯苓（去皮）、栝楼仁（麸炒）、桔梗、山栀子、黄芩、黄连（姜炒）各3克，甘草、木香（另研）、辰砂（为末）各1.5克。

【用法】上药共锉一剂。加生姜煎，入竹沥、姜汁，磨木香末，调辰砂末同服。

芩连清心汤

【来源】《类证治裁》卷四。

【功用】清心开窍，化痰安神。

【主治】痰火扰心，癫狂烦躁。

【组成】黄芩、黄连、麦冬、花粉、茯神、丹参、牛黄、菖蒲、远志各等份。

【用法】上药以水煎服。

加减寿星汤

【来源】《古今医鉴》卷七。

【主治】痫证。

【组成】南星120克（胆制），半夏60克，防风30克，荆芥21克，天麻30克，皂荚30克，香附30克，青皮30克，猪苓30克，泽泻30克，赤茯苓30克，白茯神30克，白术30克，细辛21克，麦门冬30克。

【用法】上药锉碎。每剂30克，加生姜，水煎服。

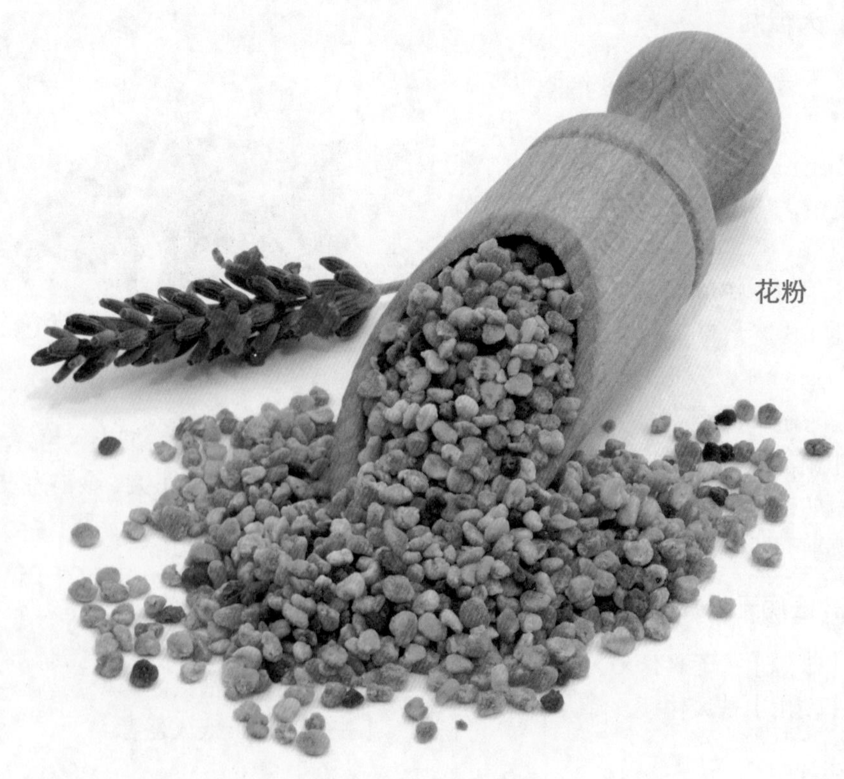

花粉

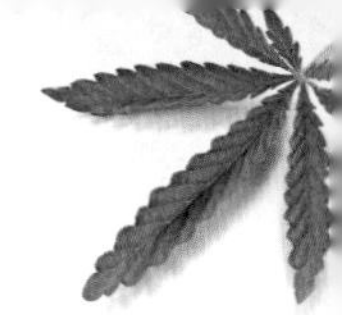

淋证

立效散

【来源】《太平惠民和剂局方》卷八。

【主治】下焦结热，小便黄赤，淋闭疼痛，或有血出，及大小便俱出血者。

【组成】山栀子（去皮炒）15 克，瞿麦穗 30 克，甘草（炙）22 克。

【用法】上药共研为末。每服 15 ~ 22 克，用水 250 毫升，入连须葱根 7 个，灯芯 50 茎，生姜 5 ~ 7 片，同煎至 175 毫升，时时温服。

硼砂散

【来源】《仁斋直指》卷十六。

【功用】化石利尿，通淋止痛。

【主治】沙石淋，急痛者。

【组成】硼砂（细研）、琥珀、赤茯苓、蜀葵子、陈橘皮（不去白）各等份。

【用法】上药共研为末。每服 7.5 克，用葱头 2 片（去心），麦门冬 21 粒，蜜 2 匙，新水煎取清汁调下；或绿豆水浸，和皮研，取清汁调下。

槟榔散

【来源】《普济方》卷二三八引《产经》。

【主治】血淋，小便淋沥，水道疼痛。

【组成】槟榔 1 枚（面裹煨熟，去面），赤茯苓适量。

【用法】上药共研为粗末。每服 15 克，用水 230 毫升，煎至 160 毫升，去滓，空腹时温服。

葵子汤

【来源】《重订严氏济生方》。

【异名】葵花汤（《疡医大全》卷二十四）。

【功用】清热利湿，通淋滑窍。

【主治】膀胱实热，腹胀，小便不通，口舌干燥，咽肿不利者。

【组成】赤茯苓（去皮）、木猪苓（去皮）、葵子、枳实（麸炒）、瞿麦、木通（去节）、黄芩、车前子（炒）、滑石、甘草（炙）各等份。

【用法】上药㕮咀。每服 12 克，用水 220 毫升，加生姜 5 片，煎至 180 毫升，去滓温服，不拘时候。

膏淋汤

【来源】《医学衷中参西录》上册。

【主治】膏淋。小便混浊稠黏，淋涩作痛。

【组成】生山药 30 克，生芡实 18 克，生龙骨（捣细）18 克，生牡蛎（捣细）18 克，大生地（切片）18 克，潞党参 9 克，生杭芍 9 克。

【用法】上药以水煎服。

【加减】小便混浊但不稠黏者，龙骨、牡蛎宜减半。

龙胆泻肝汤

【来源】《兰室秘藏》卷下。

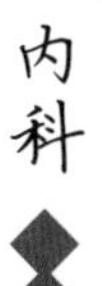

【异名】七味龙胆泻肝汤（《景岳全书》卷五十七）、龙胆汤（《幼幼集成》卷四）。

【功用】清利肝胆湿热。

【主治】肝经实火上攻而成喉口热疮；肝经湿热下注所致小便涩痛，阴部热痒及臊臭。

【组成】柴胡梢、泽泻各 3 克，车前子、木通各 1.5 克，生地黄、当归梢、草龙胆各 9 克。

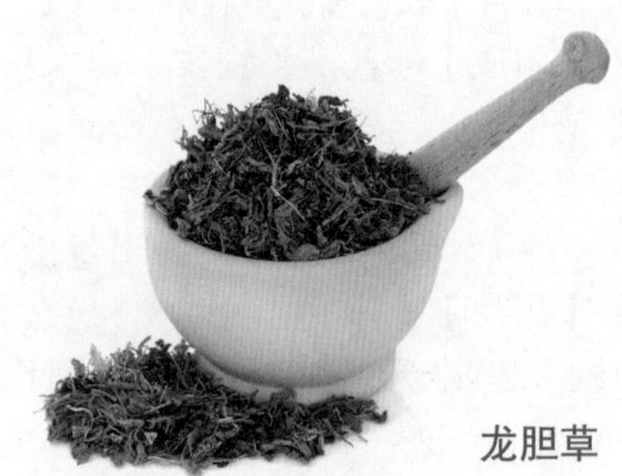

龙胆草

【用法】上药锉如麻豆大，都作一服，用水 450 毫升，煎至 150 毫升，去滓，空腹时稍热服，便以美膳压之。

龙脑鸡苏丸

【来源】《太平惠民和剂局方》卷六。

【主治】肺热咳嗽，鼻衄吐血，血崩下血，血淋、热淋、劳淋、气淋、胃热口臭，肺热喉腥，脾疸口甜，胆疸口苦。

【组成】柴胡（要真银川者）60 克（锉，同木通以沸汤 100 毫升浸一二宿，绞汁后入膏），木通（锉，同柴胡浸）、阿胶（炒微燥）、蒲黄（真者，微炒）、人参各 60 克，麦门冬（汤洗，去心，焙干）120 克，黄芪（去芦）30 克，鸡苏（净叶）500 克，甘草（炙）45 克，生干地黄末（后入膏）180 克。

【用法】上药并捣罗为细末，将好蜜 1 千克先炼一二沸，然后下生干地黄末，不住手搅，时时入绞下前木通、柴胡汁，慢慢熬成膏，勿令焦，然后将其余药末同和为丸，如豌豆大。每服 20 丸，嚼破热水下，不嚼亦得。虚劳烦热，消渴惊悸，煎人参汤下；咳嗽唾血，鼻衄吐血，将麦门冬（汤浸去心），煎汤下，并食后、临卧服之。唯血崩下血，诸淋疾，皆空腹时服。治淋用车前子汤下。

四炒固真丹

【来源】《医学入门》卷七。

【主治】元脏久虚，遗精白浊，五淋七疝，妇人崩带下血，子宫血海虚冷等证。

【组成】苍术 500 克。

【用法】上药分作四份。一份用茴香、青盐各 30 克炒；一份用川乌、川楝各 30 克炒；一份用川椒、故纸各 30 克炒；一份用酒、醋炒，俱以术黄为度，去各炒药，为末，煮药酒、醋打糊丸，如梧桐子大。每服 30 丸，男子酒下，妇人淡醋汤下。

遗　精

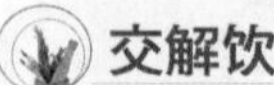

交解饮

【来源】《三因极一病证方论》

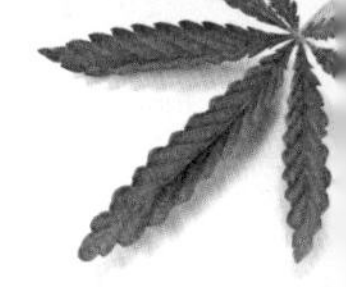

卷六。

【主治】脾胃气弱，阴阳胜复，发为痎疟。

【组成】肉豆蔻（半生，半面裹煨）、草豆蔻（如上法）、甘草（半生，地炙）、厚朴（半生，半姜制炒）各等份。

【用法】上药共锉为散。每服12克，用水300毫升，煎至210毫升，去滓，空腹服。

蟠桃果

【来源】《景岳全书》卷五十一。

【功用】补脾滋肾。

【主治】遗精属脾肾虚弱者。

【组成】芡实500克（炒），莲肉（去心）500克，胶枣肉500克，熟地500克，胡桃肉（去皮）1千克。

【用法】上药共研为末。以猪腰6个，掺八角，蒸极熟，去筋膜，同前药末捣成饼。每日服2个，空腹时用滚白汤或好酒送下。

【加减】人参、制附子俱可随意加用。

滋阴汤

【来源】《会约医镜》卷九。

【主治】肝肾虚弱，不时失血，背痛，咽干，咳嗽，便短，倦怠，遗精。

【组成】熟地6克，淮山药4.5克，麦冬（去心，微炒）2.4克，当归（酒洗，去尾）3.9克，白芍（酒炒）3克，甘草（炙）1.8克，阿胶（蛤粉炒）3克，茯苓3克，杜仲（淡盐水炒）3克，丹参3.9克。

【用法】上药以水煎，早、晚服。服之而顺，可以多服，但中午时必须服温脾汤以佐之。

【加减】咽干而五心热者，加元参3.6克；骨蒸多汗者，加地骨皮3.9克；血热妄动者，加生地4.5克，青蒿3克；阴虚不宁者，加女贞子4.5克；咳嗽有痰者，加款冬花3克，川贝母（微炒，研末）3克；血来盛者，加童便100毫升，藕节汁或丝茅根汁合服。

秘元汤

【来源】《会约医镜》卷十三。

【功用】培补心脾。

【主治】思虑劳倦，梦遗滑精，延久无火者。

【组成】远志肉2.4克，山药6克，芡实6克，枣仁（炒，捣碎）4.5克，白术（土炒）、茯苓各4.5克，甘草（炙）3克，五味子14粒（微炒，捣）。

【用法】上药以水煎，空腹时服。

【加减】如有火觉热者，加苦参3～6克；如气大虚者，加蜜炙黄芪3～9克。

滋阴降火汤

【来源】《医学入门》卷八。

【主治】潮热咳血，遗精无泄者。

【组成】当归、生地、白芍、白术各3克，麦门冬、天门冬、甘草各1.5克，知母、黄柏、远志、陈皮、川芎各1.8克。

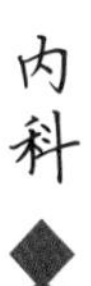

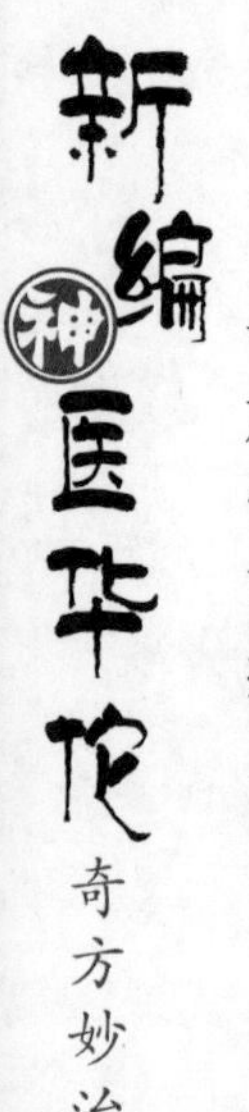

【用法】上药加生姜，水煎，温服。

【加减】如有痰，加栝楼仁、贝母；咳嗽，加五味子、阿胶；梦遗，加芡实、石莲肉；有热，加秦艽、地骨皮；唾吐咯血，加茜根、莲藕汁、玄参；气虚血少，加人参、黄芪；久病者，去川芎。

神龙丹

【来源】《鲁府禁方》卷二。

【主治】遗精。

【组成】文蛤（炒）6克，白龙骨（煅）9克，白茯神（去皮、木）15克。

【用法】上药共研为细末，以醋糊调和为丸，如梧桐子大，每服30丸，空腹时用温水送下。

紫金丹

【来源】《扁鹊心书》。

【主治】下元虚惫，子宫寒冷，月信不调，脐腹连腰疼痛，面黄肌瘦，泄泻精滑。

【组成】代赭石（烧红，醋淬七次）、赤石脂（制法同上）、禹余粮（制法同上）各150克。

【用法】上药共研为细末，入瓷罐，盐泥封固3厘米厚，阴干，大火煅三炷香，冷定，再研极细，醋糊为丸，如芡实大。每服10丸，用热酒送下。

锁阳丹

【来源】《三因极一病证方论》卷十三。

【主治】脱精，滑泄不禁。

【组成】桑螵蛸（瓦上焙燥）90克，龙骨（别研）30克，白茯苓30克。

【用法】上药共为末，面糊为丸，如梧桐子大。每服70丸，空腹时煎茯苓、盐汤送下。

镇心丹

【来源】《三因极一病证方论》卷九。

【主治】心气不足，惊悸自汗，烦闷短气，喜怒悲忧，悉不自知；男子遗泄，女子带下。

【组成】光明辰砂（研）、白矾（煅尘尽）各等份。

【用法】上药共研为末，水丸如鸡头子大。每服1丸，煎人参汤下，食后服。

涩精金锁丹

【来源】《中藏经》卷下。

【主治】遗精。

【组成】韭子200克（酒浸三宿，滤出焙干）。

【用法】上药杵为末，酒糊为丸，如梧桐子大，朱砂为衣。每次20丸，空腹时用酒送下。

聚仙丸

【来源】《良明汇集》卷五。

【功用】补肝益肾，涩精止遗。

【主治】遗精，不育。

【组成】沙苑蒺藜500克（先去刺为末，取净药120克；余滓用水

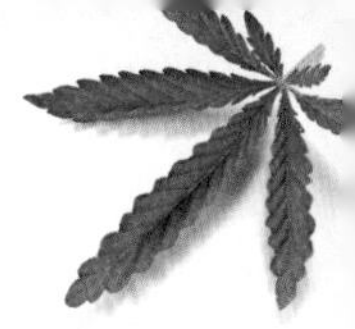

泡3～5日，取汁熬膏备用），莲蕊须120克（黄色者），芡实120克，枸杞子60克，菟丝饼60克，山萸肉（新者）120克，覆盆子（去蒂，酒拌，蒸）60克，川续断（酒泡一夜，焙干）60克，金樱子（去外刺、肉瓤）90克，真龙骨（五色者，火煅，童便浸10次）15克。

【用法】上药共研为细末，同蒺藜膏为丸，如梧桐子大。每服9克，盐汤或黄酒送下。求速效者，每日进2服。

【加减】治疗不育者，倍龙骨，加金樱子（熬）60克。

聚精丸

【来源】《证治准绳·女科》卷四。

【功用】补益肝肾，涩精止遗。

【主治】肾虚封藏不固，梦遗滑精，阳痿无子。

【组成】黄鱼鳔胶500克（白净者，切碎，用蛤粉炒成珠，以无声为度），沙苑蒺藜240克（马乳浸两宿，隔汤蒸一炷香久，取起焙干）。

【用法】上药共研为末，炼蜜为丸，如梧桐子大。每服80丸，空腹时用温酒或白水送下。

【禁忌】服药期间，忌食鱼及牛肉。

清心丸

【来源】《圣济总录》卷一八五。

【主治】热盛梦泄，怔忡恍惚，胸膈痞闷，舌干。

【组成】黄柏（去粗皮，锉）30克。

【用法】上一味，捣罗为末。入龙脑3克同研匀，炼蜜和丸，如梧桐子大。每服10～15丸，浓煎麦门冬汤下。

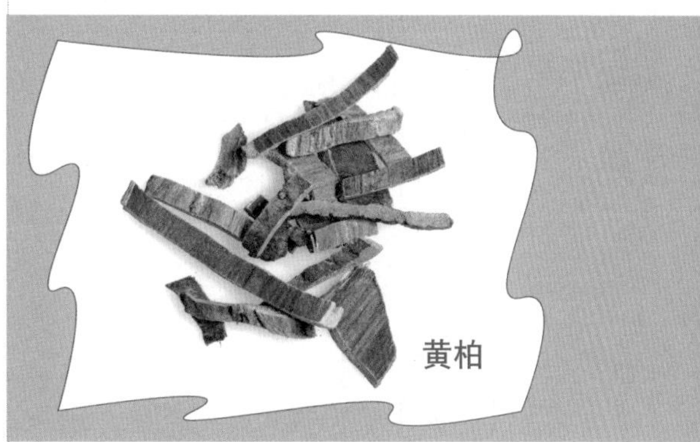
黄柏

安肾丸

【来源】《太平惠民和剂局方》卷五。

【功用】壮阳益肾。

【主治】肾经积冷，下元虚惫，目暗耳鸣，四肢无力。夜梦遗精，小便频数，脐腹撮痛，食少体瘦，惊恐健忘，大便溏泻。

【组成】肉桂（去粗皮，不见火）、川乌（炮，去皮、脐）各500克，桃仁（麸炒）、白蒺藜（炒，去刺）、巴戟（去心）、山药、茯苓（去皮）、肉苁蓉（酒浸，炙）、石斛（去根，炙）、萆薢、白术、破故纸各1.5千克。

【用法】上药共研为末，炼蜜为丸，如梧桐子大。每服30丸，空腹时用温酒或盐汤送下；小肠气者，用炒茴香盐酒送下。

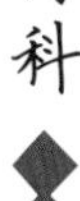

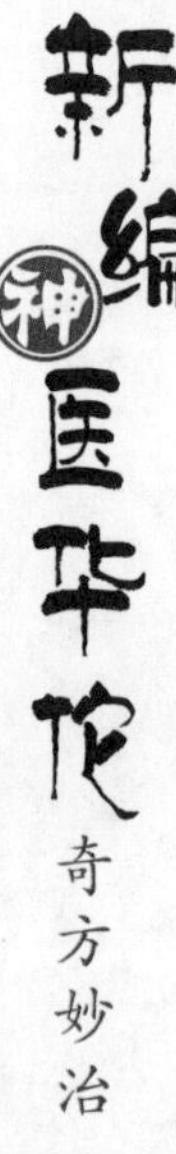

珍珠粉丸

【来源】《素问病机气宜保命集》卷下。

【主治】白淫，梦泄遗精，及滑出而不收。

【组成】黄柏500克（放新瓦上烧令通赤），真蛤粉500克。

【用法】上药共研为细末，滴水为丸，如梧桐子大。每服30丸，空腹时用酒送下。

菟丝子丸

【来源】《鸡峰普济方》卷十。

【异名】菟丝丸（《奇效良方》卷三十五）。

【功用】补肾摄精。

【主治】肾气虚衰，精液不固，致患膏淋，脂膏随尿而下，茎中微痛，脉散涩而微。

【组成】菟丝子（去尘土，水淘净，酒浸一夜，乘润先捣为粗末，焙）、桑螵蛸（炙）各15克，泽泻7.5克。

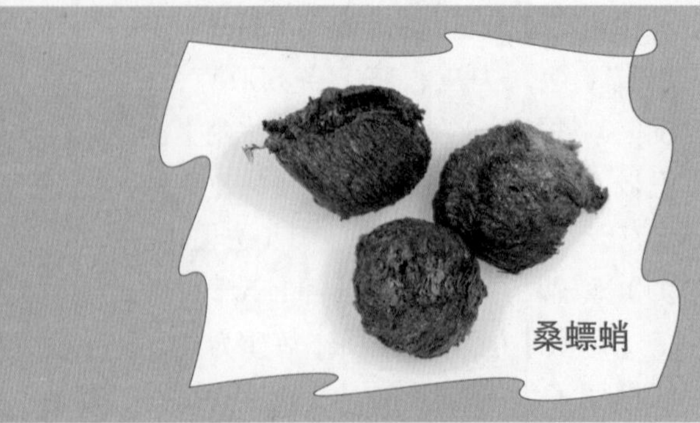
桑螵蛸

【用法】上药共研为细末，炼蜜为丸，如梧桐子大。每服20丸，空腹时用清米饮送下。

紫石英丸

【来源】《太平圣惠方》卷三十。

【功用】益气安神，温肾摄精。

【主治】虚劳，夜多异梦，失精，虚竭至甚。

【组成】紫石英（细研，水飞过）60克，朱砂（细研，水飞过）30克，柏子仁60克，龙骨60克，人参（去芦头）60克，桑螵蛸（微炒）60克，麝香（细研）15克，肉苁蓉（酒浸一夜，刮去皱皮，炙干）30克。

【用法】上药捣罗为末，研入朱砂、石英、麝香令匀，炼蜜为丸，如梧桐子大。空腹时，用温酒送下20丸。

阳痿

鹿茸散

【来源】《太平圣惠方》卷五十八。

【功用】温补肾阳。

【主治】小便不禁，阳痿脚弱。

【组成】鹿茸（去毛，涂酥，炙令微黄）60克，羊踯躅（酒拌，炒令干）30克，韭子（微炒）30克，附子（炮裂，去皮、脐）30克、桂心30克，泽泻30克。

【用法】上药捣细为散。空腹时用粥汤调下6克。

赞育丹

【来源】《景岳全书》卷五十一。

【主治】男子阳痿精衰，虚寒不育。

【组成】熟地（蒸，捣）250克，

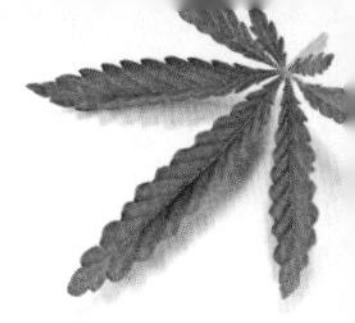

白术（用冬术）250克，当归、枸杞各180克，杜仲（酒炒）、仙茅（酒蒸1日）、巴戟肉（甘草汤炒）、山茱萸、淫羊藿（羊脂拌炒）、肉苁蓉（酒洗，去甲）、韭子（炒黄）各120克，蛇床子（微炒）、附子（制）、肉桂各60克。

【用法】上药共研为末，炼蜜为丸。每服9克，温开水送下。

【加减】或加人参、鹿茸亦妙。

毓麟固本膏

【来源】《清太医院配方》。

【功用】温肾填精，通血脉，利关节。

【主治】下元虚冷，虚劳不足，阳痿不举，举而不坚，遗精盗汗，久无子嗣，下淋白浊，腰疼腿痛，手足顽麻，半身不遂，小肠疝气，单腹胀满；及妇人干血劳瘵，久不受孕；或屡经小产。

【组成】桂仲、熟地黄、附子、肉苁蓉、牛膝、破故纸、续断、官桂、甘草各120克，生地黄、八角、小茴香、菟丝子、蛇床子、天麻子、紫梢花、鹿角各45克，羊妥子1对，赤石脂、龙骨各30克，麻油4升，黄丹1.5千克，雄黄、丁香、沉香、木香、乳香、没药各30克，麝香1克，阳起石1.5克。

【用法】先用麻油熬前二十味，熬枯去滓，入黄丹，最后下余药搅匀成膏。妇人贴脐上，男子贴两肾俞及丹田穴，汗巾缚住，半月一换。

天雄丸

【来源】《御药院方》卷六。

【主治】真气不足，阳气衰惫，失精腰痛，脐腹痃急，阳事不兴。

【组成】蛤蚧1对，朱砂6克，沉香9克，丁香9克，阳起石9克，钟乳粉1.5克，木香7.5克，紫梢花15克，晚蚕蛾45克，牡蛎粉7.5克，天雄1个，肉桂7.5克，石燕子1对（炭火烧，醋淬七次），鹿茸（酥炙）15克，白术7.5克，苁蓉（酒浸三日，焙干）15克，菟丝子（酒浸，焙干）9克，龙骨7.5克，海马1对，乳香9克。

【用法】上药二十味，杵为细末，炼蜜为丸，如弹子大。每服1丸，空心细嚼，好酒煎木通，入麝香少许送服。不得过3服。

右归丸

【来源】《景岳全书》卷五十一。

【功用】温补肾阳。

【主治】肾阳不足，命门火衰，神疲气怯，畏寒肢冷，阳痿遗精，不能生育，腰膝酸软，小便自遗，肢节痹痛，周身肿；或火不能生土，脾胃虚寒，饮食少进，或呕恶膨胀，或反胃噎嗝，或脐腹多痛，或大便不实，泻痢频作。

【组成】大怀熟地250克，山药（炒）120克，山茱萸（微炒）90克，枸杞（微炒）120克，鹿角胶（炒珠）120克，菟丝子（制）120克，杜仲（姜汤炒）120克，当归90克（便溏勿用），

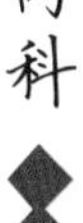

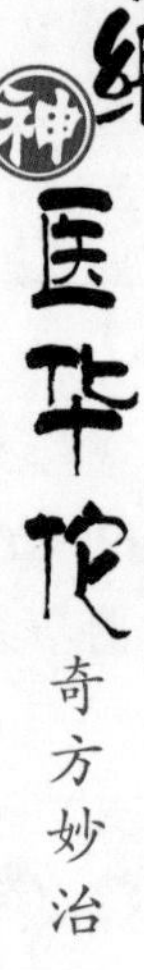

肉桂60克（可渐加至120克），制附子60克（可渐加至160克）。

【用法】上药共研为细末，先将熟地蒸烂杵膏，加炼蜜为丸，如弹子大。每服2～3丸，以滚白汤送下。

【加减】如阳衰气虚，可酌加人参；如阳虚精滑或带浊便溏，加酒炒补骨脂；如飧泄、肾泄不止，加五味子、肉豆蔻；如脾胃虚寒，饮食减少，食不易化，或呕恶吞酸，加干姜；如脘痛不止，加吴茱萸；如腰膝酸痛，加胡桃肉；如阴虚阳痿，加巴戟肉、肉苁蓉，或加黄狗外肾。

归肾丸

【来源】《景岳全书》卷五十一。

【功用】滋补肾阴。

【主治】肾阴不足，精衰血少，腰酸脚软，形容憔悴，阳痿遗精。

【组成】熟地250克，山药120克，山茱萸肉120克，茯苓120克，当归90克，枸杞120克，杜仲（盐水炒）120克，菟丝子（制）120克。

【用法】先将熟地熬成膏，余药共研为细末。炼蜜同熟地膏为丸，如梧桐子大。每服100余丸，空腹时用滚水或淡盐汤送下。

老龙丸

【来源】《普济方》卷二一九。

【异名】苍龙丸（《普济方》卷二一九）、老奴丸（《奇产良方》卷二十一）。

【主治】阳痿，不育、不孕、风湿痹痛。

【组成】母丁香、紫霄花、肉苁蓉（酒浸）、菟丝子（酒浸）、蛇床子、巴戟、仙灵脾、白茯苓（去皮）、远志（去心）、八角、小茴香各60克，灯芯草6克，荜澄茄、胡桃肉、车前子、萆薢、马蔺花（酒浸）、牡蛎（火烧，炒6次）、韭子种、木通（酒浸）各30克，干漆（炒去烟）90克，山茱萸、破故纸（酒浸）、全蝎、桑螵蛸（酒浸）、龙骨各45克，熟地黄150克，当归15克，沉香15克，木香15克，大蜘蛛7个。

【用法】上药共研为细末，炼蜜为丸，如梧桐子大。每服30丸，空腹时用温酒送下。

五子衍宗丸

【来源】《摄生众妙方》卷十一。

【功用】添精益髓，补肾固精。

【主治】肾虚精少，阳痿早泄，遗精，精冷，余沥不清，久不生育。

【组成】枸杞子、菟丝子（酒蒸，捣饼）各240克，北五味子（研碎）60克，覆盆子（酒洗，去目）120克，车前子（扬净）60克。

【用法】上药共研为细末，炼蜜为丸，如梧桐子大。空腹时服90丸，睡前服50丸，温开水或淡盐汤送下，冬月用温酒送下。

【加减】若惯遗泄者，去车前子，加莲子。

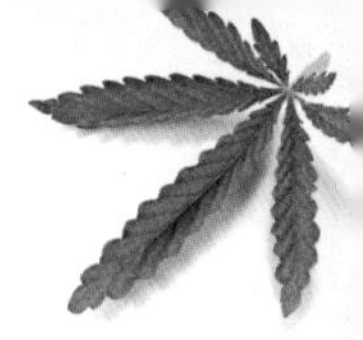

加减内固丸

【来源】《医学入门》卷七。

【功用】补肾壮阳。

【主治】命门火衰，肾寒阴萎，元阳虚惫，阴沉于下，阳浮于上，水火不能既济。

【组成】石斛、葫芦巴各60克，巴戟、苁蓉、山茱萸、菟丝子各90克，破故纸75克，小茴30克，附子15克。

【用法】上药共研为细末，炼蜜为丸，如梧桐子大。每服50丸，空腹时用温酒、盐汤任下。

菟丝子丸

【来源】《太平惠民和剂局方》卷五。

【异名】大菟丝子丸（《证治准绳·类方》卷三）。

【功用】补肾阳，壮腰膝，固下元。

【主治】肾气虚损，元阳不足。腰膝痿软少力，阳痿遗精，小便频数，或尿有余沥，或腰欠温暖。

【组成】菟丝子（净洗，酒浸）、泽泻、鹿茸（去毛）、石龙芮（去土）、肉桂（去粗皮）、附子（炮，去皮）各30克，石斛（去根）、熟干地黄、白茯苓（去皮）、牛膝（酒浸一夜，焙干）、续断、山茱萸、肉苁蓉（酒浸，切，焙）、防风（去苗）、杜仲（去粗皮，炒）、补骨脂（去毛，酒炒）、荜澄茄、沉香、巴戟（去心）、茴香（炒）各23克，五味子、桑螵蛸（酒浸）、川芎、覆盆子（去枝、叶、萼）各15克。

【用法】上药共研为细末，以酒煮面糊为丸，如梧桐子大。每服20丸，空腹时用温酒或盐汤送下；如脚膝无力，大瓜汤下。

辅助振阳丸

【来源】《辨证录》卷九。

【主治】阳痿。阳事不举，即或振兴，旋即衰败。

【组成】人参150克，巴戟300克，炒枣仁、麦冬各150克，菟丝子300克，远志、柏子仁、肉桂各60克，茯神、枸杞各90克，黄芪240克，当归、仙茅各120克，白术180克，人胞1个，陈皮15克，阳起石（火煅，醋淬）30克。

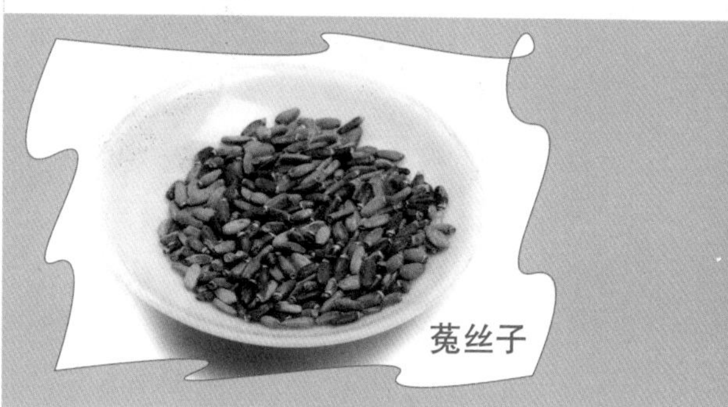
菟丝子

【用法】各为末，以蜜调和为丸。每日早、晚各服12克，滚水下。3个月阳事振兴。

菟丝地黄汤

【来源】《辨证录》卷八。

【功用】益肾壮阳。

【主治】房劳伤肾，阳痿早泄，骨

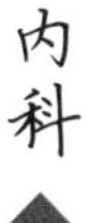

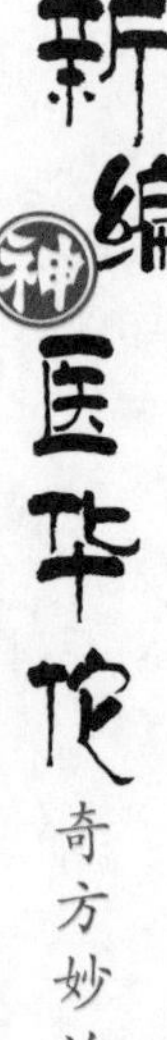

软筋麻，饮食减少，身体畏寒。

【组成】熟地30克，山茱萸15克，菟丝子30克，巴戟天15克。

【用法】上药以水煎服。

早泄、不育

宜男酒

【来源】《同寿灵》卷一。

【主治】养精壮神，调经种子。

【组成】全当归60克，茯神60克，枸杞子60克，川牛膝60克，杜仲（醋炒断丝）60克，桂圆肉（去皮、核）60克，核桃肉（去皮）60克，葡萄干（去皮、梗）60克。

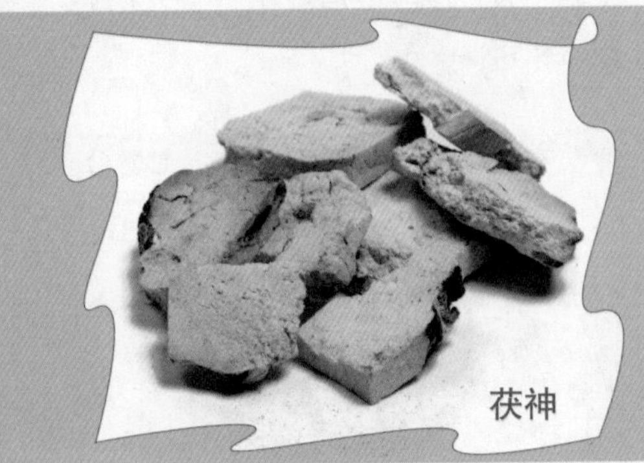
茯神

【用法】上药八味，用好酒5升，盛瓷坛内将药浸入，封固，重汤煮半小时，埋土中7日取起。早、晚温服适量。或用米烧酒5升，则不必煮，但浸7日，服之亦可。

男化育丹

【来源】《辨证录》卷十。

【功用】健脾化痰，益肾种子。

【主治】男子身体肥大，痰盛，不能生育。

【组成】人参15克，山药15克，半夏9克，白术15克，芡实15克，熟地15克，茯苓30克，薏苡仁15克，白芥子9克，肉桂6克，诃子1.5克，益智仁3克，肉豆蔻1枚。

【用法】上药以水煎服。

忘忧散

【来源】《辨证录》卷十。

【主治】男子情志不遂，不能生育者。

【组成】白术15克，茯神9克，远志6克，柴胡1.5克，郁金3克，白芍30克，当归9克，巴戟天6克，陈皮1.5克，白芥子6克，神曲1.5克，麦冬9克，丹皮9克。

【用法】上药以水煎服。连服10剂。

庆云散

【来源】《备急千金要方》卷二。

【主治】男子阳气不足，阳痿不育。

【组成】覆盆子、五味子各120克，天雄30克，石斛、白术各90克，桑寄生120克，天门冬270克，菟丝子120克，紫石英60克。

【用法】上药共锉为散。食后酒服3克，每日3次。

【加减】素不耐寒者，去寄生，加细辛120克；阳气不虚而无子者，去石斛，加槟榔15枚。

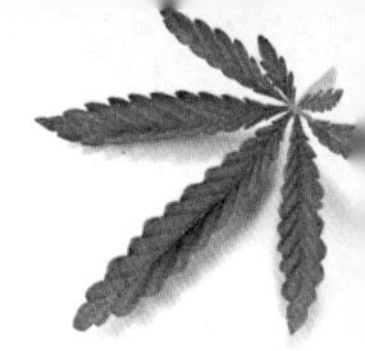

养元汤

【来源】《奇方类编》卷下。

【功用】补虚，益肾，种子。

【主治】肾虚无子。

【组成】当归、川芎、白芍（炒）、炙甘草、熟地、杜仲（炒，去丝）各3克，枸杞6克，杏仁4.5克，白茯苓4.5克，金樱子（去刺）4.5克，淫羊藿（酥炒，去边）3克，石斛4.5克，牛膝5.5克。

【用法】用水600毫升，煎至200毫升，空腹时温服。连服10剂。

【加减】如肾虚明显，可加山萸肉、肉苁蓉各3克。

冷香汤

【来源】《百一选方》卷七。

【主治】夏秋暑湿，恣食生冷，遂成霍乱，阴阳相干，脐腹刺痛，胁肋胀满，烦躁，引饮无度。

【组成】良姜、檀香、甘草（炒令赤）、附子（炮裂，去皮、脐）各60克，丁香6克，川姜（炮）22.5克，草豆蔻（去皮，面裹煨）5个。

【用法】上药共研为细末。每用药末15克，加水1.3升，煎10数沸，贮瓶内，茶水服。

茸珠丸

【来源】《医方类聚》卷一五二引《澹寮方》。

【异名】斑龙丸（《医方类聚》卷一五二引《澹寮方》）。

【功用】补元阳，益精血。

【主治】元阳不足，精亏血虚，形体羸瘦，阳痿早泄，头目眩晕，腰膝冷痛。

【组成】鹿茸（去皮毛，切片，酥炙，无酥则用浊酒炙）30克，鹿角胶（炒珠子）30克，鹿角霜30克，阳起石（煅，酒淬）30克，大附子（炮，去皮、脐）24克，当归（去芦、尾）24克，地黄（九蒸九焙）24克，辰砂（别研）1.5克，肉苁蓉30克，酸枣仁（去壳，捣成膏）30克，柏子仁（去壳，同酸枣仁捣膏）30克，黄芪（蜜炙）30克。

【用法】上药共研为细末，酒煮糊为丸，如梧桐子大。每服50丸，空腹时温酒或盐汤下。即食少量糕粥压之。

阳起石丸

【来源】《普济方》卷二二四引《诜诜方》。

【主治】男子阴阳衰微，阳痿早泄，遗精滑精，胸中短气，盗汗自汗；及阴部冷痛瘙痒，或生疮出黄脓水。

【组成】远志（洗，取肉）15克，阳起石（煅）、沉香（不见火）、北五味、嫩鹿茸、酸枣仁（去皮）、桑螵蛸（微炒）、白龙骨、白茯苓、钟乳粉各30克，天雄（姜汁制，去脐）30克，菟丝子60克。

【用法】上药共研为末，炼蜜为丸，如梧桐子大。每服40～50丸，炒茴香、白茯苓煎汤吞下。

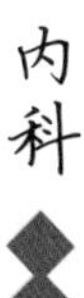

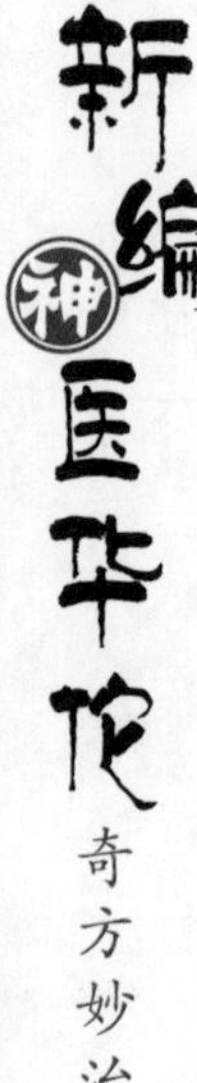

茸附益肾丸

【来源】《医方类聚》卷一五三引《经验秘方》。

【主治】阳痿，早泄。

【组成】鹿茸（炙）30克，沉香7.5克，天雄（炮）15克，鹿角霜15克，家韭子（酒浸）15克，青盐15克，茴香（盐炒）15克，桑螵蛸（炒）30克，牡蛎粉15克，白石脂30克，鹿角胶（炒）30克。

【用法】上药共研为细末，酒糊为丸。每服50丸，空腹时用温酒下。

阳起石丸

【来源】《重订严氏济生方》。

【主治】夏秋暑湿，恣食生冷，遂成霍乱，阴阳相干，脐腹刺痛，胁肋胀满，烦躁，引饮无度。

【组成】阳起石（火煅红，研极细）、鹿茸（酒蒸，焙）、韭子（炒）、菟丝子（水泡净，酒浸蒸焙，别研细末）、天雄（炮，去皮）、肉苁蓉（酒浸）各30克，覆盆子（酒浸）、石斛（去根）、桑寄生沉香（别研）、原蚕蛾（酒炙）、五味子各15克。

【用法】上药共研为细末，酒煮糯米糊为丸，如梧桐子大。每服70丸，空腹时用盐汤或盐酒送下。

种子奇方

【来源】《先醒斋医学广笔记》卷二。

【主治】虚弱不孕、不育。

【组成】柏子仁（去油者，好酒浸一夜，砂锅上蒸，捣烂如泥）、鲜鹿茸（火燎去毛净，酥炙透。如带血者，须慢火，防其皮破血走，切片为末）各等份。

【用法】二药捣极匀，炼蜜丸，如梧桐子大。空腹时用淡盐汤送下9克。

小便不利（遗尿）

化阴煎

【来源】《景岳全书》卷五十一。

【主治】水亏阴涸，阳火有余，小便癃闭，淋浊疼痛。

【组成】生地黄、熟地黄、牛膝、猪苓、泽泻、生黄柏、生知母各6克，绿豆9克，龙胆草4.5克，车前子3克。

【用法】用水400毫升，加食盐少许，文武火煎至320毫升，空腹时温服。

颠倒散

【来源】《古今医鉴》卷八。

【主治】脏腑实热，或小便不通，或大便不通，或大小便俱不通。

【组成】大黄9克，滑石9克，皂角9克。

【用法】上药共研为散。如大便不通，再加大黄9克；如小便不通，再加滑石9克；如大小便俱不通，大黄、滑石各加9克，研末，空腹时用温酒调服。

【禁忌】非实热所致的大小便不通忌用。

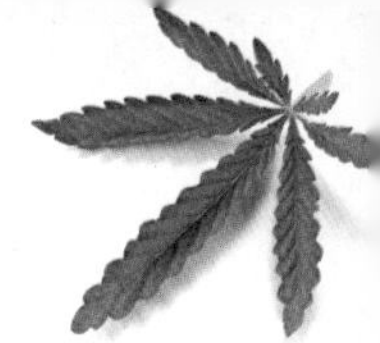

寒通汤

【来源】《医学衷中参西录》上册。

【功用】清利湿热。

【主治】下焦蕴蓄实热，膀胱肿胀，尿管闭塞，小便滴沥不通。

【组成】滑石30克，生杭芍30克，知母24克，黄柏24克。

【用法】上药以水煎服。

葱白汤

【来源】《全生指迷方》卷四。

【主治】忍尿劳役，或受惊恐，以致突然小便不通，脐腹膨急，气上冲心，闷绝欲死，脉右手急大者。

【组成】橘皮（洗，切）9克，葵子3克，葱白3茎（切）。

【用法】上药用水1升，煮取400毫升。分3次服。

火府丸

【来源】《杨氏家藏方》卷三。

【主治】心、肝二经蕴蓄邪热，口燥咽干，大渴引饮，潮热烦躁，目赤睛痛，唇焦鼻衄，小便赤涩，癃闭不通。

【组成】生干地黄、黄芩、木通各60克，犀角30克，甘草（微炙）9克。

【用法】上药共研为细末，炼蜜为丸，如梧桐子大。每服50丸，食后用温开水送下。

加味地黄丸

【来源】《寿世保元》卷六。

【功用】补肾助阳，固摄止遗。

【主治】肾气膀胱俱虚，冷气乘之，不能约制，遗尿不禁，或睡中自出者。

【组成】怀生地黄（酒蒸）120克，怀山药60克，牡丹皮45克，白茯苓30克，山茱萸（酒蒸，去核）、破故纸（炒）各60克，益智仁30克，人参30克，肉桂1.5克。

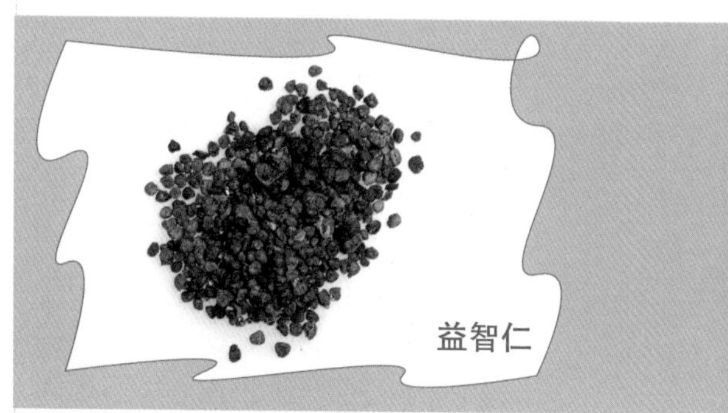
益智仁

【用法】上药共研为细末，炼蜜为丸，如梧桐子大，每服100丸，空腹时用盐汤送下。

小便频数

舒和汤

【来源】《医学衷中参西录》上册。

【主治】因受风寒，小便遗精白浊，其脉弦而长，左脉尤甚者。

【组成】桂枝尖12克，生黄芪9克，续断9克，桑寄生9克，知母9克。

【用法】上药以水煎服。

【加减】服此汤数剂后，病未痊愈者，去桂枝，加龙骨、牡蛎（皆不用煅）各18克。

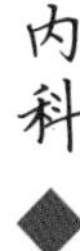

锁精丸

【来源】《奇效良方》卷三十四。

【主治】下元虚弱，小便白浊，或白带淋漓，小便频数。

【组成】破故纸（炒）、青盐各120克，白茯苓、五倍子各60克。

【用法】上药共研为细末，酒煮糊为丸，如梧桐子大。每服30丸，空腹时用温酒或盐汤送下。

瑞莲丸

【来源】《重订严氏济生方》。

【异名】金莲丸（《医学和门》卷七）。

【功用】滋阴养心，益肾化瘀。

【主治】思虑伤心，便下赤浊。

【组成】白茯苓（去皮）、石莲肉（炒，去心）、龙骨（生用）、天门冬（去心）、麦门冬（去心）、远志（洗，去心，甘草水煎）、柏子仁（炒，别研）、紫石英（火煅七次，研令极细）、当归（去芦，酒浸）、酸枣仁（炒，去壳）、龙齿各30克，乳香（别研）15克。

【用法】上药共研为细末，炼蜜为丸，如梧桐子大，朱砂为衣。每服70丸，空腹时用温酒或枣汤送下。

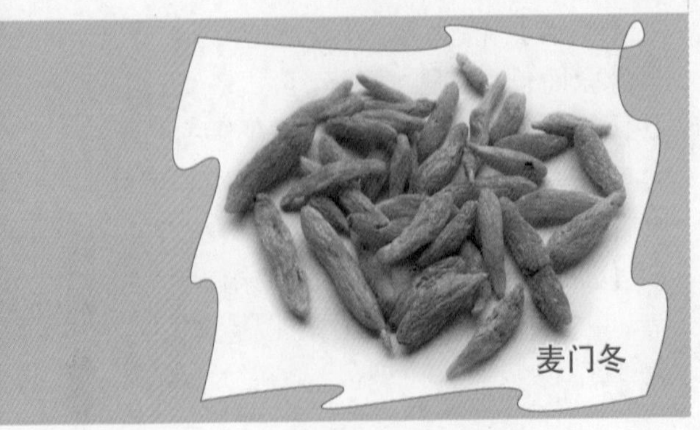
麦门冬

螵蛸散

【来源】《普济方》卷三八八。

【主治】小便频数，白浊。

【组成】桑螵蛸（炙，盐末）、远志（去心）、石菖蒲、龙骨、人参、茯神、当归、鳖甲（一方用龟甲）（醋煮）各30克。

【用法】上药共研为末。夜卧时以人参汤调下。

白茯苓散

【来源】《普济方》卷二一六引《十便良方》。

【异名】茯苓散（《普济方》卷三十三）。

【主治】小便不禁，日夜不止。

【组成】白茯苓、龙骨、甘草（炙，锉细）、干姜、桂心、续断、附子各30克，熟干地黄、桑螵蛸（微炒）各45克。

【用法】上药共锉为散。每服12克，用水200毫升，煎至120毫升，去滓，食后温服。

加减桑螵蛸散

【来源】《张氏医通》卷十四。

【主治】阳气虚弱，小便频数，或遗尿。

【组成】桑螵蛸（酥炙）30枚，鹿茸（酥炙）1对，黄芪（蜜酒炙）90克，麦门冬（去心）75克，五味

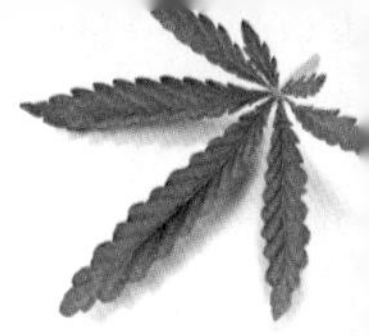

子15克，补骨脂（盐、酒炒）、厚杜仲（盐、酒炒）各90克。

【用法】上药共研为散。每服9克，空腹时羊肾煎汤调服，并用红酒细嚼羊肾。或以羊肾汤泛为丸，空腹时用酒送下9克。

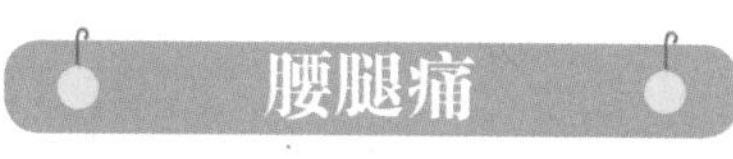

腰腿痛

七宣丸

【来源】《太平惠民和剂局方》卷六。

【主治】气滞郁结，宿食不消，胸膈闭塞，心腹胀满；或积年腰脚疼痛，冷如冰石；或脚气冲心，烦愦闷乱，头旋昏倒。肩背重痛；或风毒脚气，连及头面，大便或秘，小便时涩；或脚气转筋，掣痛挛急，心神恍惚，眠卧不安。

【组成】柴胡（去苗，洗）、枳实、木香、诃子皮各150克，桃仁（去皮、尖，）、甘草各180克，大黄（面裹，煨）450克。

【用法】上药共研为细末，炼蜜为丸，如梧桐子大。每服20丸，渐增至50丸，食后，临卧米饮送下。取宣利为度。

牛膝丸

【来源】《太平圣惠方》卷七。

【主治】肾脏风毒，流注腰脚，筋骨疼痛，行立艰难。

【组成】牛膝（去苗）60克，虎胫骨（涂酥，炙微黄）30克，羌活30克，海桐皮27.5克，当归（锉，微炒）22克，巴戟22克，川芎22克，薏苡仁22.5克，防风（去芦头）22.5克，桂心22.5克，杜仲（去粗皮，微炙，锉）30克，鹿茸（去毛，涂酥，炙微黄）30克，石斛（去根，锉）22.5克，附子（炮裂，去皮、脐）30克，熟干地黄30克，酸枣仁（微炒）22.5克，肉苁蓉（酒浸一夜。刮去皱皮，焙干）30克，仙灵脾22.5克，补骨脂（微炒）22.5克，干蝎（微炒）22.5克，天麻22.5克，木香22.5克，槟榔30克。

【用法】上药捣罗为末，炼蜜和捣二三百杵，丸如梧桐子大，空腹时以温酒下30丸。

十补丸

【来源】《太平惠民和剂局方》卷五。

【异名】大补丸（《普济方》卷二一七）。

【功用】温阳补肾，益精髓，进饮食。

【主治】肾阳亏损，下焦虚寒，脐腹强急，腰脚疼痛，遗泄白浊，大便滑泻，小便频数；或三消渴疾，饮食倍常，肌肉消瘦，阳事不举。

【组成】附子（炮，去皮、脐）、肉桂（去粗皮）、巴戟（去心）破故纸（炒）、干姜（炮）、远志（去心，姜汁浸，炒）、菟丝子（酒浸，别研）、赤石脂（煅）、厚朴（去粗皮，姜汁炙）各30克，川椒（去目，及闭口者，

炒出汗）60克。

【用法】上药共研为细末，以酒糊调和为丸，如梧桐子大。每服30～50丸，温酒或盐汤送下。

寄生汤

【来源】《外台秘要》卷十七引《古今录验》。

【主治】腰痛。

【组成】桑寄生12克，附子（炮）9克，独活12克，狗脊（黑者）15克，桂心12克，杜仲15克，川芎3克，甘草（炙）6克，芍药9克，石斛9克，牛膝9克，白术9克，人参6克。

【用法】上十三味，切碎。用水1升，煮取300毫升，分2次服。

【禁忌】服药期间，忌食海藻、菘菜、生葱、猪肉、冷水、桃、李、雀肉等。

调荣汤

【来源】《仁斋直指》卷二十六。

【功用】化瘀止痛。

【主治】瘀血不消，脐腹引腰背俱痛。

【组成】川芎、当归、芍药、生干地黄、三棱、莪术、白芷、延胡索、蒲黄、香附子、泽兰、细辛、川白姜、厚朴（制）、桃仁（浸，去皮，焙）各15克，辣桂、半夏（制）、甘草（炙）各23克。

【用法】上药锉散。每服9克，加生姜、大枣，水煎，空腹时服。

熟大黄汤

【来源】《三因极一病证方论》卷十三。

【主治】坠堕闪挫，腰痛不能屈伸。

【组成】大黄（切如豆大）、生姜（切）各15克。

【用法】上药同炒令焦黄，以水300毫升浸一夜，五更去滓，顿服。天明泄下恶物。

调肝散

【来源】《仁斋直指》卷十八。

【主治】郁怒伤肝，发为腰痛。

【组成】半夏（制）15克，辣桂、宣木瓜、当归、川芎、牛膝、细辛各10克，石菖蒲、酸枣仁（汤浸，去皮，微炒）、甘草（炙）各5克。

【用法】上药锉细，每服9克，加生姜5片，大枣2枚，煎服。

牛膝散

【来源】《太平圣惠方》卷六十九。

【主治】妇人血风走注，腰脚疼痛不可忍。

【组成】牛膝（去苗）30克，虎胫骨（涂酥，炙黄）60克，赤芍药30克，琥珀30克，桂心30克，当归（锉，微炒）30克，川芎20克，没药30克，麒麟竭30克，干漆（捣碎，炒令烟出）30克，防风（去芦头）30克，木香15克，地龙（微炒）15克，羌活（去芦头）30克，酸枣仁（微炒）30克，生干地黄30克。

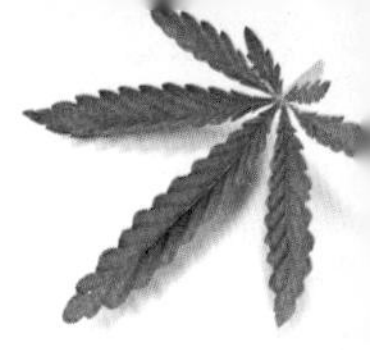

【用法】上药捣细罗为散。每服以温酒调下3克，不拘时候。

五加皮散

【来源】《太平圣惠方》卷七十五。

【主治】妊娠腰疼痛，或连日不已。

【组成】五加皮60克，杜仲（去粗皮，炙微黄，锉）120克，萆薢（锉）60克，狗脊（去毛）60克，阿胶（捣碎，炒令黄燥）60克，防风（去芦、头）60克，川芎90克，细辛30克，杏仁（汤浸，去皮、尖、双仁，麸炒微黄）60克。

【用法】上药捣筛为散。每服12克，用水300毫升，入生姜4片，煎至180毫升，去滓，不拘时候温服。

调营活络散

【来源】《医略六书》卷二十三。

【功用】养血调营，通经活络。

【主治】闪挫血滞，腰部疼痛，脉弦涩者。

【组成】羌活30克，秦艽30克，当归60克，乳香30克，香附30克，木香30克，续断（酒炒）60克，杜仲60克（酒炒）牛膝45克（酒炒）。

【用法】上药研末为散。水、酒各半煎，去滓，早、晚各一服。

【附注】闪挫伤营，血滞不化，不能营养经脉，故腰痛不止。羌活通经彻络，乳香活血散滞，秦艽活血脉以通肌，当归养营血以荣经，木香调和经气，香附调气解郁，杜仲补肾强腰，续断理伤续筋，牛膝补肝肾以壮筋骨。为散，水、酒煎服，使血活滞行，则经络能畅而腰痛自瘳。

耳鸣、耳聋

牛黄膏

【来源】《太平惠民和剂局方》卷十。

【功用】凉膈镇心，化痰止嗽。

【主治】小儿痰热内蕴，神昏惊痫，咳喘痰多。

【组成】蛤粉（研飞）6千克，牙硝（枯，研）、朱砂（研，飞）各300克，人参750克，雄黄（研，飞）2.25千克，龙脑（研）120克，甘草（爁）1.5千克，金箔、银箔各200片（为衣），牛黄（别研）60克。

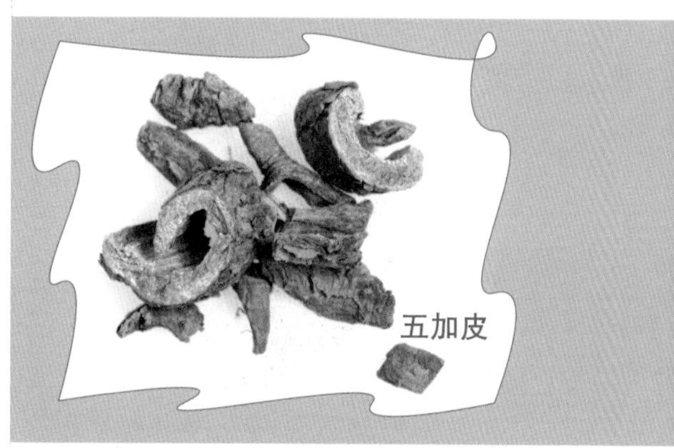

【用法】上药共研为细末，炼蜜搜和，每54克作20丸，以金箔、银箔为衣。每岁儿服1丸，食后用薄荷温水化下。

【附注】本方方名，据剂型当作“牛黄丸”。

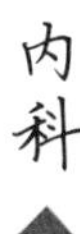
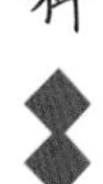

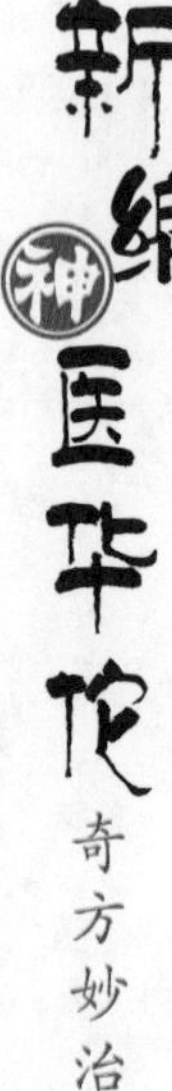

龙脑丸

【来源】《宣明论方》卷四。

【异名】当归龙荟丸（《丹溪心法》卷四）、龙荟丸（《金匮翼》卷三）。

【功用】泄肝胆实火。

【主治】肝胆实火，头痛面赤，目赤目肿，耳鸣耳聋，胸胁疼痛，便秘尿赤，躁扰不安，甚或抽搐，谵语发狂，舌红苔黄，脉弦数。

【组成】当归（焙）、龙胆草、大栀子、黄连、黄柏、黄芩各 30 克，大黄、芦荟、青黛各 15 克，木香 7.5 克，麝香 1.5 克。

【用法】上药共研为末，炼蜜为丸，如小豆大；小如麻子大。每服 20 丸，生姜汤下。

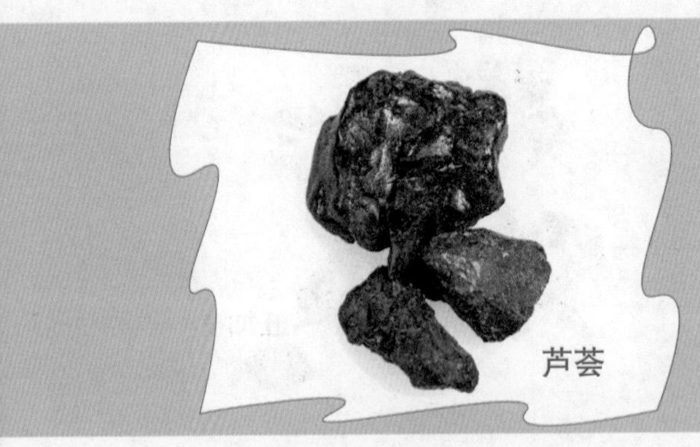
芦荟

【附注】方中龙胆草、芦荟、青黛泄肝胆实火为君；栀子、黄芩、黄连、黄柏泄三焦实热，大黄泄火通便为臣；火旺则易致血虚，帮以当归养血为佐；热盛则气滞窍闭，故酌用木香、麝香行气开窍为使。诸药相配，共奏泄肝胆实火之功。

没乳丸

【来源】《脉因证治》卷上。

【主治】瘀血痢。

【组成】乳香、没药、桃仁、滑石、木香、槟榔各等份。

【用法】上药研末制丸。苏木煎汤下。

左慈丸

【来源】《饲鹤亭集方》。

【主治】肾水不足，虚火上升，头晕目眩，耳鸣耳聋。

【组成】磁石、柴胡、地黄、萸肉、丹皮、山药、茯苓、泽泻各等份。

【用法】上药炼蜜为丸。每次 6 ~ 9 克，用淡盐汤送下。

羌活汤

【来源】《重订严氏济生方》。

【功用】祛风散寒，化瘀定痛。

【主治】白虎历节，风毒攻注，骨髓疼痛，发作不定。

【组成】羌活（去芦）60 克，附子（炮，去皮、脐）、秦艽（去芦）、桂心（不见火）、木香（不见火）、川芎、当归（去芦）、川牛膝（去芦，酒浸）、桃仁（去皮、尖，麸炒）、骨碎补、防风（去芦）各 30 克，甘草（炙）15 克。

【用法】上药㕮咀。每服 12 克。用水 225 毫升，加生姜 5 片，煎至 160 毫升，去滓温服，不拘时候。

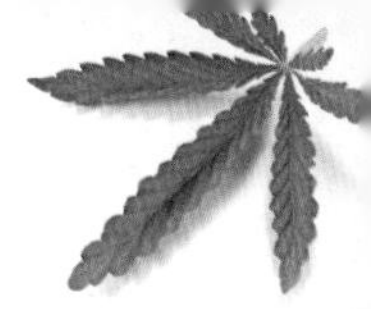

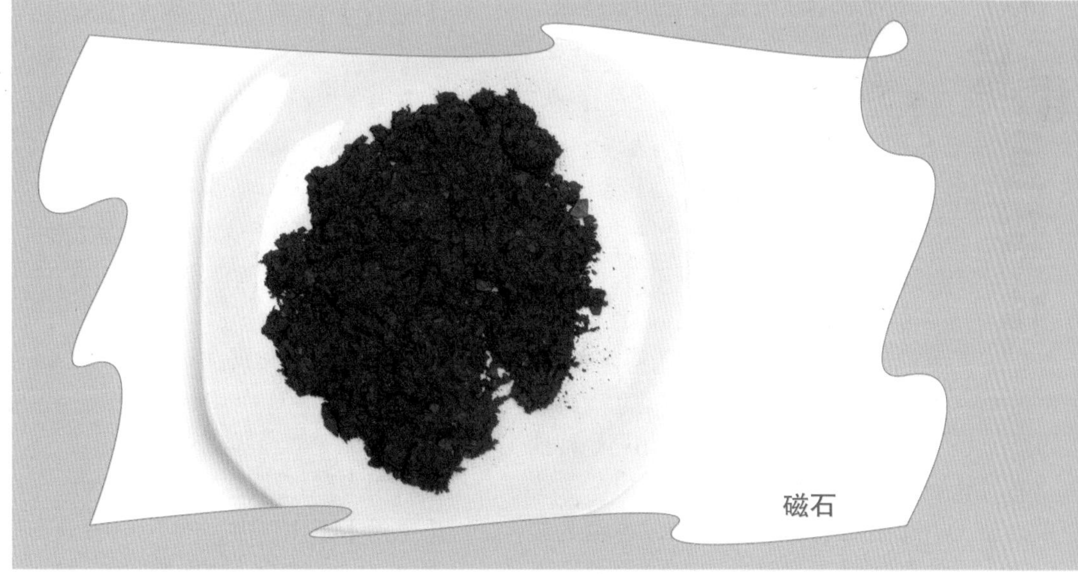
磁石

泻肾大黄汤

【来源】《圣济总录》卷三十一。

【主治】肾脏实热，小腹䐜胀，足下热痛，耳聋，梦伏水中。

【组成】大黄（锉，蜜水75毫升浸一夜，焙）60克，赤茯苓（去黑皮）、黄芩（去黑皮）、泽泻、菖蒲、甘草（锉）、玄参、五加皮（锉）、羚羊角（镑）各30克，磁石（火，醋淬三七遍）、生干地黄（切，焙）各60克。

【用法】上药十一味，粗捣筛。每服9克，用水150毫升，煎至100毫升，去滓，不拘时候，温服。

龙胆泻肝汤

【来源】《医方集解》引《太平惠民和剂局方》。

【功用】泄肝胆实火，清肝经湿热。

【主治】肝胆实火引起的胁痛，头痛，目赤口苦，耳聋耳肿，以及肝经湿热下注之阳痿阴汗，小便淋浊，阴肿阴痛，妇女带下。现用于高血压病、急性结膜炎、急性中耳炎、鼻前庭及外耳道疖肿属于肝胆实火者。亦用于甲状腺功能亢进症、急性胆囊炎、尿路感染、急性前列腺炎、外生殖器炎症、急性盆腔炎、带状疱疹等属于肝胆湿热者。

【组成】龙胆草（酒炒）、黄芩（炒）、栀子（酒炒）、泽泻、木通、车前子、当归（酒洗）、生地黄（酒炒）、柴胡、甘草（生用）各等份。

【用法】上药以水煎服。

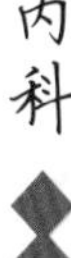

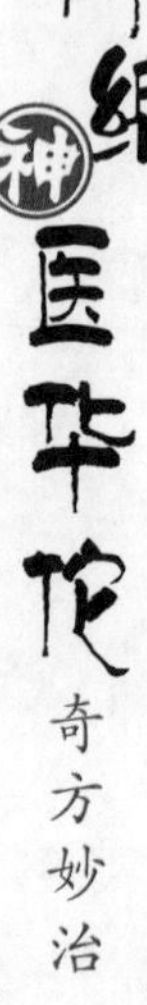

郁证

越鞠丸

【来源】《丹溪心法》卷三。

【异名】芎术丸（《丹溪心法》卷三）。

【功用】行气解郁。

【主治】气、血、痰、火、湿、食等郁，胸膈痞闷，脘腹胀痛，吞酸呕吐，饮食不化。

【组成】苍术、香附、川芎、神曲、栀子各等份。

【用法】上药共研为末，水泛为丸，如绿豆大。每服6～9克，温水送下。亦常用作汤剂，水煎服。

逍遥散

【来源】《太平惠民和剂局方》卷九。

【功用】疏肝养血，健脾和中。

【主治】肝郁血虚，五心烦热，或往来寒热，肢体疼痛，头目昏重，心悸颊赤，口燥咽干，胸闷胁痛，减食嗜卧，月经不调，乳房作胀，脉弦而虚者。

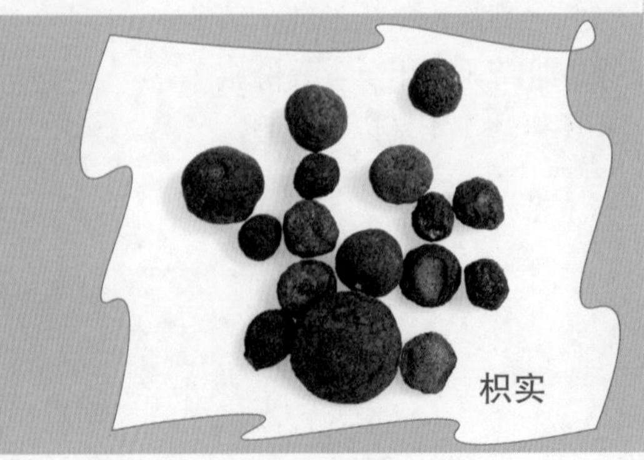
枳实

【组成】甘草（炙微赤）15克，当归（去苗，锉，微炒）、茯苓（去皮，白者）、芍药（白）、白术、柴胡（去苗）各30克。

【用法】上药共研为粗末。每服6克，用水300毫升，加烧生姜1块切破，薄荷少许，同煎至210毫升，去滓热服，不拘时候。

沉香降气散

【来源】《御药院方》卷四。

【功用】理气降逆，温中和胃。

【主治】三焦痞滞，气不宣畅，心腹疼痛，呕吐痰沫，胁肋膨胀，噫气吞酸；胃和虚冷，肠鸣绞痛，宿食不消，反胃吐食；及五嗝五噎，心胸满闷，全不思食者。

【组成】沉香、木香、丁香、藿香叶、人参（去芦头）、甘草（炮）、白术各30克，白檀香60克，肉豆蔻、缩砂仁、桂花、槟榔、陈橘皮（去白）、青皮（去白）、白豆蔻、白茯苓（去皮）各15克，川姜（炮）、枳实（炒）各60克。

【用法】上药共研为细末。每用6克，入盐少许，用水250毫升，同煎至175毫升，和滓温服，不拘时候，日进3服。

加减发郁汤

【来源】《嵩崖尊生》卷十一。

【主治】过食生冷，抑遏少阴之火于脾部者。

【组成】升麻、葛根、羌活、柴胡、细辛、香附、葱白各等份。

【用法】上药以水煎服。

沉香降气汤

【来源】《太平惠民和剂局方》卷三。

【异名】沉香降气散（《证治准绳·类方》卷二）。

【功用】降气宽中。

【主治】气机郁滞，胸膈痞塞，心腹胀满，喘促短气，干哕烦满，咳嗽痰涎，口中无味，嗜卧减食；胃有留饮，噫醋吞酸，胁下支结，常觉烦闷；中寒呃逆，脾湿洞泄，两胁虚鸣，脐下撮痛；脚气病患者，毒气上升，心腹坚满，肢体浮肿者。

【组成】香附（炒，去毛）12.5千克，沉香575克，缩砂仁1.5千克，甘草（炙）3.75克。

【用法】上药共研为细末。每服3克，入盐少许，沸汤服。早晨空腹时服，去邪恶气，使无瘴疫。

理郁升陷汤

【来源】《医学衷中参西录》上册。

【主治】胸中大气下陷，又兼气分郁结，经络湮瘀者。

【组成】生黄芪18克，知母9克，当归身9克，桂枝尖4.5克，柴胡4.5克，乳香（不去油）9克，没药（不去油）9克。

【用法】上药以水煎服。

【加减】胁下臌胀，或兼疼者，加龙骨、牡蛎（皆不用煅）各15克；少腹下坠，加升麻3克。

汗证

参术散

【来源】《赤水玄珠》卷十一。

【主治】虚劳自汗不止。

【组成】人参30克，白术60克，桂心21克。

【用法】上药共研为末。每服15克，以水煎服。

固本锁精丹

【来源】《古今医鉴》卷八。

【功用】大补元气，壮阳固精。

【主治】元阳虚惫，精气不固，梦寐遗精，夜多盗汗。

【组成】黄芪75克，人参75克，枸杞子60克，锁阳60克，五味子60克，石莲肉75克，山药60克，海蛤粉75克，黄柏（酒拌，晒干，炒黑色）60克。

【用法】上药共研为末，用白术180克，水1.3升，煎至500毫升，倒出白术汁另放；再用水1升，煎至500毫升，去滓，与前白术汁同煎，熬至250毫升，如膏，搜和前药末，丸如梧桐子大。每服50～70丸，空腹时用温酒或淡盐汤送下。

茸附汤

【来源】《重订严氏济生方》。

【主治】精血俱虚，荣卫耗损，潮热自汗，怔忡惊悸，肢体倦乏。

【组成】鹿茸（去毛，酒蒸）30克，附子（炮，去皮、脐）30克。

【用法】上药㕮咀，分作4服。用水300毫升，加生姜10片，煎至240毫升，去滓，食前温服。

泽泻汤

【来源】《备急千金要方》卷二十。

【异名】泄热泽泻汤（《圣济总录》卷五十四）。

【功用】通脉泄热。

【主治】上焦有热，食后出汗，面、背、身中皆热，名曰漏气。

【组成】泽泻、半夏、柴胡、生姜各9克，地骨皮15克，石膏24克，竹叶15克，莲心15克，茯苓、人参各6克，甘草、桂心各3克。

【用法】上药十二味，㕮咀。以水12升，煮取3.6升，分5次服（一说水6升煮取1.8升，分3次服）。

补中汤

【来源】《兰室秘藏》卷下。

【主治】面黄，汗多，目赤，四肢沉重，食欲不振，腹中时痛，咳嗽，两手寸脉短，右手脉弦细兼涩，关脉虚。

【组成】升麻、柴胡、当归各0.6克，神曲0.9克（炒），泽泻2克，大麦芽面、苍术各1.5克，黄芪7.5克，炙甘草2.4克，红花少许，五味子20个。

【用法】上药㕮咀，分作2服。用水300毫升，煎取150毫升，去滓，空腹时服。

补气汤

【来源】《瑞竹堂经验方》卷一。

【主治】肺气虚弱，脉浮而软，怔忡无力，少气自汗，鼻塞，腠理不密，易感风寒者。

【组成】黄芪（去芦，蜜水炙）90克，人参、甘草（炙）各15克，麦门冬（汤浸，去心）30克，苦桔梗（去芦，炒）30克。

【用法】上药㕮咀。每服12克，用水225毫升，加生姜5片，煎至160毫升，去滓温服，不拘时候。

益阴汤

【来源】《类证治裁》卷二。

【功用】养阴敛汗。

【主治】阴虚有热，寐中盗汗。

【组成】山茱萸、熟地、丹皮、芍药、麦门冬、五味子、山药、泽泻、灯芯草、地骨皮、莲子各等份。

【用法】上药以水煎服。

【加减】气虚，加人参。

虚　劳

白凤膏

【来源】《修月鲁般经后录》引《十药神书》（录自《医方类聚》卷一五〇）。

【功用】补髓生津，和血顺气。

【主治】一切劳证，形体虚惫，咳嗽吐痰咯血，日晡潮热，肌肉消瘦，气衰言微者。

【组成】黑嘴白鸭1只，大京枣1千克，参苓平胃散500克，陈煮酒1大瓶。

【用法】先将鸭扎缚其脚，即量患者饮酒多少，随量倾酒在器中，烫温，将刀于鸭项上割开，沥血于酒内，搅匀，一气饮之。又将鸭干挼去毛，就胁下开一孔，取出肠杂，以纸拭干，将枣子去核，每个实填参苓平胃散末，以麻布扎定，填于鸭肚中，用砂糖甏一个，放鸭在内，四遭炭火慢煨，一瓶煮酒作3次添入，直至熬酒干为度，取起，次第食之，尽此一鸭。

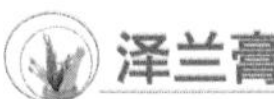

泽兰膏

【来源】《外台秘要》卷三十二引《深师方》。

【主治】头发早白及毛发不生。

【组成】细辛、续断、皂荚、石南草、泽兰、厚朴、乌头、莽草、白术各60克，蜀椒90克，杏仁（去皮）28克。

【用法】上十一味，切碎。以酒渍一夜，加炼成猪脂2千克，铜器中煎3上3下，膏成绞去滓，拔去白发涂药，10日效。

二宜丸

【来源】《医学入门》卷七。

【功用】滋阴补血。

【主治】虚损属于阴亏血虚者。

【组成】当归身、生地黄各等份。

【用法】上药酒蒸7次，和炼蜜捣丸，如梧桐子大。每服70丸，空腹时用酒送下。

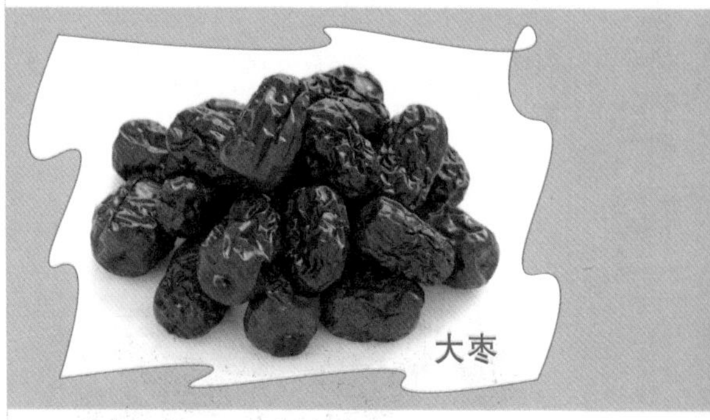

大枣

活龟丸

【来源】《医学入门》卷七。

【功用】扶衰益弱，补阴和阳。

【主治】诸虚衰弱及肠风痔漏。

【组成】大乌龟1个，黄连（9蒸9晒）30克，当归尾10克。

【用法】先以火烧热地，盖龟于其地，逼出臭粪尽，通身用草包扎，外用黄泥固济，炭火煨熟，取肉研如泥，龟壳用牛骨髓涂炙5～7次，至透心酥干为末。再将余药研细，共捣为丸，如梧桐子大。每服50～70丸，白汤送下。

建脾丸

【来源】《三因极一病证方论》卷十一。

【主治】虚劳羸瘦，身重，胃冷，饮食不消，泄泻不止，或作滞下，久变五色秽臭。

【组成】钟乳粉、赤石脂（煅）各45克，枯矾、干姜（炮）、苁蓉（酒

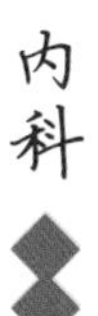

浸）、石斛（酒浸）、五味子、桂心、泽泻、桑寄生、远志（去心，炒）、人参、柏子仁、当归、酸石榴皮、龙骨（煅）、天雄（炮，去皮、脐）、牡蛎粉、白头翁（去苗）、甘草（炙）各 30 克。

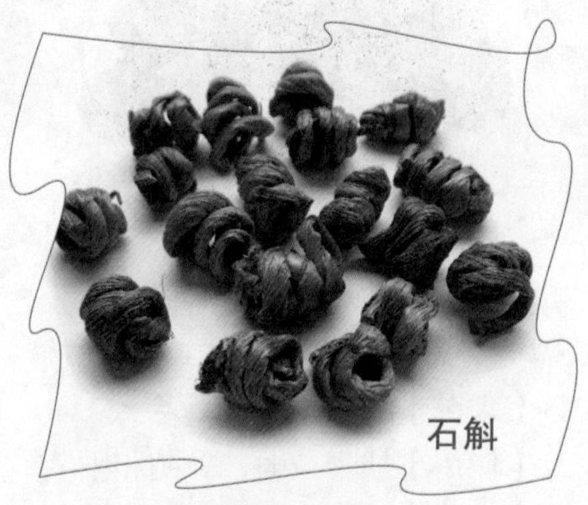
石斛

【用法】上药共研为末，炼蜜为丸，如梧桐子大。每次 30 丸，空腹时用米汤送下。

生脉散

【来源】《医学启源》卷下。

【异名】生脉汤（《丹溪心法》卷一）。

【功用】补肺益气，养阴生津。

【主治】热伤气阴，肢体倦怠，气短懒言，汗多口渴，咽干舌燥，脉微；久咳肺虚，气阴两伤，干咳少痰，短气自汗，脉虚者。现用于中暑、小儿夏季热、功能性低热及其他发热性疾病而见气阴两伤者。此外，还用于心力衰竭、休克等危急病症。

【组成】麦门冬 1.5 克，五味子 7 粒，人参 1.5 克。

【用法】以长流水煎服，不拘时候。

参归散

【来源】《脉因证治》卷上。

【主治】虚劳骨蒸。

【组成】知母（炒）、人参（炒）、秦艽（去尖芦）、北柴胡（同术炒）、鳖甲（麦汤浸 7 次）、前胡各 15 克，乌梅 3 个，地骨皮、川常山（酒浸 3 日）、川归（同柴胡炒）、甘草、白茯苓各 23 克。

【用法】上药以水煎服。

一捻金散

【来源】《杨氏家藏方》卷八。

【主治】虚损劳嗽，咯血吐血，心胸不利，上气喘急。

【组成】半夏、天南星（锉）、巴豆各 60 克，皂角子 180 克，阿胶（锉）60 克，黄明胶（锉）90 克，杏仁 180 克，白矾 45 克。

【用法】上药，都放入瓶内，外留一眼子出烟，盐泥固济，候干。用炭煅令烟尽为度，即用泥塞合出烟眼子，放冷一夜，研为细末。每服 1.5 克，临卧时用生姜自然汁调成稠膏，入齑汁 75 毫升和服。

柴前梅连散

【来源】《玉机微义》卷九引《瑞竹堂经验方》。

【主治】骨蒸劳热，久而不痊。

【组成】胡黄连、柴胡、前胡、乌梅各 9 克。

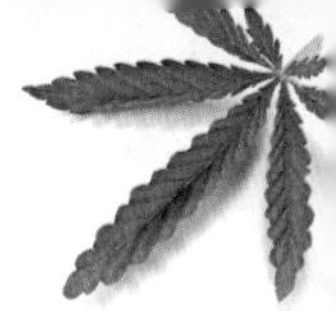

【用法】上药㕮咀。每次6克，用童便200毫升，猪胆1枚，猪脊髓1条，韭根白1.5克，同煎至150毫升。去滓温服，不拘时候。

建中汤

【来源】《备急千金要方》卷十九。

【主治】五劳七伤，虚羸不足，面目黧黑，手足疼痛，久立腰疼，起则目眩。

【组成】生姜、芍药、干地黄、甘草、川芎各15克，大枣30枚。

【用法】上药六味，㕮咀。以水600毫升渍一夜，明晨再以500毫升水合煮，取300毫升，分3次服。药入四肢百脉似醉状是效。

乐令黄芪汤

【来源】《备急千金要方》卷十九。

【异名】乐令建中汤（《太平惠民和剂局方》卷五）。

【功用】益气养血。

【主治】虚劳气血两虚，少气懒言，胸心淡冷，心悸惊惕，手脚逆冷，体常自汗，肠鸣，神倦；风湿，营卫不调，肢节疼痛。

【组成】黄芪、人参、橘皮、当归、桂心、细辛、前胡、芍药、甘草、茯苓、麦门冬各3克，生姜15克，半夏7.5克，大枣20枚。

【用法】上药㕮咀，以水1升，煮取400毫升。每服100毫升，白天3次，夜里1次。

十全大补汤

【来源】《太平惠民和剂局方》卷五。

【异名】十全饮（《太平惠民和剂局方》卷五）、十补汤（《仁斋直指》卷十五）。

【功用】温补气血。

【主治】诸虚不足，五劳七伤。不进饮食；久病虚损，时发潮热，气攻骨脊，拘急疼痛，夜梦遗精，面色萎黄，脚膝无力；一切病后气不如旧，忧愁思虑伤动血气，喘嗽中满，脾肾气弱，五心烦闷；以及疮疡不敛，妇女崩漏等。

【组成】人参、肉桂（去粗皮，不见火）、川芎、地黄（洗，酒蒸，焙）、茯苓（焙）、白术（焙）、甘草（炙）、黄芪（去芦）、川当归（洗，去芦）、白芍药各等份。

【用法】上药十味，锉为细末。每服6克，用水150毫升，加生姜3片，枣子2个，同煎至100毫升，不拘时候温服。

水　肿

治肿饮

【来源】《种福堂公选良方》卷三。

【主治】水肿。

【组成】灯芯草1把（先将水1升，煎至500毫升），萝卜子（微炒）30克，

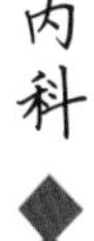

砂仁（微炒）30克。

【用法】将二味研末，倾入灯芯草汤内，略滚即入茶壶内，慢慢吃下。吃尽不见效，如前再煎一服。俟腹响放屁，小便量多而肿即退。

实脾散

【来源】《普济本事方》卷四。

【主治】脾阳不足，周身浮肿。

【组成】大附子（炮，去皮、脐）1个，草果子（去皮）、干姜（炮）各60克，甘草（炙）30克，大腹（连皮）6个，木瓜1个（去瓤，切片）。

【用法】上药用水于砂器内煮至水一半，劈开干姜，心内不白为度，不得全令水干，恐近底焦，取出锉焙为末。每于空腹、日午用沸汤服。

香苏散

【来源】《卫生宝鉴》卷十四。

【主治】水气虚肿，小便亦涩。

【组成】陈皮（去白）30克，防己、木通、紫苏叶各15克。

【用法】上四味，共研为末。每服6克，用水300毫升，加生姜3片，煎至150毫升，去滓，空腹时温服。

禹功散

【来源】《儒门事亲》卷十二。

【功用】行气消肿，逐水通便。

【主治】阳水、阳黄，便秘脉实，元气未虚者。

【组成】黑牵牛头末120克，茴香（炒）30克。

【用法】上药共研为细末。以生姜汁调3～6克，临卧服。

【加减】或加木香30克。

恶实丸

【来源】《圣济总录》卷八十。

【主治】水病身体洪肿。

【组成】恶实（微炒）30克。

【用法】上一味，研末，面糊为丸，如梧桐子大。每服10丸，米饮下，勿嚼破。

郁李仁丸

【来源】《外台秘要》卷七引《广济方》。

【主治】腹中停水，心腹胀满，连两肋满闷，气急冲心，不能坐。

【组成】郁李仁60克，牵牛子45克（熬），甘遂（熬）30克，防葵子22克，桑白皮、槟榔各30克，橘皮、泽泻各15克，茯苓、泽漆叶（炙）、杏仁（去皮、尖）各22克。

【用法】上药十二味，捣末过筛，以蜜调和为丸，如梧桐子大。每次5丸，空腹时用米饮送下。每日2次，服到10丸，微利为度。

【禁忌】服药期间忌食酢物、生冷、油腻、热面、炙肉、蒜等。

调经汤

【来源】《妇科玉尺》卷四。

【功用】化瘀退肿。

【主治】产后因败血蓄于脏腑，循经流入四肢而化为水，以致面目四肢

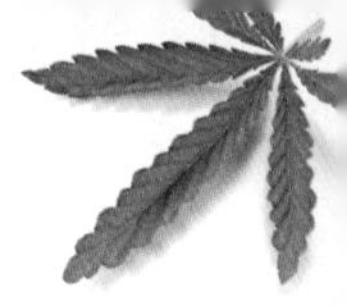

浮肿者。

【组成】当归、桂枝、赤芍各3克，麝香0.15克，琥珀（另研）、没药（另研）各0.6克，炙甘草、细辛各0.9克。

【用法】上药以水煎服。

清热渗湿汤

【来源】《赤水玄珠》卷二。

【主治】湿热浮肿，肢节疼痛，小便不利；夏月湿热伤脾，心烦口渴，泄泻尿赤。

【组成】黄连、茯苓、泽泻各3克，黄柏（盐水炒）6克，苍术、白术各4.5克，甘草1.5克。

【用法】上药以水煎服。

痰饮、消渴

参苏饮

【来源】《太平惠民和剂局方》卷二。

【异名】十味参苏散（《保婴金镜》）。

【功用】益气解表，宣肺化痰。

【主治】虚人外感风寒，内伤痰饮，恶寒发热，头痛鼻塞，咳嗽痰多，胸膈闷；或痰积中脘，眩晕嘈杂，怔忡。

【组成】木香15克，紫苏叶、干葛（洗）、半夏（汤洗7次，姜汁制，炒）、前胡（去苗）、人参、茯苓（去皮）各23克，枳壳（去瓤，麸炒）、桔梗（去芦）、甘草（炙）、陈皮（去白）各15克。

【用法】上药㕮咀。每服12克，用水220毫升，加生姜7片，大枣1个，煎至140毫升，去滓，微热服，不拘时候。若因感冒发热，以被盖卧，连进数服，微汗即愈；面有余热，更宜徐徐服之，自然平治；若因痰饮发热，但连日频进此药，以退为期，不可预止。

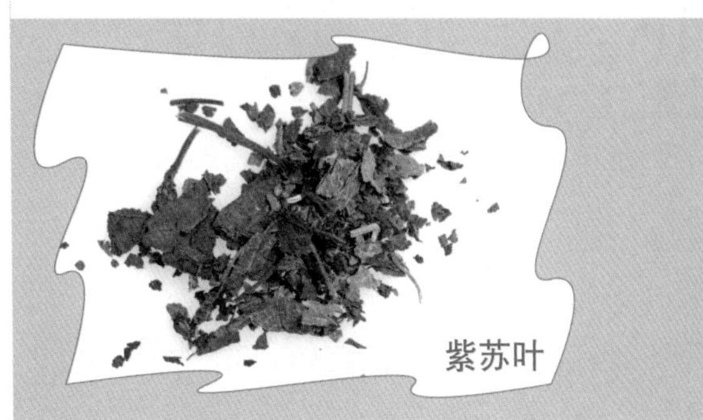
紫苏叶

建中散

【来源】《太平惠民和剂局方》卷三。

【主治】脾胃不和，中脘气滞，宿寒留饮，停积不消，心腹刺痛，胁肋膨胀，呕吐痰逆，噫气吞酸，肠鸣泄痢，水谷不化，肢体倦怠，不思饮食。

【组成】青州枣、厚朴（姜汁制）各500克，干姜（炮）、半夏（汤洗去滑）、甘草各150克，陈皮（去白）240克（以上6味，用水6升煮令水尽，焙干），草豆蔻（去皮）、人参、藿香、诃子（煨，取皮）、白茯苓（去皮）、白术各30克。

【用法】上药共研为粗末。每服6克，用水150毫升，加生姜3片，煎至90毫升，去滓食前温服。

铅丹散

【来源】《备急千金要方》卷二十一。

【组成】铅丹、胡粉各15克，栝楼根、甘草各75克，泽泻、石膏、赤石脂、白石脂各37.5克。

【用法】上八味，研为细末，过筛。每次2克，用温开水送下，一日3次。身体强壮者每次服3克。渴甚者夜2服，腹痛者减之。丸服亦佳，一服10丸。

【主治】消渴。

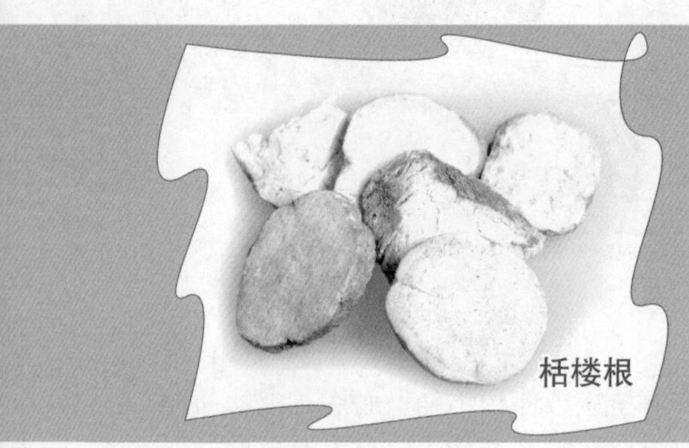
栝楼根

刷痰丸

【来源】《魏氏家藏方》卷二。

【主治】痰饮。

【组成】天南星、半夏、白附子、川乌头（生，去皮）各60克，全蝎15克，天麻30克。

【用法】上药先将前四味为细末，用水浸一夜，次日再研细末；再将全蝎、天麻研细，与前药和匀，以面糊调和为丸，如梧桐子大。每服20丸，生姜汤下，不拘时候。

治痰茯苓丸

【来源】《百一选方》卷五引《全生指迷方》。

【异名】茯苓丸（《妇人大全良方》卷三）、指迷茯苓丸（《证治准绳·类方》卷二）。

【功用】祛痰化湿。

【主治】中脘停痰，臂痛难举，或四肢浮肿，脉沉细。

【组成】茯苓30克，枳壳（麸炒，去瓤）15克，半夏60克，风化朴硝7.5克。

【用法】上药四味，共研为细末，生姜自然汁煮糊为丸，如梧桐子大。每服30丸，生姜汤下。

【禁忌】便溏者勿服。

枳术汤

【来源】《金匮要略》卷中。

【异名】枳实汤（《产育宝庆集》卷上）、白术汤（《证治准绳·女科》）。

【主治】水饮内停，心下坚，大如盘，边如旋盘。

【组成】枳实7枚，白术30克。

【用法】上药以水500毫升，煮取300毫升，分3次温服。

枳梗汤

【来源】《医学入门》卷四。

【主治】结胸痞气及胸满不利，烦闷欲死。

【组成】枳壳、桔梗、甘草各等份。

【用法】上药以水煎，温服。

【加减】表热或寒热往来，加柴胡、黄芩；内热，加黄连；痰喘，加栝楼仁；口燥，去半夏，加天花粉。

枸杞汤

【来源】《备急千金要方》卷二十一。

【主治】消渴。

【组成】枸杞枝叶48克，栝楼根、石膏、黄连、甘草各3克。

【用法】上五味，㕮咀。以水2升，煮取600毫升分5次服，白天3次，夜里2次。剧者多合，渴即饮之。

二冬汤

【来源】《医学心悟》卷三。

【功用】养阴润肺，生津止渴。

【主治】上消，口渴多饮。

【组成】天冬（去心）6克，麦冬(去心)9克，花粉3克，黄芩3克，知母3克，甘草1.5克，人参1.5克。

【用法】加荷叶3克，以水煎服。

人参宁神汤

【来源】《杂病源流犀烛》卷十七。

【主治】上消。胸满心烦，精神不振者。

【组成】人参、生地、甘草、葛根、茯神、知母、花粉、竹叶、五味子各等份。

【用法】上药以水煎服。

内伤发热

火府丹

【来源】《普济方》卷四十三引《施舍备要方》。

【异名】火府丸（《圣济总录》卷五十四）。

【主治】上焦热结，心肺壅滞，面赤心悸，口干头昏。

【组成】生干地黄（焙）120克，黄芩（去黑心）、木通（锉）各60克。

【用法】上药共研为末，炼蜜为丸，如梧桐子大。每服15～20丸，食后温米饮下。小儿化破服。丸数临时加减。

地骨皮散

【来源】《丹溪心法》卷一。

【主治】阳毒火炽，浑身壮热，脉长而滑，心烦口渴。

【组成】地骨皮、茯苓各15克，柴胡、黄芩、生地黄、知母各30克，石膏60克，羌活、麻黄各22.5克。

【用法】上药㕮咀。每服30克，加生姜少许煎服。

【加减】有汗者，去羌活、麻黄。

火郁汤

【来源】《兰室秘藏》卷下。

【主治】火郁于中，五心烦热。

【组成】升麻、葛根、柴胡、白芍各90克，防风、甘草各15克。

【用法】上药㕮咀。每服15克，用水600毫升，入连须葱白3寸，

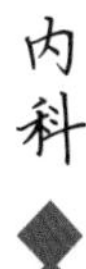

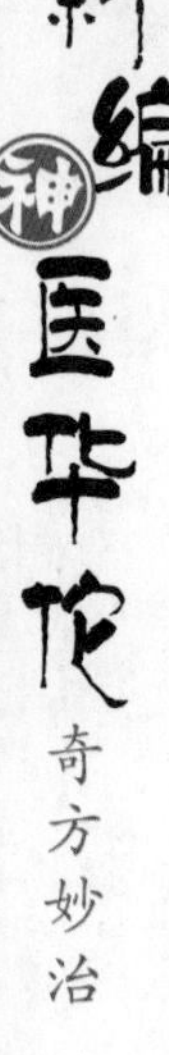

煎至300毫升，去滓，不拘时候，稍热服。

火郁汤

【来源】《证治汇补》卷二。

【主治】火郁于中，四肢发热，五心烦闷，皮肤尽赤。

【组成】连翘、薄荷、黄芩、栀子、干葛、柴胡、升麻、白芍各等份。

【用法】上药以水煎服。

养荣汤

【来源】《女科百问》卷上。

【主治】妇女血海虚弱，心中恍惚，时多惊悸，或发虚热，经候不调。

【组成】白芍药、川芎、熟地黄、姜黄、当归、川姜、青皮、五加皮、牡丹皮、海桐皮、白芷各等份。

【用法】上药共研为粗末。每服15克，加生姜5片，乌梅1个，清水220毫升，煎至160毫升，温服，不拘时候。

柴胡抑肝汤

【来源】《医学入门》卷八。

【功用】疏肝解郁，凉血退热。

【主治】寡居独阴，寒热类疟者。

【组成】柴胡7.5克，赤芍、牡丹皮各4.5克，青皮6克，连翘、生地各1.5克，地骨皮、香附、苍术、山栀各3克，川芎2.1克，甘草0.9克，神曲2.4克。

【用法】上药以水煎，空腹时服。

活血润燥生津汤

【来源】《医方集解》引丹溪方。

【功用】养血滋阴，生津润燥。

【主治】内燥。津液枯少。

【组成】当归、白芍、熟地黄各3克，天冬、麦冬、栝楼各2.5克，桃仁（研）、红花各1.5克。

【用法】上药以水煎服。

【方论】方中当归、白芍、地黄养血滋阴，可以补肝；栝楼、天冬、麦冬生津润燥，可以养肺；肝肺阴虚血燥，则血行瘀滞，故配红花、桃仁以活血化瘀。

梅核气、奔豚气

七疝汤

【来源】《寿世保元》卷五。

【主治】七疝，及奔豚小肠气，脐腹大痛。

【组成】元胡索、小茴香（酒炒）、川楝子、全蝎（炒）、人参、大附子、山栀子、木香各等份。

【用法】上药共研为细末。每服9克，空腹时温酒调服。

黄芩射干汤

【来源】《圣济总录》卷一二四。

【主治】咽喉似有物噎塞。

【组成】黄芩（去黑心）、射干各30克，枳实（去瓤，麸炒）、半夏（汤洗7遍，去滑，焙）、甘草（炙，锉）各23克，升麻45克，官桂（去粗皮）38克。

【用法】上7味，粗捣筛。每服15克，用水230毫升，加生姜5片，同煎至180毫升，去滓温服。

清化丸

【来源】《丹溪心法》卷二。

【主治】肺有郁火，痰喘咳嗽，睡不安宁；梅核气，咳逆无痰，喉间如含炙脔，咯之不出，咽之不下，燥痰黏结喉头者。

【组成】贝母30克，杏仁15克，青黛3克。

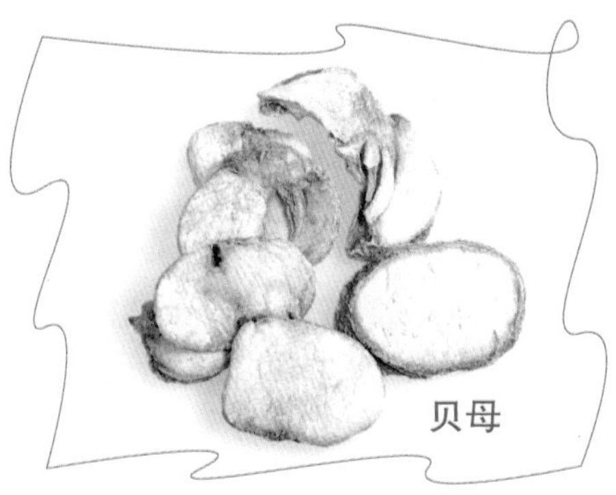
贝母

【用法】上药共研为末，用砂糖，姜汁泡，蒸饼为丸，如弹子大。噙化。

川楝丸

【来源】《医级》卷八。

【主治】奔豚小腹疼痛。

【组成】川楝子、茴香各60克，附子30克。

【用法】上三味，用酒300毫升，煮尽为度，焙，晒干，炒，研末。每次用药末30克，用延胡15克，全蝎18个，丁香18粒，另为末，与前末和匀，酒糊丸，如梧桐子大。每服50丸，温酒送下；痛甚者，当归煎汤送下。

苦楝丸

【来源】《医垒元戎》。

【主治】奔豚，小腹痛。

【组成】川苦楝、茴香、附子（炮，去皮、脐）各30克。

【用法】上三味，用酒1.2升，煮尽为度，焙干，研细末，每称30克，入玄胡15克，全蝎18个，炒丁香18个，另为末，和匀，酒糊为丸，梧桐子大。每用50丸，空腹时服。

【加减】痛甚，加当归，煎酒下。

清火豁痰丸

【来源】《古今医鉴》卷四。

【功用】清火化痰。

【主治】上焦郁火，痰涎壅盛，胸膈不利，烦躁，咽喉噎塞，吐不出，咽不下，如鲠状。

【组成】大黄（酒蒸）90克，礞石（煅）15克，沉香6克，黄芩（酒炒）60克，黄连（酒炒）60克，栀子（炒）60克，连翘30克，天南星（制）60克，半夏（制）60克，白术（炒）60克，枳实（炒）60克，贝母（去心）45克，天花粉30克，陈皮30克，白茯苓30克，神曲（炒）30克，青黛15克，玄明粉21克，甘草15克，白芥子（炒）60克。

【用法】上药共研为末，以姜汁、竹沥调和为丸，如梧桐子大。每次用姜汤送下40丸。

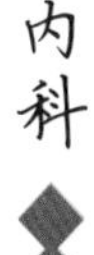

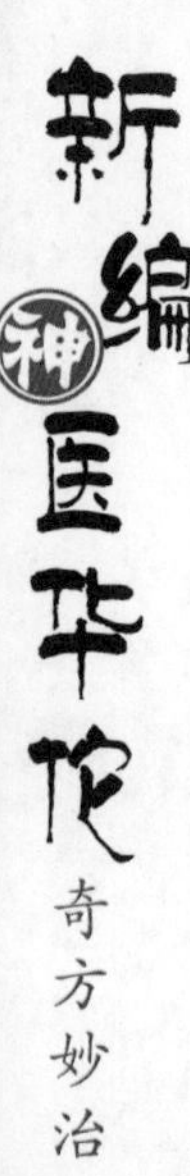

木香郁李仁丸

【来源】《圣济总录》卷七十一。

【主治】奔豚气从少腹奔上冲心，昏乱呕吐，痛甚。

【组成】木香30克，郁李仁（去皮，生用）90克，沉香（锉）、槟榔（锉）、官桂（去粗皮）、青橘皮（去白，焙）、附子（炮裂，去皮、脐）、茴香子（炒）各30克。

【用法】上八味，捣罗为末。炼蜜为丸，如梧桐子大。茴香子或薄荷酒下20丸，一日3服。

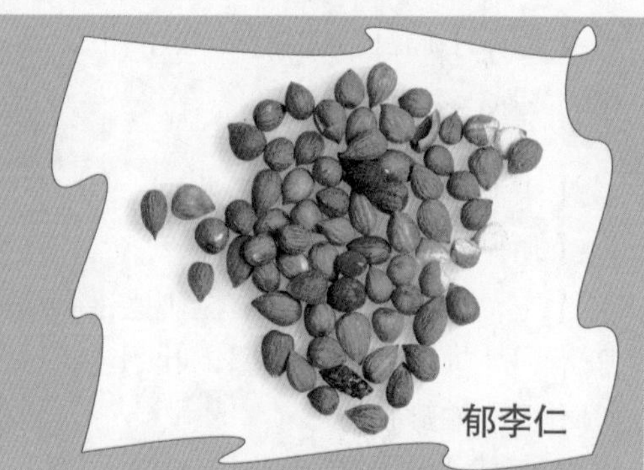
郁李仁

须发早白

草还丹

【来源】《圣济总录》卷一八七。

【主治】气血两虚，髭发早白。

【组成】生干地黄（净洗）、石菖蒲（节密细者）、牛膝（酒浸，切，焙）、菟丝子（入盐少许炒，乘热捣末）、地骨皮、肉苁蓉（酒浸一夜，细切，焙）各等份。

【用法】上六味，捣罗为末，炼蜜和丸，如梧桐子大，以丹砂为衣。每次40丸，早晨空腹时用温酒送下，下午再服20丸。一月内百疾俱退，一年白发俱黑，身体有力，颜色如童，睡少欲薄。

乌须还少丹

【来源】《万病回春》卷五。

【功用】乌须驻颜，返老还童。

【主治】须发早白。

【组成】首生童子发120克（酒煮成膏），川乌、何首乌、草乌、干漆、辰砂、针砂各45克，川椒135克，阳起石60克，胡椒15克，枸杞子90克，生地黄90克（酒浸），柏子仁90克，核桃仁90克（麸炒黄色），麝香0.9克（面包煨，甘草火煨，面熟为度）。

【用法】上药中，川乌至胡椒等九味药共研为细末，与童子发膏拌匀，入阳城罐内封固，桑柴火烧，以罐红为度，埋在阴地之中，7日足取出听用；枸杞等后五味药为细末，与前药合一处，和匀。每服3克，好酒送下。百日后每隔3日或7日服一次。

长春丸

【来源】《普济方》卷四十九。

【功用】乌髭发。

【主治】须发早白。

【组成】地骨皮、熟地黄各300克，诃子皮、白芷、桂心、杏仁（去皮、尖）各30克，川椒（净）60克，旋覆花30克。

【用法】上药不犯铜铁器，于木臼

内，捣为细末，炼蜜为丸，如梧桐子大。每服50丸，空腹时用酒送下。

驻颜益心神丸

【来源】《太平圣惠方》卷十一。

【主治】须发早白。

【组成】熟干地黄250克，牛膝（去苗）120克，杏仁（汤浸，去皮、尖、双仁，微炒，研如膏）250克，菟丝子(酒浸三日,曝干,别捣为末)90克。

【用法】上药捣罗为末，都研令匀，以炼蜜和捣三五百杵，丸如梧桐子大。每服40丸，空腹时用温酒送服。

【禁忌】服药期间，忌食生葱、大蒜、萝卜。

乌须固本丸

【来源】《摄生众妙方》卷二。

【主治】肝肾阴血不足，须发早白。

【组成】何首乌250克（米泔水浸3宿，竹刀刮去粗皮，切片，以黑豆1千克，滚水同泡2小时，蒸熟去豆），黄精120克（用黑豆400克同煮熟，去豆，忌铁器），生地黄60克（酒浸），熟地黄60克（酒浸），天门冬60克（去心），麦门冬60克（去心），白茯苓60克，赤茯苓60克，白术60克，人参60克，五加皮60克，巨胜子60克，柏子仁60克，核桃仁60克，松子仁60克，枸杞子60克。

【用法】上药共研为细末，炼蜜为丸，如梧桐子大。每服70～80丸，空腹时用温酒或盐汤送下。

【禁忌】服药期间，忌葱、蒜、萝卜、豆腐、烧酒等物。戒房事。

咳　血

葶苈汤

【来源】《圣济总录》卷九十。

【主治】虚劳咳嗽咯血，日渐瘦劣，声音不出。

【组成】葶苈（隔纸炒）、杏仁（去皮、尖、双仁，麸炒）、贝母（去心）、百合、麦门冬（去心）、生干地黄（焙）各等份。

【用法】上六味，粗捣筛。每服9克，用水150毫升，入皂荚子14枚，同煎至75毫升，去滓，空腹时稍热服。

地魄汤

【来源】《血证论》卷八引黄坤载。

【功用】清火降逆，养阴生津。

【主治】吐血、咯血、咳血日久，肺脏气阴两伤者。

【组成】甘草3克，半夏、麦冬、芍药、玄参、牡蛎各9克，五味子3克。

【用法】上药以水煎服。

黄芪散

【来源】《普济本事方》卷五。

【主治】咳嗽、咯血成劳，肌体消瘦，四肢倦怠，脚无力，眼睛疼。

【组成】黄芪（蜜炙）、麦门冬（去心）、熟地黄（酒洒，9蒸9晒）、桔梗（炒）、白芍药各15克，甘草7.5克（炙）。

【用法】上药共研为粗末。每服

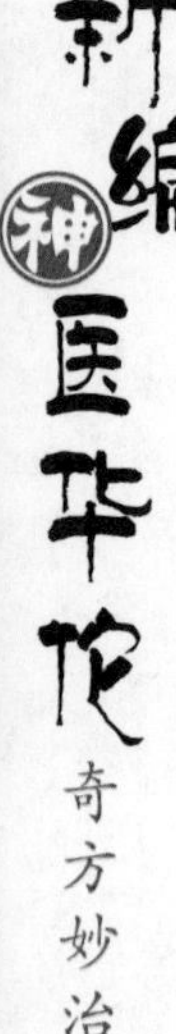

12克，用水230毫升，加生姜3片，煎取160毫升，去滓温服，每日3次。

赤芍药散

【来源】《圣济总录》卷六十八。

【功用】温阳健脾，凉血止血。

【主治】虚寒吐血、唾血。

【组成】赤芍药、当归（切，焙）、附子（炮裂，去皮、脐）、黄芩（去黑心）、白术、甘草（炙，锉）各30克，阿胶（炙燥）60克，生干地黄（焙干）120克。

【用法】上八味，捣罗为散。每服9克，空腹时用温酒调下，每日服3次。

紫菀丸

【来源】《普济方》卷一八八引《指南方》。

【主治】肺家郁热而致的咳血。

【组成】紫菀（去苗、土、枝、梗）、五味子（炒）各等份。

【用法】上为细末，炼蜜为丸，如弹子大。每次1丸，含化。

防风黄芩丸

【来源】《校注妇人良方》卷十二。

【主治】妊娠肝经有风热，血崩，便血，尿血。

【组成】黄芩（炒焦）、防风各等份。

【用法】上药共研为末，酒糊丸，如梧桐子大。每服30～50丸，米汤或温酒送下，不拘时候。

【附注】妇人妊娠，风热之邪侵入血室，胎孕因此不安，导致血崩、便血，治宜清热祛风。方中黄芩清热于里，防风疏风于外，二味相合，使风热两解，经脉清和，出血得愈，胎孕得安。

吐　血

黄芩汤

【来源】《伤寒总病论》卷三。

【异名】黄芩一物汤（《仁斋直指》卷十六）。

【功用】清热止血。

【主治】鼻衄，吐血，下血；妇人漏下血不止。

【组成】黄芩12克。

【用法】上药㕮咀。用水600毫升，煮取300毫升，每次温饮150毫升。

寒降汤

【来源】《医学衷中参西录》上册。

【功用】和胃降逆，凉血止血。

【主治】胃热而气不降，吐血、衄血，脉洪滑而长，或上鱼际者。

【组成】生赭石（轧细）18克，清半夏9克，栝楼仁（炒，捣）12克，生杭芍12克，竹茹9克，牛蒡子（炒，捣）9克，粉甘草4.5克。

【用法】上药以水煎服。

竹叶芍药汤

【来源】《圣济总录》卷六十八。

【主治】吐血，衄血，大小便出血。

【组成】竹叶45克，赤芍药、甘草（炙，锉）各30克，阿胶（炙燥）90克，当归（切）30克。

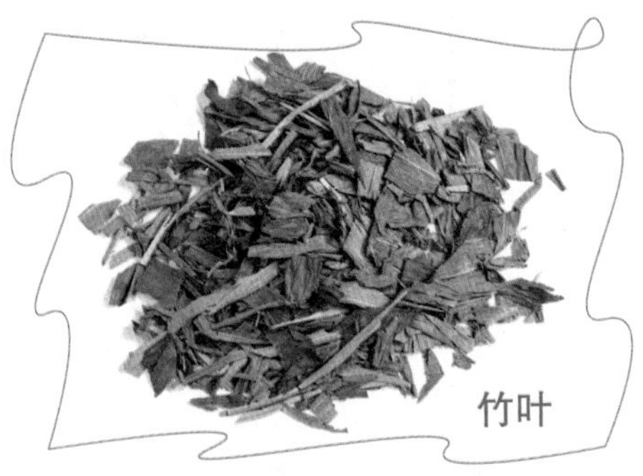

【用法】上五味，粗捣筛。每服5克，用水220毫升，煎至170毫升，去滓，食后温服。

红花桃仁汤

【来源】《症因脉治》卷二。

【组成】红花、桃仁、当归尾、赤芍药、泽兰叶、楂肉、丹皮、神曲各等份。

【用法】上药以水煎服。

【主治】外感吐血，表邪已解，吐血色紫；上焦蓄血，血臌腹胀。

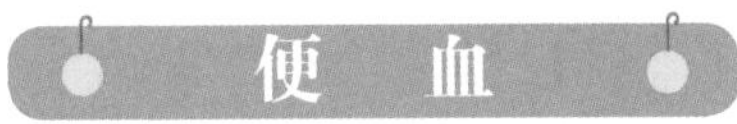

便　血

槐角丸

【来源】《太平惠民和剂局方》卷六。

【功用】清肠凉血。

【主治】肠风、痔漏下血，伴里急后重。肛门痒痛者。

【组成】槐角（去枝、梗，炒）500克，地榆、当归（酒浸一夜，焙）、防风（去芦）、黄芩、枳壳（去瓤，麸炒）各250克。

【用法】上药共研为末，以酒糊调和为丸，如梧桐子大。每服30丸，米饮下，不拘时候。

约阴丸

【来源】《景岳全书》卷五十一。

【主治】妇人血海有热，月经先期，或月经过多；或兼肾火，带浊不止；以及男、妇大肠血热，大便出血。

【组成】当归、白术（炒）、芍药（酒炒）、生地、茯苓、地榆、黄芩、白石脂（醋煅，淬）、北五味子、丹参、川续断各等份。

【用法】上药共研为末。炼蜜为丸。每服10克，温开水送下。

【加减】火甚者，倍用黄芩；兼肝肾之火甚者，加知母、黄柏各等份；大肠血热，大便出血者，加黄连、防风各等份。

温脾汤

【来源】《会约医镜》卷九。

【主治】脾虚失血。

【组成】淮山药（炒）5.4克，白茯苓3.6克，白术（制）3克，薏苡仁（炒，研）6克，芡实（炒，研）6克，白扁豆（炒，研）6克，桔梗2.4克，元砂仁（去皮，炒，研）1.5克，甘草（炙）2.4克，神曲（炒）1.2克，白莲肉（炒，研）6克，秫米（炒，研）3克，红枣（去核）2枚。

【用法】上药以水煎，中午时加

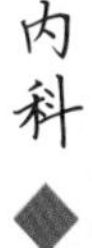

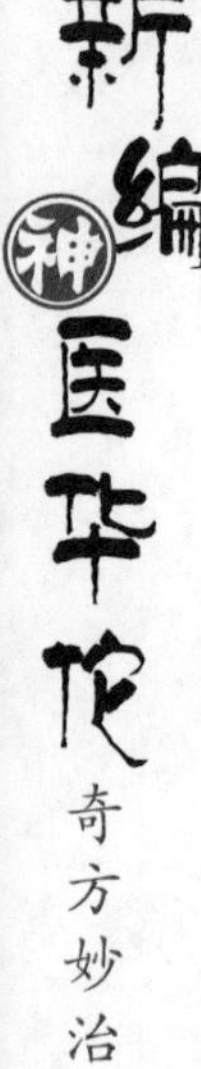

白糖，开水调服。此方与滋阴汤每日同用，滋阴汤早、晚服，此方中午时服。

【加减】若气满者，加陈皮（去白）3克，或再加真苏子（炒，研）1.5克，或用广木香磨汁合服；若有冷涎及胃口寒者，加干姜（炒黄）0.9～1.5克，即加肉桂亦妙。

寿脾煎

【来源】《景岳全书》卷五十一。

【异名】摄营煎（《景岳全书》卷五十一）。

【功用】温脾摄血，养心安神。

【主治】脾气虚寒不能摄血，大便脱血，妇女崩漏。

【组成】白术6～9克，当归6克，山药6克，炙甘草3克，枣仁4.5克，远志0.9～1.5克，干姜（炮）6～9克，莲肉（去心，炒）20粒，人参3～6克（急者用30克）。

【用法】用水400毫升，煎服。

赤小豆当归散

【来源】《金匮要略》卷上。

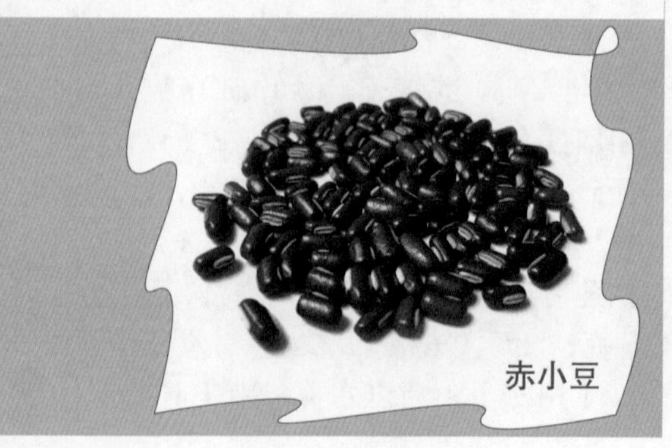

赤小豆

【异名】赤小豆散（《医收方》卷十二引《小品方》）、当归赤小豆散（《三因极一病证方论》卷九）。

【功用】清热利湿，和营解毒。

【主治】湿热下注，大便下血，先血后便者。

【组成】赤小豆150克（浸令芽出，爆干），当归30克。

【用法】上二味，杵为散。浆水调服2克，每日3服。

尿血

蒲黄散

【来源】《圣济总录》卷九十六。

【功用】行气活血，凉血止血。

【主治】瘀热凝结膀胱，尿血不止。

【组成】蒲黄（微炒）60克，郁金（锉）90克。

【用法】上二味，捣罗为散。每服6克，空腹时用粟米饮调下，一日2次。

四苓散

【来源】《丹溪心法》卷二。

【功用】健脾利水渗湿。

【主治】水湿内停，小便不利，泄泻，水肿，尿血。

【组成】茯苓（去皮）、猪苓（去皮）、白术、泽泻各等份。

【用法】上药共研为细末。每服6克，空腹时用温开水调服。

生地黄汤

【来源】《医心方》卷十二引《小

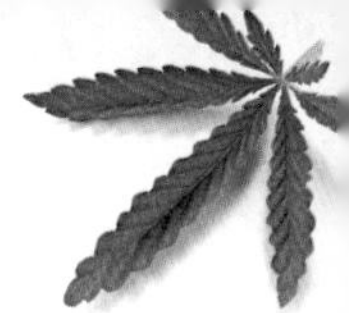

品方》。

【主治】小便出血。

【组成】生地黄15克，柏叶9克，黄芩6克，阿胶6克，甘草6克。

【用法】上五物，以水1.4升，煮取600毫升，绞去滓，纳胶令烊，分3次服。

熟干地黄丸

【来源】《鸡峰普济方》卷七。

【主治】虚损，小便出血，时复涩痛。

【组成】车前子、熟干地黄、冬葵子、鹿茸各30克。

【用法】上药共研为细末，炼蜜和丸，如梧桐子大。每服30丸，空腹时用米饮送下。

九窍出血

黑散子

【来源】《仁斋直指》卷二十六。

【主治】诸窍出血。

【组成】隔年莲蓬、败棕榈、头发（并烧存性）各等份。

【用法】上药共研为末。每服6克，煎服；或用南木香汤调下。

竹茹汤

【来源】《圣济总录》卷三十四。

【主治】伤暑，烦渴不止。

【组成】竹茹（新竹者）15克，甘草（锉）7.5克，乌梅（捶破）2枚。

【用法】上三味，用水220毫升，煎取180毫升，去滓，放温服。

青龙丹

【来源】《小儿卫生总微论》卷十五。

【主治】小儿热盛，一切血热妄行。

【组成】甘草、贯仲、茯苓、干葛、龙脑、薄荷叶、藿香各30克，缩砂仁150克（去皮），山茵陈叶、寒水石各180克。

【用法】上药共研为细末，面糊和丸，樱桃大，别研青黛为衣。每次1丸，温开水化服。

掩窍丹

【来源】《辨证录》卷三。

【主治】气阴两虚，九窍流血，气息奄奄，欲卧不欲见日，头晕身困。

【组成】人参、当归、生地、玄参各30克，炒黑荆芥9克，甘草3克。

【用法】上药以水煎服。

养生延年

七仙丹

【来源】《丹溪心法附余》卷二十四。

【功用】补心肾，驻容颜，黑髭发。

【主治】心肾阴亏血虚，心悸失眠，腰痛耳鸣，虚弱骨蒸，口干咽燥，头发早白。

【组成】何首乌（甜瓜瓣者，9蒸9晒）120克，人参（去芦）60克，生地黄60克（酒洗），熟地黄60克（酒洗），麦门冬（去心）60克，天门冬（去皮、心）60克，小茴香60克

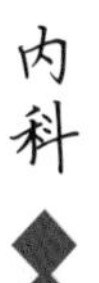

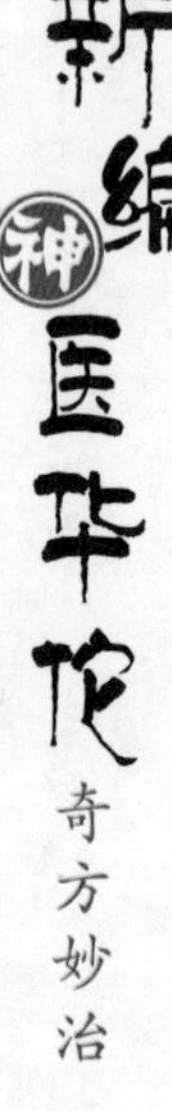

（炒黄色，秋冬用），白茯苓（去皮）60克（春、夏用）。

【用法】上药共研为细末，炼蜜为丸，如弹子大。每服1丸，嚼烂，空腹时用好黄酒或盐汤送下。

【禁忌】合药时，勿犯铁器。服药期间，忌食三白（即葱、蒜、萝卜），戒房事。

七宝美髯丹

【来源】《本草纲目》卷十八引邵应节。

【功用】补肾，固精，乌发，壮骨，续嗣延年。

【主治】肝肾不足，须发早白，齿牙动摇，梦遗滑精，崩漏带下，肾虚不育，腰膝酸软。

【组成】赤白何首乌各500克（米泔水浸三四日，去皮切片，用黑豆2升同蒸至豆熟，取出去豆，晒干，换豆再蒸，如此9次。晒干），赤白茯苓各500克（去皮，研末，以人乳拌匀晒干），牛膝250克（酒浸一日，同何首乌第7次蒸至第9次，晒干），当归240克（酒浸，晒），枸杞子240克（酒浸，晒），菟丝子240克（酒浸生芽，研烂，晒），补骨脂120克（以黑芝麻拌炒）。

【用法】上药石臼捣为末，炼蜜和丸，如梧桐子大。每服9克，盐汤或温酒送下。

【禁忌】本方配制忌用铁器。

祛老乌须健阳丹

【来源】《同寿录》卷一。

【主治】健身体，去诸风，明眼目，乌须发，倍气力。

【组成】赤白何首乌各500克（米泔水浸，竹刀刮去皮，切碎），牛膝225克（用何首乌、黑豆3.75千克，砂锅蒸3次），茯神250克（乳拌），赤茯苓500克（牛乳浸一夜），白茯苓500克（人乳浸一夜，晒干），枸杞子250克（酒浸洗，晒干），菟丝子250克（酒浸，蒸，晒干），当归250克（酒浸一夜，晒干），破故纸150克（炒黄）。

【用法】上药共研为细末，炼蜜为丸，梧桐子大。每服50丸，空腹时用酒下，午时用姜汤下，晚上用盐汤下，日进3次，或俱用酒下亦可。

【禁忌】上药俱不可犯铁器。

淮南子茯苓散

【来源】《医心方》卷二十六引《大清经》。

【功用】延年益寿。

【主治】早衰。发白，齿落，视物不清。

【组成】茯苓120克，白术120克，稻米4千克。

【用法】捣末下筛。每服9克，一日4次。须久服。

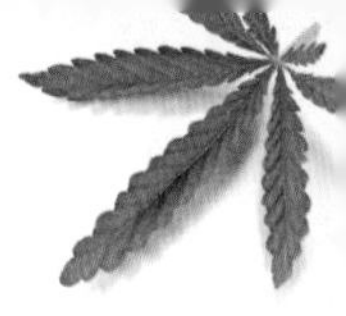

头　风

升麻丸

【来源】《太平圣惠方》卷三。

【主治】肝脏壅热，烦躁恍惚，头目不利。

【组成】川升麻 30 克，羚羊角屑 30 克，茯神 30 克，柴胡 30 克（去苗），栀子仁 10 克，黄连 15 克（去须），麦门冬 30 克（去心，焙），牛黄 7.5 克（细研如粉），龙脑 3 克（细研如粉），甘草 15 克（炙微赤，锉），朱砂 30 克（细研，水飞过）。

【用法】上药共研为细末，入牛黄等同研和匀，炼蜜和捣二三百杵，丸如梧桐子大。每于食后，煎竹叶汤下 15 丸。

【禁忌】服药期间，忌食猪肉，羊血。

升麻汤

【来源】《素问病机气宜保命集》卷下引《太平惠民和剂局方》。

【异名】清震汤（《卫生宝鉴》卷九）。

【主治】雷头风。

【组成】升麻 30 克，苍术 30 克，荷叶 1 个（全者）。

【用法】上药共研为细末。每服 15 克，用水 150 毫升，煎至 100 毫升，食后温服。或烧全荷叶 1 个，研细调煎药服。

一字散

【来源】《杨氏家藏方》卷二。

【主治】偏头风，疼不可忍者。

【组成】乳香（别研）、延胡索、朴硝（别研）各 3 克，川芎 6 克，雄黄（别研）9 克。

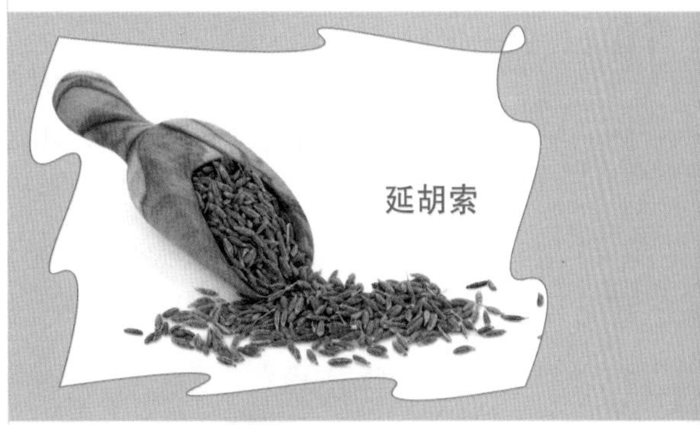

延胡索

【用法】上药共研为末。每用少许，左侧头痛搐左鼻，右侧头痛搐右鼻。

香芎散

【来源】《儒门事亲》卷十五。

【主治】偏正头风。

【组成】川芎、香附子（炒）、石膏（水飞）、白芷、甘草、薄荷各 30 克。

【用法】上药共研为细末。每服 6 克，温酒或清茶调下。

茶调散

【来源】《魏氏家藏方》卷二。

【主治】头风、头痛。

【组成】川芎 36 克，甘草（炙）、香白芷、香附子、防风（去芦）、细辛、砂仁各 30 克，薄荷叶（去毛）60 克。

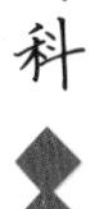

【用法】上药共研为细末。每服3～6克，食后茶调下。

一字轻金散

【来源】《朱氏集验方》卷九。

【主治】偏正头风，眉棱骨痛，牵引两眼抽掣疼痛，或生翳膜，视物不明。

【组成】藿香叶、荆芥穗、旋覆花、香白芷、石膏末（细研）、防风各15克，川乌（两头尖者，去皮、尖，生用）7.5克，天南星7.5克，川芎15克，草乌头4.5克。

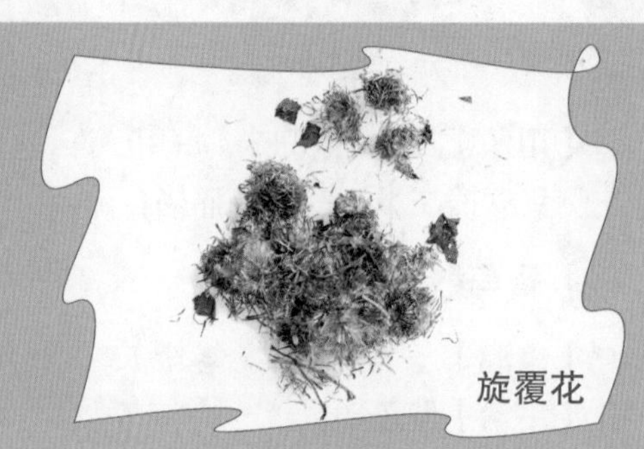
旋覆花

【用法】上十味，晒干，同捣为细末。每服0.3～0.6克，食后用淡茶调下。

头痛

八风丹

【来源】《太平惠民和剂局方》卷一。

【异名】八风丸（《圣济总录》卷十六）。

【主治】诸风及痰热上攻，头痛面赤，头晕目眩，鼻塞咽干，颈项不利，痰唾稠浊，神情如醉，百节疼痛，耳啸蝉鸣，面上游风，口眼蠕动。

【组成】滑石（细研）、天麻（酒浸）各30克，龙脑（研）、麝香（研）各0.3克，白姜蚕（微炒）、白附子（炮）各15克，半夏（白矾制）60克，寒水石（火烧通赤，细研，水飞）250克。

【用法】上药捣罗为细末，入已研药同研令匀，炼蜜为丸，如樱桃大。每服1丸，细嚼，食后温荆芥汤或清茶送下。

全蝎膏

【来源】《普济方》卷四十六引《德生堂方》。

【主治】偏正头风，气上攻，痛不可忍。

【组成】全蝎21个，土狗3个，五倍子15克，地龙6条（去土）。

【用法】上药共研为细末，好酒调成膏子，摊纸上，贴太阳穴。

三生丸

【来源】《重订严氏济生方》。

【主治】痰厥头痛。

【组成】半夏、白附子、天南星各等份。

【用法】上药研细末，用生姜自然汁浸蒸饼为丸，如绿豆大。每服40丸，食后姜汤送下。

荆芥丸

【来源】《杨氏家藏方》卷二。

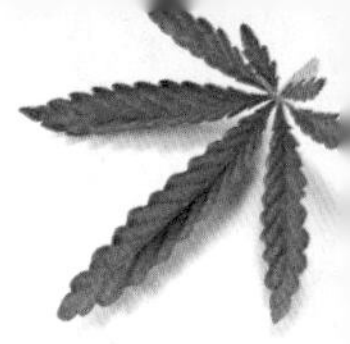

【主治】风邪上攻头面，眩晕痰多，咽嗝不利，口目瞤动，偏正头痛；或伤风头痛，发热鼻塞声重。

【组成】荆芥360克，天麻（去苗）、附子（炮，去皮、脐）、白附子（炮）、乌药、当归（洗、焙）、川芎各30克。

【用法】上药共研为细末，炼蜜为丸，每30克作10丸，朱砂为衣。每服1丸，食后细嚼，清茶或酒送下。

人参石膏汤

【来源】《宣明论方》卷六。

【主治】伤寒咳嗽不已，心烦；及风热头痛，精神昏愦。

【组成】人参4.5克，石膏90克，川芎15克，半夏（去滑）6克，白术15克，茯苓15克，甘草（炙）30克，大栀子9克，知母15克，黄芩9克。

【用法】上药共研为末。每服3克，用水150毫升，加生姜3片，煎至90毫升，去滓温服。

丁桂散

【来源】《外科传薪集》。

【主治】头痛。

【组成】丁香9克，肉桂30克。

【用法】上药共研为细末。每用少许入伤膏内贴之。

菊花散

【来源】《重订严氏济生方》。

【主治】风热上攻，头痛不止，口干烦热。

【组成】石膏、甘菊花（去梗）、防风（去芦）、旋覆花（去梗）、枳壳（去瓤，麸炒）、蔓荆子、甘草（炙）、川羌活（去芦）各等份。

【用法】上药㕮咀。每服12克，用水230毫升，加生姜5片，煎至160毫升，去滓温服，不拘时候。

点头散

【来源】《百一选方》卷九。

【主治】偏正头痛。

【组成】川芎（生）60克，香附子（去毛）120克。

【用法】上药共研为细末。每服3克，好清茶调下。

荆菊散

【来源】《元和纪用经》。

【主治】风热头痛，性情反常，关节不利，心手不遂，骨间寒热，目中泪出，齿发不荣。

【组成】蔓荆子（去萼）、甘菊各90克，地骨皮、白术各180克。

【用法】上药共研为末。每次2克，以酒调服。

透顶散

【来源】《普济本事方》卷一。

【主治】偏正头风，夹脑风，并一切头风，不问年深日近。

【组成】细辛（表白者）3茎，瓜蒂7个，丁香3粒，糯米7粒，龙脑、麝香各1个。

【用法】上将脑、麝入乳钵内研极细，将前四味另研为末，然后入乳钵

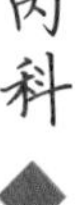

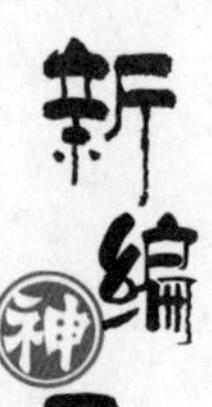

内，荡起脑、麝令匀，用瓦罐子盛之，谨闭罐口。用时取少许搐鼻中。良久出涎则安。

省风散

【来源】《朱氏集验方》卷一。

【主治】风寒湿邪外客，手足麻痹，头重偏疼，起居眩晕，四肢倦怠，足胫缓弱，掣痛无时。

【组成】羌活、防风、甘草、白茯苓各1.5克，木香0.3克，人参、陈皮、乌药各9克，白术30克，南星（炮，去上，切如豆大）15克，附子（炮，去皮、脐，切）27克。

【用法】上药共研为末。每服12克，加生姜10片，大枣2个，水煎，不拘时候服。

防风通圣散

【来源】《宣明论方》卷三。

【异名】通圣散（《伤寒标本》卷下）。

【功用】疏风解表，泄热通便。

【主治】风热壅盛，表里俱实，憎寒壮热，头目昏眩，偏正头痛，目赤睛痛，口苦口干，咽喉不利，胸膈痞闷，咳呕喘满，涕唾稠黏，大便秘结，小便赤涩；疮疡肿毒，肠风痔漏，风瘙瘾疹，苔腻微黄，脉弦数。现用于感冒、流行性感冒、荨麻疹、湿疹、神经或血管性头痛、三叉神经痛等属风热壅盛、里闭不通者。

【组成】防风、川芎、当归、芍药、大黄、薄荷叶、麻黄、连翘、芒硝各15克，石膏、黄芩、桔梗各30克，滑石90克，甘草60克，荆芥、白术、栀子各7.5克。

【用法】上药共研为末。每服6克，用水200毫升，加生姜3片，煎至120毫升，温服。

秘方茶调散

【来源】《赤水玄珠》卷三。

【功用】祛风止痛。

【主治】风热上攻，头目昏痛，及头风热痛不可忍。

【组成】片黄芩60克（酒拌炒3次，不可令焦），小川芎30克，细芽茶9克，白芷5克，薄荷9克，荆芥穗12克。

【用法】上药共研为细末。每服6～9克，用清茶调下。

【加减】头癫及脑痛，加细辛、藁本、蔓荆子各9克。

脚　气

吴茱萸汤

【来源】《备急千金要方》卷七引苏长史方。

【异名】木瓜汤（《医心方》卷八）、木瓜茱萸汤（《普济方》卷二四四）。

【主治】脚气入腹，困闷欲死，腹胀。

【组成】吴茱萸6克，木瓜（切）12克。

【用法】上二味，以水1.3升，

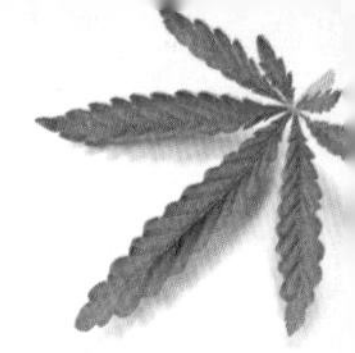

煮取300毫升，分3次服，约隔1.5小时服一次。服后或吐或汗或痢或大热闷，即愈。

换腿丸

【来源】《太平惠民和剂局方》卷一。

【功用】补肝肾，益气血，祛风湿。

【主治】足三阴经虚，为风寒暑湿侵袭，挛痹缓弱，上攻胸胁肩背，下注脚膝疼痛，渐成风湿脚气，行步艰辛，足心如火，上气喘急，全不思食。

【组成】薏苡仁（炒）、石南叶、石斛（去苗，酒浸）、萆薢（微炙）、川牛膝（去苗，酒浸）、天南星（炮）、防风（去芦、叉）、黄芪（去芦头，蜜炙）、当归（去苗，酒浸）、天麻（去苗）、续断各45克，槟榔75克，木瓜120克。

【用法】上药共研为细末，以酒煮面糊调和丸，如梧桐子大。每服50丸，温酒、盐汤任下。

木瓜丸

【来源】《太平惠民和剂局方》卷一。

【主治】肾经虚弱，腰膝沉重少力，腿部肿痒，注破生疮，脚心隐痛，筋脉拘挛，或腰膝缓弱，步履艰难，举动喘促，面色黧黑，二便秘涩，饮食减少。

【组成】熟干地黄（洗，焙）、陈皮（去瓤）、乌药各120克，黑牵牛子（炒）90克，石南藤、杏仁（去皮、尖）、当归、苁蓉（酒浸，焙）、木瓜、续断、牛膝（酒浸）各60克，赤芍30克。

【用法】上药共研为细末，以酒糊调和为丸，如梧桐子大。每服30～50丸，空腹时用木瓜煎汤或温酒送下。

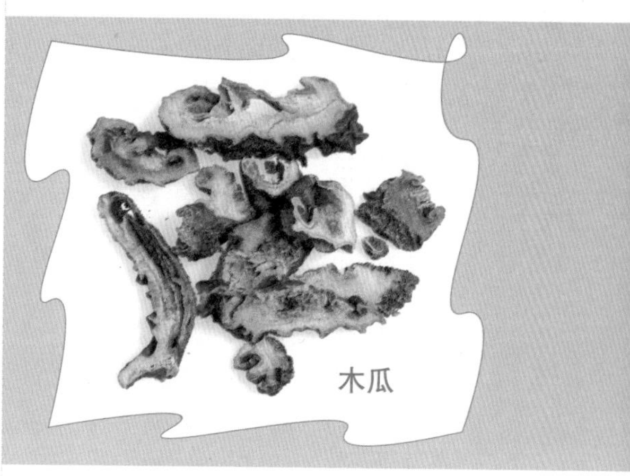
木瓜

天麻地龙丸

【来源】《鸡峰普济方》卷四。

【主治】湿毒脚气攻注，两腿肿破重疼，皮肉顽紫，或上攻头面，皮肉掀热。

【组成】天麻、地龙、羌活、附子（生）、桂心、没药、荆芥穗各30克，麝香3克。

【用法】上药共研为细末，以生蜜调和为丸，如弹子大，陶器盛。每服用荆芥、腊茶嚼下1丸，上攻者，食后服；下注者，食前服。

追风毒锉散

【来源】《仁斋直指》卷四。

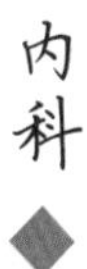

【异名】追风毒散（《普济方》卷二四一）。

【功用】疏泄风毒。

【主治】脚气热多；痔疮蕴热肿痛，大便不通。

【组成】羌活30克，鸡心槟榔、防风、桑白皮（炒）各15克，郁李仁（炒）、大黄（生）各7.5克。

【用法】上药锉散。每次9克，加黑豆100粒煎服。

神效槟苏散

【来源】《观聚方要补》卷二引《简易普济方》。

【主治】脚气病。

【组成】槟榔9克，苏叶梗、防风、羌活、当归、木瓜各6克，乳香、没药各4.5克。

【用法】上药加生姜、葱白，水、酒煎，入冰糖1块，溶化热服，酒承量饮为度。棉被盖脚痛处，汗出避风，以有汗为愈。

肢体麻木

乌蛇散

【来源】《太平圣惠方》卷二十一。

【主治】顽麻风，皮肤搔之不知痛痒。

【组成】乌蛇肉（酒浸，炙令黄）150克，天麻30克，桂心30克，羌活15克，防风（去芦头）30克，麻黄（去根、节）30克，白僵蚕（微炒）30克，苦参（锉）30克，踯躅花（酒拌令匀，炒干）15克，人参（去芦、头）15克，白蒺藜（微炒，去刺）15克，赤茯苓30克，赤芍药15克，威灵仙30克，枳壳（麸炒，去瓤）30克，川芎15克，天蓼木30克。

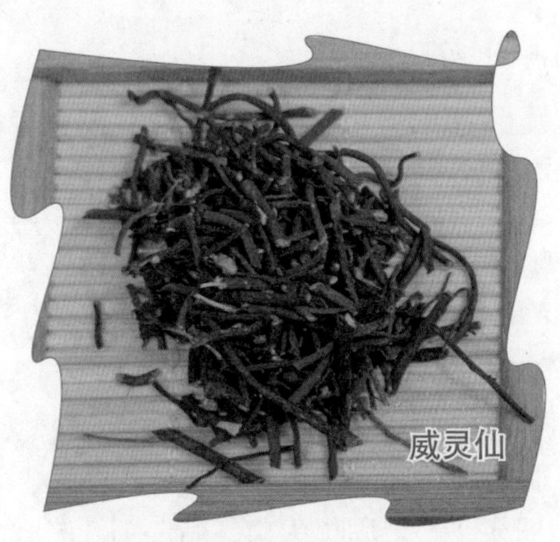
威灵仙

【用法】上药捣细罗为散。每服6克，空腹时用热酒调下。

【禁忌】服药期间，忌食猪肉、鸡肉。

天麻除湿汤

【来源】《杨氏家藏方》卷四。

【主治】湿留肢节，身体疼烦，手足肿痛，或时麻木。

【组成】白术120克，天麻90克，人参（去芦、头）90克，干姜（炮）60克，全蝎（用糯米一盏，炒黄色，去糯米不用）60克，附子（生，去皮、脐，切开，取生姜自然汁150毫升，浸一夜，取出炙尽，无浸姜汁为度，薄切，焙干）60克。

【用法】上药共研为细末。每服9

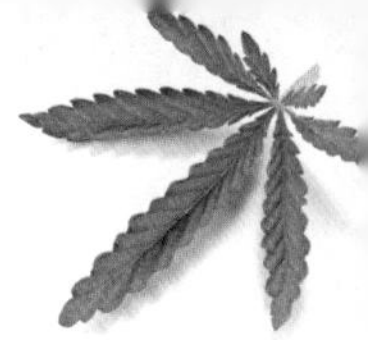

克，空腹时用温酒调下。

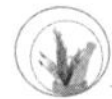

天麻黄芪汤

【来源】《兰室秘藏》卷下。

【主治】素有风证，因连日酣饮，其证复来，右口角并眼颇有侧视，及左手左脚腿麻木疼痛。

【组成】天麻、芍药、神曲（炒）、羌活（肢节不痛去之）、茯苓各0.9克，人参、黄连各1.2克，当归1.5克，黄芪、甘草、升麻、葛根、黄柏、苍术各1.8克，泽泻2.1克，柴胡2.7克。

【用法】上药㕮咀，作一服。用水450毫升，煎至150毫升，去滓，空腹时温服。

芍药补气汤

【来源】《东垣试效方》卷九引张元素。

【异名】补气汤（《兰室秘藏》卷下）。

【主治】肺气不行，皮肤间麻木。

【组成】黄芪30克，白芍药45克，橘皮（不去白）30克，泽泻15克，甘草（炙）30克。

【用法】上药㕮咀。每服15克，用水300毫升，煎至150毫升，去滓温服。

痹　证

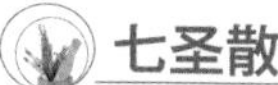

七圣散

【来源】《太平惠民和剂局方》卷一。

【主治】风湿流注经络之间，四肢关节缓纵不随；或脚膝疼痛，不能步履。

【组成】续断、独活、防风、杜仲、萆薢、牛膝（酒浸一夜）、甘草各等份。

【用法】上药共研为细末。每服6克，温酒调下。

神妙列仙散

【来源】《丹溪心法附余》卷三。

【主治】饮酒所伤，以致遍身疼痛，腰脚强跛，手足顽麻，胃脘疼痛，胸膈满闷，肚腹膨胀，呕吐泻痢；酒食过度致成积聚、黄疸。

【组成】木香、沉香、茴香（微炒）、槟榔各3克，萹蓄9克，大黄（微焙炒）30克、麦芽45克，瞿麦15克。

【用法】上药共研为末。每服9～15克，五更时用热酒调下，能饮酒者多次不妨，仰面卧。大便如血为效。

【禁忌】服药期间，忌食生冷、硬物及油腻。

加减地仙丹

【来源】《重订严氏济生方》。

【功用】祛风燥湿，温经通络。

【主治】风寒湿邪，留滞下焦，足膝拘挛，肿满疼痛，不能步履。

【组成】地龙（炒，去土）、五灵脂（去石）、乌药、白胶香（别研）、椒红（炒去汗）、威灵仙、木瓜（去瓤）、赤小豆（炒）、黑豆（炒，去皮）、天仙藤、川乌（炮，去皮）、五加皮、苍术（泔水浸，去黑皮，炒）、木鳖子（去壳、油）各等份。

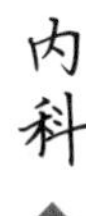

【用法】上药研为细末，以酒糊调和为丸，如梧桐子大。每服70丸，空腹时用盐酒、盐汤任下。

神仙飞步丹

【来源】《袖珍方》卷一。

【主治】风湿瘫痪。

【组成】苍术240克，草乌（不去皮、尖）120克，川芎、香白芷各60克。

【用法】上药㕮咀，用生姜120克，连须葱120克，捣细，和前药拌匀，以瓷器筑药于内令实，纸封瓶口，勿令出气。春三、夏二、秋七、冬九日，以天气凉暖为候，取出晒干或焙干，与姜、葱一同为细末，醋糊丸，如梧桐子大。每服15丸，空腹时用茶或酒送下。加至20丸。

【禁忌】服药期间，忌食热物；孕妇勿服。

八仙逍遥汤

【来源】《医宗金鉴》卷八十八。

【主治】跌打损伤，肿硬疼痛，及一切风湿疼痛。

【组成】防风、荆芥、川芎、甘草各3克，当归（酒洗）、黄柏各6克，茅山苍术、牡丹皮、川椒各9克，苦参15克。

【用法】上药共合一处，装白布袋内，扎口，水熬滚，熏洗患处。

秦艽地黄汤

【来源】《灵验良方汇编》卷一。

【功用】疏风祛湿，活血通络。

【主治】风热血燥，筋骨作痛。

【组成】秦艽、生地、当归、白芍（炒）各4.5克，川芎、防风、荆芥、升麻、白芷、蔓荆子、大力子（蒸）、羌活各3克，甘草（炙）1.5克。

【用法】上药以水煎服。

加味黄芪五物汤

【来源】《医学衷中参西录》上册。

【主治】历节风证，周身关节皆疼，或但四肢作疼，足不能行步，手不能持物。

【组成】生箭芪30克，于术15克，当归15克，桂枝尖9克，秦艽9克，广陈皮9克，生杭芍15克，生姜5片。

【用法】上药以水煎服。

【加减】热者，加知母；凉者，加附子；脉滑有痰者，加半夏。

痿证

起痿汤

【来源】《医学衷中参西录》中册。

【主治】因脑部充血以致肢体痿废，迨脑充血治愈，脉象和平，而肢体仍痿废者。

【组成】生箭芪12克，生赭石18克（轧细），怀牛膝18克，天花粉18克，玄参15克，柏子仁12克，生杭芍12克，生明没药9克，生明乳香9克，虫4枚（大的），制马前子末0.6克。

【用法】上药共十一味，将前十味

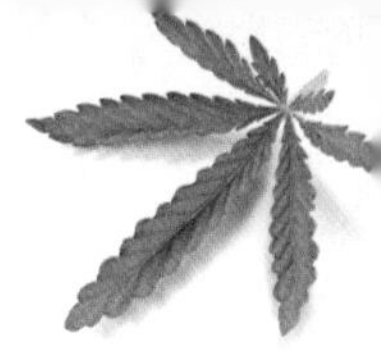

煎汤，送服马前子末，至煎滓再服时，亦送服马前子末 0.6 克。

神龟滋阴丸

【来源】《医学纲目》卷十七。

【主治】足痿。膏粱之人，湿热伤肾，脚膝痿弱。

【组成】龟板（炙）120 克，知母（酒炒）60 克，锁阳（酒洗）30 克，黄柏（炒赤）60 克，枸杞子、五味子各 30 克，干姜（炮）15 克。

【用法】上药共研为末，清水为丸，如梧桐子大。每次 70 丸，空腹时用盐汤下。

养血壮筋健步丸

【来源】《古今医鉴》卷十。

【主治】气血两虚，双足痿软，不能行动，久卧床褥。

【组成】黄芪（盐水炒）30 克，山药 30 克，五味子 30 克，破故纸（盐水炒）30 克，人参 30 克，白芍（酒炒）45 克，熟地黄 120 克，枸杞子 30 克，牛膝（酒浸）60 克，菟丝子（酒炒）30 克，川当归 60 克（酒洗），白术 30 克（炒），杜仲（姜汁炒）60 克，虎胫骨（酥炙）30 克，龟板（酥炙）30 克，苍术（米泔浸）90 克，黄柏（盐水炒）60 克，防风 18 克（酒洗），羌活 15 克（酒洗），汉防己 15 克（酒洗）。

【用法】上药共研为细末，用猪脊髓 7 条，炼蜜为丸，如梧桐子大。每服 100 丸，空腹时用盐汤送下。

加味健步虎潜丸

【来源】《医宗金鉴》卷八十九。

【功用】滋肾养肝，活血补气，舒筋止痛。

【主治】跌打损伤，气血虚衰，下部腰、胯、膝、腿疼痛，酸软无力，步履艰难。

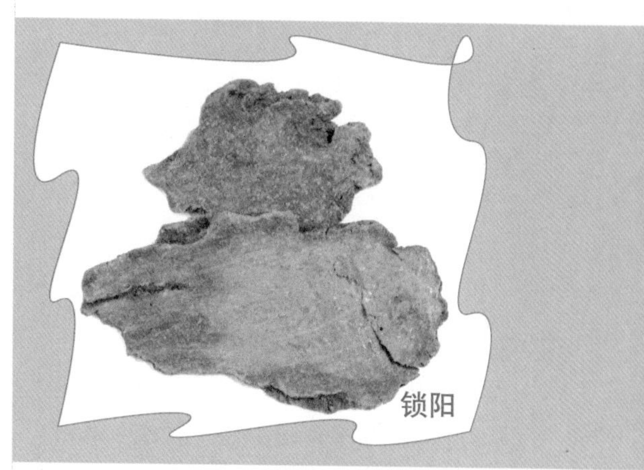
锁阳

【组成】龟胶（蛤粉炒成珠）、鹿角胶（蛤粉炒成珠）、虎胫骨（酥油炙）、何首乌（黑豆拌，蒸晒各 9 次）、川牛膝（酒洗，炒干）、杜仲（姜汁炒断丝）、锁阳、当归（酒洗，炒干）各 60 克，威灵仙（酒洗）、黄柏（酒洗，晒干，小盐少许、酒炒）、人参（去芦）、羌活、干姜、白芍药（微炒）、云白术（土炒）各 30 克，熟地黄 90 克，大川附子（童便、盐水各 250 毫升，生姜片 60 克，同煮一整日，令极熟，水干再添盐水，煮毕取出，剥皮，切薄片，又换净水，入川黄连 15 克，

甘草15克，同煮3小时，取出晒干，如琥珀明亮色方用）45克。

【用法】上药共研为细末，炼蜜为丸，如梧桐子大。每服9克，空腹时淡盐汤送下；冬日淡黄酒送下。

虫病

芫花散

【来源】《太平圣惠方》卷五十七。

【主治】蛲虫。

【组成】芫花22.5克（醋拌，炒令干），狼牙22.5克，雷丸22.5克，桃仁22.5克（汤浸，去皮、尖、双仁，生用），白芜荑22.5克。

【用法】上药捣细罗为散。隔宿勿食，早晨以粥饮调下3克。

理中安蛔散

【来源】《证治准绳·伤寒》卷四。

【异名】理中安蛔汤（《类证治裁》卷三）。

【主治】胃中虚冷，吐蛔。

【组成】人参9克，白术、白茯苓、干姜各4.5克，川椒14粒，乌梅3枚。

【用法】上药作一服。用水400毫升，煎至280毫升服。

【加减】吐蛔未止，加黄连、黄柏各1.5克，川椒加至28粒；冷甚，加附子1.5～9克。

【附注】《成方便读》卷四将干姜改作炮姜，制成丸剂，名“理中安蛔丸”。

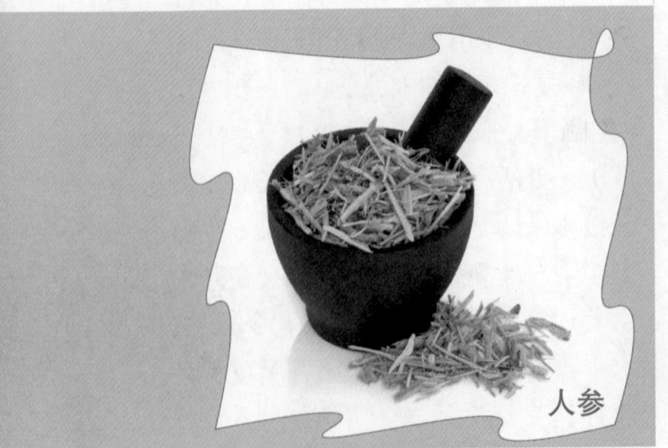
人参

益儿丸

【来源】《小儿卫生总微论》卷十三。

【功用】清热消积，理气杀虫。

【主治】热滞虫积阻于肠胃，食不消化，腹痛腹胀。

【组成】神曲（炒黄）、白芜荑（去扇，炒）各30克，川连（去须）60克，陈皮、木香各15克。

【用法】上药共研为细末，猪胆汁和药末成剂，再入胆内系定口，以浆水煮数沸，取汁和丸，绿豆大。每服10～20丸，以米汤饮下。腹胀，木瓜汤下，不拘时候。

秘方万应丸

【来源】《赤水玄珠》卷四。

【功用】消积杀虫。

【主治】腹内有虫及积气块痛，小儿疳病。

【组成】三棱、莪术（各醋炒）、陈皮（麸炒）、橘红、使君子肉、麦芽曲（炒）、神曲（炒）、雷丸、干漆（炒烟尽）各15克，槟榔30克，

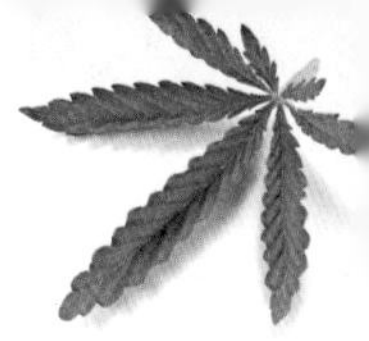

芜荑7.5克，鹤虱（略炒）、胡黄连（炒）、甘草（炙）各9克，木香、良姜（陈壁土炒）、砂仁各6克。

【用法】上药共研为细末，醋米糊为丸，如绿豆大。每服30～50丸，空腹时用淡姜汤送下。

追蛰汤

【来源】《医醇剩义》卷四。

【主治】胃气上逆，蛔虫不安，腹痛时作时止。

【组成】当归6克，茯苓6克，白术3克，薏苡仁12克，广陈皮3克，鹤虱4.5克，雷丸3克，乌药3克，砂仁3克，厚朴3克，开口花椒24粒。

【用法】上药以水煎服。

连梅安蛔汤

【来源】《重订通俗伤寒论》。

【功用】清肝安蛔。

【主治】肝火犯胃，饥不欲食，食则吐蛔，甚则蛔暖不发，脘痛烦躁，昏乱欲死。

【组成】胡连3克，炒川椒10粒，白雷丸9克，乌梅肉2个，生川柏2.4克，尖槟榔2枚（磨汁冲）。

【用法】上药以水煎服。

痛风、转筋

木瓜煎

【来源】《妇人大全良方》卷十四。

【主治】妊娠霍乱吐泻，转筋，入腹则闷绝。

【组成】吴茱萸（汤泡7次）、生姜（切）各7.5克，木瓜（切）45克。

【用法】上药细锉，用水300毫升，煎至180毫升，去滓，分3次热服，不拘时候。

木瓜丸

【来源】《太平圣惠方》卷三。

【主治】肝经风冷，转筋入腹，手足逆冷。

【组成】木瓜（大者）5颗，附子（炮裂，去皮、脐）30克，熟艾（锉，微炒）15克，木香15克，桂心30克，诃子皮（煨）30克，人参（去芦头）15克，肉豆蔻（去壳）15克，厚朴（去粗皮，涂生姜汁炙）15克，白术30克，高良姜（锉）15克，盐（湿纸裹，烧令通赤）60克。

【用法】上药捣罗为末，切木瓜头，去瓤，纳诸药末，即以截下木瓜盖上，以竹钉固定，于甑中蒸令烂熟，木臼中入软蒸饼相和捣，可丸即丸，如梧桐子大。每服20丸，以生姜汤下，不拘时候。

固元丸

【来源】《朱氏集验方》卷八。

【主治】元气虚弱，肾水不能滋肝木，以致筋脉拘挛。

【组成】八角（炒）、覆盆子（酒浸）、小茴香（炒）、白茯苓（去皮）、川牛膝（酒浸）、磁石（火烧酒淬7次）、龙齿（煅）、补骨脂（炒）各30克，天雄30克（用青盐30克研，入酒

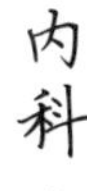

150毫升内，泡天雄，取酒尽为度）、五味子（酒蒸，研）、菟丝子（净洗，酒蒸，研）各60克，鹿茸（去毛）、苁蓉（酒浸一夜）各75克，车前子（隔纸炒）15克、麝香（别研）1.5克、钟乳粉、川乌（炮）、附子（炮，去皮、脐）、肉桂（去皮）、巴戟（去心）各45克。

【用法】上药共研为细末。酒煮鹿角胶为丸，如梧桐子大。每服50～100丸，空腹时用温酒吞下。

木瓜散

【来源】《重订严氏济生方》。

【主治】肝肾不足，气血俱虚，筋骨失养，手脚拘挛，十指甲痛，数转筋，甚则舌卷囊缩，唇青，面色苍白，不得饮食。

【组成】木瓜（去瓤）、虎胫骨（酥炙）、五加皮（洗）、当归（去芦，酒浸）、桑寄生、酸枣仁（炒，去壳）、人参、柏子仁（炒）、黄芪（去芦）各30克，甘草（炙）15克。

【用法】上药㕮咀。每服12克，用水225毫升，姜5片，煎至150毫升，去滓温服，不拘时候。

趁痛散

【来源】《杨氏家藏方》卷四。

【主治】寒湿相搏，攻注腰脚疼痛，行步少力，筋脉拘急。

【组成】没药（细研）30克，杜仲（炒断丝）45克，延胡索30克，当归（洗，焙）30克，肉桂（去粗皮）

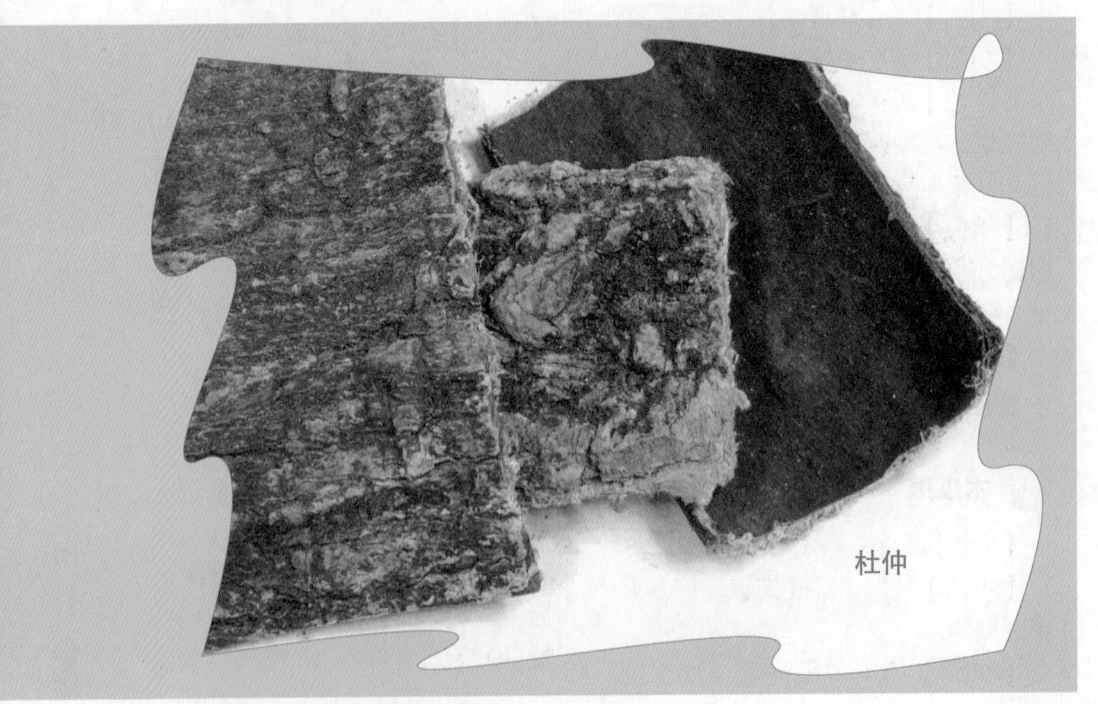

杜仲

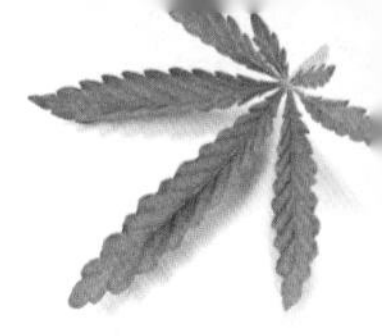

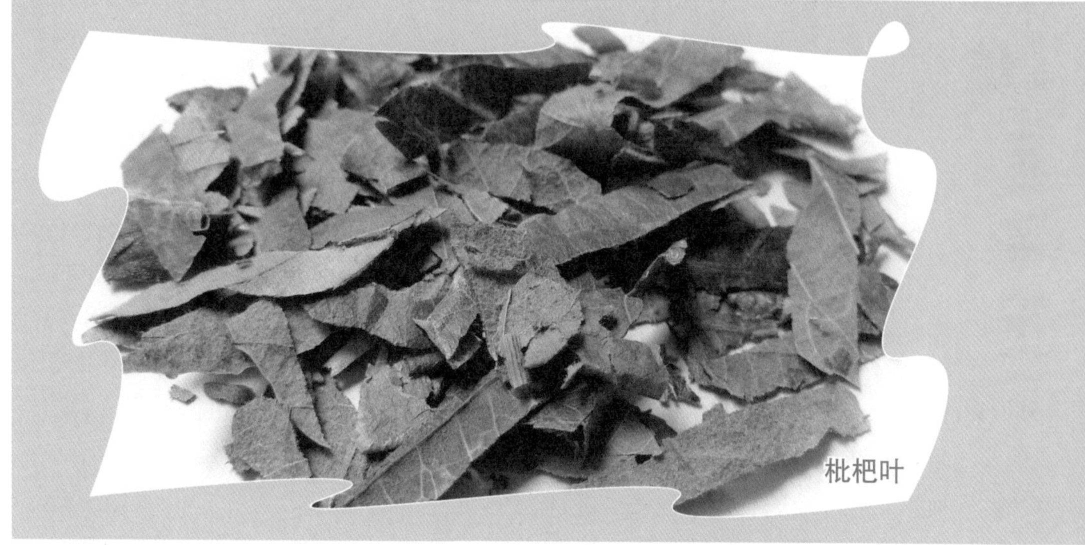

枇杷叶

30 克，萆薢 30 克。

【用法】上药共研为细末。每服 9 克，空腹时用酒调下。

土龙散

【来源】《伤科汇纂》卷七。

【主治】打伤将死，痛风。

【组成】白颈蚯蚓不拘多少(去土，洗净，焙干，研末)。

【用法】每服 6 克，用葱白、生姜煎汤送下。衣被盖暖，出汗即愈。

上清散

【来源】《杂病源流犀烛》卷二十五。

【主治】风热外郁肌肤，皮肤疼痛，或痒痛相间。

【组成】元参、薄荷、荆芥、甘草、归尾、桔梗、陈皮、黄芩、川芎、枳壳(或加制大黄亦可)各等份。

【用法】上药以水煎服。

枇杷叶散

【来源】《太平惠民和剂局方》卷二。

【主治】冒暑伏热，引饮过多，脾胃伤冷，饮食不化，胸膈痞闷，呕哕恶心，头目昏眩，口干烦渴，肢体困倦，全不思食；或阴阳不和致成霍乱，吐痢转筋，烦躁引饮。

【组成】枇杷叶(去毛，炙)、陈皮(汤，去瓤，焙)、丁香各 15 克，厚朴(去皮，涂姜汁炙)120 克，白茅根、麦门冬(去心，焙)、干木瓜、甘草(炙)各 30 克，香薷 23 克。

【用法】上药捣罗为末。每服 6 克，用水 250 毫升，入生姜 2 片，煎至 180 毫升，去滓温服，温水调下亦得；如烦躁，用新汲水调下，不拘时候。小儿 3 岁以下，可服 1.5 克。

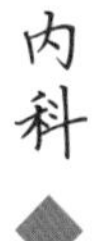

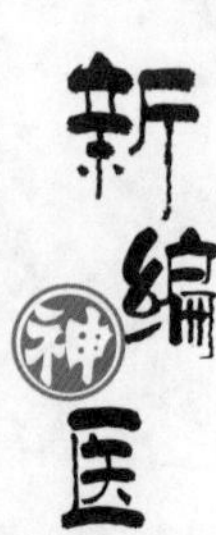

昏迷

至宝丹

【来源】《苏沈良方》卷五引《灵苑方》。

【功用】化浊开窍，清热解毒。

【主治】卒中急风不语；中恶气绝；中诸物毒、暗风；中热疫毒，阴阳二毒，山岚瘴气毒，蛊毒，水毒等所致昏厥，痰盛气粗，舌红苔黄垢腻，脉滑数。以及产后血晕，口鼻血出，恶血攻心，烦躁气喘，吐逆，难产闷乱，死胎不下（以上诸症以童便送服）；并心肺积，伏热呕吐；邪气攻心，大肠风秘，神魂恍惚，头目昏眩，睡眠不安，唇口干燥，伤寒狂语；儿科用于心热癫痫，急惊，卒中客忤，不得眠睡，烦躁、风涎、搐搦等。现用于脑血管意外、肝昏迷、乙脑、癫痫等属痰迷心窍者。

【组成】生乌犀、生玳瑁、琥珀、朱砂、雄黄各30克，牛黄、龙脑、麝香各7.5克，安息香45克（酒浸，重汤煮令化，滤去滓，约得净末30克），金银箔各50张。

【用法】将生犀、玳瑁研为细末，入余药研匀，和为丸，如梧桐子大。每服3～5丸，人参汤下；或用童便1合，入生姜汁3～5滴送服。小儿以2岁服2丸为准，视年龄大小加减。

【禁忌】本方芳香辛燥之药较多，有耗阴劫液之弊，凡脑卒中昏厥属肝阳上亢者禁用。

【附注】本方所治，属热邪内盛，痰闭心包所致，治当逐瘀开窍，清热解毒。方中麝香、冰片、安息香辟秽化浊，豁痰开窍，共为君药；犀角、牛黄、玳瑁清热解毒，下降心火，雄黄劫痰解毒，用以醒神开窍，为臣药；朱砂、琥珀、金箔重镇安神，共为佐使。本方药物多为珍稀难求之动物、矿物和树脂类药材，价格昂贵，且功效卓著，故名“至宝”。

回生丹

【来源】《外科全生集·新增马氏试验秘方》。

【功用】活血散瘀，行气止痛。

【主治】跌打损伤，昏迷不醒，瘀血作痛；以及自缢、溺水等昏厥尚有微息者。

【组成】活地鳖（瓦上炙微黄，研末）15克，自然铜（瓦上煅红，醋淬9次，净末）9克，滴乳香（30克用灯芯草6克同炒枯，吹去灯芯草，研末）6克，真血竭（水飞）6克，朱砂（水飞）6克，巴豆霜（用巴豆去壳，纸包压净油，白如雪，取霜）6克，当门子0.9克。

【用法】上药研和，瓶贮勿泄气。成人每服0.45克，小儿0.21克，以酒冲服；牙关紧者，撬开灌之。

吃力迦丸

【来源】《外台秘要》卷十三引《广济方》。

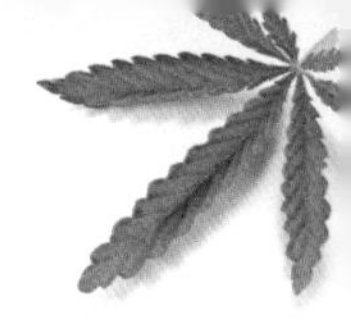

【功用】温通开窍，行气止痛。

【主治】中风中气，猝然昏倒，牙关紧闭，不省人事；或中恶客忤，胸腹满痛；或突然昏迷，痰壅气闭；以及时疫霍乱，腹满胸痞，欲吐泻不得，甚则昏闭者。现用于脑血管意外、冠心病、癔病性昏厥、癫痫，以及突然昏厥属寒闭气滞、痰浊阻络者。

【组成】吃力迦（即白术）、光明砂（研）、麝香、诃黎勒皮、香附子、沉香（重者）、青木香、丁子香、安息香、白檀香、荜拨、犀角各30克，熏陆香、苏合香、龙脑香各15克。

【用法】上药捣筛制极细末，白蜜煎，去沫，和为丸如梧桐子大，晨起服4丸，用井水于净器中研破服。老、少每碎1丸服之。

【禁忌】脱证、热闭证及孕妇忌服。

【附注】方中苏合香、安息香逐秽透窍，能开痰浊气逆之闭；麝香、冰片芳香开窍，行气宽胸，善通十二经脉；沉香、丁香、木香、檀香、乳香、荜拨、香附皆辛散温通之品，能散寒顺气，宣郁通闭，气得畅行则痰浊自消。且乳香行气兼能活血，气行血畅，则胸腹痛者可止；犀角气质清香，寒而不遏，功专解毒而清心；朱砂气寒质重，镇心而安神，白术温运脾气，以使诸香能得脾气而输布；更以诃子温涩敛气，与诸香相配，能制辛香过多，耗正散气之弊。全方捷于温通气机，开窍启闭，故胸闷昏闭等症，用之则立起回生。

三黄宝蜡丸

【来源】《医宗金鉴》卷八十九。

【主治】一切跌打损伤及破伤风，或伤力成痨，女人产后恶露不尽，瘀血奔心，痰迷心窍，危在旦夕者。

【组成】天竺黄90克，雄黄60克，刘寄奴、红芽大戟（去骨）、麒麟竭各90克，归尾45克，朱砂、儿茶各30克，净乳香（去油）9克，琥珀、轻粉、水银（同轻粉研不见星）、麝香各9克。

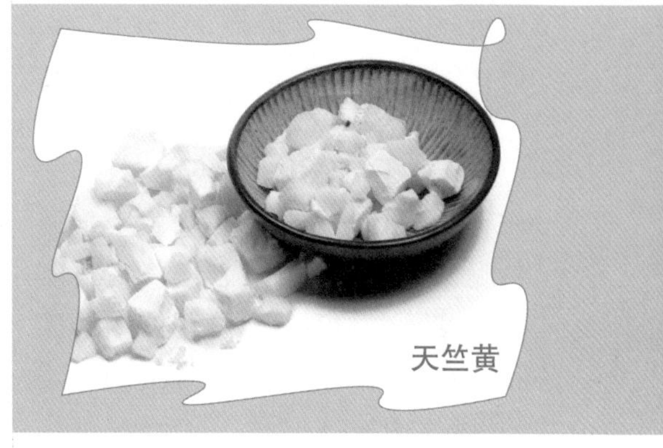

天竺黄

【用法】上药各研为细末，如无真天竺黄，以真胆星90克代之，再用好黄蜡750克，炼净，滚汤坐定，将药投入，不住手搅匀，取出装瓷瓶内备用。损伤重者每用3克，轻者0.9克，用无灰酒送下。如被鸟枪打伤，铅子在内，危在顷刻，服3克，吃酒数杯，睡1时，汗出即愈。如外敷，将麻油热化少许，鸡翎扫患处。

【禁忌】服药后忌凉水、生冷、烧酒3日，如不忌此酒，则药无功。

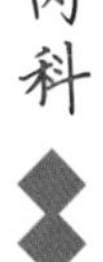

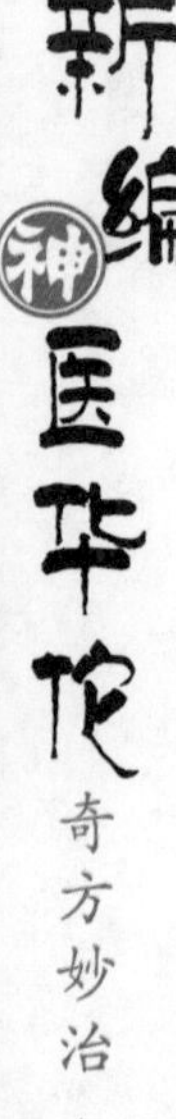

安宫牛黄丸

【来源】《温病条辨》卷一。

【功用】清热解毒，豁痰开窍。

【主治】温热病，热邪内陷心包，痰热壅闭心窍，高热烦躁，神昏谵语，或舌蹇肢厥，或下利脉实，以及中风窍闭，小儿惊厥属痰热内闭心窍者。现用于乙型脑炎、流行性脑脊髓膜炎、中毒性痢疾、尿毒症、脑血管意外、中毒性肝炎、肝昏迷等属痰热昏厥者。

【组成】牛黄30克，郁金30克，犀角30克，黄连30克，朱砂30克，梅片7.5克，麝香7.5克，珍珠15克，山栀30克，雄黄30克，黄芩30克。

【用法】上药共研为极细末，炼老蜜为丸，每丸3克，金箔为衣，蜡护。每服1丸，脉虚者，人参汤下；脉实者，银花、薄荷汤下。成人病重体实者，每日2～3服；小儿服半丸，不利再服半丸。

【附注】方中牛黄清心解毒，豁痰开窍，犀角清心，凉血解毒，麝香开窍醒神，三味共为君药；黄连、黄芩、栀子清三焦火热，雄黄豁痰，共为臣药；郁金、梅片芳香去秽，通窍开闭，以内透包络，朱砂、珍珠、金箔镇心安神，蜂蜜和胃调中，共为佐使。诸药合用，有清热解毒、豁痰开窍之功。

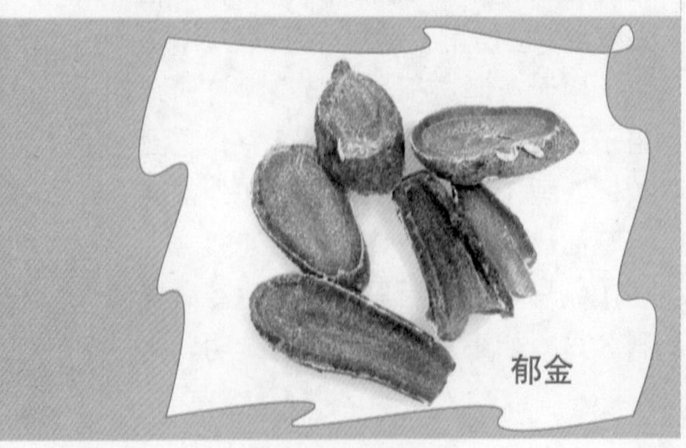
郁金

厥证

五磨饮子

【来源】《医方考》卷六。

【主治】暴怒暴死之气厥者。

【组成】木香、沉香、槟榔、枳实、台乌药各等份。

【用法】白酒磨服。

启迷丹

【来源】《石室秘录》卷六。

【主治】忽然发厥，口不能言，眼闭手撒，喉中作鼾声，痰气甚盛者。

【组成】生半夏15克，人参15克，菖蒲6克，菟丝子30克，甘草0.9克，茯神9克，皂角荚3克，生姜3克。

【用法】水煎服。

接气丹

【来源】《太平惠民和剂局方》卷五。

【主治】真元虚惫，阴邪独盛，阳气暴绝；或大吐大泻，久痢虚脱等病。

【组成】沉香30克，硫黄（如黑锡丹砂子结，放冷，研为细末）、黑锡（去滓称）各60克，牛膝（酒浸）、白术（焙）、苁蓉（酒浸）各15克，丁香9克，川楝子（去核用肉）、木香、茴香（炒）、肉豆蔻（煨）、破故纸（炒）、桂心（去粗皮）、附子（炮，去皮、脐）、葫芦巴（炒）、阳起石（煅）各30克。

【用法】上药并砂子120克，并捣为细末，和匀，用糯米粉，酒煮糊为丸，如梧桐子大。空腹时用温酒或盐汤送服50丸。

鹤顶丹

【来源】《杂病源流犀烛》卷九。

【主治】痰厥。因内虚受寒，痰气阻塞，手足厥冷，麻痹，晕倒，脉沉细。

【组成】明矾30克，猩红15克（黄丹亦可）。

【用法】上药共研为末，每取1匙，入瓷器内熔化，趁热作丸，樱桃大。每服1丸，薄荷汤送服。

十香返魂丹

【来源】《春脚集》卷三。

【功用】芳香开窍，化痰安神。

【主治】痰厥中风，口眼歪斜，牙关紧闭，昏晕欲死，或诸风狂乱。

【组成】公丁香60克，木香60克，乳香60克，藿香60克，苏合香60克，降香60克，海沉香60克，安息香30克，麝香30克，香附60克，诃子肉60克，僵蚕60克，天麻60克，郁金60克，楼仁60克，礞石60克，甘草120克，建莲心60克，檀香60克，朱砂60克，琥珀60克，京牛黄30克，冰片15克，大赤金箔300张。

【用法】上药共研为细末，甘草膏对白蜜为丸，金箔为衣，每丸重3克。每服1丸，日服2次，温开水送下。

【加减】如见鬼神，自言自语，或哭登高，姜汤送下；中暑卒晕欲死者，香薷汤送下；七情所伤欲死者，灯芯煎汤化下；夜寐怔忡，神魂游荡，重复又卧，醒后不知人事者，灯芯、赤金煎汤送下；孕妇怀胎七八九月，忽然晕厥，此为胎晕，人参煎汤冲朱砂送下；孕妇胎动，莲子心煎汤送下；小儿急慢惊风，天吊仰视，口吐痰沫，手足抽搐，薄荷、灯芯草煎汤送下；男女交合，脱阳脱阴欲死者，升麻煎汤送下。

乌梅丸

【来源】《伤寒论》。

【功用】温脏安蛔。

【主治】蛔厥。脘腹阵痛，烦闷呕吐，时发时止，得食则吐，甚至吐蛔，手足厥冷；或久痢不止，反胃呕吐，脉沉细或弦紧。现用于胆道蛔虫病。

【组成】乌梅300枚，细辛84克，干姜140克，黄连224克，当归56克，附子84克（去皮，炮），蜀椒56克（出汗），桂枝（去皮）84克，人参84克，黄柏84克。

【用法】上十味，各捣筛，混合和匀；以苦酒渍乌梅一夜，去核，蒸于米饭下，饭熟捣成泥，和药令相得，纳臼中，加入蜂蜜杵2000下，丸如梧桐子大。空腹时饮服10丸，一日

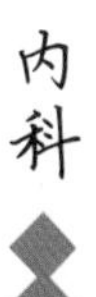

3次，稍加至20丸。

【禁忌】服药期间，忌生冷、滑物、臭食等。

【附注】本方所治蛔厥，是因胃热肠寒，蛔动不安所致。蛔虫得酸则静，得辛则伏，得苦则下，故方中重用乌梅味酸以安蛔；配细辛、干姜、桂枝、附子、川椒辛热之品以温脏驱蛔；黄连、黄柏苦寒之品以清热下蛔；更以人参、当归补气养血，以顾正气之不足。全方合用，具有温脏安蛔，寒热并治，邪正兼顾之功。

大已寒丸

【来源】《太平惠民和剂局方》卷二。

【主治】久寒积冷，脏腑虚弱；心腹疠痛，胁肋胀满；泄泻肠鸣，自痢自汗，米谷不化；阳气暴衰，阴气独胜，手足厥冷；伤寒阴盛，神昏脉短，四肢怠惰。

【组成】荜拨、肉桂各2千克，干姜（炮）、高良姜各3千克。

【用法】上药共研为细末，水煮面糊为丸，如梧桐子大。每服20粒，食后用米饮汤送下。

化痰铁刷丸

【来源】《御药院方》卷五。

【功用】化痰坠痰，止嗽定喘。

【主治】痰逆呕吐，痰厥头痛，头目昏眩，肺痿吐脓，声如拽锯。

【组成】白附子（炮）、南星（炮）、半夏（汤洗）、白矾（生用）各15克，寒水石30克（烧），干生姜22克，硇砂、轻粉各3克，皂角（去皮、子）30克。

【用法】上药捣碎为细末，面糊和丸，如梧桐子大。每服20～30丸，食后用生姜汤送服。

顺气散

【来源】《杂病源流犀烛》卷二。

【功用】顺气消痰，开郁补脾。

【主治】气中，昏迷痰塞，牙紧似中风，身冷无汗。

【组成】人参、茯苓、白术、白芷、青皮、陈皮、乌药各3克，香附6克，甘草1.5克。

【用法】上药共研为末。水煎服。

通泄散

【来源】《丹溪心法附余》卷十。

【功用】涌吐痰涎。

【主治】风涎暴作，气塞倒仆。

【组成】苦丁香（为末）9克，轻粉少许。

【用法】用水调匀灌之。良久涎自出。如未出，含砂糖1块。下咽涎出。

调气散

【来源】《丹溪心法》卷四。

【主治】气厥。

【组成】白豆蔻、丁香、檀香、木香各6克，藿香、甘草（炙）各24克，砂仁2克。

【用法】上药共研为末。每服6克，入盐少许，以沸汤调服。

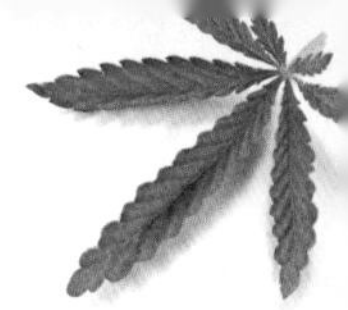

稀涎散

【来源】《儒门事亲》卷十二。

【功用】涌吐顽痰。

【主治】膈实中满，痰厥失音，牙关紧闭，如丧神守者。

【组成】猪牙皂角（不蛀者，去皮、弦）30 克（炙用），绿矾、藜芦各 15 克。

【用法】上药共研为细末。每服 1.5 克，或 3 ~ 6 克，用浆水调下。牙关不开者，斡开牙关灌之。

四逆散

【来源】《伤寒论》。

【功用】疏肝和脾，解郁透热。

【主治】少阴病，阳郁于里，致患热厥；以及肝失条达，气郁致胆，手足厥冷，或咳，或悸，或小便不利，或腹中痛，或泄痢下重，脉弦细。

【组成】甘草（炙）、枳实（破，水渍，炙干）、柴胡、芍药各等份。

【用法】上药捣碎为细末。白饮和服 3 克，一日 3 次。

【加减】咳者，加五味子、干姜，并主下痢；悸者，加桂枝；小便不利者，加茯苓；腹中痛者，加附子；泄痢下重者，加薤白。

【附注】本方为疏肝解郁，调和肝脾的祖方。方中柴胡既可疏解肝郁，又可升清阳以使郁热外透，用为君药；芍药养血敛阴，与柴胡相配，一升一敛，使郁热透解而不伤阴，为臣药；佐以枳实行气散结，以增强疏畅气机之效；炙甘草缓急和中，又能调和诸药为使。

化虫散

【来源】《会约医镜》卷十三。

【主治】蛔厥腹痛，多似慢惊，但唇口紫者。

【组成】使君子（去壳）10 个，雷丸、鹤虱、甘草（炙）、大黄（体虚者不用）、花椒、槟榔各 6 克。

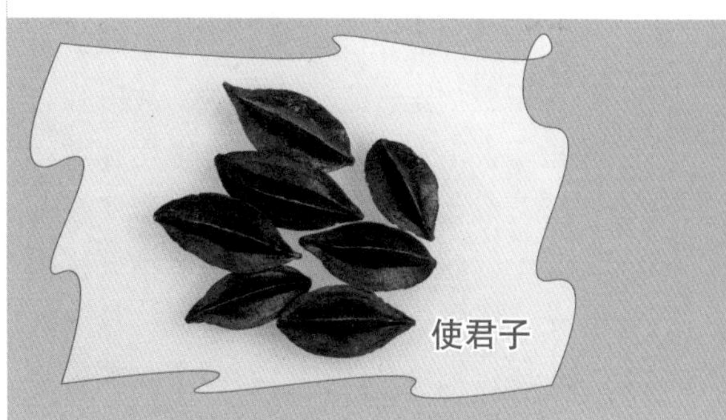

【用法】上药共研为细末。大人 6 克，小孩 3 克，用猪肉煮汤调服。

加味解毒生脉散

【来源】《千家妙方》上册引。

【功用】强心护阴，清营解毒。

【主治】大肠杆菌败血症并中毒性休克。

【组成】西洋参 15 克（另煎对服），五味子 10 克，玄参 15 克，生地 15 克，丹皮 15 克，天花粉 15 克，知母 10 克，黄柏 10 克，银花 30 克，麦冬 30 克，赤芍 15 克，远志 15 克，鲜茅根 60 克，川贝 12 克，犀角 1.5 克（对服），羚羊粉 1.5 克（对服）。

【用法】水煎服。每日1剂。

【附注】本方所治大肠杆菌败血症而致中毒性休克，高热曾达40.3℃，继而血压下降，四肢厥冷，且有幻视，病情严重。此乃心气素亏，以致邪热逆传心包之故。症见高烧，口干咽痛，脉细数，舌绛少苔，实为邪已入营，气阴两伤；由于毒热炽盛，阻闭于内，不得透达，以致四肢逆冷，此乃热深厥深，阳极似阴之象。此时病邪器强而正气衰微，正不抗邪，若不积极扶正，则正气暴脱，故以强心护阴，清营解毒为法。方以生脉散、清营汤化裁，重用西洋参、麦冬合五味子以养心气，收敛耗散之精气；银花、犀角、羚羊粉、白茅根、丹皮、生地、知母、黄柏、赤芍清营解毒，凉血散瘀；玄参、天花粉以加强养阴生津之力；川贝、远志调补心气，化痰散结，以防痰热阻闭心包。盖热邪已逆传心包，在热甚阴伤的情况下，势必灼液为痰，因而痰热阻闭包络，神志被蒙，已为必然趋向，用以预防痰闭，实为势在必行。

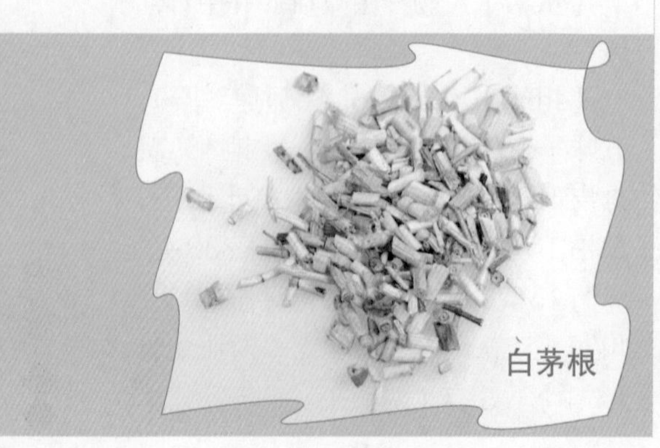

白茅根

姜附汤

【来源】《重订严氏济生方》。

【主治】五脏中寒，口噤，四肢僵直，失音不语，或卒然晕闷，手足厥冷。

【组成】干姜（炮）、附子（炮，去皮、脐）、甘草（炙）各等份。

【用法】上药㕮咀。每服12克，用水225毫升，加生姜5片，煎至160毫升。去滓，空腹时温服。

【加减】挟风不仁，加防风15克；兼湿肿满，加白术15克；筋脉挛急，加木瓜15克；肢节疼痛，加桂心15克。

救逆汤

【来源】《温病条辨》卷三。

【功用】滋阴潜阳，复脉救逆。

【主治】温病误用发散药，津液被劫，心中震震，舌僵神昏，汗自出，中无所主者。

【组成】炙甘草18克，干地黄18克，生白芍18克，麦冬（不去心）15克，阿胶9克，生龙骨12克，生牡蛎24克。

【用法】以水800毫升，煎取640毫升，分3次服。

【加减】脉虚大欲散，加人参6克。

接真汤

【来源】《御药院方》卷六。

【主治】阴病，手足厥冷，脐腹疼痛，真气不足，衰惫欲绝。

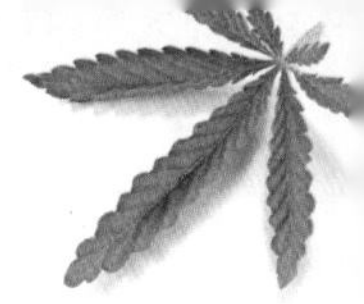

【组成】沉香6克，丁香6克，附子（炮裂，去皮、脐）12克，麝香3克。

【用法】上药共研为粗末。用水300毫升，加生姜7片，大枣2枚（去核），煎至150毫升，去滓温服。只作一次服饮。

白薇汤

【来源】《全生指迷方》卷三。

【主治】郁冒，又名血厥。患者平居无疾，忽然如死，身不动摇，默默不知人，目闭不能开，口噤不能言，或微知人，恶闻人声。

【组成】白薇30克，当归30克，人参15克。

【用法】上药共研为粗末。每服15克，用水300毫升，煎至150毫升，去滓热服。

四逆汤

【来源】《伤寒论》。

【功用】回阳救逆。

【主治】少阴病，四肢厥逆，恶寒蜷卧，呕吐腹痛，下痢清谷，神衰欲寐；以及太阳病误汗亡阳，脉沉迟微细者。现用于心肌梗死，心力衰竭，急性胃肠炎吐泻失水，以及急性病大汗出而见虚脱者。

【组成】甘草（炙）6克，干姜4.5克，附子（生用）10克。

【用法】上三味，以水600毫升，煮取240毫升，去滓，分2次温服。强人可将附子与干姜加倍。

【附注】方中生附子大辛热，温壮肾阳，祛寒救逆为君；干姜辛热，温里祛寒，以加强附子回阳之效为臣；炙甘草甘温，益气和中，并缓解附、姜燥烈之性为佐、使。三味配合，具有回阳救逆之功。

太阳汤

【来源】《会约医镜》卷三。

【主治】寒中三阴，战栗厥逆，呕吐昏迷，唇青囊缩。

【组成】白术9克，干姜（炒）3～6克，当归4.5克（泻者不用），山药（炒）6克，附子6～9克（势危者用生附子，湿纸包煨热用），甘草（炙）3克，白芍（煨）4.5克，生姜3克，红枣3枚。

【用法】水煎服。或假热，拒格不纳，冰冷服。

黄连定厥汤

【来源】《辨证录》卷五。

【主治】阳厥。忽然发热，一时厥去，手足冰凉，语言惶惑，痰迷心窍，头晕眼花。

【组成】黄连6克，当归15克，麦冬15克，玄参30克，贝母9克，菖蒲1.5克。

【用法】水煎服。

救产止痉汤

【来源】《辨证录》卷七。

【功用】补气养血，祛风止痉。

【主治】新产妇人，血虚发痉，手

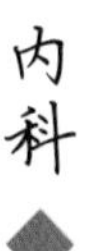

足牵搐，口眼歪斜，甚则角弓反张。

【组成】人参15克，当归30克，川芎9克，荆芥（炒黑）3克。

【用法】水煎服。

回阳救急汤

【来源】《伤寒六书》卷三。

【功用】温中散寒，回阳救逆。

【主治】寒邪直中阴经，恶寒，四肢冷厥，战栗腹疼，吐泻不渴，踌卧沉重，或手指甲唇青，或口吐涎沫，或脉来沉迟无力。

【组成】熟附子、干姜、人参、甘草、白术、肉桂、陈皮、五味子、茯苓、半夏各等份。

【用法】上药用水400毫升，加生姜3片煎，临卧入麝香0.1克调服。

【加减】呕吐涎沫或小腹痛，加盐炒吴茱萸；无脉者，加猪胆汁5毫升；泄泻不止，加升麻、黄芪；呕吐不止，加姜汁。

当归四逆加吴茱萸生姜汤

【来源】《伤寒论》。

【功用】养血通络，散寒降逆。

【主治】素体血虚，内有久寒，又复外受寒邪，手足厥逆，舌淡苔白，脉细欲绝，或兼见头顶痛，干呕、吐涎者。

【组成】当归9克，芍药9克，甘草（炙）6克，通草3克，桂枝（去皮）9克，细辛1.5克，生姜（切）15克，吴茱萸5克，大枣（掰）5枚。

【用法】以水400毫升，清酒400毫升，煮取300毫升，去滓，分2次温服。

四逆加人参汤

【来源】《伤寒论》。

【异名】四顺汤（《肘后方》卷二）、回阳饮（《医学集成》卷一）、人参四顺汤（《鸡峰普济方》卷五）。

【功用】回阳复阴。

【主治】阳气衰微，阴液内竭，四肢厥逆，恶寒脉微，下痢而痢忽自止者。

【组成】甘草（炙）6克，附子（生，去皮）10克，干姜4.5克，人参3克。

【用法】上四味，以水600毫升，煮取240毫升，去滓，分温再服。

白通加猪胆汁汤

【来源】《伤寒论》。

【主治】少阴病，痢不止，厥逆无脉，干呕而烦者。

【组成】葱白4茎，干姜3克，附子（生）10克，人尿15毫升，猪胆汁3毫升。

【用法】上五味，以水600毫升，煮取200毫升，去滓，纳胆汁、人尿，和令相得，分温再服。若无胆，亦可用。

中　毒

橘姜丸

【来源】《圣济总录》卷一四七。

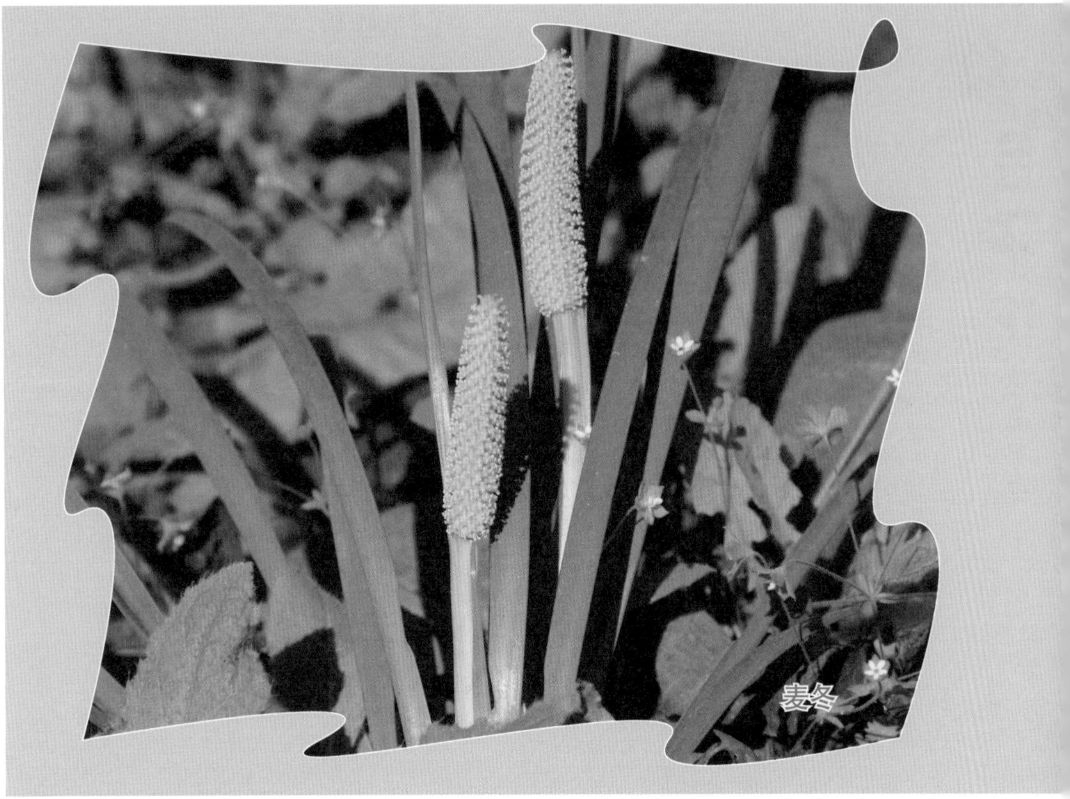

麦冬

【主治】食鱼中毒。

【组成】陈橘皮（汤浸，去白，焙，为末）、生姜（去皮，切，烂捣，研）、豆豉（为末）各等份。

【用法】上三味，同和为丸，如梧桐子大。每服 20 丸，以清茶送服。

白矾汤

【来源】《辨证录》卷十。

【主治】钩吻中毒。

【组成】白芍 90 克，白矾 15 克，当归、丹皮各 30 克，柴胡 9 克，附子 3 克。

【用法】水煎服。

归麦榆草汤

【来源】《辨证录》卷十。

【主治】盐卤中毒，口咸作渴，腹中疼痛，身倦脚缩。

【组成】生甘草 60 克，当归 30 克，麦冬 30 克，地榆 15 克。

【用法】水煎服。

猝　死

半夏散

【来源】《三因极一病证方论》卷十。

【异名】破棺散（《世医得效方》

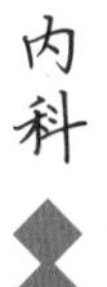

卷十）。

【功用】开窍苏醒。

【主治】魇寐突然死亡；诸物所压，水溺，金疮，卒致闷绝；产妇恶血冲心；诸暴绝症。

【组成】半夏（汤洗7次去滑，不拘多少）。

【用法】上药共研为末。每用少许，吹鼻中，即活。但心头温者，一日可治。

复生散

【来源】《卫生宝鉴》卷二十。

【功用】急救，通窍。

【主治】突然病死、压死、溺死等一切横死。

【组成】半夏适量。

【用法】上一味，研为细末。心头温者，用约0.3克吹入鼻中，立活。

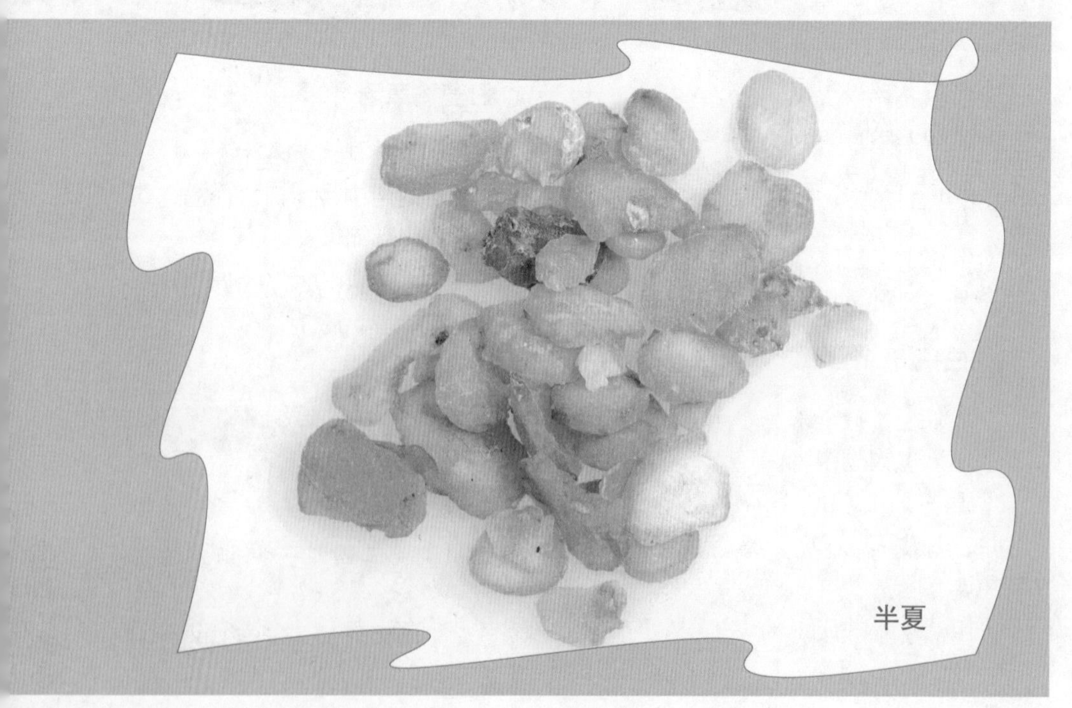

半夏

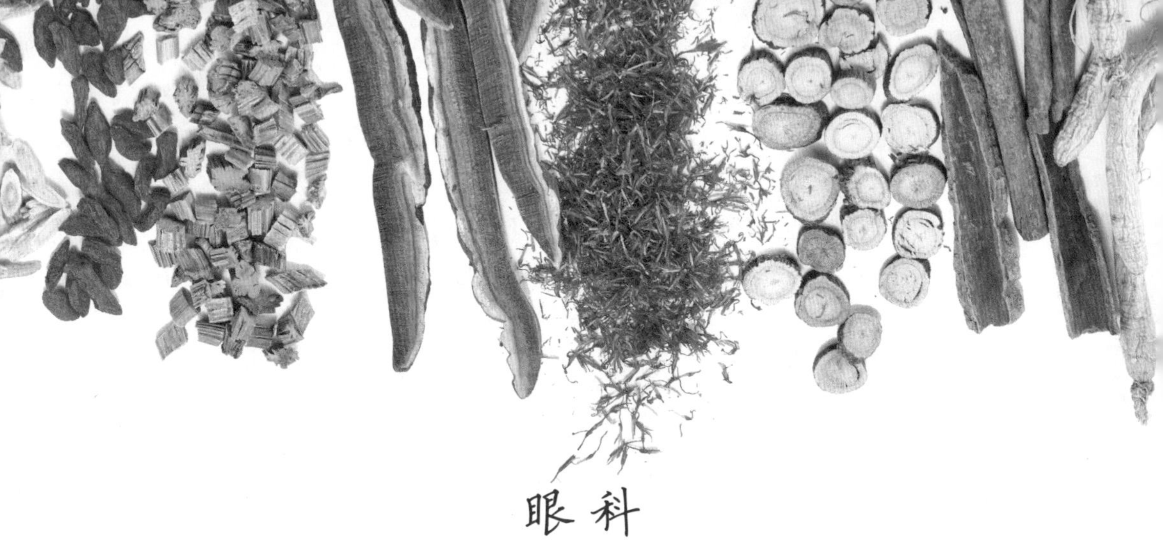

眼科

流泪

和肝散

【来源】《银海指南》卷三。

【主治】肝气不和，目赤肿痛；或因郁怒伤肝，肝阳上僭，两目昏花，羞明翳雾，眵泪俱多，甚则瞳神散大，视物无形。

【组成】香附500克（分作四份：一份以酒浸，一份以盐水浸，一份以蜜浸，一份以童便浸，每浸3日夜后晒干）。

【用法】上药研为细末，和匀。每服6克，白滚汤调下。

真珠散

【来源】《圣济总录》卷一〇七。

【主治】肝虚，眼目迎风流泪。

【组成】珍珠末、丹砂（研）各22克，贝齿5枚（灰火中烧，为末），干姜末22克。

【用法】上四味，合研匀细，用熟绢帛罗3遍。每仰卧点少许于眼中，合眼少时。

木贼散

【来源】《证治准绳·类方》卷七。

【主治】眼出冷泪，属于实证者。

【组成】木贼、苍术、蒺藜、防风、羌活、川芎、甘草各等份。

【用法】上药以水煎服。

目睛疼痛

碧云散

【来源】《医宗金鉴》卷六十三。

【主治】头风日久，连及眉棱骨酸痛，眼皮跳动，渐起蓝云遮睛，多致损目。

【组成】川芎、鹅不食草各30克，细辛、辛夷各6克，青黛3克。

【用法】上药共研为细末。患者口含凉水，令入将药末吹入左右鼻孔内，取嚏为效。或以鼻嗅药，则效缓。

芎黄散

【来源】《普济方》卷七十七引《卫生家宝》。

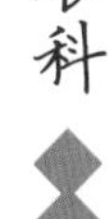

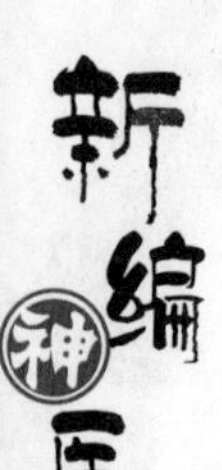

【主治】血灌瞳仁，目睛疼痛。

【组成】白牵牛（炒）、大黄（煨）、川芎各等份。

【用法】上药共研为细末。每服9克，临卧用砂糖水调下；睛疼者，用温酒调下。

决明子丸

【来源】《证治准绳·类方》卷七。

【主治】风热上冲眼目，或外受风邪，眼目疼痛，视物不明。

【组成】决明子（炒）、细辛（去苗）、青葙子、蒺藜（炒，去角）、茺蔚子、川芎、独活、羚羊角（镑）、升麻、防风（去叉）各15克，玄参、枸杞子、黄连（去须）各90克，菊花30克。

【用法】上药共研为细末，炼蜜和丸，如梧桐子大。每服20丸，加至30丸，淡竹叶煎汤送下。

芎归明目丸

【来源】《杂病源流犀烛》卷二十二。

【主治】营血虚少，眼目羞明酸痛，不能视物。

【组成】川芎、当归、白芍、地黄、牛膝、甘草、杞子、天冬、甘菊各适量。

【用法】上药炼蜜为丸。每服6～9克，每日3服。

【加减】外障，加木贼；内障，加珍珠。

蔓荆实汤

【来源】《圣济总录》卷一〇六。

【主治】目睛疼痛，上连头痛。

【组成】蔓荆实（去皮）、甘菊花、羌活（去芦头）、黄芩（去黑心）、川芎、防风（去叉）各30克，石膏90克，甘草（炙，锉）15克。

【用法】上八味，粗捣筛。每服5克，用水230毫升，煎至160毫升，去滓，食后及临卧温服。

眼科通治方

复明膏

【来源】《古今医统》卷六十一。

【主治】眼目一切翳膜。

【组成】制甘石坯子150克，黄丹30克，人参、当归、青盐、乳香、没药、芦荟各3克，硼砂6克，珍珠1.5克，麝香0.9克，白蔹4.5克，海螵蛸、黄连粉、黄柏粉、蕤仁粉各15克，好蜜120克。

【用法】上药各研为极细末，先将好蜜炼去沫净，滴水不散，然后入前项末药，慢火熬制，搅匀，做成锭子，银盒收贮。每以新汲水磨点四眦。

复明膏

【来源】《丹台玉案》卷三。

【主治】一切翳障，并时行眼疾。

【组成】川黄连2.5千克（煎极浓，去滓），秋梨10千克（取汁）。

【用法】二汁同雪水熬成膏，入熟蜜500克，人乳1.25毫升，羊胆汁250毫升，和匀，晒微干成饼。用井花水磨点眼睛。

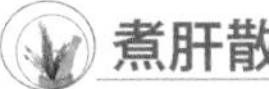

煮肝散

【来源】《儒门事亲》卷十二。

【主治】小儿疳积，眼生翳膜；大人雀目。

【组成】青蛤粉、夜明砂、谷精草各等份。

【用法】上药共研为细末。每次15～21克，猪肝内煮熟，细嚼，用清茶送下。

光明散

【来源】《青囊秘传》。

【主治】一切目疾。

【组成】川连9克，黄柏9克，黄芩9克，炉甘石（水飞）9克，梅片0.9克，辰砂0.9克，荸荠粉6克。

【用法】先以三黄浸煮汁，入后药研至无声，澄清晒干，再研细。白蜜调，点于眼中。

【加减】眼湿痒者，加胆矾。

炉甘石散

【来源】《重订严氏济生方》。

【异名】炉脑散（《医学入门》卷八）。

【主治】一切眼疾，下疳疮。

【组成】炉甘石250克（用黄连120克，于银石器内煮一沸时，去黄连，取甘石研）。

【用法】上药和匀，治眼疾每用0.15克，汤泡放温，时时洗之；治下疳，为末干掺。

金液汤

【来源】《一草亭目科》。

【功用】疏风散热，活血明目。

【主治】赤眼，以及赤眼日久不治或治而无效，风凝热积血滞，遂成外障者。

【组成】软前胡3克，白桔梗2.5克，直防风3克，川独活1克，京芍药3克，肥知母1.5克，荆芥穗1.5克，苏薄荷1.8克，蔓荆子（炒，研）2克，北柴胡（炒）3克，片姜黄（炒）1.5克。

【用法】上药咀片。水煎，饭后热服。

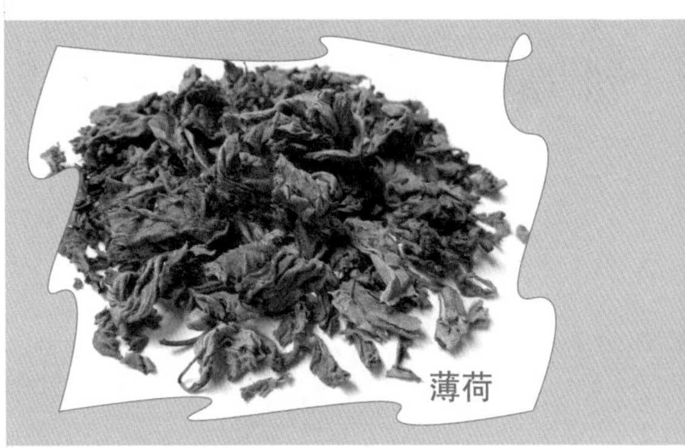

薄荷

光明拨云锭子

【来源】《丹溪心法附余》卷十二。

【主治】一切眼疾。

【组成】炉甘石500克（煅过。以黄连250克，用水400毫升，煎5～7沸，淬7次，取净末60克），

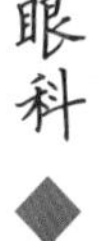

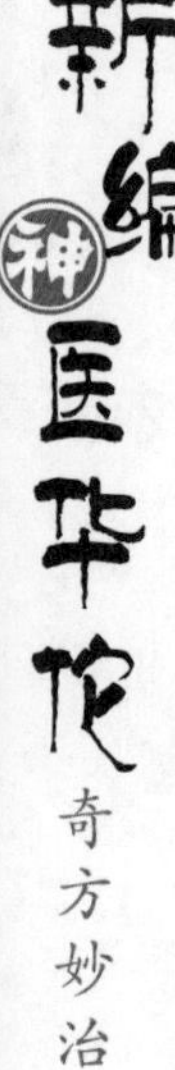

硼砂30克，冰片、珍珠、乳香、没药各3克，乌贼骨6克，麝香0.6克，血竭9克，黄连350克，龙胆草、当归、芍药、大黄、黄柏、黄芩、川芎、生地黄、白芷、防风、木贼、薄荷、羌活、红花、菊花各等份。

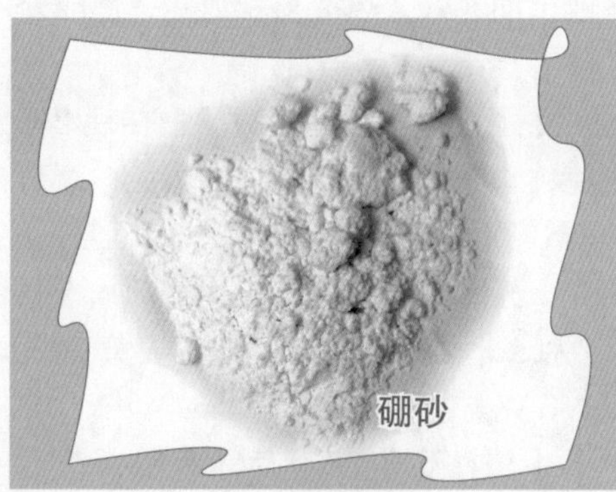
硼砂

【用法】前九味研极细；后十六味，水浸3日，煎成膏，合前药末捏成锭。净水磨化点眼。

目赤、肿痛

青金散

【来源】《儒门事亲》卷十二。

【主治】眼目暴赤肿痛，不能开；鼻息肉闭塞，颌面疼痛。

【组成】芒硝1.5克，青黛1.5克，乳香、没药各少许。

【用法】上药共研为细末。鼻内搐之。

青金散

【来源】《御药院方》卷十。

【功用】清脑明目。

【主治】风热上攻，目睛疼痛。

【组成】龙脑、青黛、薄荷叶、朴硝各3克，乳香0.3克。

【用法】上药共研为细末。每用0.15克，鼻内搐之。

既济解毒汤

【来源】《卫生宝鉴》卷二十三。

【功用】泻火解毒，导热下行。

【主治】上热，头目赤肿而痛，胸膈烦闷不得安卧；身半以下皆寒，足胫尤甚，大便微秘，脉浮数，按之弦细。

【组成】大黄（酒蒸，大便利勿用）、黄连（酒炒）、黄芩（酒炒）、甘草（炙）、桔梗各9克，柴胡、升麻、连翘、当归身各3克。

【用法】上药㕮咀，作一服。用水300毫升，煎至150毫升，去滓，食后温服。

【禁忌】服药期间，忌酒、湿面、大料物及生冷硬物。

羌活胜风汤

【来源】《原机启微》卷下。

【主治】风热上扰，眵多眊噪，紧涩羞明，赤脉贯睛，头痛鼻塞，肿胀涕泪，脑颠沉重，眉骨酸疼，眼生外翳。

【组成】白术1.5克，枳壳、羌活、川芎、白芷、独活、防风、前胡、桔梗、薄荷各1.2克，荆芥、甘草各0.9克，柴胡2.1克，黄芩1.5克。

【用法】上药共作一服。用水300毫升，煎取150毫升，去滓热服。

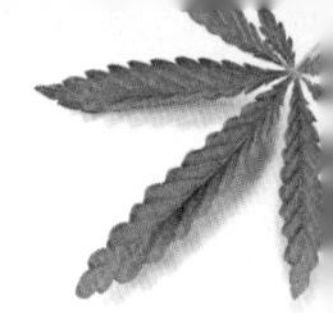

羚羊角饮子

【来源】《审视瑶函》卷三。

【主治】眼目外障，红赤肿胀，流泪，眵多黏稠，沙涩不适，头痛，珠痛胀急者。

【组成】羚羊角（锉末）、犀角（锉末）、防风、桔梗、茺蔚子、玄参、知母、大黄（炮）、草决明、甘草（减半）、黄芩（炒）、车前各等份。

【用法】上药共锉碎。用水 400 毫升，煎至 320 毫升，去滓，食后温服。

暴风客热

洗肝散

【来源】《太平惠民和剂局方》卷七。

【功用】疏风散热，清肝泻火。

【主治】风热热毒上散，眼目暴赤，肿痛难开，隐涩眵泪，昏暗羞明，或生翳膜，大便秘结，小便赤涩，脉弦实有力。

【组成】当归（去芦）、薄荷（去梗）、羌活（去芦）、防风（去芦）、山栀子仁、甘草（炙）、大黄（煨）、川芎各 60 克。

【用法】上药八味，共研为细末。每服 6 克，凉开水调下，食后服。

汤泡散

【来源】《太平惠民和剂局方》卷七。

【异名】清明散（《秘传眼科龙术论》卷七）。

【主治】肝经不足，客热风邪上攻，眼目赤涩，睛疼睑烂，怕日羞明，夜卧多泪；或时行暴赤，两太阳穴疼，头晕昏眩，视物不明，渐生翳膜。

【组成】赤芍药、当归（洗，焙）、黄连（去须）各等份。

【用法】上药共研为末。每用 6 克，极滚汤泡，乘热熏洗，冷即再温，一日洗 3 ~ 5 次，以愈为度。

驱风散

【来源】《世医得效方》卷十六。

【主治】烂弦风赤，浮翳、胬肉攀睛，涩痒眵泪。

【组成】防风（去芦）、龙胆草各 15 克，铜青 9 克，五倍子 6 克，淡竹叶 1 握（去根）。

【用法】上药共研为末。每服 1.5 克，热汤 60 毫升泡，停冷澄清，洗眼。

【加减】病甚者，加大黄；丹毒，加麻仁。

草龙胆散

【来源】《太平惠民和剂局方》卷七。

【异名】龙胆草散（《普济方》卷七十四）。

【主治】风热上冲，眼暴赤肿痛，睛疼连眶，睑眦赤烂，瘀肉侵睛，时多热泪；逆损肝气，久视损伤眼力，或风沙尘入眼涩痛，致成内外障翳。

【组成】蒺藜子（炒，去刺）、龙

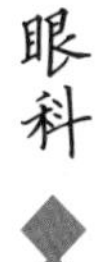

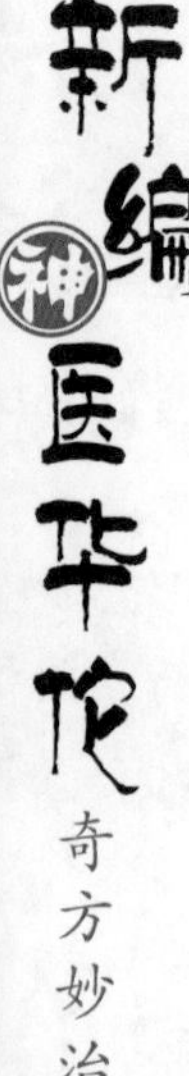

胆草各180克，赤芍药250克，甘草（炙）、羌活、防风（去叉枝）各30克，菊花（去枝）15克，茯苓（去皮）120克。

【用法】上药共研为末。每服6克，食后及临卧时用温酒调下。

眼外伤

一绿敷

【来源】《证治准绳·类方》卷七。

【主治】眼泡打伤，赤肿疼痛。

【组成】芙蓉叶、生地黄各等份。

【用法】上药捣烂，敷眼泡上；或研末，以鸡蛋清调敷。

除风益损汤

【来源】《原机启微》卷下。

【功用】养血祛风，活血通络。

【主治】目为物伤，及血虚头痛。

【组成】熟地黄、当归、白芍药、川芎各3克，藁本、前胡、防风各2.1克。

【用法】上作一服。用水300毫升，煎至150毫升，去滓热服。

【加减】伤甚者，加大黄以泄其败血；眵多泪多，羞涩赤肿者，加黄芩。

【附注】方中熟地黄补肾水为君；当归、白芍补血为臣；川芎活血祛瘀为佐；藁本、前胡、防风祛风通络为使。配合成方，共奏养血祛风、活血通络之功。

内障

卷帘散

【来源】《杨氏家藏方》卷十一。

【主治】久新眼病，昏涩难开；翳膜遮睛，或成胬肉，或连脸赤烂，常多冷泪，或暴发赤眼肿痛。

【组成】炉甘石120克（碎），黄连21克（捶碎，用水250毫升煮数沸，去滓），朴硝15克（研细）。

【用法】先将炉甘石末入坩锅内，煅令外有霞彩为度，入黄连、朴硝，水中浸，飞过，候干；又入黄丹1.5克，水飞过，候干；次入青盐、胆矾、铜青各1.5克，硇砂、腻粉、白丁香、乳香（均别研）、铅白霜各0.3克，黄连末15克，白矾（半生半熟，飞过）6克，上药共研为细末，和匀。每用少许点眼。

洗肝散

【来源】《医宗金鉴》卷七十七。

【主治】肝经郁火上冲，雀目内障，眼中痒涩，朝明暮暗，黄昏视物难见。

【组成】车前子3克，柴胡4.5克，黄芩3克，细辛1.5克，玄参3克，茺蔚子6克。

【用法】上药共研为粗末。用水300毫升，加黑豆3～7粒，煎至150毫升，去滓，空腹时温服。

卓肝汤

【来源】《圣济总录》卷一一二。

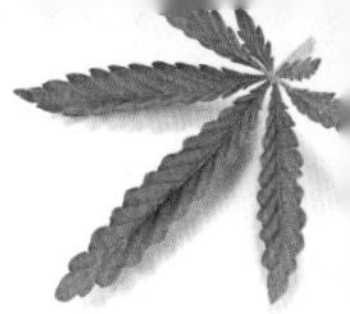

【主治】肝肾气虚，风邪热毒，上攻眼目，气虚衰微，目视如烟雾，如蚊蝇飞舞，将变内障。

【组成】大黄（锉，炒）、车前子、细辛（去苗叶）各30克，黄芩（去黑心）、茺蔚子、玄参各60克。

【用法】上药六味，粗捣筛。每服3克，用水200毫升，黑豆3～7枚，同煎至120毫升，去滓放温，食后、临卧服。

青风羚羊汤

【来源】《医宗金鉴》卷七十七。

【主治】青风内障。

【组成】羚羊角3克，玄参3克，地骨皮3克，车前子4.5克，川芎3克，羌活3克，细辛1.5克。

【用法】上药共研为粗末。以水300毫升，煎至150毫升，空腹时温服。

益气聪明汤

【来源】《东垣试效方》卷五。

【功用】益气升阳，聪耳明目。

【主治】脾胃气虚，致患内障，目糊，视物昏花，神水变淡绿色；次成歧视（复视），久则失明，神水变成纯白色。亦治耳聋，耳鸣。现多用于老年性白内障、色弱、色盲、听力减退等属于气虚清阳不升者。

【组成】黄芪、甘草、人参各15克，升麻、葛根各9克，蔓荆子4.5克，芍药3克，黄柏（酒制，锉，炒黄）3克。

【用法】上药㕮咀。每服9克，用水300毫升，煎至150毫升，去滓热服。临卧近五更再煎服之。

空青丸

【来源】《太平圣惠方》卷三十三。

【主治】黑风内障，肝肾风虚，上焦客热，昏暗不见物。

【组成】空青（烧过，细研）15克，赤茯苓30克，甘菊花15克，覆盆子30克，枸杞子30克，羚羊角屑15克，羌活23克，人参（去芦头）23克，槐子（微炒）23克，车前子15克，玄参23克，决明子30克，楮实（水淘去浮者，微炒）30克。

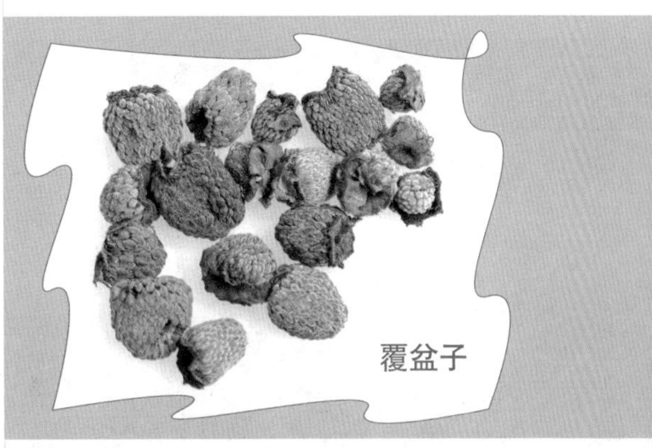
覆盆子

【用法】上药捣罗为末，入空青，研令匀，炼蜜和丸，如梧桐子大。每于食后以竹叶汤下20丸。

明目夜光丸

【来源】《疡医大全》卷十一引《治眼奇方》。

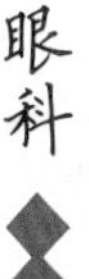

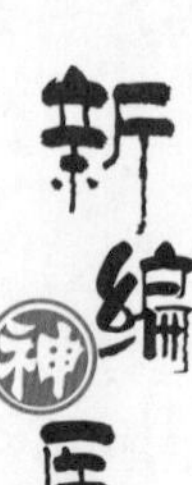

【主治】内障翳膜。

【组成】生地（酒洗），钗石斛、当归（酒洗）、菟丝子（酒煮，捣烂）、青葙子、枸杞子各 60 克，人参、山萸肉（去核）、怀牛膝（酒洗）、粉丹皮、元参各 30 克，白茯苓、山药各 45 克，密蒙花、菊花各 15 克，北五味 21 克。

【用法】上药共研末，炼蜜为丸。每次 9 克，空腹时用开水送服。

明目地黄丸

【来源】《医学心悟》卷四。

【主治】内障，隐涩羞明，细小沉陷。

【组成】生地（酒洗）500 克，牛膝 60 克，麦冬 180 克，当归 150 克，枸杞子 90 克。

【用法】上药共研为末，用甘菊花 180 克熬膏，和炼蜜为丸。每服 9 克，开水下。

外　障

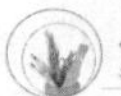

复明膏

【来源】《儒门事亲》卷十五。

【主治】眼目外障。

【组成】白丁香（腊月收者尤佳，水飞，称）25 克，拣黄连 30 克，防风（去芦，锉一指许）30 克，新柳枝（方 3 厘米者）3 片。

【用法】上四味，用新水 1.5 升，雪水更妙。春、秋两三时，冬月一夜，于银、石器内熬至 900 毫升，滤去滓，

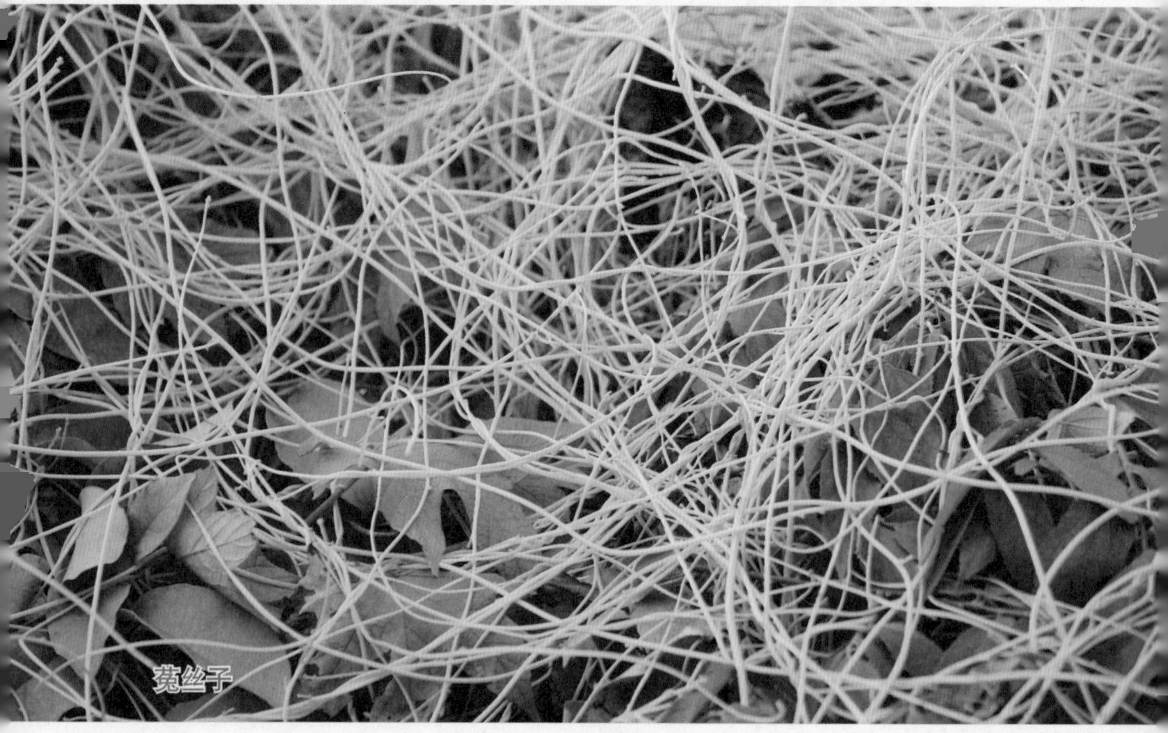

菟丝子

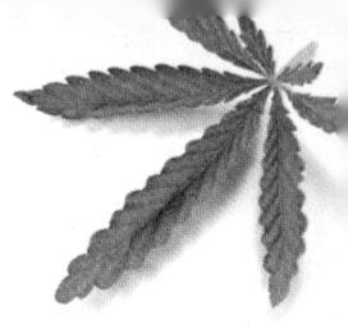

另用蜜500克，密陀僧少许研极细末，入蜜搅匀另熬，以无漆匙撩点，下蜜中急搅，候沸汤定，一入搅蜜，一入旋又搅药汁，都下在内搅匀，再熬三两沸，色稍变，用新绵重滤去滓，盛器内，点眼如常。

流气饮

【来源】《太平惠民和剂局方》卷七。

【功用】疏风泄火，退翳明目。

【主治】风热上攻，眼目昏暗，视物不明，常见黑花；当风多泪，怕日羞明，眵多赤肿，隐涩难开；或生障翳，倒睫卷毛，眼弦赤烂，及妇人血风眼，时行暴赤肿眼，眼泡紫黑者。

【组成】大黄（炮）、川芎、菊花（去枝）、牛蒡子（炒）、细辛（去苗）、防风（去苗）、山栀（去皮）、白蒺藜（炒，去刺）、黄芩（去芦）、蔓荆子（去白皮）、荆芥（去梗）、木贼（去根、节）、甘草（炙）、玄参（去芦）各30克，苍术（米泔浸一夜，炒）60克，草决明45克。

【用法】上药捣罗为末。每服7.5克，临卧时用冷酒调下。如婴儿有患，只令乳母服之。

泻肝汤

【来源】《秘传眼科龙木论》卷四。

【主治】风热入眼，致患鹘眼，凝睛，外障，初起痒痛泪出，眼珠难以回转，不辨人物者。

【组成】防风、大黄、茺蔚子、黄芩、黑参、桔梗、芒硝各30克。

【用法】上药共研为末。每次3克，以水150毫升，煎至75毫升，食后去滓温服。

炉甘石散

【来源】《证治准绳·类方》卷七。

【功用】除风退赤，去翳明目。

【主治】一切外障，白睛伤破，烂弦风眼。

【组成】炉甘石3克，片脑0.3克，黄连0.8克。

【用法】上制甘石60克。以黄柏30克，黄连15克煎浓汁滤净，投入甘石内晒干，以汁投晒尽为度。和匀，研为细末，乳汁调匀，涂烂处。

干涩、溢血

青金散

【来源】《圣济总录》卷一〇七。

【功用】久服长生，明目。

【主治】五脏积热，眼干涩难开。

【组成】青蒿花（三月三日采，阴干）适量。

【用法】上药一味，捣罗为散。每服9克，空腹用井花水调下。

退赤散

【来源】《审视瑶函》卷三。

【功用】清肺凉血。

【主治】肺经有火，血热妄行，白睛溢血，成片状或点状，常因咳嗽而起。

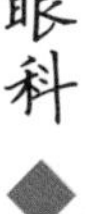

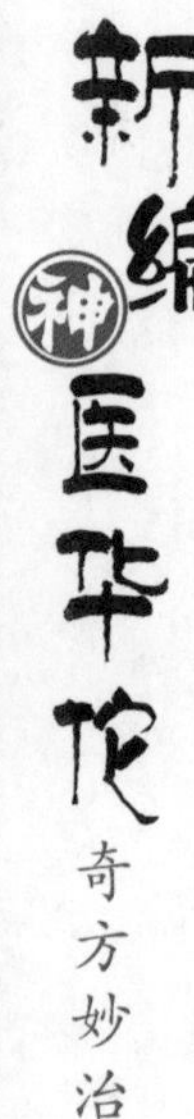

【组成】桑白皮（蜜制）、甘草、牡丹皮（酒洗）、黄芩（酒炒）、天花粉、桔梗、赤芍药、归尾、栝楼仁（去壳、油，为霜）各等份。

【用法】上药共研为细末。每服 6 克，用麦门冬去心煎汤调下。

洗心汤

【来源】《丹台玉案》卷三。

【主治】心经积热上攻，眼涩睛痛。

【组成】白术、当归、大黄、赤芍、荆芥、甘草、薄荷各 4.5 克。

【用法】上药以水煎，空腹时服。

桑白皮汤

【来源】《审视瑶函》卷三。

【功用】清肺利湿。

【主治】肺脾湿热熏蒸，两目涩痛，不红不肿，名曰白涩证。现用于慢性结膜炎、泡性结膜炎及由于肺脾湿热而成者。

【组成】桑白皮 4.5 克，泽泻、黑玄参各 2.4 克，甘草 0.75 克，麦门冬（去心）、黄芩、旋覆花各 3 克，菊花 1.5 克，地骨皮、桔梗、白茯苓各 2.1 克。

【用法】上药共研为末。用水 400 毫升，煎至 320 毫升，去滓温服。

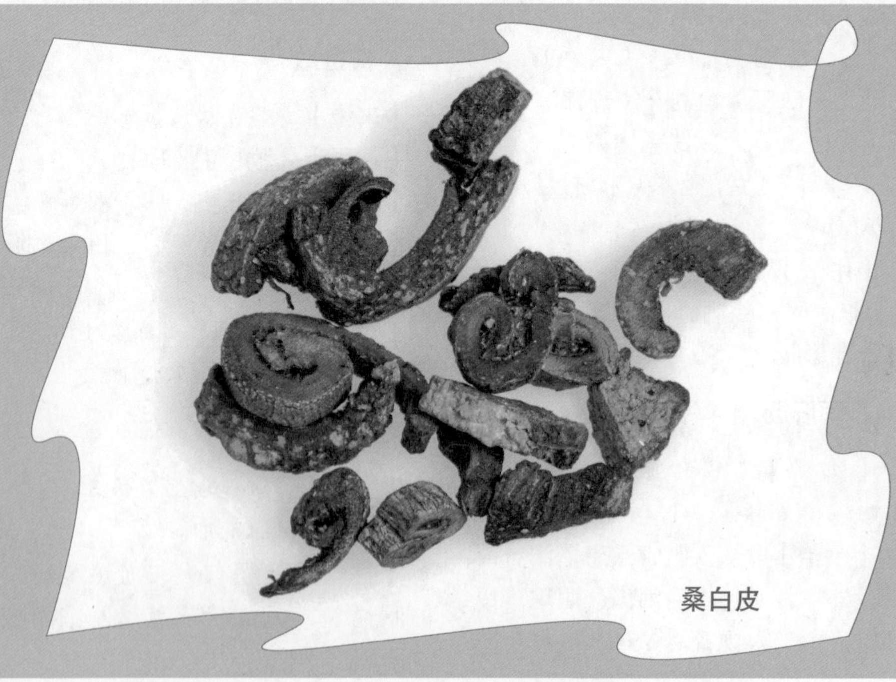

桑白皮

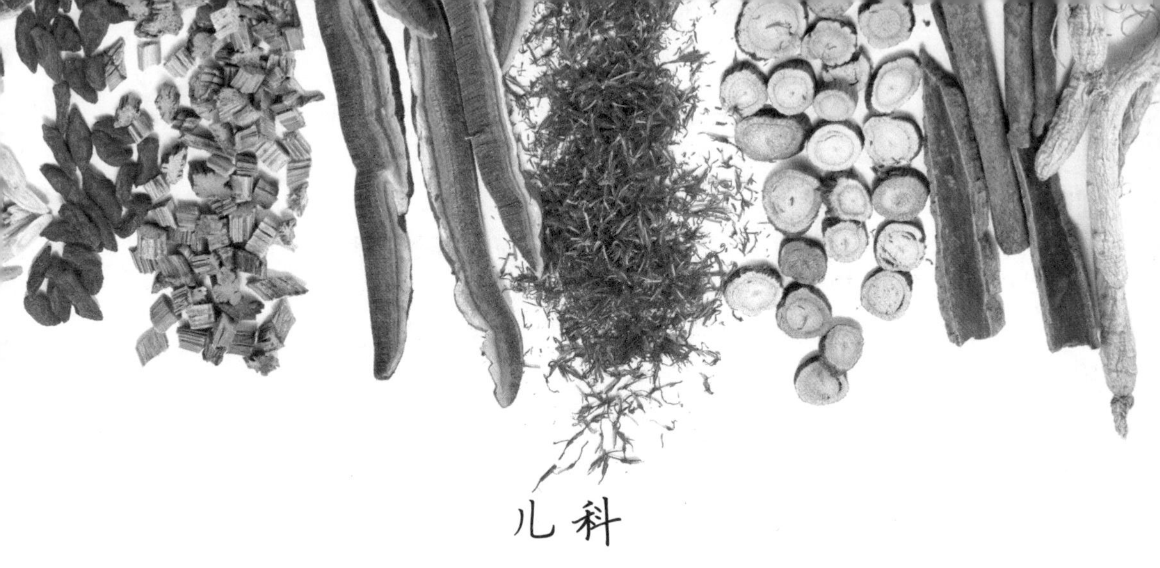

儿科

吐乳、泄泻

乳吮散

【来源】《小儿卫生总微论》卷十。

【主治】婴儿吐乳不定。

【组成】枇杷叶（去毛，炙焦黄色）7.5克，母丁香7.5克。

【用法】上药共研为细末。每服0.3～0.5克，涂乳上儿吮，便止。

术附汤

【来源】《活幼口议》卷十九。

【主治】小儿脏腑虚寒，泄泻洞利，手足厥冷。

【组成】附子（炮）半个，白术0.3克，干姜（炮）6克，甘草（炙）3克。

【用法】上药㕮咀。每服3克，用水150毫升，煎至75毫升，去滓温服。手足暖，止后服。

参苏饮子

【来源】《普济方》卷三九五。

【主治】小儿伏热吐泻，虚烦闷乱，引饮不止。

【组成】人参（去芦）、白术、白茯苓（去皮）、甘草（炙）、紫苏叶、土木瓜、香薷叶、厚朴（去皮，姜制）、半夏曲、白扁豆（炒）、陈橘红各等份。

【用法】上药共锉为散。每服6克，用水150毫升，煎至100毫升，去滓温服，不拘时候。

斗门丸

【来源】《杨氏家藏方》卷十八。

【功用】温阳止泻。

【主治】小儿肠胃虚弱，泄泻糟粕，或便白沫，昼夜无度。

【组成】附子（重18克，炮，去皮、脐、尖）1枚，硫黄（另研）、肉桂（去粗皮）、龙骨（别研）、诃子（煨，去核）、丁香、干姜（炮）各7.5克。

【用法】上药共研为细末，煮面糊为丸，如黍米大。每服30丸，乳食前用温米饮送下。

木香豆蔻丸

【来源】《御药院方》卷十一。

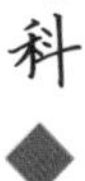

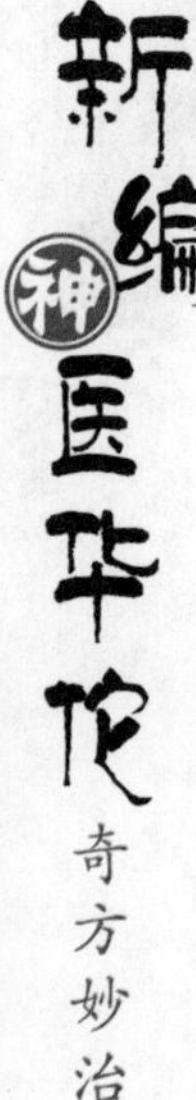

【主治】小儿泄泻，经久不止，食少腹胀，面黄神疲。

【组成】木香、草豆蔻仁、槟榔、陈皮、青皮（去白）各30克，京三棱120克，肉豆蔻（去壳）5枚。

【用法】上药共研为细末，以面糊调和为丸，如黄米大。每服50丸，枣汤下。

口疮、鹅口疮

保命散

【来源】《普济方》卷三六〇引《医方妙选》。

【异名】朱矾散（《片玉心书》卷五）。

【主治】小儿鹅口疮。

【组成】白矾（烧灰）7.5克，马牙硝（细研）15克，朱砂（水飞）7.5克。

【用法】上药和匀研细。每用少许，取白鹅粪，以水搅取汁，调涂舌上、颊内。未用药时，先以消毒纱布揩拭舌上污垢，然后用药敷之。

青液散

【来源】《婴童百问》卷四。

【主治】婴幼儿鹅口疮，口疮，重舌。

【组成】青黛3克，朴硝3克，冰片0.9克。

【用法】上药共研为细末。蜜调，以鹅翎蘸少许敷患处。

牛黄生肌散

【来源】《外科大成》卷三。

【主治】牙疳，臭烂穿腮者。

【组成】牛黄、珍珠、琥珀、人中白、胡黄连、乳香、没药各3克，儿茶6克，硼砂1.5克，冰片0.9克。

【用法】上药共研为末。搽患处。

胎黄、胎风、胎毒

断痫丸

【来源】《圣济总录》卷一七二。

【异名】断痫丹（《袖珍方》卷四引《汤氏方》）。

【主治】小儿胎风，久为惊痫，时发时止。

【组成】蛇蜕（微炙）9厘米，蝉蜕（去土，炒）4枚，黄芪（锉）、细辛（去苗、叶）、钓藤钩子、甘草（炙，锉）各15克，牛黄（研）1.5克。

【用法】上七味，捣研为末，和匀。煮面糊和丸，如小豆大。一岁小儿服2～3丸，二三岁小儿服10～15丸，人参汤下。不拘时候。

一抹金

【来源】《活幼心书》卷下。

【主治】小儿遍身生疮、溃烂如糜梨，脓汁不干。

【组成】藜芦（净洗，焙）、蛇床子（去土）、红丹（火飞）各15克，硫黄、赤石脂、明矾（火飞）、五倍子（去内虫屑）、黄柏（去粗皮）各6克，轻粉少许。

【用法】上药将前八味共研为末，同轻粉研匀，用生猪油和药末捣烂涂；或清油调搽。

天竺黄散

【来源】《太平圣惠方》卷八十五。

【主治】小儿胎风惊热，手脚急强。

【组成】天竺黄（细研）7.5克，牛黄（细研）3.7克，胡黄连7.5克，犀角屑7.5克，天麻15克，蝉蜕（微炒）7.5克。

【用法】上药捣细罗为散，都研令匀。不拘时候，以新汲水调下0.3～0.6克，2岁以上加药服之。

沆瀣丹

【来源】《幼幼集成》卷二。

【功用】清热解毒，泄火导滞。

【主治】小儿一切胎毒，胎热胎黄，面赤目闭，鹅口口疮，重舌木舌，喉闭乳蛾，浑身壮热，小便黄赤，大便秘结，麻疹斑瘀，游风疥癣，流丹瘾疹，痰食风热，痄腮面肿，十种火丹，诸般风搐。

【组成】杭川芎（酒洗）、锦庄黄（酒洗）、实黄芩（酒炒）、川厚朴（酒炒）各27克，黑牵牛（炒，取头、末）18克，薄荷叶13.5克，粉滑石（水飞）18克，尖槟榔（童便洗，晒）23克，陈枳壳（麸炒）13.5克，净连翘（除去心隔，取净）、京赤芍（炒）各18克。

【用法】上十一味，依方炮制，和匀焙燥，研极细末，炼蜜为丸，如芡实大。月内之儿，每服1丸，稍大者2丸，俱用茶汤化服。但觉有泄泻，则药力行，病即减矣。如不泄，再服之。重病每日3服，以愈为度。

【禁忌】服药期间，乳母切忌油腻；胎寒胎怯，面色青白者忌服。

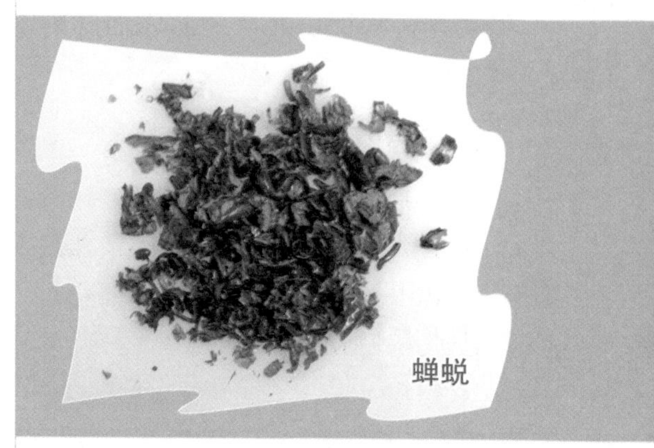
蝉蜕

蒋氏化毒丹

【来源】《医宗金鉴》卷五十一。

【主治】孕妇过食辛热之物，热毒凝结，蕴于胞中，以致小儿初生，头面肢体赤如丹涂，热盛便秘者。

【组成】犀角、黄连、桔梗、元参、薄荷叶、甘草（生）、大黄（生）各30克，青黛15克。

【用法】上药共研为细末，炼白蜜为丸，每丸重1.8克。每次1丸，用灯芯汤化服。

脐风、脐湿、脐疮、脐突

复生饮

【来源】《丹台玉案》卷六。

【主治】小儿脐风撮口。

【组成】牙皂、僵蚕、穿山甲各1.8

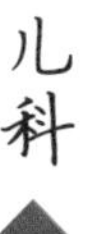

克，麻黄、防风、胆星、半夏各1.5克，甘草0.9克，大黄3克（后入，略煎一滚）。

【用法】先即以此儿脱下脐带，煎五六沸去滓，再入前药煎。临服加入姜汁、竹沥各20毫升，麝香少许调匀，徐徐以匙灌之。以通利则有生机。

蚕号散

【来源】《婴童百问》卷一。

【主治】初生小儿，7日不食乳，名曰撮口。

【组成】僵蚕（去嘴，略炒）4个，茯苓少许。

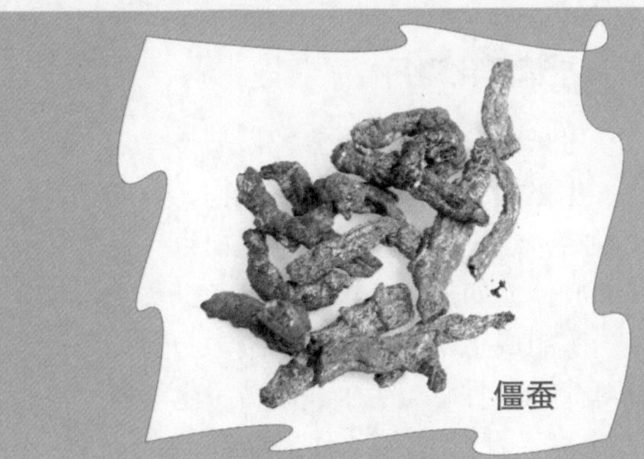

僵蚕

【用法】上药共研为细末。蜜稠调，抹儿口内。

神效散

【来源】《奇效良方》卷六十四。

【主治】小儿脐部肿烂。

【组成】黄连、郁金、黄柏各3克，轻粉0.75克，白矾1.5克（枯用）。

【用法】上药共研为细末。以葱煎汤，洗净患部，然后用药掺脐上，一日3～4次。

渗脐散

【来源】《医宗金鉴》卷五十。

【主治】小儿脐湿。

【组成】枯矾、龙骨（煅）各6克，麝香少许。

【用法】上药共研为细末。干撒脐中。

二豆散

【来源】《医宗金鉴》卷五十。

【主治】婴儿脐突，脐忽肿赤者。

【组成】赤小豆（不去皮）、豆豉、天南星（去皮、脐）、白蔹各3克。

【用法】上药共研为细末。用芭蕉汁1.5毫升，调敷肚脐四旁，每日2次。

黄柏黑散

【来源】《外台秘要》卷三十六引《古今录验》。

【主治】小儿脐中有渗出液，久不愈。

【组成】黄柏（炙）30克，釜底墨1.2克。

【用法】上二味，捣和为散。以粉撒于脐中，即愈。

辰砂全蝎散

【来源】《古今医统》卷八十八。

【主治】小儿初生口噤。

【组成】辰砂（水飞）1.5克，全蝎（去毒，炙）20枚，硼砂、龙脑、

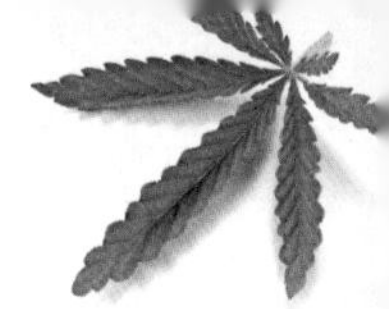

麝香各 1 克。

【用法】上药共研为极细末。用乳母唾调涂口唇里及牙齿上，或用猪乳少许调入口内。

疝气、夜啼

钓藤饮

【来源】《婴童百问》卷三。

【主治】小儿腹作痛，夜啼不歇。

【组成】钓藤勾、茯神、茯苓、川芎、当归、木香、甘草、白芍药各 3 克。

【用法】上药共研为细末。每服 3 克，加生姜、大枣，略煎服。

【加减】啼必有脸红舌白、小便赤涩之症，去木香，加朱砂末 3 克研和，每服 3 克，木通汤调下，或锉散煎服亦可；惊啼，加蝉蜕、防风、天麻。

调中散

【来源】《幼幼集成》卷二。

【主治】婴孩盘肠气，腹内筑痛。

【组成】青木香、川楝子、没药、白茯苓、上青桂、杭青皮、莱菔子、陈枳壳、尖槟榔、炙甘草各等份。

【用法】入葱白 6.6 厘米，盐 3 克，水煎，空腹时服。

万全散

【来源】《幼幼新书》卷七引张涣。

【主治】婴儿脏寒禀弱，或多囟解，面色青白，遇夜多啼，甚者烦闷，状若神祟者。

【组成】沉香、丁香、人参、五味子、当归（焙）各 30 克，赤芍药、白术各 15 克，桂心 7.5 克。

【用法】上共药研为细末。每服 3 克，以水 150 毫升，煎至 75 毫升，时滴口中。

蝉花散

【来源】《小儿药证直诀》卷下。

【主治】惊风，夜啼，咬牙，咳嗽，咽喉肿痛。

【组成】蝉花（和壳）、白僵蚕（直者，酒炒熟）、甘草（炙）各 7.5 克，延胡索 5.4 克。

【用法】上药共研为细末。一岁小儿每服 0.25 克；4 ~ 5 岁，每服 1.5 克。食后蝉壳汤下。

刘寄奴散

【来源】《普济方》卷三六一。

【主治】小儿夜啼不止。

【组成】刘寄奴 15 克，甘草 3 克，地龙（炒）7.5 克。

【用法】上药㕮咀。用水 300 毫升，煎至 100 毫升，去滓，时时与服。

大安神丸

【来源】《世医得效方》卷十一。

【异名】大惊丸（《世医得效方》卷十一）。

【功用】安神定惊。

【主治】小儿心热，夜啼烦躁。

【组成】人参（去芦）、茯苓各 15 克，甘草（炙）30 克，僵蚕（去丝）7.5 克，白术（煨）15 克，桔梗尾 7.5 克，辰砂 15 克，全蝎（去毒）5 个，

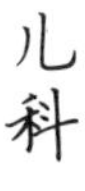

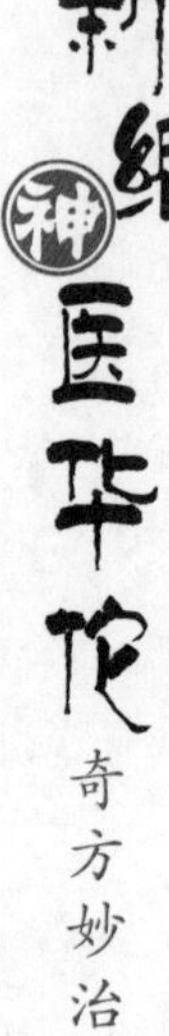

金银箔各6片，麦门冬（去心，炒）、木香各15克，酸枣仁（汤去皮、壳，蛤粉炒）30克，大赭石（醋煮）15克。

【用法】上药共研为细末，水丸或蜜丸。急惊潮热，竹青、薄荷叶煎汤下；夜啼，灶心土煎汤下；伤食，荆芥煎汤下；疹痘，蝉蜕（去足，翼）煎汤下；搐搦，防风煎汤下；常服，金银花薄荷煎汤下；慢惊，冬瓜子仁煎汤下。

风痧、白喉

青凤散

【来源】《喉证指南》卷四。

【主治】白喉及喉风一切热证。

【组成】青果炭（烧存性）9克，川贝、黄柏、儿茶、薄荷叶各3克，冰片2.4克，凤凰衣1.5克。

【用法】上药共研极细末，再入乳钵内和研匀，收储瓷瓶封固。用时取少许，吹患处。

吹喉青黄散

【来源】《白喉条辨》。

【功用】清热解毒，消肿去涎。

【主治】白喉。喉间红肿而痛，甚则颈项亦肿，痰涎较多者。

【组成】飞青黛、西牛黄、老式大泥冰少许（新式者不可用）、西瓜霜、西月石、濂珠各适量。

【用法】上药研极细末。用吹喉中。若咽燥者，用上白蜜，或鲜嫩侧柏叶捣汁调敷。

血府逐瘀汤

【来源】《医林改错》卷上。

【功用】活血祛瘀，行气止痛。

【主治】上焦瘀血，头痛胸痛，胸闷呃逆；失眠不寐，心悸怔忡；瘀血发热，舌质暗红，边有瘀斑或瘀点，唇暗或两目暗黑，脉涩或弦紧。妇人血瘀经闭不行，痛经，肌肤甲错，日晡潮热，青盲等目疾。现用于高血压、精神分裂症、脑震荡后遗症、慢性粒细胞性白血病、血栓性静脉炎、色素沉着、性功能低下、更年期综合征、顽固性头痛、顽固性低热、眼底出血等属瘀血内阻、日久不愈者。

【组成】当归、生地各9克，桃仁12克，红花9克，枳壳、赤芍各6克，柴胡3克，甘草3克，桔梗4.5克，川芎4.5克，牛膝10克。

【用法】上药以水煎服。

养阴清肺汤

【来源】《重楼玉钥》卷上。

【功用】养阴清肺。

【主治】白喉。喉间起白如腐，不易拨去，咽喉肿痛，初起发热，或不发热，鼻干唇燥，或咳或不咳，呼吸有声，喘促气逆，甚至鼻翼翕动，脉数。

【组成】大生地6克，麦冬3.6克，甘草1.5克，元参4.5克，贝母（去心）2.5克，丹皮2.5克，薄荷1.5克，炒白芍2.4克。

【用法】上药以水煎服。

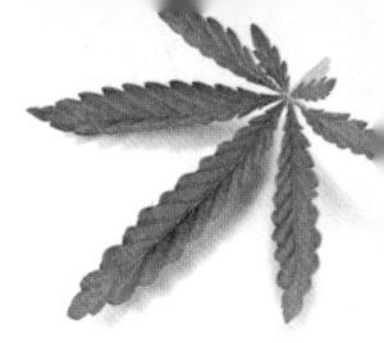

【加减】体虚，加大熟地；热甚，加连翘，去白芍；燥甚，加天冬、茯苓。

除瘟化毒汤

【来源】《白喉治法抉微》。

【功用】清肺解毒。

【主治】白喉初起，症状轻而白膜未见者。

【组成】粉葛根6克，金银花6克，枇杷叶（去毛、蜜炙）4.5克，薄荷1.5克，生地6克，冬桑叶6克，小木通2.4克，竹叶3克，贝母（去心）6克，生甘草2.4克。

【用法】水煎服，一日1～2剂。

加减滋阴清肺汤

【来源】《喉痧症治概要》。

【主治】疫喉白喉，内外腐烂，身热苔黄，或舌质红绛，不可发表者。

【组成】鲜生地18克，细木通2.4克，薄荷叶2.4克，金银花9克，京玄参9克，川雅连1.5克，冬桑叶9克，连翘壳9克，鲜石斛12克，甘中黄2.4克，大贝母9克，鲜竹叶30张，鲜芦根（去节）30克。

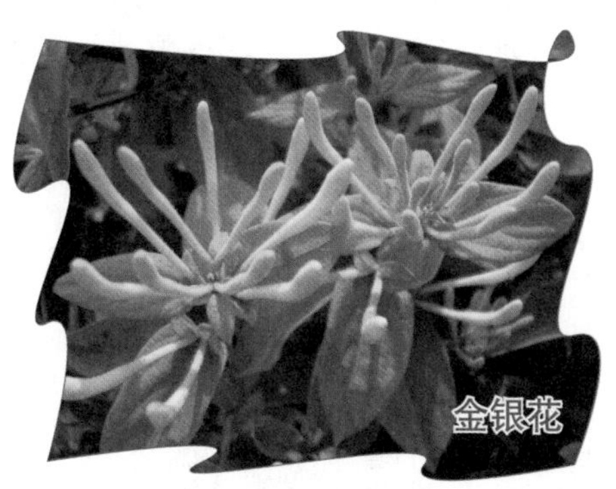
金银花

【用法】上药以水煎服。

痘　疮

柴葛煎

【来源】《景岳全书》卷五十一。

【功用】透疹解毒，养阴清热。

【主治】痘疹瘟疫表里俱热者。

【组成】柴胡、干葛、芍药、黄芩、甘草、连翘各等份。

【用法】上药用水220毫升，煎服。

开豁腠理汤

【来源】《幼科折衷》卷上。

【功用】解肌透疹。

【主治】麻疹欲出之时，腮红目赤，壮热憎寒，身体疼痛，呕吐泄泻，咳嗽烦渴。

【组成】防风、荆芥、紫苏、桔梗、前胡、干葛、升麻、羌活、天花粉、陈皮、甘草、枳壳各等份。

【用法】上药以水煎服。

内托散

【来源】《证治准绳·幼科》卷五。

【主治】小儿痘疮顶陷不起，根窠不红或灰白色，寒战咬牙者。

【组成】人参、黄芪、甘草、川芎、当归、防风、白芷、桔梗、白芍、厚朴、木香、肉桂各等份。

【用法】加生姜1片，大枣1枚，上药以水煎服。浆不满者，水、酒各半煎服。

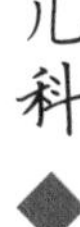

绿袍散

【来源】《治疹全书》卷下。

【主治】痘疹误服辛热之药，以致热毒蕴结，咽喉肿痛，口舌生疮，赤眼肿痛。

【组成】薄荷15克，青黛75克，硼砂7.5克，儿茶9克，甘草9克，黄柏3克，铜青、冰片各3克，元明粉、百药煎各7.5克，荆芥15克。

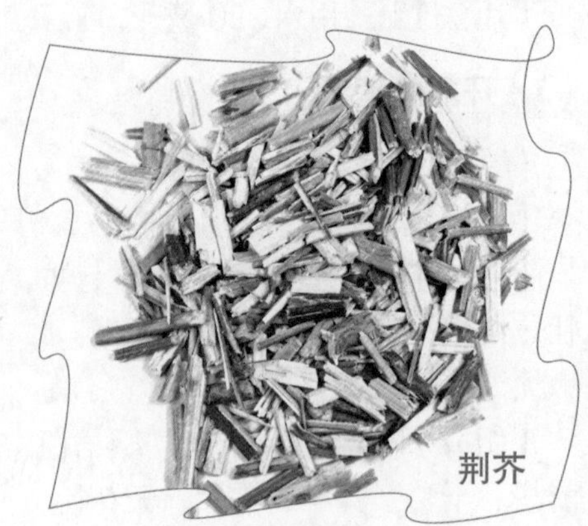

荆芥

【用法】上药共研为细末。每用0.4～0.8克，点舌上，令其白化，或井花水调点。

真珠散

【来源】《董氏小儿方论》。

【主治】斑疱疮疹，入眼疼痛，翳膜，眼赤羞明。

【组成】栝楼根30克，蛇蜕皮（全，炙）3克。

【用法】上药共研为末，用羊子肝1枚，批开去筋膜，掺入药6克，用麻缕缠定，放米泔内煮熟。任意与吃。如少小未能吃羊肝，以熟羊肝研和为丸，如黄米大，以生米泔下10丸，乳头上予亦可，每日3服。儿小未能食肝，与乳母食亦佳。

柴归饮

【来源】《景岳全书》卷五十一。

【功用】养营透疹。

【主治】痘疮及麻疹初起，发未退者。

【加减】血热者，加生地；阴虚者，加熟地；气虚脉弱者，加人参；虚寒者，加炮姜、肉桂；火盛者，加黄芩；热渴者，加干葛；腹痛者，加木香、砂仁；呕恶者加炮姜、陈皮。若治麻疹，或以荆芥易干葛；阴寒盛而邪不能解者，加麻黄、桂枝。

【组成】当归6～9克，芍药（或生或炒）4.5克，柴胡3～4.5克，荆芥穗3克，炙甘草2.1～3克。

【用法】上药用水220毫升，煎服。

紫草饮

【来源】《政和本草》卷八引《经验后方》。

【功用】清热凉血，解毒透疹。

【主治】痘疹欲出未出，或疹一起出齐者。

【组成】紫草60克。

【用法】上药用滚开水200毫升浸泡，以物盖定，勿令泄气，俟温，量儿大小服之。

【禁忌】便利者忌服。

【加减】出痘，加陈皮、葱白尤妙；如发斑疹，加钩藤，用酒调服。

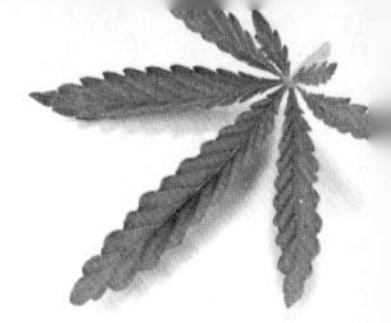

加减消毒饮

【来源】《医宗金鉴》卷五十八。

【主治】痘初出以致起胀时，热邪在里，蒸热有汗者。

【组成】升麻、牛蒡子（炒，研）、山豆根、紫草、连翘（去心）、生地黄、赤芍、川黄连、甘草（生）各适量。

【用法】引用灯芯，以水煎服。

语迟、不语

鸡头丸

【来源】《太平圣惠方》卷八十九。

【主治】小儿诸病后，六七岁不能语者。

【组成】雄鸡头（烧灰）1枚，鸣蝉（微炒）3枚，甘草（炙微赤，锉）15克，川大黄（锉，微炒）30克，麦门冬（去心，焙）30克，当归（锉，微炒）23克，黄芪（锉）23克，川芎23克，远志（去心）15克，木通（锉）15克，人参（去芦头）15克。

【用法】上药捣粗罗为末，炼蜜为丸，如绿豆大。每服5丸，以粥饮送下。量儿大小加减，不拘时候服。

菖蒲散

【来源】《小儿卫生总微论》卷十五。

【主治】外感风寒，客于哑门，卒不能语。

【组成】菖蒲、桂心、远志（去心，甘草水煎）各7.5克。

【用法】上药共研为细末。每用3克，以水200毫升，煎至100毫升，温服，不拘时候。

鸡胸、龟背

龟背丸

【来源】《永类钤方》卷二十一。

【异名】龟胸丸（《婴童百问》卷五）。

【主治】饮热伤肺，肺气胀满，而成龟胸、龟背。

【组成】大黄（炒）0.9克，天门冬（去心，焙）、百合、杏仁（去皮、尖，炒）、木通、桑白皮（蜜炙）、甜葶苈（隔纸炒）、朴硝、制枳壳各等份。

【用法】上药共研为末，以蜜调和为丸。食后用温汤化服。

加减葶苈丸

【来源】《片玉心书》卷五。

【功用】清肺泄火。

【主治】小儿肺热，致成龟胸，其胸高起状如龟样者。

【组成】大黄（煨）、天冬（去心）、杏仁（去皮、尖，另研）、百合、桑白皮（炒）、木通、甜葶苈（炒）各适量。

【用法】上药共研末，以蜜调和为丸。滚白水送下。

枳壳防风丸

【来源】《婴童百问》卷五。

【异名】枳壳丸（《丹溪心法附余》

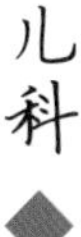

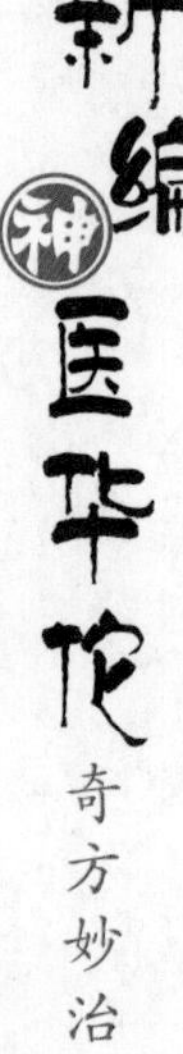

卷二十二）。

【主治】小儿龟背。

【组成】枳壳（麸炒）、防风（去芦）、独活（去芦）、大黄（煨）、前胡（去芦）、麻黄（去节）、当归各3克。

【用法】上药共研为细末，面糊为丸，如黍米大。每服10丸，食后米汤下。

小儿麻疹

一丸春

【来源】《丹台玉案》卷六。

【主治】痘疹顶陷不贯者。

【组成】天麻、僵蚕、天花粉各10克，全蝎、甘草各6克，象皮、光乌各9克，礞石、朱砂、狗宝各3克，牛黄1.5克，麝香1克。

【用法】上药共研为末，元米饭为丸，如龙眼大，朱砂为衣。每服1丸，临卧时用酒浆化下。

十神解毒汤

【来源】《证治准绳·幼科》卷四。

【主治】小儿痘疹，身发壮热，腮红脸赤，毛焦色枯；及不论痘疹已出未出，燥渴欲饮，睡卧不宁，小便赤涩。

【组成】当归尾、生地黄、红花、牡丹皮、赤芍药、桔梗、木通、大腹皮、连翘、川芎各等份。

【用法】上药以水煎服。

退红解毒汤

【来源】《痘疹会通》卷四。

【功用】清热解毒，凉血透疹。

【主治】痘疹初期，发热三四日不退，疹点大小不等，或红斑紫斑，黑赤焦枯，或腰疼。

【组成】紫草、丹皮、甘草、连翘、川连、防风、木通、北柴胡、地骨皮、赤芍、桔梗、荆芥、红花、蝉蜕、栀子、羌活、炒黄芩、糯米、竹叶、石膏各等份。

【用法】上药以水煎服。

除热清肺汤

【来源】《张氏医通》卷十五。

【功用】养阴清肺。

【主治】麻疹尽透而壮热咳嗽，大便秘结者。

【组成】石膏9克，黑参、生地黄、赤芍、贝母、栝楼根各3克，麦门冬（去心）4.5克，甘草1.5克。

【用法】上药以水煎，温服。

宣毒发表汤

【来源】《痘疹活幼至宝》卷终。

【功用】透疹解毒，宣肺止咳。

【主治】麻疹透发不出，发热咳嗽，烦躁口渴，小便赤者。

【组成】升麻、葛根各2.5克，前胡2.5克，桔梗0.6克，枳壳（麸炒）2.5克，荆芥、防风各1.5克，薄荷、甘草各0.6克，木通、连翘、牛蒡子、杏仁、竹叶各2.5克。

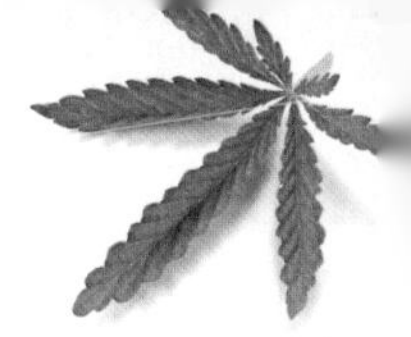

【用法】上药以水煎服。

【加减】天气大寒，加蜜炙麻黄；大热，加黄芩。

【附注】方中升麻、葛根透疹解毒；荆芥、防风、牛蒡子、薄荷解肌散邪，助升麻、葛根透疹；枳壳、桔梗、前胡、杏仁宣肺祛痰止咳；连翘清泄上焦之热；木通导热下行；竹叶清热除烦；甘草解毒和中，并和诸药。综合成方，具有宣毒发表之功。故对麻疹初起，欲出未出者，用之有效。

门冬清肺汤

【来源】《证治准绳·幼科》卷六。

【主治】麻疹退后，热毒乘肺，咳甚气喘。

【组成】天门冬（去心）、麦门冬（去心）、知母、贝母、桔梗、款冬花、甘草、牛蒡子、杏仁（去皮、尖，研）、马兜铃、桑白皮、地骨皮各等份。

【用法】上药共锉为细末。用水150毫升，煎至100毫升，去滓，食后温服。

独圣散

【来源】《丹溪心法》卷五。

【异名】牛蒡僵蚕散（《普济方》卷四〇三）、牛蚕散（《医学入门》卷八）、独胜散（《赤水玄珠》卷二十八）。

【主治】小儿痘疮陷入者。

【组成】牛蒡子（炒）15克，白僵蚕7.5克。

【用法】上药共研为末。入紫草3茎煎。连进3服，其痘便出。

十三味羌活散

【来源】《景岳全书》卷六十三。

【功用】解热散毒。

【主治】风邪壅滞肌肤，欲发痘疹者。

【组成】羌活、独活、防风、桔梗、荆芥、柴胡、前胡、地骨皮、炙甘草、蝉蜕、川芎、天花粉、天麻各等份。

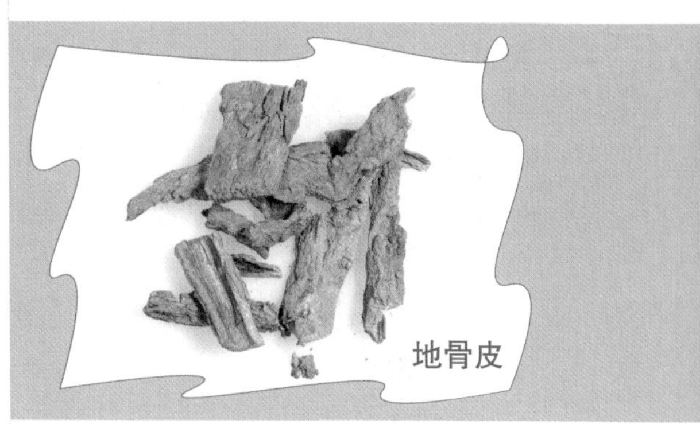
地骨皮

【用法】上药共研为细末。每服6～9克，用水150毫升，入薄荷叶3片，煎至60毫升，温服。

小儿积食、厌食

启脾丸

【来源】《增补内经拾遗方论》卷一引《经验良方》。

【功用】健脾益气，消食和中。

【主治】小儿伤食，呕吐泄泻，腹胀腹痛；小儿疳积，面黄消瘦。

【组成】人参（去芦）、白术（土炒）、白茯苓（去皮）、干山药、

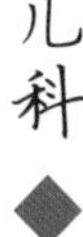

莲肉各30克，山楂（蒸，去核）、甘草（蜜炙）、陈皮、泽泻各15克。

【用法】上药各研为细末，荷叶煮汤，以炊饭为丸，如梧桐子大。每服70～80丸，食后用米饮送下。

姜糖饮

【来源】《儿科证治简要》。

【功用】温中散寒，暖脾益胃。

【主治】不乳症。先天虚寒或后天为寒邪所伤，致脾阳不振，运化失职，出生后二三日内不吮服，面色灰暗或微青，四肢发凉，哭声无力，指纹青暗，舌质淡，苔白润。

【组成】生姜3～5片，红糖3～6克。

【用法】水煎或开水冲服。

健脾散

【来源】《证治准绳·幼科》卷七。

【主治】小儿脾胃虚弱，湿滞中阻，胸腹胀满，不思饮食。

【组成】白茯苓（去皮）、人参各30克，厚朴90克（用姜汁炙），苍术（米泔浸一夜）120克，陈橘皮（去白）150克，甘草（半生半熟）60克，草果子（去皮）60克。

【用法】上药共研为末。每服3克，加生姜、大枣，水煎服。

加味平胃散

【来源】《医宗金鉴》卷五十四。

【功用】化积消滞。

【主治】小儿饮食过度，积滞内停，脘腹膨胀，大便不通。

【组成】南苍术（炒）、厚朴（姜炒）、大腹皮（制）、甘草（生）、陈皮、莱菔子（焙）、山楂、麦芽（炒）、神曲（炒）各等份。

【用法】引用生姜，以水煎服。

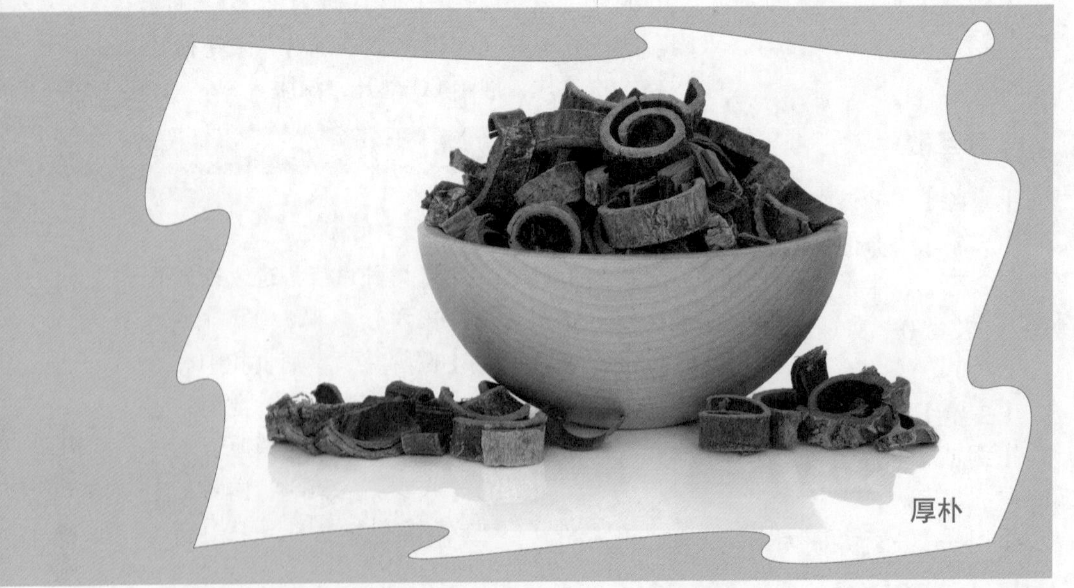

厚朴

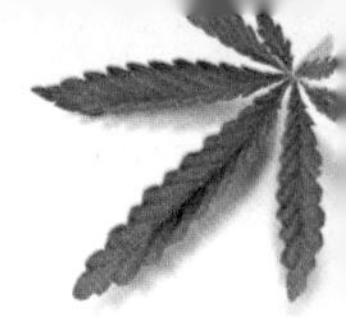

小儿惊风

龙胆丸

【来源】《太平圣惠方》卷八十五。

【主治】小儿惊热不退，变而为痫。

【组成】龙胆草（去芦、头）22克，牛黄（细研）7.5克，龙齿22克。

【用法】上药捣罗为末，研入麝香6克，炼蜜和丸，如黄米大。每次5丸，荆芥汤送下，不拘时候。

神圣丸

【来源】《直指小儿方》卷二。

【主治】小儿惊风，痰盛搐搦，口皮牵引。

【组成】乌蛇肉（米醋浸，炙）、白僵蚕（炒）、防风、天麻、天南星（牛胆制）各15克，五灵脂、代赭石（煅，醋浸）各7.5克，全蝎（焙）、朱砂各3克。

【用法】上药共研为末，粟为糊丸，如梧桐子大。每服1丸，急惊荆芥汤调下，慢惊用姜汤送下。

化风丹

【来源】《婴童百问》卷上。

【功用】祛风化痰，退热镇搐。

【主治】小儿惊痫。

【组成】胆南星、羌活、独活、防风、天麻、人参（去芦）、川芎、荆芥、粉草、全蝎各等份。

【用法】上药共研为末，炼蜜为丸，芡实大。薄荷汤下。

消风散

【来源】《儒门事亲》卷十二。

【功用】祛风化痰。

【主治】风痰风厥，涎盛不利，半身不遂，失音不语，留饮飧泄，痰多呕逆，眩晕，口歪搐搦，僵仆目眩，小儿惊悸狂妄，胃脘当心而痛，上支两胁，咽嗝不通，偏正头痛。

【组成】川芎、羌活（去芦）、人参（去芦）、白茯苓（去皮）、白僵蚕、蝉壳各30克，陈皮（去白）、厚朴（去粗皮，姜制）各30克。

【用法】上药共研为细末。每服6克，清茶调下。

可保立苏汤

【来源】《医林改错》卷下。

【功用】大补元气，温养脾肾。

【主治】小儿因伤寒、瘟疫或痘疹、吐泻等症，病久气虚，致患慢惊，四肢抽搐，项背后反，两目天吊，口流涎沫，昏沉不省人事。

【组成】黄芪（生）45克，党参9克，白术6克，甘草6克，当归6克，白芍6克，枣仁（炒）9克，山萸3克，枸杞子6克，故纸3克，核桃1个（连皮打碎）。

【用法】上药以水煎服。

水银扁丸子

【来源】《太平惠民和剂局方》卷十。

【功用】清热定惊，化痰利气。

【主治】小儿惊风壮热，涎盛喘粗，

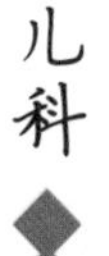

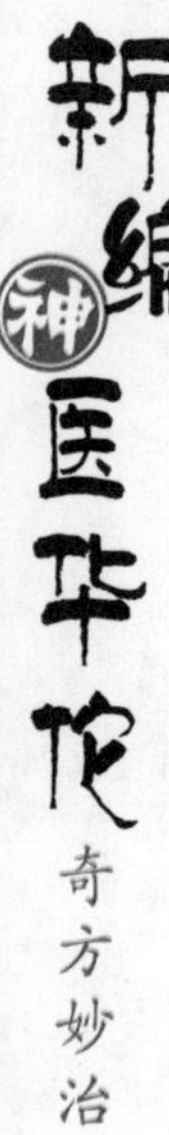

或发抽搐，目睛上视。及因乳哺不节，胸满呕逆，精神迷闷，发痫瘈疭。

【组成】黄明胶（炒令黄燥）4克，腻粉、干蝎（全者）、百草霜（研）、牛黄（研）、铅霜（研）、青黛（研）各7.5克，巴豆（去皮、膜、脂，煮黄）、黑铅（同水银结砂子）、水银各30克，香墨（烧、淬）9克。

【用法】上药共研为细末，入研药匀，以陈粟米饭为丸，如绿豆大，捏扁。每一岁儿服1丸，四岁儿以上服4丸，乳食后用干柿汤或薄荷汤送下。以利下青黏滑涎为度。此药不得化破。

脾胃虚弱、口涎

助胃膏

【来源】《太平惠民和剂局方》卷十。

【功用】补脾健胃，温中理气。

【主治】小儿胃气虚弱，乳食不进，腹肋胀满，肠鸣泄泻，大便色青，或时夜啼，胎寒腹痛。

【组成】白豆蔻仁、肉豆蔻（煨）、丁香、人参、木香各30克，白茯苓（去皮）、官桂（去粗皮）、白术、藿香叶、缩砂仁、甘草（炙）各60克，橘红（去白）、山药各120克。

【用法】上药共研为细末，炼蜜和成膏。每服如芡实大1丸，用米饮化下，不拘时候。量儿大小加减。

助胃膏

【来源】《洪氏集验方》卷五。

【功用】助胃生津。

【主治】小儿胃气虚弱，津液不足，食欲不振，口渴。

【组成】人参、白术、甘草、小茴各15克，干山药30克，檀香3克，乌梅肉15克，白豆蔻仁15克，缩砂仁15克，干木瓜30克。

【用法】上药共研为细末，炼蜜为膏。每服如皂子大1丸，空腹时嚼服，或用温水吞下。

调中正胃散

【来源】《活幼口议》卷十九。

【功用】健脾温中。

【主治】小儿脾胃虚寒，吐逆烦闷，神困力乏，饮食不美，虚弱思睡，睡不安稳。

【组成】藿香叶、白术、人参、白茯苓、甘草（炙）、陈皮（去白）、山药、白扁豆（炒）、半夏曲、川白姜（炮）各等份。

【用法】上药共研为末。每服3克，用水150毫升，生姜2小片，大枣半个，煎2～3沸服。

黄连二陈汤

【来源】《医宗金鉴》卷五十。

【功用】清热祛痰，和胃止呕。

【主治】小儿胎前受热，面色黄赤，手足温，口吐黄涎酸黏。

【组成】半夏（姜制）、陈皮、茯苓、生甘草、黄连（姜炒）各等份。

【用法】用生姜为引，以水煎服。

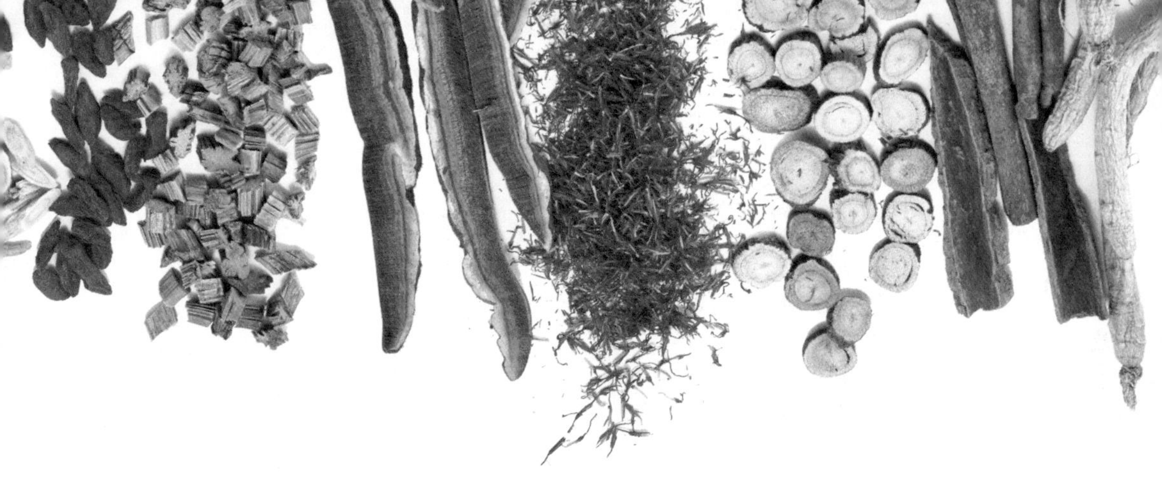

妇科

带下病

保阴煎

【来源】《景岳全书》卷五十一。

【主治】妇带浊遗淋，色赤带血，脉滑多热，便血不止，及血崩血淋，或经期太早，一切阴虚内热动血。

【组成】生地、熟地、芍药各6克，山药、川续断、黄芩、黄柏各4.5克，生甘草3克。

【用法】上药以水400毫升，煎至280毫升，空腹时温服。

固经丸

【来源】《万病回春》卷六。

【主治】带下属湿热者。

【组成】黄柏（酒浸，炒）、香附（炒）各30克，山栀（炒黑）60克，苦参15克，白术（去芦）、白芍（酒炒）各23克，贝母（去心）、干姜（炒）各6克，败龟板（酒炙）60克，山茱萸（酒蒸，去核）、椿根皮（酒炒）各15克。

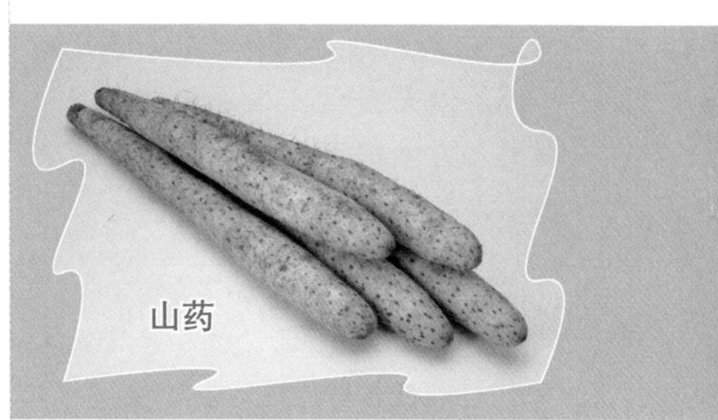
山药

【用法】上药研末，以酒糊调和为丸，如梧桐子大。每服80丸，空腹时用开水送下。

抱龙丸

【来源】《小儿药证直诀》卷下。

【异名】保肝丸（《增补内经拾遗方论》卷四）。

【主治】小儿伤风瘟疫，身热昏睡，气粗，风热，痰盛咳嗽，惊风抽搐，中暑；亦治室女白带。

【组成】天竺黄30克，雄黄（水

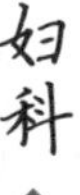

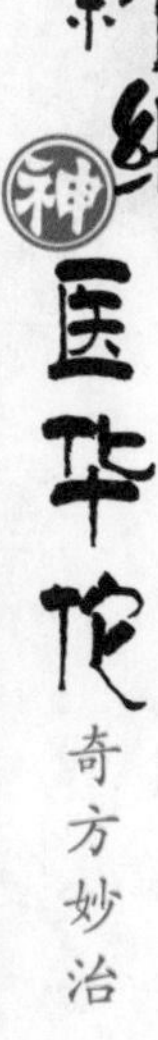

飞）3克，辰砂、麝香（各别研）各15克，天南星120克（腊月酿牛胆中，阴干百日，如无，只将生者去皮、脐，炒干用）。

【用法】上药为细末。煮甘草水和丸，如皂子大，温水化服。百日小儿，每丸分3～4次服；五岁1～2丸；大人3～5丸。伏暑用盐少许，嚼1～2丸，新水送下；腊月中，雪水煮甘草和药尤佳。一法用浆水或新水浸天南星3日，候透软，煮三五沸，取出乘软，去皮，只取白软者，薄切焙干炒黄色，取末240克，甘草75克，拍破，用水500毫升浸一夜，慢火煮至250毫升，去滓，旋洒入天南星末，慢研之，令甘草水尽，入余药。

补宫丸

【来源】《杨氏家藏方》卷十五。

【主治】妇人诸虚不足，久不妊娠，骨热形羸，腹痛下利，崩漏带下。

【组成】鹿角霜、白术、白茯苓（去皮）、香白芷、白薇、山药、白芍药、牡蛎（煅）、乌贼鱼骨各等份。

【用法】上药共研为细末，面糊为丸，如梧桐子大。每服30丸，空腹时用温米饮送下。

易黄汤

【来源】《傅青主女科》。

【主治】妇人任脉不足，湿热侵注，致患黄带，宛如黄茶浓汁，其气腥秽者。

【组成】山药（炒）30克，芡实（炒）30克，黄柏（盐水炒）6克，车前子（酒炒）3克，白果（碎）10枚。

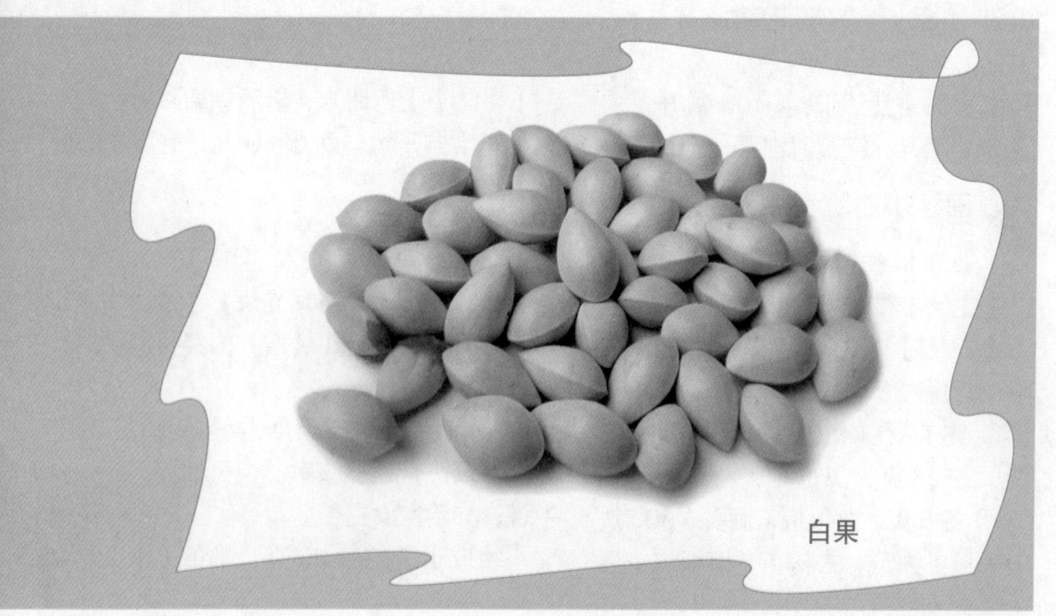
白果

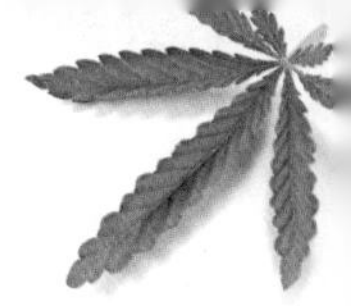

【用法】上药以水煎服。

完带汤

【来源】《傅青主女科》卷上。

【功用】健脾燥湿，疏肝理气。

【主治】脾虚肝郁，湿浊下注，带下色白或淡黄，清稀无臭，倦怠便溏，面色㿠白，脉缓或濡弱者。

【组成】白术（土炒）30克，山药（炒）30克，人参6克，白芍（酒炒）15克，车前子（酒炒）9克，苍术（制）9克，甘草3克，陈皮1.5克，黑芥穗1.5克，柴胡1.8克。

【用法】上药以水煎服。

银杏汤

【来源】《竹林女科证治》卷二。

【主治】妊娠白带。

【组成】熟地黄30克，山萸肉、薏苡仁、淮山药各12克，茯苓9克，泽泻、丹皮各6克，黑豆80克。

【用法】先将黑豆煎汁400毫升，取200毫升，入银杏（即白果）10个，大红枣20个，煎好再入诸药，加水400毫升，煎至320毫升分服。服此2剂，永无白带。

桂附汤

【来源】《东垣试效方》卷四。

【主治】妇人白带腥臭，多悲不乐，大寒。

【组成】肉桂3克，附子9克，黄柏1.5克（为引用），知母1.5克。

【用法】上药㕮咀。用水400毫升，煎至200毫升，去滓，稍热服。

【加减】不思饮食，加五味子；烦恼，面上麻如虫行，乃胃中元气极虚，加黄芪4.5克，人参2.1克，炙甘草、升麻各1.5克。

茅花散

【来源】《普济方》卷三三一。

【主治】妇人血崩不止，赤白带下。

【组成】茅花1握（炒），棕树皮15克，嫩荷叶3张，甘草节60克。

【用法】上药共研为细末。每次5克，空腹时用酒调服。

黄柏牛车散

【来源】《辨证录》卷十一。

【主治】妇人忧思伤脾，郁怒伤肝，脾土不运，肝血不藏，湿热随血气同下，以致带下色赤。

【组成】牛膝30克，车前子9克，黄柏6克，白芍30克。

【用法】上药以水煎服。

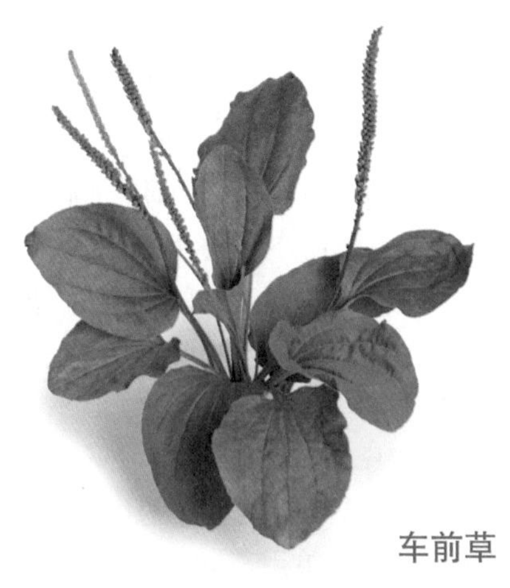

车前草

月经不调

珍宝饮

【来源】《丹台玉案》卷五。

【主治】月经一月两至或数日一至者。

【组成】当归、白芍、人参、白茯苓、生地各3克，蒲黄（炒黑）6克、香附、川芎、白术、甘草、黄连各2.4克。

【用法】上药加大枣2枚，水煎，空腹时温服。

理阴煎

【来源】《景岳全书》卷五十一。

【异名】理营煎（《仙拈集》卷一）。

【功用】益肾健脾，活血调经。

【主治】真阴虚弱，痰饮内停。胀满呕哕，恶心吐泻，腹中疼痛，妇人经迟血滞。

【组成】熟地9～21克或30～60克，当归6～9克或15～21克，炙甘草3～6克，干姜（炒黄色）3～9克或加肉桂3～6克。

【用法】上药用水400毫升，煎至280～320毫升，热服。

【加减】命门火衰，阴中无阳，加附子、人参；外感风寒，邪未加深，但见发热身痛，加柴胡6克；寒凝阴盛，邪气难解，加麻黄6克；阴盛之体，外感寒邪，恶寒脉细，加细辛3～6克，甚者再加附子3～6克，或并加柴胡以助之；阴虚内热，宜去姜、桂，单用三味，或加人参；脾肾两虚，水泛为痰，或呕或胀，加茯苓4.5克，或加白芥子1.5克；泄泻不止，少用当归或去之，加山药、扁豆、吴茱萸、破故纸、肉豆蔻、附子之属；腰腹疼痛，加杜仲、枸杞；腹胀疼痛，加陈皮、木香、砂仁。

元归散

【来源】《类证治裁》卷八。

【主治】妇女血滞经闭。

【组成】元胡索、当归各等份。

【用法】上药共研末。每服9克，加生姜，以水煎服。

姜黄散

【来源】《妇人大全良方》卷一。

【主治】子脏久冷，月水不调，及瘀血凝滞，脐腹刺痛。

【组成】川姜黄（成片子者）120克，蓬莪术、红花、桂心、川芎各30克，延胡索、牡丹皮各60克，白芍药90克。

【用法】上药共研为细末。每服3克，用水75毫升，酒75毫升，煎至100毫升，热服。

定经汤

【来源】《傅青主女科》卷上。

【功用】舒肝补肾，养血调经。

【主治】肝肾气郁，经来断续，或前或后，行而不畅，有块，色正常，小腹胀痛，或乳房胀痛连及两胁。

【组成】菟丝子（酒炒）30克，白芍（酒炒）30克，当归（酒洗）

30克，大熟地（9蒸）15克，山药15克，白茯苓9克，芥穗（炒黑）6克，柴胡15克。

【用法】上药以水煎服。

升阳举经汤

【来源】《兰室秘藏》卷中。

【主治】妇人经水不止，右尺脉按之空虚，属气血俱脱者。

【组成】肉桂（去皮，盛夏不用）、白芍药、红花各1.5克，细辛1.8克，人参、熟地黄、川芎各3克，独活、黑附子（炮裂，去皮、脐）、炙甘草各5克，羌活、藁本、防风各6克，白术、当归、黄芪、柴胡各9克，桃仁（汤浸，去皮、尖）10个。

【用法】上药共研为粗末。每服9克，用水450毫升，煎至150毫升。空腹时热服。

艾附丸

【来源】《杨氏家藏方》卷十五。

【主治】妇人血海虚冷，月水不行，脐腹疼痛，筋脉拘挛，及积年坚瘕积聚。

【组成】白艾叶、枳壳（去瓤，取净）、肉桂（去粗皮）、附子（炮，去皮、脐）、当归（洗，焙）、赤芍药、没药（别研）、木香（炮）各30克，沉香15克。

【用法】上药共研为细末，将艾叶并枳壳用米醋于砂锅内煮，令枳壳烂，同艾叶细研为膏，和药末为丸，如梧桐子大。每服50丸，温酒或米饮送下，空腹时服。

皱血丸

【来源】《太平惠民和剂局方》卷九。

【功用】散寒祛瘀，理气调经。

【主治】妇人血海虚冷，气血不调，时发寒热，或下血过多，或久闭不通，崩中不止，带下赤白，癥瘕癖块，攻刺疼痛，小腹紧满；胁肋胀痛，腰重脚弱，面黄体虚，饮食减少，渐成劳状，及经脉不调，胎气多损。

【组成】菊花（去梗）、茴香、香附（炒，酒浸一夜，焙）、熟干地黄、当归、肉桂（去粗皮）、牛膝、延胡索（炒）、芍药、蒲黄、蓬莪术各90克。

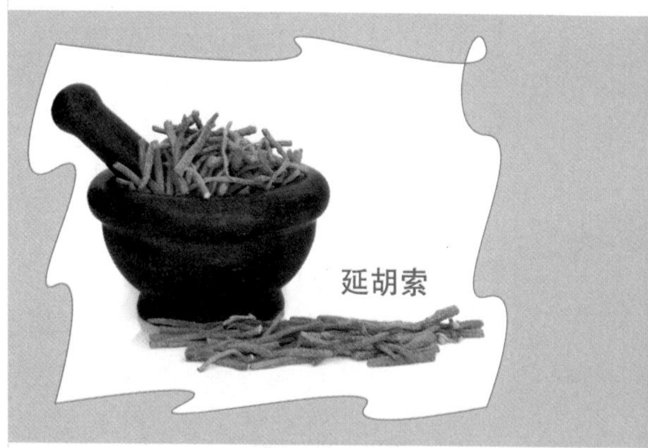

【用法】上药共研为细末，用乌豆700克，醋煮候干，焙为末，再入醋400毫升，煮至200毫升，为糊和丸，如梧桐子大。每服20丸，温酒或醋汤下；血气攻刺，炒姜酒下；癥块绞痛，当归酒下。

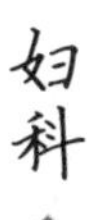

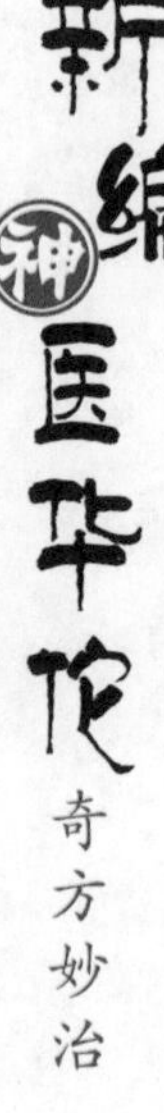

泽兰丸

【来源】《圣济总录》卷一五一。

【主治】室女血气不调，经止后复来，脐腹冷疼。

【组成】泽兰叶、牡丹皮、川芎、当归（切，焙）、延胡索、蓬莪术（炮，锉）、京三棱（炮，锉）、芍药、熟干地黄（焙）各30克，肉桂（去粗皮）、青橘皮（去白，炒）、乌头（炮裂，去皮、脐）各23克。

【用法】上药十二味，细捣为末，用酒面糊调和为丸，如梧桐子大。每服20丸，空腹时用温酒调下。

四制香附丸

【来源】《摄生众妙方》卷十一。

【功用】调经种子，顺气健脾。

【主治】月经不调，久不受孕。

【组成】香附米500克（125克酒浸，125克盐汤浸，125克童便浸，125克醋浸，各3日，滤干，炒），当归120克（酒浸），川芎120克，熟地黄120克（姜汁炒），白芍药120克（酒炒），白术60克，陈皮60克，泽兰叶60克，黄柏30克（酒炒），甘草30克（酒炒）。

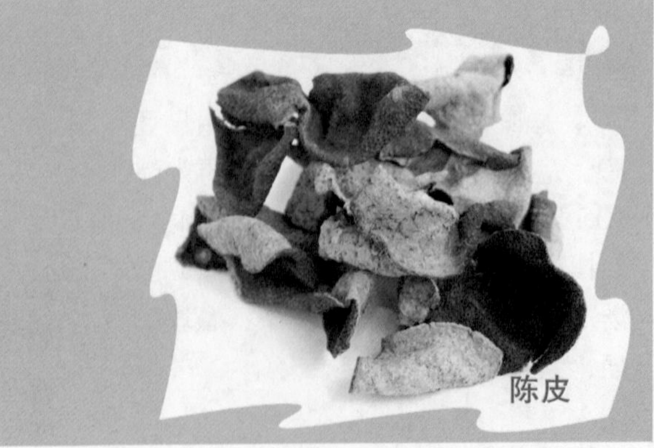
陈皮

【用法】上药共研末，以酒糊调和为丸。每服70丸，空腹时用白汤下。

十全济阴丸

【来源】《济阴纲目》卷六。

【功用】养血，益气，调经。

【主治】气血两虚，月经不调，久不怀孕。

【组成】当归身（酒洗）、熟地黄、香附子（童便煮）各120克，干山药、白术各75克，枸杞子、人参各60克，蕲艾叶60克（去梗、筋，同香附用陈醋、老酒煮一时，捣烂焙干），川芎、白芍药、牡丹皮、紫石英（火煅淬）各45克，泽兰3克，紫河车1具（在净水内洗去秽血，用银针挑去紫筋）。

【用法】上药咀片，同紫河车入砂锅内，用陈老酒750毫升、陈米醋250毫升、清白童便250毫升、米泔水750毫升和匀，倾入锅内，浮于药寸许，如尚少，再加米泔，盖密，用桑柴火慢煮，以紫河车溶化汁干为度。同取出，用石臼捣烂为饼，日晒夜露三昼夜，焙干为末，炼蜜捣和为丸，如梧桐子大。每服50丸，渐加至90丸，空腹时用温盐汤送下。

九制香附丸

【来源】《饲鹤亭集方》。

【功用】开郁健脾，调经安胎。

【主治】妇人经事不调，赤白带下，气血凝滞腹痛，胸闷胁胀，呕吐恶心，

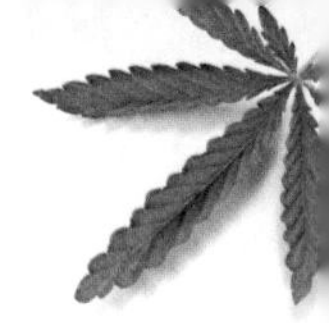

气块血块。

【组成】香附420克，艾叶120克。

【用法】将上药一次用酒，二次用醋，三次用盐，四次用童便，五次用小茴香60克，六次用益智仁60克，七次用丹参60克，八次用姜汁，九次用莱菔子60克，先后分别煎汁，按春三日、夏一日、秋三日、冬七日浸制，随后晒干研为细粉，糊丸。每服9～12克，开水送下。

经前泄泻

术苓固脾饮

【来源】《辨证录》卷十一。

【功用】益气健脾，涩肠止泻。

【主治】妇女行经前泄泻，日久不愈，腹痛喜按，倦怠神疲。

【组成】白术30克，茯苓、人参、山药、芡实各15克，肉桂1.5克，肉蔻1枚。

【用法】上药以水煎服。

健固汤

【来源】《傅青主女科》卷下。

【功用】补脾渗湿。

【主治】妇人脾虚湿盛，经前泄水。

【组成】人参15克，白茯苓9克，白术（土炒）30克，巴戟（盐水浸）15克，薏苡仁（炒）9克。

【用法】上药以水煎服。连服10剂。

顺经两安汤

【来源】《傅青主女科》卷上。

【主治】经前大便下血。

【组成】当归（酒洗）15克，白芍（酒炒）15克，大熟地（9蒸）15克，山萸肉（蒸）6克，人参9克，白术（土炒）15克，麦冬（去心）15克，黑芥穗6克，巴戟肉（盐水浸）3克，升麻1.2克。

【用法】上药以水煎服。

经前腹痛、吐血

顺经汤

【来源】《傅青主女科》卷上。

【功用】补肾清肝。

【主治】妇人肾阴不足，肝气上逆，经前一二日，忽然腹痛而吐血。

【组成】当归（酒洗）15克，大熟地（9蒸）15克，白芍（酒炒）6克，丹皮15克，白茯苓9克，沙参9克，黑芥穗9克。

【用法】上药以水煎服。

正经汤

【来源】《百一选方》卷十八。

【功用】益气补血，温经止痛。

【主治】妇人诸虚不足，心腹疼痛。

【组成】熟干地黄15克，人参、桂心、半夏（汤洗7次）、白芍药、牡丹皮、阿胶、麦门冬、当归各7.5克，吴茱萸（汤洗7次）6克。

【用法】上药共研为粗末。每服9克，用水300毫升，加生姜5片，煎至200毫升，温服。

柴胡丁香汤

【来源】《兰室秘藏》卷中。

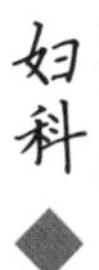

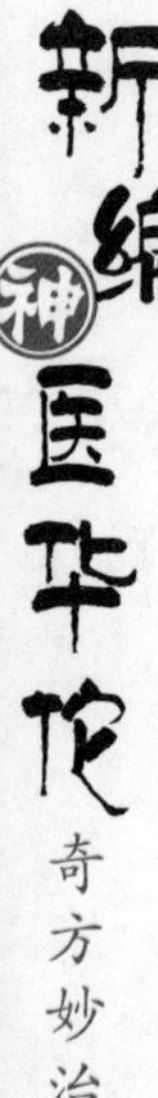

【主治】妇人年三十岁，临经先腰脐痛，甚则腹中亦痛，经缩三二日。

【组成】生地黄0.6克，丁香1.2克，当归身、防风、羌活各3克，柴胡4.5克，全蝎1个。

【用法】上药都作一服。用水300毫升，煎至150毫升，去滓，空腹时稍热服。

桃仁四物汤

【来源】《万氏女科》卷一。

【主治】经水将行，腰胀腹痛，由于气滞血实者。

【组成】归尾、川芎、赤芍、丹皮、香附、元胡各3克，红花1.5克，桃仁25粒，生地1.5克。

【用法】上药以水煎服。

【加减】瘦人有火，加黄芩、黄连；肥人多痰，加枳壳、苍术。

痛　经

益母丸

【来源】《奇方类编》卷下。

【功用】调气活血。

【主治】月经不调，经来腹痛，腹有癥瘕，久不受孕，产后血瘀腹痛。

【组成】益母草500克，川芎30克，赤芍30克，归身30克，木香30克。

【用法】上药共研为细末，炼蜜为丸，弹子大，每丸重9克。每次服1丸，一日2～3次。

【禁忌】孕妇忌服。

宁坤丸

【来源】《采艾编翼》卷二。

【异名】回生丹（《采艾编翼》卷二）。

【功用】补气养血，解郁化瘀，调经止痛。

【主治】妇女崩漏带下，产劳虚损；室女经闭，痛经，月水不调。

【组成】大黄500克（细末），红花90克（炒黄色，入好酒400毫升同煮三五沸，去红花不用，只存汁用），黑豆1.2千克（水2.25升煮取汁700毫升，去豆），苏木90克（锉，用河水2.25升煎取汁700毫升，亦去滓不用）。

以上三味，先将大黄末用好米醋500～700毫升搅匀，以文武火熬成膏，复添醋750毫升，再搅匀，再熬成膏；次下红花酒、黑豆汁、苏木汤，共倾入大黄膏内搅匀，又熬成膏，取出待用。如有锅巴，即焙干研入后药：

当归、川芎、熟地黄（务自制）、白茯苓（去皮）、苍术（米泔浸）、香附米、乌药、玄胡索、桃仁（沸汤泡，去皮，炒，另研）、牛膝（去芦）、蒲黄各30克，白芍（酒炒）、甘草、陈皮、木香、三棱、五灵脂、羌活、山萸（酒浸，去核）、地榆各15克，人参、白术（去芦）、青皮（去白）、木瓜各9克，良姜12克，乳香、没药各30克。

【用法】上药共研为细末，用大黄

膏调和为丸，如弹子大。每服 1 丸，酒顿化服。

延胡索散

【来源】《济阴纲目》卷一。

【主治】妇人气滞血瘀，脘腹胀痛，或经行腹痛。

【组成】延胡索、当归（酒浸）、赤芍（炒）、蒲黄（炒）、桂皮、乳香、没药各 3 克。

【用法】上药共研为细末。每服 9 克，温酒空腹服。

当归须散

【来源】《医学入门》卷八。

【主治】妇人月经适来，血气凝滞，小腹疼痛；产后恶露不尽，心腹作痛；跌打损伤，气血凝结，胸腹胁痛，或发寒热。

【组成】归尾 4.5 克，红花 2.4 克，桃仁 2.1 克，甘草 1.5 克，赤芍、乌药、香附、苏木各 3 克，官桂 1.8 克。

【用法】上药用水、酒各半煎，空腹时服。

延胡索汤

【来源】《重订严氏济生方》。

【主治】妇人室女，七情伤感，遂使血与气并，心腹作痛，或连腰胁，或引背膂，上下攻刺，甚作搐搦，经候不调，但是一切血气疼痛，并可治之。

【组成】当归（去芦，酒浸，锉，炒）、延胡索（炒，去皮）、蒲黄（炒）、赤芍药、官桂（不见火）各 15 克，片子姜黄（洗）、乳香、没药、木香（不见火）各 90 克，甘草（炙）7.5 克。

【用法】上药㕮咀。每服 12 克，用水 220 毫升，生姜 7 片，煎至 160 毫升，去滓，空腹时温服。

【加减】吐逆，加半夏、橘红各 15 克。

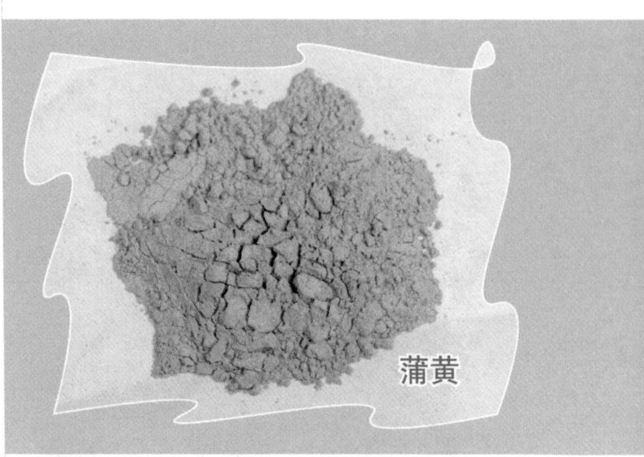
蒲黄

吴茱萸汤

【来源】《医宗金鉴》卷四十四。

【功用】祛风散寒，温经止痛。

【主治】妇女经行腹痛，胞中不虚，唯受风寒为病者。

【组成】当归、肉桂、吴茱萸、丹皮、半夏（制）、麦冬各 6 克，防风、细辛、藁本、干姜、茯苓、木香、炙甘草各 3 克。

【用法】上药以水煎服。

桃核承气汤

【来源】《伤寒论》。

【异名】桃仁承气汤（《医方类聚》卷五十四引《伤寒括要》）。

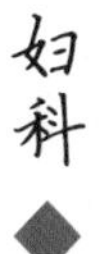

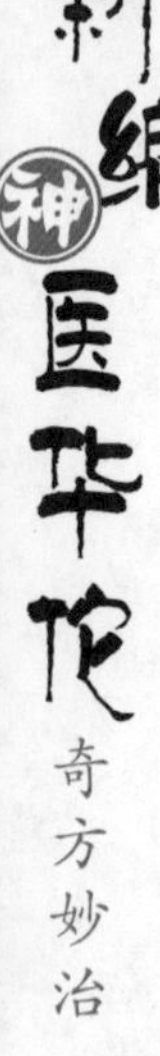

【功用】破血下瘀。

【主治】瘀热蓄于下焦，少腹急结，大便色黑，小便自利，甚则谵语烦渴，其人如狂，至夜发热，及血瘀经闭、痛经，产后恶露不下，脉沉实或涩。

【组成】桃核（去皮、尖）50个，桂枝（去皮）6克，大黄12克，甘草（炙）6克，芒硝6克。

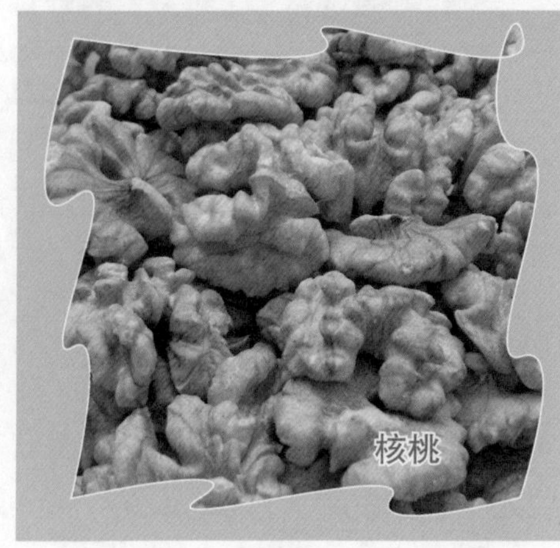

核桃

【用法】以上五味，以水700毫升，煮至300毫升，每日3服。当微利。

宣郁通经汤

【来源】《傅青主女科》卷上。

【功用】疏肝泄火，理气调经。

【主治】妇女经前腹痛，少腹为甚，经来多紫黑瘀块者。

【组成】白芍（酒炒）15克，当归（酒洗）15克，丹皮15克，山栀（炒）9克，白芥子（炒研）6克，柴胡3克，香附（酒炒）3克，川郁金（醋炒）3克，黄芩（酒炒）3克，生甘草3克。

【用法】上药以水煎，连服4剂。

生血清热方

【来源】《万病回春》卷六。

【功用】养血清热，化瘀调经。

【主治】血虚有热，兼夹瘀滞，经水过期而来，作痛者。

【组成】当归、川芎、白芍（酒炒）、生地黄、牡丹皮、桃仁（去皮、尖）、红花、木香、玄胡索、香附、甘草各等份。

【用法】上药共锉为散。水煎，温服。

闭　经

归芎饮

【来源】《丹台玉案》卷五。

【主治】临经并经后腹痛。

【组成】当归、白芍、川芎各3克，白术、人参、生地、香附、陈皮各4.5克。

【用法】加大枣2枚，以水煎，空腹时服。

水蛭饮

【来源】《圣济总录》卷一五一。

【功用】祛瘀通经。

【主治】室女月水不通，腹满有瘀血。

【组成】水蛭80只（糯米同炒，米熟去米），桃仁（汤浸，去皮、尖、麸炒）100枚，虻虫（去翅、足，微炒）80只，大黄（锉，炒）90克。

【用法】上四味，细锉。每服9克，用水250毫升，煎至90毫升，去滓温服，有顷再服。当下血，如未下，明日再服。

玉烛散

【来源】《儒门事亲》卷十二。

【功用】养血清热，泄积通便。

【主治】血虚发热，大便秘结；或妇女经候不通，腹胀作痛；或产后恶露不尽，脐腹疼痛；或胃热消渴，善食渐瘦；或背疮初发。

【组成】当归、川芎、熟地、白芍、大黄、芒硝、甘草各等份。

【用法】上药共锉为散。每服24克，水煎去滓，空腹时服。

化血丹

【来源】《医学衷中参西录》上册。

【功用】止血化瘀。

【主治】咳血，吐血，衄血，二便下血；并治妇女闭经成瘕者。

【组成】花蕊石（煅存性）9克，三七6克，血余炭（煅存性）3克。

【用法】上药共研为末，分2次，开水送服。

四物苦楝汤

【来源】《医垒元戎》。

【主治】杂证腹痛及经事欲行脐腹绞痛。

【组成】当归、熟地黄、芍药、川芎、玄胡索、苦楝（碎，炒焦）各30克。

【用法】上药共研为末。每服15克，以水煎服。

倒经

顺经汤

【来源】《审视瑶函》卷六。

【功用】疏肝理气，活血通经。

【主治】室女月水停久，倒行逆上冲眼，红赤生翳。

【组成】当归身、川芎、柴胡、桃仁（泡，去皮、尖）、香附子（制）、乌药、青皮、红花、广陈皮、苏木、赤芍、玄参各适量。

【用法】上锉一剂。用水400毫升，煎至320毫升，去滓，加酒20毫升，食后温服。

三黄四物汤

【来源】《审视瑶函》卷六。

【主治】月经来前，内热迫血上壅，吐血，衄血。

【组成】当归、白芍、川芎、生地、黄连、黄芩、大黄各等份。

【用法】上药共锉碎。以水煎服。

经绝复行、绝经过早

益经汤

【来源】《傅青主女科》卷上。

【功用】滋阴凉血。

【主治】妇人49岁后，月经已停，因阴虚血热又来者。

【组成】大熟地（九蒸）30克，白术（土炒）30克，山药（炒）15克，当归（酒洗）15克，白芍（酒炒）9克，生枣仁（捣碎）9克，丹皮6克，

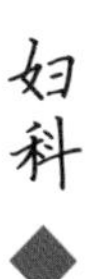

沙参9克，柴胡3克，杜仲（炒黑）3克，人参6克。

【用法】上药以水煎服。

安老汤

【来源】《傅青主女科》卷上。

【功用】益脾补肝，育阴止漏。

【主治】老年妇女肝脾两虚，肾水亏耗，月经已绝，忽而复行，或下紫血块，或下血淋漓如红血淋。现用于生殖道炎症，子宫内膜息肉所致的绝经后子宫出血，见上述症状者。

【组成】人参30克，黄芪（生用）30克，大熟地（九蒸）30克，白术（土炒）15克，当归（酒洗）15克，山茱萸（蒸）15克，阿胶（蛤粉炒）3克，黑芥穗3克，甘草3克，香附（酒炒）1.5克，木耳炭3克。

【用法】上药以水煎服。

蓬莪术散

【来源】《郑氏家传女科万金方》卷二。

【主治】妇人气禀虚弱，经断太早，瘀血未散，腹中常有块痛，头晕眼花，饮食少进。

【组成】香附90克，当归（酒洗）、赤芍、熟地、蓬莪术、元胡、白术（土炒）、枳壳、黄芩、青皮各45克，川芎、三棱、砂仁（炒）、干漆各60克，红花、甘草各30克。

【用法】上药研末。每服9克，空腹时用酒调下。

崩　漏

如圣散

【来源】《圣济总录》卷一五二。

【主治】冲任虚寒，崩漏下血，淋漓不断，血色淡而无血块者。

【组成】棕榈（烧黑灰）30克，乌梅30克，干姜（烧过，存五分性）30克。

【用法】上三味药，捣罗为散。每服3克，空腹时用乌梅汤调下。久患甚者，不过3服。

赤石脂散

【来源】《太平圣惠方》卷七十三。

【主治】妇人胞宫虚寒，漏下不止，腹内冷疼。

【组成】赤石脂30克，艾叶（微炒）23克，干姜（炮裂，锉）23克，慎火草30克，当归（锉，微炒）30克，鹿茸（去毛，涂酥，炙令微黄）30克，龙骨30克，阿胶（捣碎，炒令黄燥）30克。

【用法】上药捣细罗为散。每于空腹时，以温酒送下6克。

牡蛎丸

【来源】《太平圣惠方》卷七十二。

【功用】补肾养血，敛血固冲。

【主治】妇人血海虚损，月水不断。

【组成】牡蛎粉30克，阿胶（捣碎，炒令黄燥）22.5克，当归（锉，微炒）

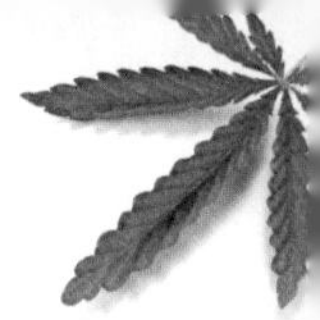

22.5克，川芎22.5克，续断22.5克，鹿茸（去毛，涂酥，炙令微黄）22.5克，干姜（炮裂，锉）22.5克，代赭石30克，赤石脂30克，甘草（炙微赤，锉）7.5克。

【用法】上药捣罗为末，炼蜜为丸，如梧桐子大。空腹时，以温酒送下30丸。

柏叶丸

【来源】《太平圣惠方》卷七十三。

【主治】妇人崩中漏下不止，渐加黄瘦，四肢无力，腹内疼痛，不思饮食。

【组成】柏叶（微炙）30克，续断22克，川芎22克，禹余粮（烧，醋淬7遍）60克，艾叶（微炒）22克，阿胶（捣碎炒令黄燥）30克，牡蛎（烧为粉）30克，地榆（锉）30克，熟干地黄30克，当归（锉，微炒）22克，丹参22克，蛇甲（炙微黄）30克，鹿茸（去毛，涂酥，炙微黄）30克，鳖甲（涂醋，炙微黄）30克，赤石脂30克。

【用法】上药捣罗为末。炼蜜和捣三五百杵，丸如梧桐子大。每次30丸，空腹时以温酒送下。

禹余粮丸

【来源】《太平圣惠方》卷七十三。

【异名】紫石英丸（《普济本事方》卷十）。

【主治】妇人崩漏不止，面色萎黄，肢体消瘦。

【组成】禹余粮（烧，醋淬7遍）30～60克，龙骨30克，紫石英（细研，水飞过）30克，人参（去芦头）15克，桂心15克，川乌头（炮裂，去皮、脐）15克，泽泻30克，桑寄生30克，川椒（去目及闭口者，微炒去汗）30克，石斛（去根，锉）30克，当归（锉，微炒）30克，杜仲（去皱皮，炙微黄，锉）30克，肉苁蓉（酒浸一夜，微锉，去皱皮，炙干）30克，远志（去心）15克，五味子15克，牡蛎（烧为粉）30克，甘草（炙微赤，锉）15克。

【用法】上药捣为细末。炼蜜为丸，如梧桐子大。晚饭前以热酒下2～3丸。

定崩四物汤

【来源】《医略六书》卷三十。

【功用】去瘀生新，止血定崩。

【主治】产后风湿袭于冲任，不能去瘀生新，以致崩漏如豆汁，腹胁阵痛，脉浮涩微数。

【组成】生地（炒松）15克，白芷（炒黑）4.5克，白芍（醋炒）4.5克，川芎3克，当归（醋炒）9克，蒲黄（炒炭）9克，阿胶（血余炭炒）9克，小蓟根9克。

【用法】上药以水煎，去滓温服。

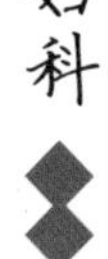

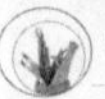

妊娠腹胀、转胞

苓麻饮

【来源】《卫生鸿宝》卷五。

【主治】妊娠转胞，小便不通。

【组成】白茯苓、赤茯苓各6克，升麻4.5克，当归6克，川芎3克，麻根9克。

【用法】上药以水煎服；或调琥珀末6克服，更妙。

滋肾生肝饮

【来源】《校注妇人良方》卷八。

【异名】生肝饮（《医级》卷八）。

【功用】滋肾疏肝。

【主治】妇人肝肾阴虚，致患转胞，小腹急痛，不得小便；肝火郁于胃中，倦怠嗜卧，饮食不思，口渴咽燥；小便自遗，频数无度；伤寒后，热已退而见口渴者。

【组成】山药、山茱萸各3克，熟地黄（自制）6克，泽泻、茯苓、牡丹皮各2.1克，五味子（杵，炒）1.5克，柴胡、白术、当归、甘草各0.9克。

【用法】上药以水煎服。

举气汤

【来源】《杏苑生春》卷八。

【主治】妊娠转胞，小便不通者。

【组成】当归、川芎、橘皮、人参、白术各3克，甘草1.5克，熟地黄、半夏各2.5克，白芍2克。

【用法】上药㕮咀。水煎，空腹时服。服后探吐，再服再吐。

举胎四物汤

【来源】《医宗金鉴》卷四十四。

【功用】补气养血，升提举胎。

【主治】孕妇转胞，胞系了戾，小便不通，饮食如常，心烦不得卧者。

【组成】当归、白芍、熟地黄、川芎、人参、白术各6克，陈皮、升麻各3克。

【用法】上药锉碎，以水煎服。服后用探吐法，吐后再服再吐，如此三四次。

茯苓升麻汤

【来源】《医学心悟》卷三。

【主治】孕妇转胞，小便不通。

【组成】茯苓（赤、白）各15克，升麻5克，当归6克，川芎3克，麻根10克。

【用法】急流水煎服；或调琥珀末6克服更佳。

参术二陈汤

【来源】《叶氏女科证治》。

【主治】妊娠气虚，胎不能举，下压膀胱，尿闭腹肿者。

【组成】人参、白术（蜜炙）、当归、白芍、陈皮、半夏（姜制，炒黄）、炙甘草各等份。

【用法】上药以水煎服。

升麻黄芪汤

【来源】《医学衷中参西录》上册。

【主治】妇人转胞，小便滴沥不通。

【组成】生黄芪15克，当归12克，

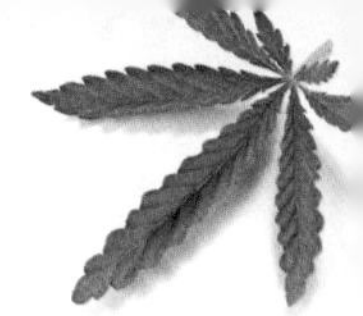

升麻、柴胡各 6 克。

【用法】上药以水煎服。

妊娠腹痛、伤寒

安胎丸

【来源】《仙拈集》卷三。

【主治】妊娠腹痛，腰酸作胀。如惯于小产者，可预服之。甚至见红将坠者，亦能保足月。

【组成】茯苓 120 克，黄芩、白术、香附、益母草各 60 克，玄胡、红花、没药各 15 克。

【用法】上药共研为末，以蜜调和为丸，梧桐子大。每服以 7 丸为限，空腹时用白汤送下，不宜多服。如胎不安，一日 4 ~ 5 次。胎安则仍一日一服。甚效。

神验胎动方

【来源】张文仲引徐王方（录自《外台秘要》卷三十三）。

【异名】佛手散（《普济本事方》卷十）、当归汤（《易简方》）、神妙佛手散（《校注妇人良方》卷十二）、芎归汤（《摄生众妙方》卷十一）。

【主治】妊娠伤胎腹痛。

【组成】当归 9 克，川芎 6 克。

【用法】上二味，切碎。以水 800 毫升，酒 600 毫升，煮取 600 毫升，分 3 次服。若胎死即出，此用神验。血上心腹满者，如汤沃雪。

当归芍药散

【来源】《金匮要略》卷下。

【异名】六气经纬丸（《元和纪用经》）。

【功用】疏肝健脾。

【主治】妇人妊娠，肝郁气滞，脾虚湿胜，腹中疠痛。现用于妇女功能性水肿、慢性盆腔炎、功能性子宫出血、痛经、妊娠阑尾炎，以及慢性肾炎、肝硬化腹水、脾功能亢进等属脾虚肝郁者。

【组成】当归 9 克，芍药 18 克，茯苓 12 克，白术 12 克，泽泻 12 克，川芎 9 克。

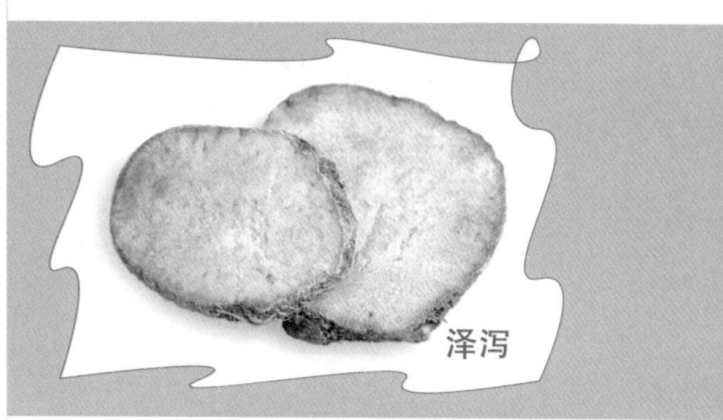
泽泻

【用法】上六味，杵为散。每服 6 克，温酒送下，一日 3 次。

地黄当归汤

【来源】《素问病机气宜保命集》卷下。

【功用】补血安胎。

【主治】妊娠冲任血虚，腹中疼痛。

【组成】当归 30 克，熟地黄 60 克。

【用法】上药㕮咀。用水 600 毫升，

煎至200毫升，去滓顿服。

妊娠中风、腰痛

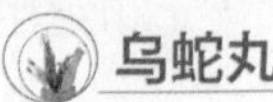

乌蛇丸

【来源】《太平圣惠方》卷六十九。

【主治】妇人中风，牙关紧急，手足顽麻，心膈痰涎壅滞。

【组成】乌蛇肉（酒拌，炒令黄）30克，天麻30克，白附子（炮裂）30克，乌犀角屑15克，半夏（汤洗7遍，以生姜15克去皮同捣，炒令干）15克，白僵蚕（微炒）15克，天南星（炮裂）30克，干蝎（微炒）15克，麻黄（去根、节）15克，独活15克，当归（锉碎，微炒）15克，晚蚕沙（微炒）15克，麝香（研）7.5克。

【用法】上药捣细罗为末，炼蜜和捣三五百杵，丸如梧桐子大。每服7丸，温酒送下，不拘时候。

肾着汤

【来源】《三因极一病证方论》卷十七。

【主治】妊娠腰脚肿痛。

【组成】茯苓、白术各120克，干姜（炮）、甘草（炙）各60克，杏仁（去皮、尖，炒）90克。

【用法】上药共锉为散。每服12克，用水400毫升，煎至300毫升，去滓，食前服。

僵蚕散

【来源】《医略六书》卷二十八。

【主治】孕妇中风痰多，口噤脉滑者。

【组成】白附子30克，僵蚕（炒）30克，半夏（制）30克，南星（制）30克，天麻（煨）30克，蝉衣30克。

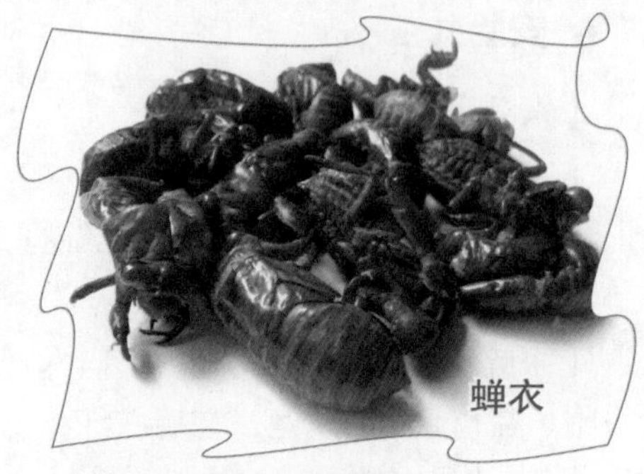

蝉衣

【用法】上药共锉为散。每次15克，水煎去滓，入姜汁5毫升，温服。

木防己散

【来源】《太平怪圣惠方》卷七十四。

【主治】妇人妊娠中风，口眼歪斜，手足顽麻。

【组成】木防己30克，羌活30克，防风（去芦头）30克，羚羊角屑30克，桂心15克，荆芥穗15克，薏苡仁30克，麻黄（去根、节）30克，桑寄生15克，黄松节30克，甘草（微赤，锉）15克。

【用法】上药捣碎为散。每服9克，用水300毫升，入生姜1片，煎至200毫升，去滓，不拘时候，温服。

妊娠恶阻

山芋面

【来源】《寿亲养老新书》卷四。

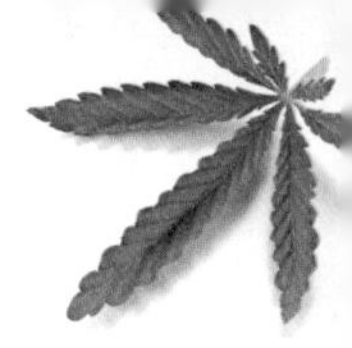

【主治】妊娠恶阻呕逆，头痛，食物不下。

【组成】生山芋150克（于砂盆内研令尽，以葛布绞滤取汁），麻根1握（去皮，捣碎）。

【用法】上药研匀，入大麦面90克，和匀细切如棋子大。于葱薤羹汁内煮熟，旋食之。

保生汤

【来源】《妇人大全良方》卷十二。

【主治】妊娠恶阻，恶闻食气，或但嗜一物，或大吐，或时吐清水，脉滑大而六部俱匀者。

【组成】人参7.5克，甘草7.5克，白术、香附子、乌药、橘红各15克。

【用法】上药㕮咀。每服10克，用水220毫升，加生姜5片，煎至180毫升，去滓温服，不拘时候；或研末调服。

【加减】如觉恶心呕吐，加丁香，并加重生姜用量。

【附注】方中乌药，《校注妇人良方》作“乌梅”。

人参丁香散

【来源】《妇人大全良方》卷十二。

【主治】妊娠恶阻，胃寒呕逆，反胃吐食，及心腹刺痛。

【组成】人参15克，丁香、藿香叶各7.5克。

【用法】上药共锉为散。每服9克，用水150毫升，煎至100毫升，去滓温服，不拘时候。

茯苓丸

【来源】《妇人大全良方》卷十二。

【主治】妊娠恶阻，心中烦闷，头目晕重，恶闻食气，呕吐痰涎，胸腹痞闷，四肢重弱。

【组成】赤茯苓、人参、桂心、干姜、半夏（泡洗7次，炒黄）、橘红各30克，白术、葛根、甘草、枳壳各60克。

【用法】上药共研为细末，炼蜜为丸，如梧桐子大。每服50丸，米汤饮下，一日3次。

干姜人参半夏丸

【来源】《金匮要略》卷下。

【主治】妇人妊娠呕吐不止。

【组成】干姜、人参各14克，半夏28克。

【用法】上药三味为末，以生姜汁煮糊为丸，如梧桐子大。饮服10丸，一日3次。

妊娠血证、便秘

当归寄生汤

【来源】《广嗣纪要》卷七。

【主治】气血亏耗，虚热内生，妊娠漏血，脉弦细者。

【组成】当归、川芎、艾叶、白术各3克，人参、续断、桑寄生、熟地黄各6克。

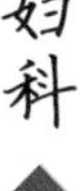

【用法】上药用水400毫升，煎至200毫升，空腹时服。

助气补漏汤

【来源】《傅青主女科》卷下。

【功用】益气养阴，清热止血。

【主治】妊娠气虚血热，小便时常出血，但胎不动，腹不痛者。

【组成】人参30克，白芍（酒炒）15克，黄芩（酒炒黑）9克，生地（酒炒黑）9克，益母草3克，续断6克，甘草3克。

【用法】上药以水煎服。

疏气黄芪丸

【来源】《圣济总录》卷一五七。

【主治】妊娠大便不通。

【组成】黄芪（锉）、枳壳（去瓤，麸炒）各30克，威灵仙60克。

【用法】上三味，捣罗为末，用面糊调和为丸，如小豆大。每服30丸，温水送下，不拘时服。未通，稍加之。

芎归人参散

【来源】《外台秘要》卷三十三引《广济方》。

【主治】胎漏腹痛。

【组成】川芎、川当归、人参、阿胶（炒）各等份。

【用法】上药共锉为散。每服15克，加大枣2枚，以水煎服。

胎动不安

枳芩散

【来源】《郑氏家传女科万金方》卷三。

【主治】妊娠胎漏下血。

【组成】枳壳（麸炒）、黄芩各15克，白术90克。

【用法】上药以水煎服。

宜胎饮

【来源】《大生要旨》卷二。

【主治】怀孕四五月，阴虚火旺，咳嗽，或痰血，或鼻衄，五心烦热，胎动不安。

【组成】生地9克，归身、麦冬（去心）各4.5克，白芍（酒炒）6克，真阿胶、杜仲（盐水炒）、续断（盐水炒）、条芩、枳壳各3克，加川贝4.5克。

【用法】上药以河水煎服。

加减安胎饮

【来源】《古今医鉴》卷十二。

【主治】妊娠日月未足，因劳役怒气，调养不节，或房室所伤，或负重闪肭，或因宿有冷气，而痛如欲产者。

【组成】知母、杜仲、木香、续断、香附、陈皮、乌药、紫苏、白芍、川芎、当归、白术、酒芩各等份。

【用法】上药以水煎服。

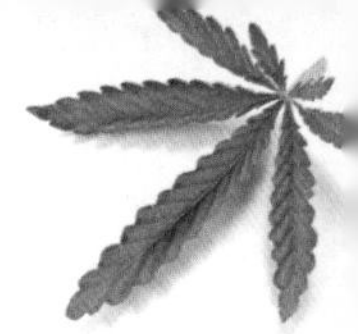

安胎当归汤

【来源】《外台秘要》卷三十三引《小品方》。

【主治】妇女妊娠五月，举动惊愕，胎动不安，小腹痛引腰胳，小便疼，下血者。

【组成】当归、阿胶（炙）、川芎、人参各6克，大枣（掰）4枚，陈艾6克。

【用法】上药以酒、水各300毫升，煮取300毫升，去滓，内胶令烊，分2次服。

加味圣愈汤

【来源】《医宗金鉴》卷四十六。

【功用】养血安胎。

【主治】妊娠伤胎，腹痛不下血者。

【组成】熟地（酒拌，蒸半日）、白芍（酒拌）、川芎、人参、当归（酒洗）、黄芪、杜仲、续断、砂仁各等份。

【用法】上药以水煎服。

芎归补中汤

【来源】《校注妇人良方》卷十三。

【功用】益气补中，养血祛瘀。

【主治】气血虚弱，半产漏下。

【组成】艾叶、阿胶（炒）、川芎、五味子（杵，炒）、黄芪（炙）、当归、白术（炒）、芍药（炒）、人参、杜仲（炒）各3克，甘草（炙）1.5克。

【用法】上药共研为末。每服15克，以水煎服。

堕胎小产

安胎丸

【来源】《万病回春》卷六。

【主治】瘦人血少有热，胎动不安，素惯半产者。

【组成】当归、川芎、白芍、条芩各30克，白术（去芦）15克。

【用法】上药共研为细末，以酒糊调和为丸，如梧桐子大。每服50丸，空腹时用茶汤送下，每日3服。妊娠宜常服之。

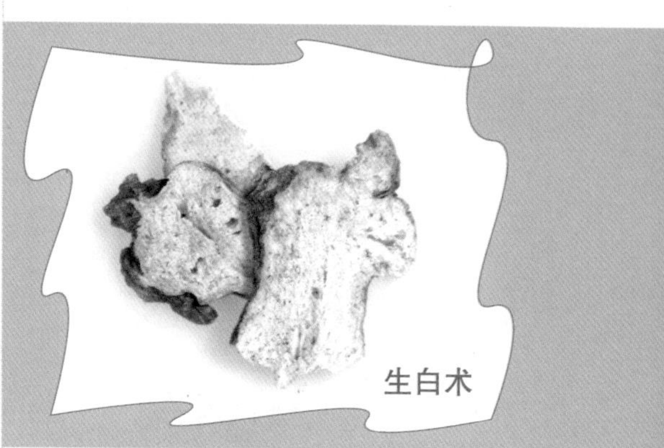
生白术

保胎资生丸

【来源】《先醒斋医学广笔记》卷二。

【异名】资生丸（《先醒斋医学广笔记》卷二）。

【功用】益气健脾固胎。

【主治】妊娠三月，阳明脉衰，胎无所养，而胎堕者。

【组成】人参（人乳浸，饭上蒸，烘干）90克，白术90克，白茯苓（研

细末，水澄蒸，晒干，入人乳再蒸，晒干）45克，广陈皮（去白，略蒸）60克，山楂肉（蒸）60克，甘草（去皮，蜜炙）15克，淮山药（切片，炒）45克，白扁豆（炒）45克，白豆蔻仁（不可见火）10.5克，藿香叶（不见火）15克，莲肉（去心，炒）45克，泽泻（切片，炒）10.5克，桔梗（米泔浸，去芦，蒸）15克，芡实粉（炒黄）45克，麦芽（炒，研磨，取净面）30克，川黄连（如法炒7次）9克，薏苡仁（炒3次）45克。

【用法】上药共十七味，共研为细末，炼蜜为丸，如弹子大，每丸重6克。用白开水或清米汤、橘皮汤、炒砂仁汤嚼化下。

【禁忌】忌桃、李、雀、蛤、生冷。

千金保胎丸

【来源】《万病回春》卷六。

【主治】妇人气血不足，冲脉有伤，受胎经二月而胎堕者。

【组成】当归（酒洗）60克，川芎30克，熟地（姜汁炒）120克，阿胶（蛤粉炒）60克，艾叶（醋煮）、砂仁（炒）各15克，条芩（炒）60克，益母草60克，杜仲（去粗皮，姜汁酒炒）120克，白术（土炒）120克，陈皮30克，续断（酒洗）30克，香附米（酒、醋、盐水、童便各浸2日，炒）60克。

【用法】上药共研为细末，煮枣肉为丸，如梧桐子大。每服100丸，空腹用米汤送下。

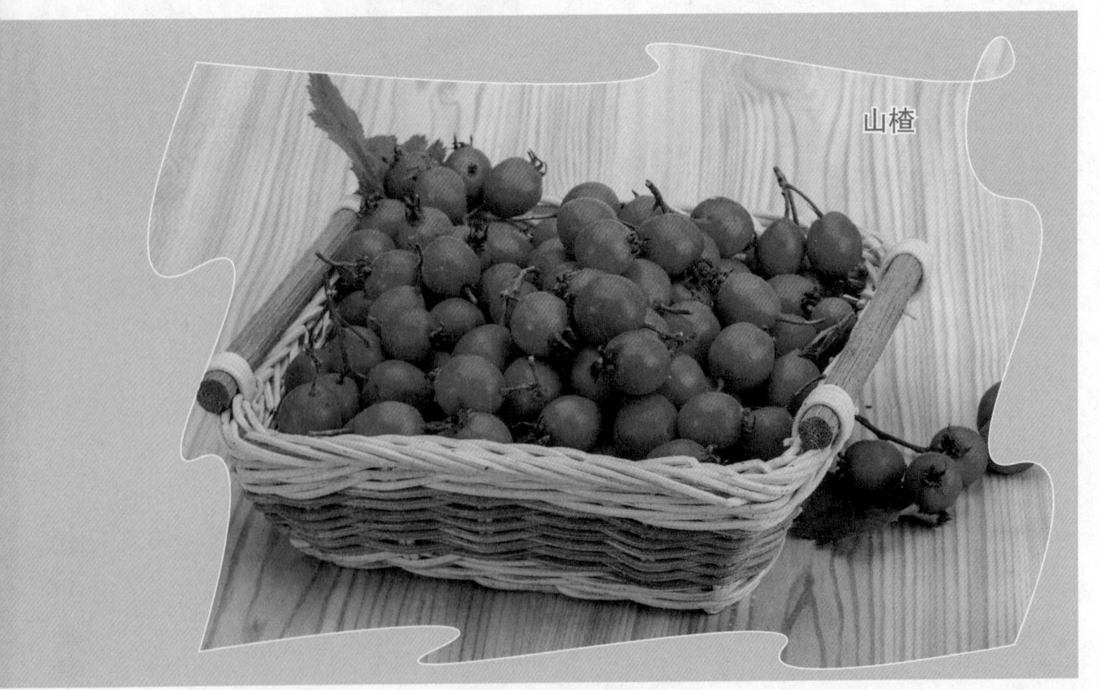
山楂

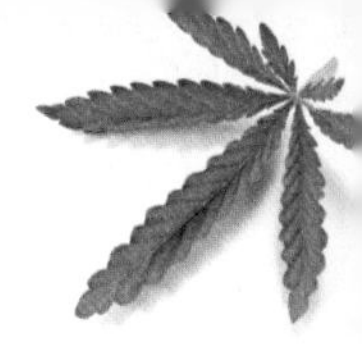

死胎、难产

送子丹

【来源】《傅青主女科》卷下。

【主治】血虚难产。

【组成】生黄芪30克，当归（酒洗）30克，麦冬（去心）30克，熟地（9蒸）15克，川芎9克。

【用法】上药以水煎，连服2剂。

达生散

【来源】《郑氏家传女科万金方》卷三。

【功用】预防难产。

【组成】大苏梗、当归（酒洗）、白芍（酒洗）、广陈皮各3克，川芎2.1克，炙甘草1.5克，大腹皮（黑豆汁洗净，晒干）2.4克。

【用法】上药用水200毫升，加生姜3片，煎至160毫升，空腹时服。孕妇每月服3贴，至5个月服5贴，6个月服6贴，逐月递加。至10月停服。孕期如未服过此药，临产前用本方加大剂量服一贴。

【加减】体虚者，加人参2.4克；大便秘结，头目眩晕，恶心呕吐，加姜汁炒川连3克，姜汁炒山栀3克；有痰，加天花粉2.4克；胸膈痞闷，加焦神曲3克。八九月后，可加白芷4.5克，川贝母3克，麸炒枳壳2.4克。

胜金散

【来源】《产育宝庆集》卷上。

【主治】败血裹子，胎位不正所致的难产。

【组成】麝香（研）3克，盐豉（以旧青布裹，烧令通红，急以乳捶碎为末）30克。

【用法】上药共研为末。取称锤烧红，以酒淬之，调下3克。

加减黑神散

【来源】《古今医鉴》卷十二。

【主治】妊娠热病六七日后，脏腑极热，熏蒸其胎，致胎死腹中，不能自出，产母舌色青黑者。

【组成】生地、赤芍、桂心、归梢、蒲黄、鹿角屑、红花、白芷、陈米、益母草各等份。

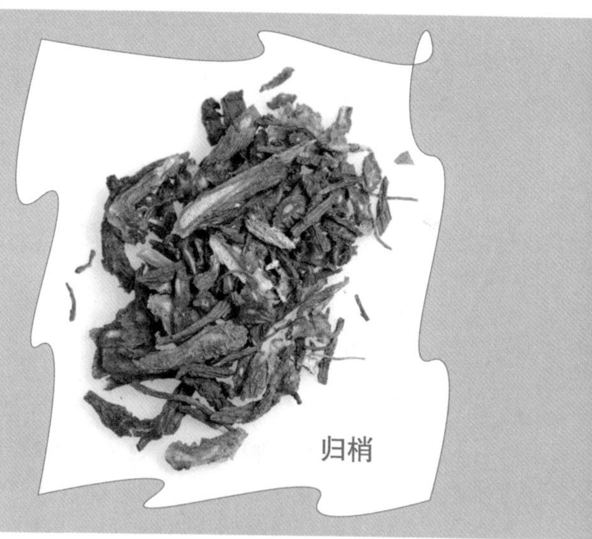
归梢

【用法】上药以水煎服。

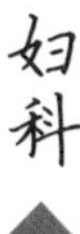

恶露不尽、不下、顿绝

地黄粥

【来源】《寿亲养老新书》卷四。

【主治】产后恶露不行。

【组成】生地黄150克（捣，绞取汁60毫升），生姜（捣，绞取汁40毫升），粳米（净淘）100克。

【用法】先将粳米煮粥，临熟下地黄及生姜汁，搅匀，空腹食之。

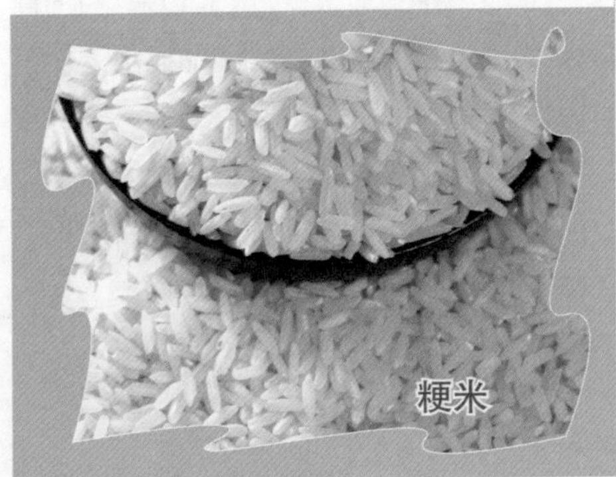

乌金散

【来源】《太平惠民和剂局方》卷九。

【主治】产后血迷，血运，败血，沥沥不断，脐腹疼痛，头目昏眩，无力多汗；崩中下血不止。

【组成】麒麟竭、百草霜、乱发（要男子发，烧灰）、松墨（煅，醋淬）、鲤鱼鳞（烧，为末）、延胡索、当归（去芦）、肉桂（去粗皮）、赤芍药各等份。

【用法】上药捣罗为末。每服6克，温酒调下。

泽兰汤

【来源】《备急千金要方》卷三。

【主治】产后恶露不尽，腹痛不除，小腹急痛，痛引腰背，少气力。

【组成】泽兰、当归、生地黄各60克，甘草45克，生姜90克，芍药30克。

【用法】上药六味，㕮咀。以水900毫升，煮取300毫升，去滓，一日3次分服。

桃仁汤

【来源】《全生指迷方》卷四。

【功用】破血下瘀。

【主治】产后恶露顿绝，或渐减少，瘀血留于经络，腰部重痛下注，两股痛如锥刀刺者。

【组成】苏木、地黄、桃仁（去皮、尖）各15克，虻虫（去头、足、翅，炒）、水蛭（炒）各30枚。

【用法】上药共研为散。每服15克，用水300毫升，煎至150毫升，去滓温服。恶露行即停服。

三黄宝蜡丸

【来源】《医宗金鉴》卷七十五。

【主治】跌打损伤，瘀血奔心；妇人产后恶露不尽，痰迷心窍，致成怪证；癫狗、蛇虫咬伤及恶疮肿毒。现临床有用于头部外伤，脑震荡昏迷。

【组成】藤黄（以秋荷叶露泡之，隔汤煮10余次，去浮沉，取中，将

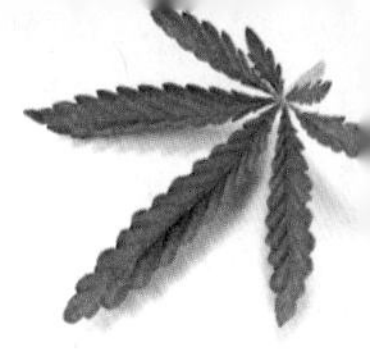

山头羊血拌入，晒干）120克，天竺黄（无真者，九转南星代之）、红芽大戟、刘寄奴、血竭各90克，孩儿茶、雄黄各90克，朴硝30克，当归尾45克，铅粉、汞（即水银）、乳香、麝香各9克，琥珀6克。

【用法】上药各研极细末，称准和一处，将水银同铅粉在铁锅内火上热研成末，入前药内；用炼净黄蜡750克，放瓷器内，坐滚水中化开，将药入内搅匀，待半冷，作小丸，贮瓷罐内，病重者每服3克，病轻者每服1.5克，热黄酒调服；倘受伤至重，连服数次。服药后，饮酒出汗更妙。如外用治疮，以麻油隔滚汤化开，敷之甚效。

当归血竭丸

【来源】《产育宝庆集》卷下。

【主治】妇人产后恶露不下，结聚成块，心胸痞闷，脐下坚痛。

【组成】当归（炒，锉）、血竭、蓬莪术（炮）、芍药各60克，五灵脂120克。

【用法】上五味，共研为细末，以醋面糊调和为丸，梧桐子大。每服40丸，空腹时用温酒或温粥饮下。

胞衣不下

送胞汤

【来源】《傅青主女科》卷下。

【异名】送胎汤（《辨证录》卷十二）。

【主治】妇人正产，胞衣二三日不下，心烦意躁，时欲昏晕。

【组成】当归（酒洗）60克，川芎15克，益母草30克，乳香（不去油）30克，没药（不去油）30克，芥穗（炒黑）9克，麝香（研，另冲）0.15克。

【用法】上药以水煎服。

血竭散

【来源】《卫生家宝产科备要》卷五。

【异名】夺命散（《云岐子保命集》卷下）、夺命丹（《校注妇人良方》卷十八）。

【主治】产后败血冲心，胸满上喘，语言颠倒，健忘失志，以及胎衣不下。

【组成】真血竭（如无，紫矿代）、没药各等份。

【用法】研细过筛，再研，取尽为度。每服6克，用童便合好酒120毫升，煎一沸，温服。分娩后即下一服，上床良久再服。

夺命丹

【来源】《产育宝庆集》卷上。

【功用】破血逐瘀。

【主治】产后胞衣不下，血上冲心，心痛胸闷，喘促头汗；或胎死腹中。

【组成】附子（炮，去皮、脐）15克，牡丹皮30克，干漆（捣碎，炒烟尽）7.5克，大黄末30克。

【用法】上药共研为末，用酽醋

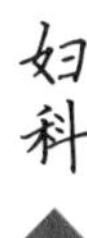

200毫升同熬成膏，丸如梧桐子大。温酒下5～7丸。

回生保命黑龙丹

【来源】《寿世新编》卷上。

【主治】产后胞衣不下，血迷血晕，不省人事，危急垂死者。

【组成】五灵脂（净）、全当归、大生地、川芎、良姜各60克，百草霜、乳香、生硫黄、真血珀、花蕊石各6克。

【用法】前五味入砂罐内，纸筋盐泥封固，煅红，待冷取研细末；后五味研末，同前药和匀，米醋煮面和丸，如弹子大。每服1丸。炭火煅通红，用生姜汁浸碎，陈酒、童便调服。

血崩、血晕

更生散

【来源】《古今医鉴》卷十二。

【功用】益气扶正，养血止血。

【主治】产后失血过多，或出血不止。眩晕目暗，口噤，发热憎寒。

【组成】人参30克，当归30克，川芎15克，荆芥穗9克，干姜（炒黑）9克，熟地（姜汁炒）30克。

【用法】上药锉末。水煎，空腹时服。

愈风散

【来源】《妇人大全良方》卷十九引《华佗方》。

【异名】如圣散（《政和本草》卷二十八引《经验方》）、荆芥散（《卫生家宝产科备要》卷六）、华佗愈风散（《证治准绳·女科》卷五）。

【主治】妇人产后，中风口噤，牙关紧急，手足瘈疭如角弓状；产后血晕，四肢强直，不省人事者。

【组成】荆芥（略焙，为末）。

【用法】上药每服9克，用豆淋酒或童便调下。其效如神。口噤者灌，齿龈噤者吹鼻中，皆效。

花蕊石散

【来源】《普济方》卷三四八引《产经》。

【异名】花蕊石丹（《救伤秘旨》）。

【功用】化瘀止血，温阳散寒。

【主治】产后血晕，败血不尽，胎死腹中，胞衣不下等证属阳虚血凝，瘀积壅聚者；外用治创伤出血。

【组成】花蕊石500克，上赤硫黄120克。

【用法】上药相伴匀。先用纸和胶泥固瓦罐子一个，内可容药，候泥干入药在内，密泥封口，纳焙笼内，焙令透热，便安在四方砖上，用炭一称笼叠周匝，自巳、午时从下生火，令渐渐上彻，有坠下火。放火上，直至经宿，火令定，取出研细，以绢罗过，盛于细瓷盒内。治外伤，急于伤处撒药。内损血入脏腑，用童便入酒少许，煎热调服。

升举大补汤

【来源】《傅青主女科·产后编》卷上。

【主治】产后血崩。

【组成】黄芪、白术、陈皮各1.2克，人参6克，炙甘草、升麻各1.2克，当归、熟地黄各6克，麦门冬3克，川芎3克，白芷1.2克，炒黄连0.9克，荆芥穗（炒黑）1.2克。

【用法】加大枣，水煎服。

【加减】汗多，加麻黄根3克，浮小麦9克；大便不通，加肉苁蓉3克。

生化夺命汤

【来源】《产宝》。

【功用】活血散瘀，温经止痛。

【主治】产后阳虚血瘀，血崩血晕，形脱气促，或有汗晕厥，牙关紧闭，昏乱将绝。

【组成】川芎6克，当归12克，干姜（炙黑）1.5克，甘草（炙）0.9克，桃仁（去皮，研）11粒，肉桂0.9克（服2剂后去此味）。

【用法】上药加黑枣1枚，用水230毫升，煎至150毫升，稍热服。

【加减】汗多，加人参6克，生黄芪6克；两手脉伏，或右手脉绝，加麦冬3克，五味子10粒；如灌药得苏，其块痛未除，当减去参、芪，只服生化汤，除块定痛。

产后虚劳

佛手散

【来源】《妇人大全良方》卷二十一。

【组成】当归、川芎、黄芪各30克，北柴胡、前胡各7.5克。

【用法】上药㕮咀。每服9克，用水300毫升，加桃柳枝各9厘米，枣子、乌梅各1枚，生姜3片，煎至180毫升，去滓温服。

【主治】产后血虚劳倦，盗汗，多困少力，咳嗽。

【加减】如有痰，去乌梅。

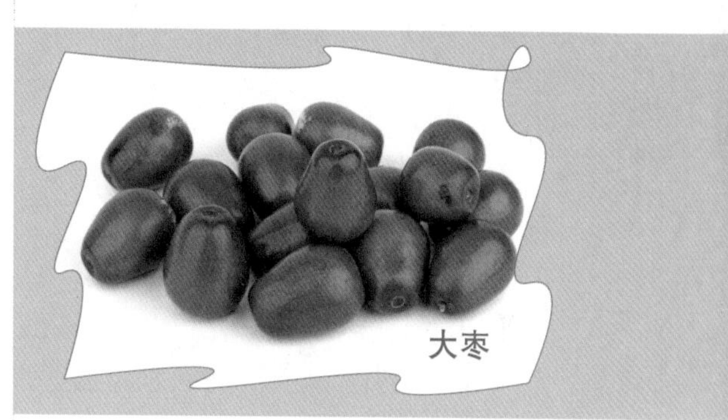
大枣

五石丸

【来源】《太平圣惠方》卷八十一。

【主治】产后虚羸寒热，四肢酸弱，不思饮食，心神虚烦，夜卧不安。

【组成】紫石英（细研，水飞）45克，钟乳石粉45克，白石英（细研，水飞过）45克，赤石脂（细研）30克，石膏（细研，水飞过）30克，五味子30克，熟干地黄45克，麦门冬（去心，焙）45克，黄芪（锉）30克，白茯苓30克，白术30克，当归（锉，微妙）30克，人参（去芦、头）30克，甘草（炙微赤，锉）、桂心各30克，川芎30克。

【用法】上药捣罗为末，入研令匀，炼蜜和捣二三百杵，丸如梧桐子大。每服以薤白汤下 30 丸，每日 3 服。

内补当归建中汤

【来源】《备急千金要方》卷三。

【异名】当归建中汤（《千金翼方》卷六）。

【功用】温中健胃。

【主治】产后虚羸不足，腹中疠痛，呼吸少气，或苦小腹拘急，痛引腰背，不能饮食。

【组成】当归 12 克，芍药 18 克，甘草 6 克，桂心 9 克，生姜 18 克，大枣 10 枚。

【用法】上六味，㕮咀。以水 1 升，煮取 300 毫升，去滓，分 2 次温服，一日令尽。

【加减】若大虚，纳饴糖 18 克；若失血过多，加地黄 18 克，阿胶 6 克。

产后浮肿、便秘、失禁

归苓散

【来源】《杏苑生春》卷八。

【主治】产后小便不通。

【组成】当归、茯苓、芍药、生甘草梢、木通、陈皮、白术、灯芯各等份。

【用法】上药㕮咀。水煎，空腹时温服。

葶苈散

【来源】《太平圣惠方》卷七十九。

【主治】产后遍身浮肿，腹胁妨闷，上气喘促，不欲饮食。

【组成】甜葶苈（隔纸炒令紫色）30 克，枳壳（麸炒微黄，去瓤）15 克，桑根白皮（锉）45 克，当归（锉，微炒）22 克，大腹皮（锉）30 克，木香 15 克，紫苏茎 30 克，陈橘皮（汤浸，去白、瓤，焙）30 克，郁李仁（汤浸，去皮）30 克。

【用法】上药捣筛为散。每服 12 克，用水 250 毫升，入生姜 4 克，煎至 150 毫升，去滓，不拘时候温服。

宣气汤

【来源】《妇科玉尺》卷四。

【主治】产后浮肿，由于水气者。

【组成】白术、郁李仁、葶苈、桑白皮、炙甘草、赤茯苓陈皮、川芎、当归、白芍、生地各等份。

【用法】上药以水煎服。

补遗补脬饮

【来源】《证治准绳·女科》卷五。

【主治】妇人产时伤脬，终日不得小便，便淋湿不干者。

【组成】生丝绢（黄色者）1 尺，白牡丹根皮木、白及各 3 克。

【用法】上药用水 250 毫升，煎至绢烂如饧服之。

完胞饮

【来源】《傅青主女科》卷下。

【主治】妇人产时，损伤胞胎，小便淋漓不止，欲少忍须臾而不能者。

【组成】人参 30 克，白术（土炒）300 克，茯苓（去皮）9 克，生黄芪 15 克，当归（酒炒）30 克，川芎 15 克，白及末 3 克，红花 3 克，益母草 9 克，桃仁（泡，炒，研）10 粒。

【用法】上药用猪胞或羊胞 1 个，先煎汤，后煎药。空腹时服。

阿胶枳壳丸

【来源】《太平惠民和剂局方》卷九。

【主治】产后虚羸，大便秘涩。

【组成】阿胶（碎，炒）、枳壳（浸，去瓤，麸炒）各 60 克，滑石（研飞为衣）15 克。

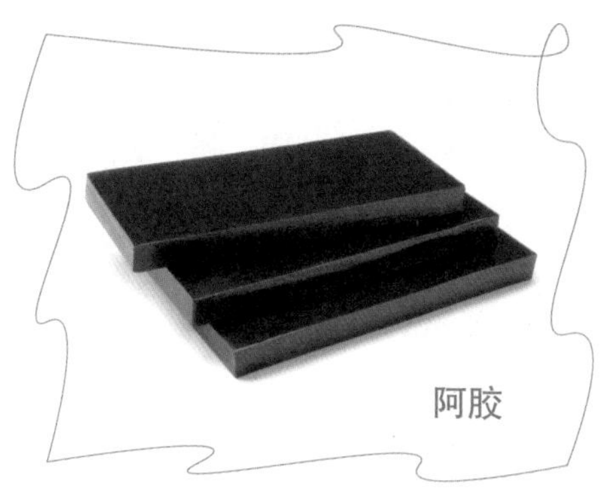
阿胶

【用法】上药研末，炼蜜为丸，如梧桐子大。每服 20 丸，温水送下。半日大便仍未通，再服。

产后腰痛、胁痛

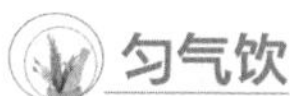

匀气饮

【来源】《丹台玉案》卷五。

【主治】产后腰痛，不能转侧，恶血不甚下者。

【组成】乌药、当归梢、桃仁各 4.5 克，杜仲、牛膝、官桂各 3 克，川芎 1.5 克。

【用法】上药以水煎，临服时加酒适量。

济阴大造丸

【来源】《胎产心法》卷上。

【主治】妊娠胎气不充，产后肾虚腰痛。

【组成】人参、熟地各 45 克，当归身75克，麦冬（去心）、天冬（去心）、山药（炒）各 30 克，五味子 15 克，黄柏 24 克。

【用法】上药共研为末，加头胎壮盛紫河车 1 具，水洗，挑去经络污血净，酒蒸捣烂，入诸药末，炼蜜为丸，如梧桐子大。每服 9 克，用温开水或桂圆汤送下，早、晚服。

【加减】如脾胃虚患泄泻，去黄柏，减地黄，加土炒白术 30 克。

当归黄芪汤

【来源】《圣济总录》卷一六三。

【主治】产后腰脚酸疼，转侧不得，壮热汗出，气短心悸。

【组成】当归（锉，焙）、黄芪（细锉）、芍药各 30 克，生姜（切，焙）75 克。

【用法】上四味，粗捣筛，分作八服。每服用水 400 毫升，煎至 150 毫升，去滓温服。

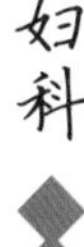

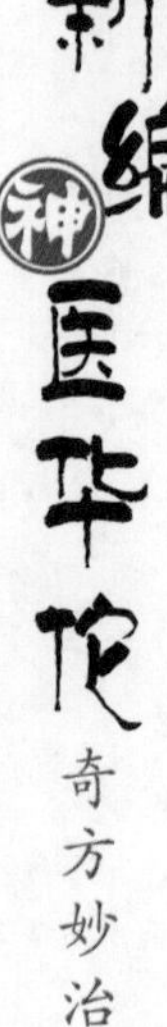

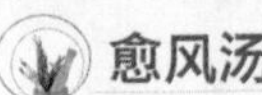

产后中风、发热

愈风汤

【来源】《医学正传》卷七引朱丹溪方。

【功用】养血祛风。

【主治】产后中风口噤，牙关紧急，手足瘈疭，角弓反张。

【组成】荆芥穗、当归各等份（焙干）。

【用法】上药共研为细末，每服9克，豆淋酒或童便下。豆淋酒，用大黑豆不拘多少，炒焦，投好酒中。

血风汤

【来源】《素问病机气宜保命集》卷下。

【主治】产后诸风。手足痿软无力，筋脉拘挛，关节屈伸不利，舌淡苔白润，脉细。

【组成】秦艽、羌活、防风、白芷、川芎、芍药、当归、地黄、白术、茯苓各等份。

【用法】上药共研为细末，炼蜜为丸，如梧桐子大，温酒调下50～70丸。

竹叶汤

【来源】《金匮要略》卷下。

【功用】温阳益气，疏风解表。

【主治】产后中风，发热面赤，喘而头痛。

【组成】竹叶20克，葛根9克，防风、桔梗、桂枝、人参、甘草各3克，附子6克，大枣5枚，生姜15克。

【用法】上十味，以水1升，煮取300毫升，分2次温服。温覆使汗出。

愈风四物汤

【来源】《妇科玉尺》卷四。

【主治】妇人产后头风。

【组成】川芎、当归、白芍、熟地、荆芥、细辛、麻黄、防风、甘草各等份。

【用法】上药以水煎服。

三物黄芩汤

【来源】《备急千金要方》卷三。

【功用】清热解毒，养血滋阴。

【主治】产后血亏阴虚，风邪入里化热，四肢烦热，头不痛者。

【组成】黄芩、苦参各6克，干地黄12克。

【用法】上药㕮咀，用水800毫升，煮取300毫升，去滓，分2次温服。

产后心痛、腹痛

醋煎散

【来源】《杨氏家藏方》卷十六。

【主治】妇人血气，腹胁刺痛不可忍；产后败血。

【组成】高良姜30克，当归（洗，焙）、肉桂（去粗皮）、白芍药、陈橘皮（去白）、乌药各15克。

【用法】上药共研为细末。每服9克，用水150毫升、醋150毫升，同煎至210毫升，通口服，不拘时候。

香桂丸

【来源】《医略六书》卷三十。

【主治】妇人产后脐下痛，脉弦沉涩者。

【组成】当归90克，川芎45克，桂心45克，木香45克。

【用法】上药共研为细末，炒砂糖糊调和丸。每用9克，用炒荷叶汤送服。

蜀椒汤

【来源】《备急千金要方》卷三。

【功用】益气养血，温中散寒。

【主治】产后气血两虚，感寒心痛。

【组成】蜀椒70克，芍药30克，当归、半夏、甘草、桂心、人参、茯苓各60克，蜜600毫升，生姜汁300毫升。

【用法】上十味，除蜜与生姜汁外，以水5.4升，煮椒令沸，然后纳诸药，煮取1.5升，去滓，纳姜汁及蜜，煎取1.8升，一服300毫升，渐加至360毫升。

【禁忌】禁勿冷食。

肠宁汤

【来源】《傅青主女科》卷下。

【主治】产后血虚，小腹疼痛，按之即止。恶露量少色淡，大便干结者。

【组成】当归（酒洗）30克，熟地（9蒸）30克，人参9克，麦冬（去心）9克，阿胶（蛤粉炒）9克，山药（炒）9克，续断6克，甘草3克，肉桂（去粗，研）0.6克。

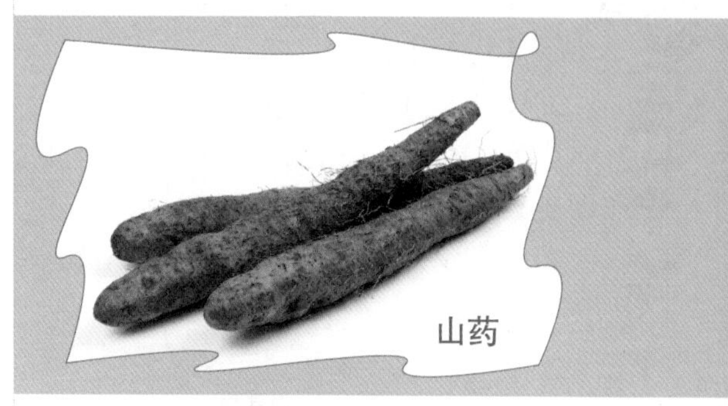
山药

【用法】上药以水煎服。

桃仁芍药汤

【来源】《备急千金要方》卷三。

【功用】活血化瘀。

【主治】产后血瘀腹痛。

【组成】桃仁10克，芍药、川芎、当归、干漆、桂心、甘草各6克。

【用法】上七味，㕮咀。以水800毫升，煮取400毫升，分3次服。

产后缺乳、乳汁不通

涌泉汤

【来源】《良朋汇集》卷四。

【功用】催乳。

【主治】妇人乳汁微少。

【组成】王不留行（炒）9克，穿山甲（炒）9克，天花粉、归身各4.5克，木通、甘草各9克。

【用法】上药用猪前蹄1只煮烂，取汁750毫升，煎药至250毫升，分2次顿热，空腹时服之。外用旧木梳火烤热，梳乳上。

下乳汤

【来源】《揣摩有得集》。

【主治】妇人气血两亏，产后无乳。

【组成】生芪9克，当归9克，白术（炒）4.5克，川芎（炒）4.5克，甲珠0.9克，通草3克，王不留行（炒）15克，川贝（去心）3克，漏芦6克，白芷1.5克，桔梗2.4克，生草1.8克，藕节3寸。

【用法】上药以水煎服。

涌泉散

【来源】《卫生宝鉴》卷十八。

【功用】破气行血，通经下乳。

【组成】瞿麦穗、麦门冬（去心）、王不留行、龙骨、穿山甲（炮黄）各等份。

【用法】上五味共研为末。每服3克，热酒调下，后食猪蹄羹少许，一日3次。服药后，用木梳在左右乳上梳30余次，一日3次。

下乳涌泉散

【来源】《清太医院配方》。

【主治】产后乳汁不行。

【组成】当归、川芎、天花粉、白芍药、生地黄、柴胡各30克，青皮、漏芦、桔梗、木通、白芷、通草各15克，穿山甲45克，王不留行90克，甘草7.5克。

【用法】上药共研为细末。每服6～9克，临卧时用黄酒调下。

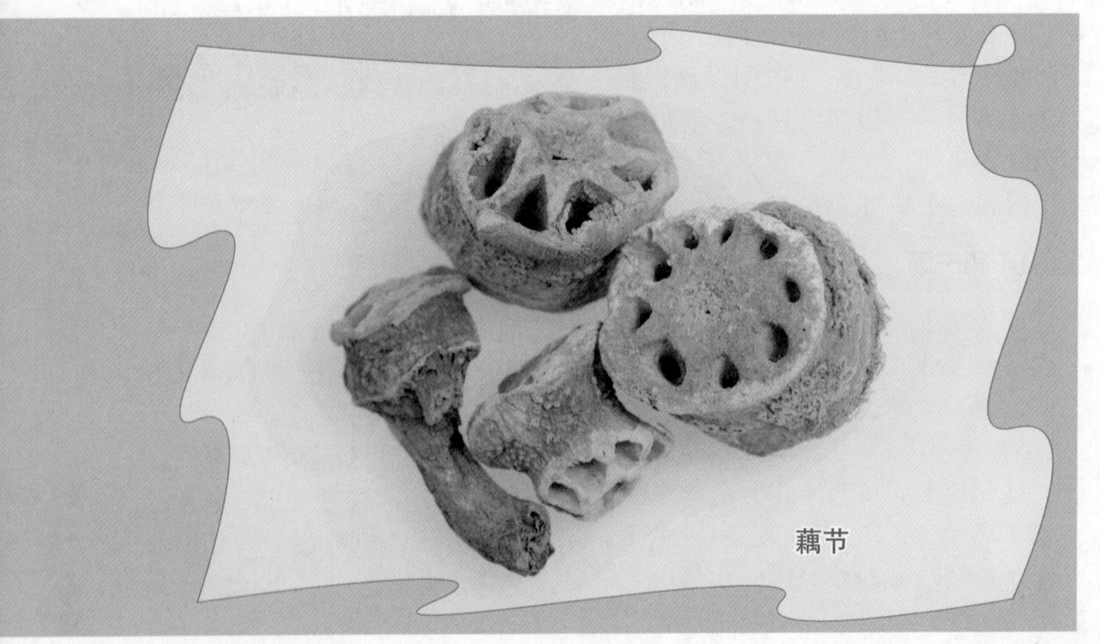
藕节

阴痒、阴疮

秦艽汤

【来源】《医宗金鉴》卷六十九。

【主治】妇人阴户忽然肿而作痛者。

【组成】秦艽18克，石菖蒲、当归各9克。

【用法】上药加葱白5个，用水400毫升，煎至200毫升，空腹时服。

银杏散

【来源】《外科正宗》卷四。

【功用】清热利湿，解毒止痒。

【主治】妇人湿热下注，阴中作痒，内外生疮。

【组成】杏仁（去皮、尖，研）、水银（铅制）、雄黄各3克。

【用法】上药各研为细末，共和一处。每用1.5克，以大枣肉1枚捣烂和丸，丝绵包裹，留1绵条，捻线在外；用塌痒汤洗净阴部，药囊安入阴道内，留线在外，一日一换。重者只4～5枚痊愈。仍兼服凉荣泻火汤。

化毒生肌散

【来源】《石室秘录》卷二。

【主治】产门外生疮，久久不愈；兼治诸疮。

【组成】黄柏（炒，为末）9克，轻粉1.5克，儿茶9克，冰片1.5克，麝香0.9克，白薇（炒，为末）9克，蚯蚓粪9克，炒铅粉9克，炒乳香（出油）6克，潮脑9克。

【用法】上药各研为末，和匀。以药末掺患处。

银杏无忧散

【来源】《外科正宗》卷四。

【异名】银杏散（《嵩崖尊生》卷十三）。

【功用】杀虫解毒。

【主治】肝肾气浊生热，阴部生虱瘙痒，抓搔成疮。

【组成】水银（铅制）、杏仁（去皮，捣膏）、轻粉、雄黄、狼毒、芦荟各3克，麝香0.3克。

【用法】除水银、杏仁膏外，余药共研过细筛，入上二味再研匀。先用土菖蒲煎汤洗之，用针挑去虱孔，随用津唾调擦，使药气入内。愈，则不复生。

【禁忌】服药期间，忌食牛、犬、鳖肉。

阴户疼痛、交接出血

黑白散

【来源】《万病回春》卷六。

【功用】消肿止痛。

【主治】妇人阴中肿痛。

【组成】小麦、朴硝、白矾、五倍子、葱白各适量。

【用法】上药煎汤频洗患处。

菖蒲散

【来源】《太平圣惠方》卷七十三。

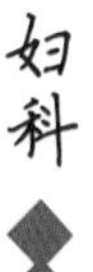

【功用】祛风活血，行气消肿。

【主治】妇人风湿下浸，阴户肿痛。

【组成】菖蒲30克，当归（锉，微炒）30克、秦艽15～22克，吴茱萸（汤浸7遍，焙干，微炒）15克。

【用法】上药捣粗罗为散。每服9克，以水200毫升，入葱白16厘米，煎至120毫升，去滓，空腹时温服。

引精止血汤

【来源】《傅青主女科》卷上。

【主治】妇人交感血出。

【组成】人参15克，白术（土炒）30克，茯苓（去皮）9克，熟地（9蒸）30克、山萸肉（蒸）15克，黑姜3克，黄柏1.5克，芥穗9克，车前子（酒炒）9克。

【用法】上药以水煎服。

加减补阴益气煎

【来源】《医略六书》卷二十六。

【主治】妇人交接出血，脉软数者。

【组成】生地15克，人参4.5克，黄芪（蜜炙）9克，柴胡（盐、醋炒黑）1.5克，白芍（醋炒）4.5克，升麻（盐、醋炒）0.9克，阿胶（蒲黄灰炒）9克，山药（炒）9克，血余炭（炒灰）9克，赤石脂（醋炒）9克。

【用法】上药以水煎，去滓温服。

阴挺、外阴白斑

复元汤

【来源】《济阴纲目》卷十四。

【主治】产后子宫不收。

【组成】荆芥穗、藿香叶、臭椿皮各等份。

【用法】上药吹咀。煎汤熏洗。子宫即入。

铁粉散

【来源】《妇科玉尺》卷三。

【主治】子宫不收。

【组成】当归、磁石各15克，铁粉9克。

【用法】上药共研为末。米汤下。

当归益荣散

【来源】《陈素阁妇科补解》卷五。

【主治】产后失血，肝经虚极，不能摄血束筋，7日外玉门不闭；兼治阴脱阴挺。

【组成】当归、黄芩、牡蛎、赤芍、防风、龙骨、陈皮、蛇床子、白芷、黄芪、川芎、生地、升麻、甘草各等份。

【用法】上药以水煎服。

加减磁石散

【来源】《古今医鉴》卷十二。

【主治】产后用力过度，子宫下脱，痛不可忍。

【组成】磁石、归尾、白芷、蛇床子、赤芍药、丹皮、发灰、荆芥穗、川芎、生地、陈皮、甘草各等份。

【用法】上药以水煎，空腹时服。

【加减】7日后，去白芷、赤芍、归尾，加熟地、当归、白芍、人参、黄芪。

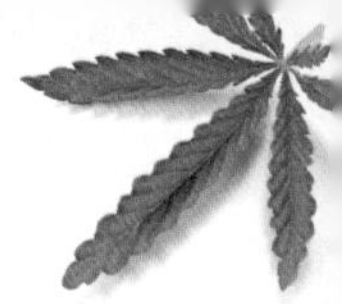

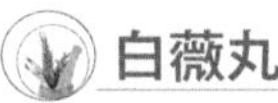

不孕

白薇丸

【来源】《妇人大全良方》卷一。

【主治】妇人月水不利，四肢羸瘦，饮食减少，渐觉虚乏，以致不孕。

【组成】白薇、柏子仁、白芍药、当归、桂心、附子、萆薢、白术、吴茱萸、木香、细辛、川芎、槟榔各15克，熟地黄60克，牡丹皮30克，紫石英30克，人参22克，石斛、白茯苓、泽兰叶、川牛膝各22克。

【用法】上药共研为细末，炼蜜为丸，如梧桐子大。每服30丸，空腹时用温酒吞下。

毓麟丸

【来源】《仙拈集》卷三。

【主治】女子不孕。

【组成】丹参90克，香附、川芎、当归、白芍、茯苓、丹皮、益母草各60克。

【用法】上药共研为末，炼蜜为丸。每服9克，空腹时用桂圆汤下。

必孕汤

【来源】《仙拈集》卷三。

【功用】调经种子。

【主治】经期准而不孕。

【组成】续断、沙参、杜仲、当归、香附、益母草、川芎、橘皮各6克，砂仁1.5克。

【用法】上药以水煎服。

【附注】原书云：此方治“经期准

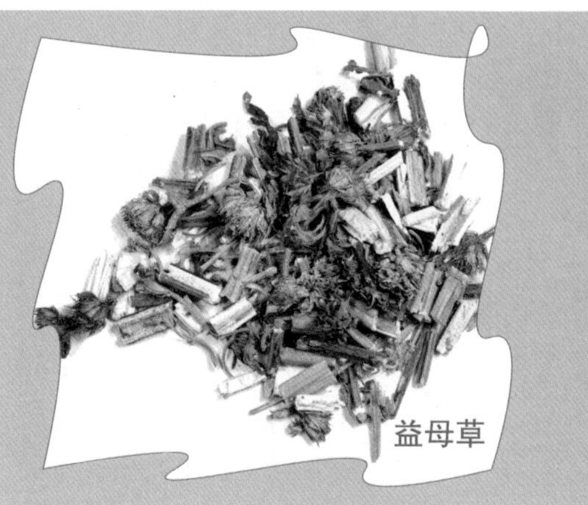

益母草

而不孕，照方服四剂，下期再服四剂，必无不孕者。”

毓麟珠

【来源】《景岳全书》卷五十一。

【主治】妇人气血俱虚，经脉不调，或断续，或带浊，或腹痛，或腰酸，或饮食不甘，瘦弱不孕。

【组成】人参、白术（土炒）、茯苓、芍药（酒炒）各60克，川芎、炙甘草各3克，当归、熟地（蒸，捣）、菟丝子（制）各120克，杜仲（酒炒）、鹿角霜、川椒各60克。

【用法】上药共研为末，炼蜜为丸，如弹子大。每服1～2丸，空腹时用酒或白汤送下。亦可为小丸吞服。

【加减】如男子服，加枸杞、胡桃肉、鹿角胶、山药、山茱萸、巴戟肉各60克。

宁坤至宝丹

【来源】《卫生鸿宝》卷五。

【功用】益气补血，调经种子，安

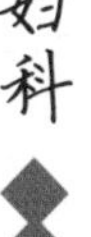

胎催生。

【主治】妇人月经不调，久不受孕，带下崩淋，虚劳，胎前产后诸病。

【组成】嫩黄芪（蜜炙）90克，白术（陈壁土炒）、枣仁（炒香）、归身（酒炒）、香附（杵，米酒制）、川断（酒炒）、条芩（酒炒）、甘枸杞、血余炭（炼，不见火）、阿胶（蛤粉炒）、杜仲（盐水炒）各60克，茯苓（乳制）、白芍（酒炒）、丹参（酒炒）各45克，北五味（焙）18克，甘草（蜜炙）、朱砂（飞，为衣）各30克，大生地（酒煨）120克。

【用法】上药各为细末。称准分量，和匀，炼蜜为丸，每丸重9克。按症照引调服。凡妇人久不生育，经脉不调，腹疼酸胀，或赤淋白带，腰痛胃疼，夜热心烦，食少，每日用莲子汤送服1丸，诸病皆愈，即能受孕；孕妇胎气失调，恶心呕吐，虚烦阻食，浮肿气急，腰腹酸痛，胎漏下血，或伤胎见红，用莲子汤服1丸；临产阵痛时，白汤送服1丸，胎自顺下；如有横逆异产，白汤和童便送服数丸，保全母子；或难产者，用冬葵子9克，煎汤调服；产后下血过多，白汤和童便送服；恶露不行，腹痛块瘀，用山楂9克，红花3克，煎汤调服；或寒热往来，有外感者，荆芥穗3克煎汤送服；兼虚汗者，人参汤送服；虚烦狂躁，腹满气急，血崩尿血，或因血虚，周身筋骨疼痛者，均用白汤送服。

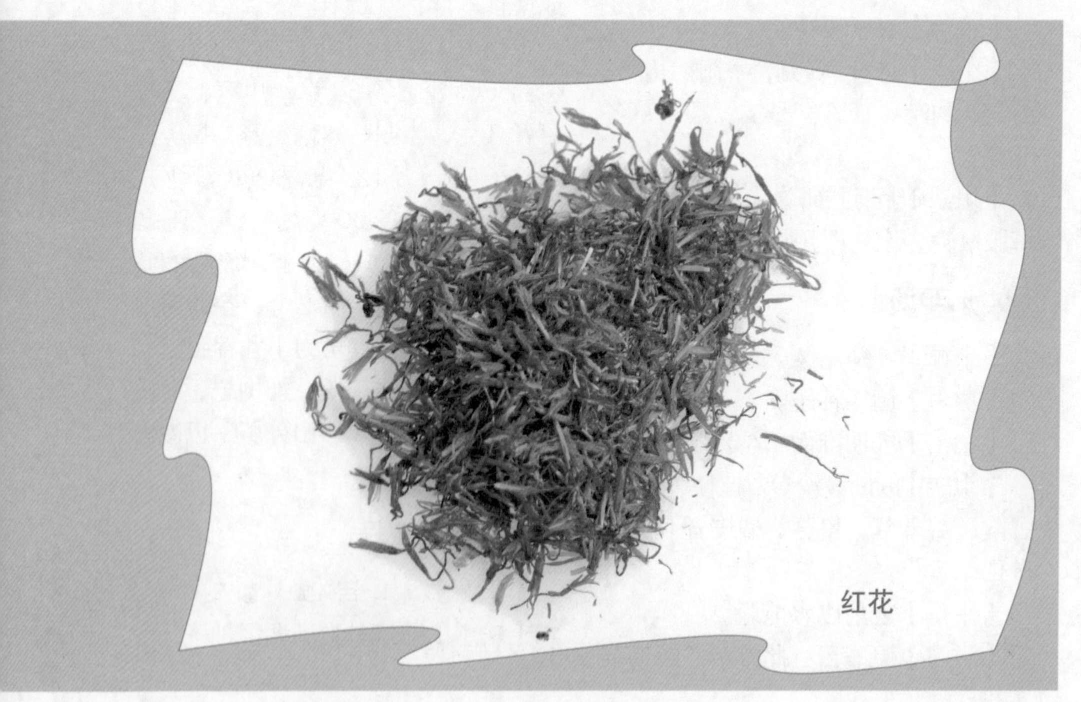
红花

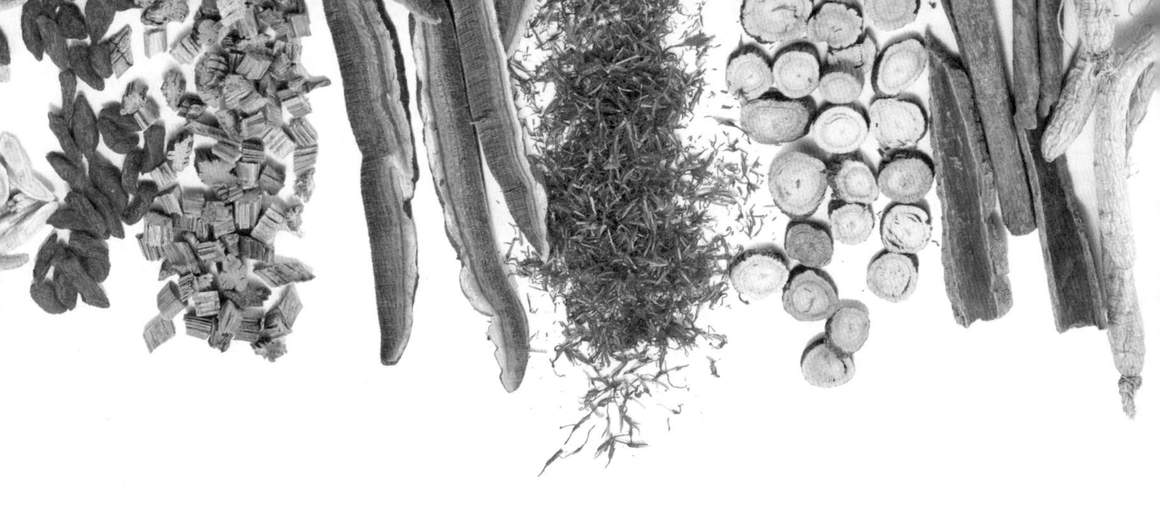

皮肤科

皮肤枯燥

澡豆

【来源】《备急千金要方》卷六。

【主治】手干燥。

【组成】大豆黄150克，芷藿、零陵香子、赤小豆（去皮）各60克，丁香15克，麝香3克，冬瓜仁、茅香各17克，猪胰5具（细切）。

【用法】上药捣细过罗，与猪胰混合，曝干再捣，筛取细末。用时加水洗手面。

泽肤膏

【来源】《证治准绳·类方》卷八。

【功用】滋阴养血，润肺止嗽。

【主治】皮肤枯燥如鱼鳞；肺燥咳嗽。

【组成】牛骨髓、真酥油各等份。

【用法】上药二味，合炼一处，以净瓷器贮之。每次3匙，空腹时用热酒或蜜汤调服。

皮肤瘙痒

四生散

【来源】《太平惠民和剂局方》卷一。

【主治】肝肾风毒上攻，眼赤痒痛，羞明多泪；风毒下注，脚膝生疮；及遍身风癣，服药不验，常觉两耳中痒者。

【组成】黄芪、川羌活、沙苑蒺藜、白附子（生用）各等份。

【用法】上药共研为细末。每服6克，用薄荷酒调服。如肾脏风下疰生疮，以腰子批开，以药末6克含定裹好，煨香熟，空腹时细嚼，以盐酒送服。

八风散

【来源】《太平惠民和剂局方》

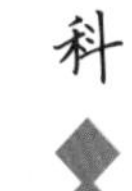

卷一。

【异名】八风汤（《保婴撮要》卷二十）。

【主治】风气上攻，头目昏眩，肢体拘急烦疼，或皮肤风疮痒痛；以及寒壅不调，鼻塞声重。

【组成】藿香（去土）250克，白芷、前胡（去芦）各500克，黄芪（去芦）、甘草、人参（去芦）各1千克，羌活（去芦）、防风（去芦）各1.5千克。

【用法】上药共研为细末。每服6克，用水300毫升，入薄荷少许，同煎至210毫升，去滓，食后温服；或每服6克，用腊茶水调服；小儿虚风，每服1.5克，以乳香、腊茶水调服。

苦参散

【来源】《太平圣惠方》卷二十四。

【主治】遍身风瘙痒不可止。

【组成】苦参（锉）30克，苍耳苗30克，蔓荆子30克，牡荆子30克，晚蚕沙30克，白蒺藜（微炒，去刺）30克，晚蚕蛾15克，玄参30克，胡麻子30克，蛇床子30克，天麻30克，乳香15克。

【用法】上药捣细为散。每服6克，不拘时候，以紫笋茶调下。

二味消风散

【来源】《景岳全书》卷五十六。

【主治】皮肤瘙痒，不能忍者。

【组成】苏州薄荷叶、蝉蜕（去头、足、土）各等份。

【用法】上药共研为末。空腹时用温酒调下6克。

二味消毒散

【来源】《外科大成》卷一。

【异名】二味拔毒散（《医宗金鉴》卷六十二）。

【功用】消疹止痒。

【主治】热疖、痤、疥、疹，风湿痒疮。

【组成】白矾30克，明雄黄6克。

【用法】上药共研为细末。清茶调化，用鹅翎蘸扫患处。

防风浴汤

【来源】《太平圣惠方》卷二十四。

【功用】祛风，润燥，止痒。

【主治】风湿外侵，周身瘙痒不可止。

【组成】防风90克，蒴藋（切）30克，羊桃根90克，石南30克，秦艽30克，川升麻30克，苦参90克，茵芋30克，白蒺藜30克，蛇床子30克，白矾30克，枳壳30克。

【用法】上药细锉。用水14升，煎至10升，去滓，于暖室中洗浴，令汗出。

人参消风散

【来源】《卫生宝鉴》卷九。

【主治】诸风上攻，头目昏痛，项背拘急，肢体烦疼，肌肉蠕动，头目眩晕，耳啸蝉鸣，眼涩好睡，鼻寒多嚏，皮肤顽麻，瘾疹瘙痒。

【组成】川芎、甘草、荆芥穗、羌活、

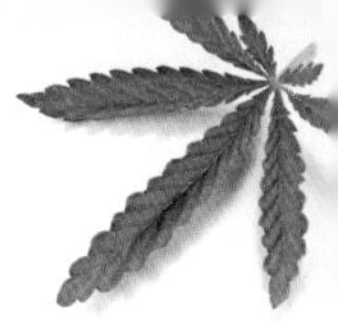

防风、白僵蚕、茯苓、蝉壳、藿香叶、人参各 6 克，厚朴、陈皮各 15 克。

【用法】上药共研为末。每服 6 克，以清茶调下；若暴感风寒，头痛声重，寒热倦疼，可用荆芥、清茶或温酒调服。

枳壳羌活丸

【来源】《圣济总录》卷一五〇。

【主治】妇女血风攻注，四肢麻木瘙痒，有如虫行，或肌生赤肿疼痛，肩背拘急，精神倦怠。

【组成】枳壳（去瓤，麸炒）60 克，羌活（去芦头）、牡荆子、人参各 45 克，防风（去叉）、芍药、白茯苓（去黑皮）、白芷各 60 克，细辛（去苗叶）、当归（切，焙）、甘草（生用）各 30 克，牡丹皮 75 克，川芎 90 克。

【用法】上药捣碎为末，炼蜜为丸，如弹子大。每服 1 丸，用水 150 毫升，煎至 120 毫升，食后细呷。

皮肤皲裂

润肌膏

【来源】《卫生宝鉴》卷十三。

【功用】润燥生肌，活血止痛。

【主治】手足皴涩，皮肤裂开疼痛，不能迎风者。

【组成】珠子沥青 120 克，白黄蜡 24 克，乳香 6 克。

【用法】于铁锅内，先下沥青，随手下黄蜡，乳香；次入麻油 10 ~ 20 毫升，俟沥青熔开，微微熬动，放大净水盆于其旁以搅药；用铁錍滴 1 ~ 2 点于水中，试之如硬，少入油，看硬软合宜，新绵滤于水中揉扯，以白为度。瓷器内盛，或油纸裹。每用先火上炙裂口子热，捻合药亦上火炙软，涂裂口上，用纸少许贴之，自然合矣。

回神膏

【来源】《普济方》卷三〇〇。

【主治】手足皲裂，如蒸梨状，虽春夏亦如此。

【组成】生姜汁、红糟、猪脂、盐各等份。

【用法】上药研烂，炒熟，搽入皲裂处。当时虽痛，少顷便皮软皲合。

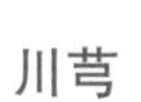

川芎

皮肤瘢痕

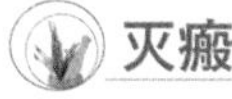

灭瘢丹

【来源】《疡医大全》卷十二。

【主治】面部瘢痕。

【组成】轻粉、白附子、黄芩（微火略炒）、白芷、防风（研细末）各等份。

【用法】上药炼蜜为丸。于每日洗面之时多擦数次，临睡洗面时又擦之。不须 3 日，自然消痕灭瘢。

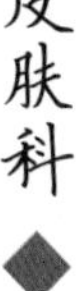

玉容散

【来源】《医宗金鉴》卷六十三。

【主治】黧黑斑。

【组成】白牵牛、团粉、白蔹、白细辛、甘松、白鸽粪、白及、白莲蕊、白芷、白术、白僵蚕、白茯苓各30克，荆芥、独活、羌活各15克，白附子、鹰条白、白扁豆各30克，防风15克，白丁香30克。

【用法】上药共研为细末。每用少许，放手心内，以水调浓，搽搓面上，良久，再以水洗面，早晚各1次。

【禁忌】用药期间，戒忧思、劳伤，忌动火之物。

白芷

日光性皮炎

青蒿饮

【来源】《洞天奥旨》卷十三。

【主治】日晒疮。

【组成】青蒿30克。

【用法】上药捣碎。以冷水冲之，取汁饮，将滓敷疮上。

柏黛散

【来源】《洞天奥旨》卷十三。

【主治】日晒疮，火瘢疮。

【组成】黄柏6克，青黛6克。

【用法】上药各研末。麻油调搽。

脂溢性皮炎

神梭散

【来源】《扶寿精方》。

【功用】去风屑垢腻。

【组成】当归、白芷、黑牵牛、诃子、荆芥、侧柏叶、威灵仙各等份。

【用法】上药共研为细末。临卧擦发内，次早理之。

养血润肤饮

【来源】《外科证治全书》。

【主治】面游风，初起面目浮肿，燥痒起皮，如白屑风状，渐渐痒极，延及耳项，有时痛如针刺。现用于皮肤瘙痒症，牛皮癣静止期（血虚风燥型），红皮症等病久血虚风燥而见皮肤干燥、脱屑、瘙痒，舌质红者。

【组成】当归9克，熟地、生地、黄芪各12克，天冬（去心）、麦冬（去心）各6克，升麻、片芩各3克，桃仁泥、红花各2克，天花粉4.5克。

【用法】水煎，温服。

【加减】如大便燥结，可加大麻仁、郁李仁各9～15克；如风盛痒甚，加明天麻4.5克，同时宜配合外治，如生猪油或鳗鲡油涂抹局部。

【禁忌】药后禁食荤腥、鱼、虾、螃蟹或辣椒、生姜等刺激性饮食。

湿疹

藜芦膏

【来源】《备急千金要方》卷五。

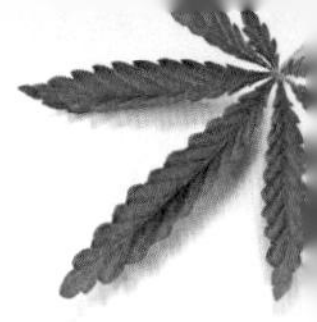

【主治】小儿一切头疮，以及痨疮、癣疮、湿疮，久而瘙痒不生痂者。

【组成】藜芦、黄连、雄黄、黄芩、松脂各90克，猪脂250克，矾石150克。

【用法】上药七味，研末，煎令调和。先以赤龙皮（槲木皮）、天麻汤洗，再涂抹药膏。

地黄饮

【来源】《医宗金鉴》卷七十四。

【功用】凉血润燥，祛风止痒。

【主治】血风疮、旋耳疮迁延日久，血虚化燥生风，身体或耳内生疮如粟米，瘙痒无度，疮面粗糙，上覆痂皮或鳞屑，心烦便秘，夜不得寐。

【组成】生地黄、熟地黄、何首乌（生）各9克，当归6克，丹皮、黑参、白蒺藜（炒，去刺）、僵蚕（炒）各4.5克，红花、甘草（生）各1.5克。

【用法】上药以水煎，早、晚服。

【禁忌】服药期间，忌食椒、酒、鸡、鹅。

黄芪化毒汤

【来源】《外科大成》卷四。

【功用】益气养血，化毒排脓。

【主治】干疥瘙痒，见血无脓。

【组成】黄芪（生）15克，连翘6克，防风、当归、何首乌、白蒺藜各3克。

【用法】上药以水煎服。

【加减】日久不干，加白术6克，茯苓3克。

椒粉散

【来源】《兰室秘藏》卷下。

【主治】睾丸湿痒疼痛，秋冬甚，夏月减者。

【组成】肉桂0.6克，川椒、当归梢、猪苓各0.9克，蛇床子、黑狗脊各1.5克，麻黄根3克，轻粉少许，红花少许，斑蝥2个。

【用法】上药共研为细末。干掺患处。

【禁忌】忌在风寒冷湿处坐卧。

麻　风

五香膏

【来源】《外台秘要》卷十六引《删繁方》。

【主治】头风，头皮瘙痒，搔之白屑起。

【组成】藿香、甘松香、甲香（炙）、鸡舌香、附子（炮）、续断、乌喙（炮）各37.5克，泽兰、防风、细辛、白术各30克，白芷、松叶、莽草各53克，柏叶（炙）60克，大皂荚（炙）2寸，甘草（炙）23克，猪膏2.5千克。

【用法】上十八味，㕮咀绵裹，以苦酒1.2升渍一夜，用猪膏煎之，取附子黄为度，去滓。将膏敷揩头皮。

龟柏丸

【来源】《医学入门》卷七。

【主治】便血久而致虚，腰脚软痛。并治麻风疮痒见血。

【组成】龟板60克，侧柏叶45克，

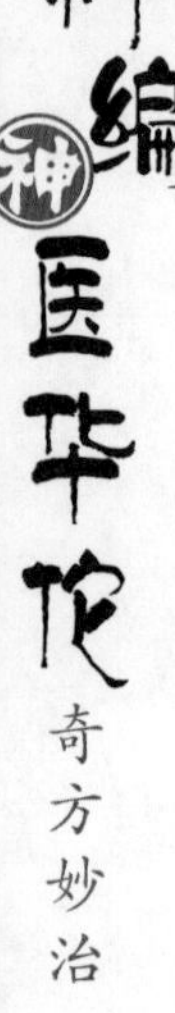

芍药45克，椿根皮23克，升麻、香附各15克。

【用法】上药为末，粥糊为丸。用四物汤加白术、黄连、陈皮、甘草、生姜煎汤送服。

九龙丸

【来源】《张氏医通》卷十四。

【主治】疠风焮肿痒痛。

【组成】当归、苦参各60克，防风、荆芥、羌活各45克，蝉蜕、川芎各15克，全蝎（滚水泡去咸味）3克，大风子240克。（一方少川芎、蝉蜕，有大胡麻60克，风藤30克）

【用法】上药九味，各为细末，红米饭为丸，如梧桐子大，不得见火、日，阴干。布囊盛之。每服9克，每日服3次，清茶送下。病起一年者服1服，10年余者服10服。

【加减】如下体甚者，加牛膝60克，防己30克。

万字丸

【来源】《疯门全书》。

【主治】麻疯。

【组成】白花蛇（去皮、头、脏、骨）1条，白蒺藜21克，白僵蚕30克，白附子30克，威灵仙30克，风子肉30克，土麻仁180克，川黄连（乳蒸）15克。

【用法】上药研为细末，炼蜜为丸。早、晚空腹各服15克，温开水送下。

【加减】红晕不退，加白附子15克，僵蚕15克，清茶送服。

雄漆丸

【来源】《疡医大全》卷二十八。

【主治】麻风。

【组成】真漆30克（入蟹黄15克，拌匀晒之，渐渐去浮面上水），明雄黄（研末）、牙皂（研末）各15克。

【用法】上药和匀为丸，不可见日，阴干。每次0.9克，用酒送服。

清平丸

【来源】《青囊秘传》。

【主治】大风；中风，口眼歪斜，瘫痪；跌打损伤。

【组成】紫背浮萍（每年七月七日采，晒干为末）500克，草乌、萎蕤、海风藤、麻黄各60克，麝香6克。

【用法】上药共为细末，蜜丸如弹子大。用草乌煎酒，磨服1丸。

椿皮丸

【来源】《丹溪心法》卷二。

【主治】肠风便血，日久血虚。并治麻风、癣疮见于面部。

【组成】龟板（酥炙）60克，升麻、香附各15克，芍药45克，侧柏叶30克，椿根白皮22.5克。

【用法】上研为末，粥和为丸。以四物汤加白术、黄连、甘草、陈皮作末，汤调送下丸药。

【功用】滋阴养血，清利湿热。

【附注】本方在原书中无方名，现据《明医指掌》卷六补。

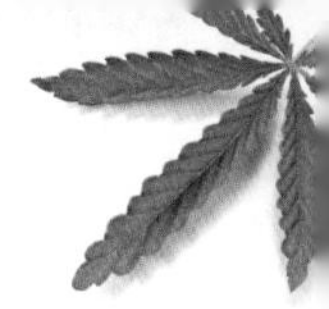

加味麻风丸

【来源】《青囊秘传》。

【功用】养血祛风，燥湿杀虫。

【主治】疠风未深，初起之症。

【组成】大胡麻620克，小胡麻620克．川牛膝120克，白蒺藜620克，苦参500克，防风250克，荆芥250克，当归180克，茅苍术180克，川断120克，薏苡仁20克，黄柏180克，浮萍620克，马齿苋750克。

【用法】共研细末，水泛为丸。每日早、午、晚3次，每次服6克或9克。每丸3克，照数加枫子膏，春、秋用0.24克，冬用0.3克，捻圆，以茅尖茶叶0.3克煎汤过口。

制枫子膏法：风子肉，铜锅内炒至三分红色，七分黑色为好，太过无力，不及伤眼。炒后研成膏，如红砂糖一样，用铜勺盛，置火上熬四五滚，倒在纸上，放土面上，以物盖之待用。如上面霉，拭去后，仍可使用。

升麻和气饮

【来源】《太平惠民和剂局方》卷八。

【主治】疥疮发于四肢，臀髀痛痒，甚至憎寒发热，攻刺疼痛，浸淫浮肿；癞风入脏，阴下湿痒，耳鸣眼痛。

【组成】干姜、熟枳壳各105克，干葛、熟苍术、桔梗、升麻各30克，当归、熟半夏、茯苓、白芷各6克，陈皮、甘草各45克，芍药24克，大黄（蒸）15克。

【用法】上锉为散。每服12克。水220毫升，加生姜3片，灯芯10根，煎至160毫升，去滓，空腹时服。

柏叶散

【来源】《普济本事方》卷三引《庞老方》。

【主治】疠风。

【组成】柏叶、麻黄（去根节）、山栀子（去皮）、枳壳（去瓤，锉，麸炒）、羌活（去芦）、羊肝石、白蒺藜（炒，去角）、升麻、子芩（去皮）、防风、牛蒡子（隔纸炒）、荆芥穗、茺蔚子、大黄（湿纸裹，甑上蒸）各15克，苦参30克，乌蛇1条（酒浸，去皮骨，焙干）。

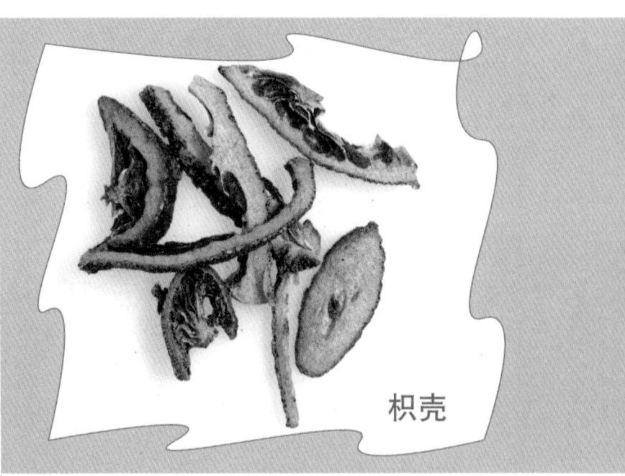

枳壳

【用法】上为细末。每服6克，温水调服，每日8次。

雄蛇散

【来源】《外科证治全书》卷四。

【主治】疠疡风。

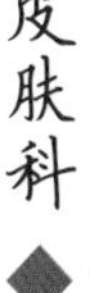

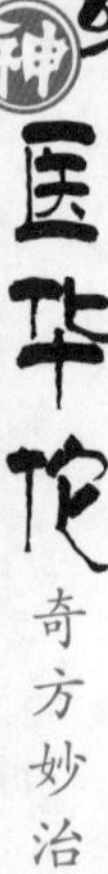

【组成】雄黄3克，蛇蜕1条（煅存性）。

【用法】上药共为细末。麻油调敷。

【功用】解毒杀虫。

浮萍散

【来源】《儒门事亲》卷十二。

【功用】发汗祛风，活血解毒。

【主治】癞风。

【组成】浮萍、荆芥、川芎、甘草、麻黄（去根）各30克。

【用法】上五味，研为粗末。每服30克，加水300毫升，煎至210毫升，去滓温服。汗出则愈。

换肌散

【来源】《卫生宝鉴》卷九。

【主治】麻风年久不愈，以至眉毛脱落，鼻梁塌陷，额颅肿破。

【组成】白花蛇、黑乌蛇（各酒浸一夜）、地龙（去土）、蔓荆子、威灵仙、荆芥、甘菊花、沙苑蒺藜、苦参、紫参、沙参、甘草（炙）、不灰木、木贼、九节菖蒲、天门冬、赤芍药、定风草、何首乌、胡麻子（炒黄）、木鳖子、草乌（去皮）、苍术、川芎各90克，天麻60克，细辛、当归、白芷各30克。

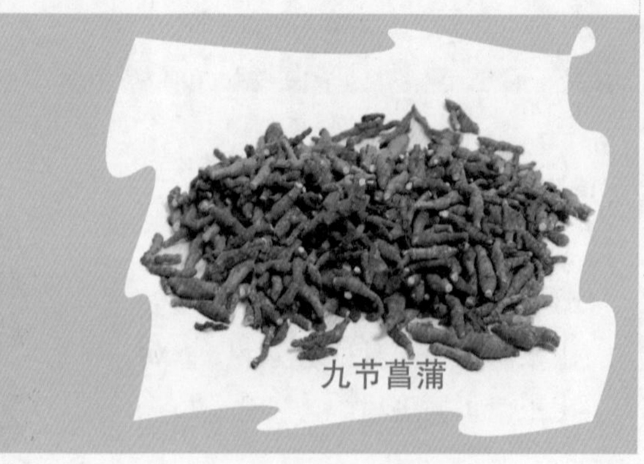
九节菖蒲

【用法】上药二十八味，共研为末。每服15克，温酒调下，食后。酒多为妙。服至逾月，取效如神。

通天再造散

【来源】《三因极一病证方论》卷十五。

【主治】大麻风。

【组成】郁金（生）15克，大黄（炮）30克，白牵牛（半生半炒）18克，皂角刺（炮，经年黑大者）30克。

【用法】上药共研为末。每服15克，早晨面东，以酒调下。当日即下恶物（或脓或虫）。

发表攻里散

【来源】《解围元薮》卷四。

【主治】大麻风。

【组成】老人牙灰4个，牛虱30个（焙），桑虫4条（焙），穿山甲、虎骨（酥炙）、鹿角灰各30克，蜈蚣20条（炙），败龟板（炙）、蜂房（炙）、官桂各30克，麝香1.5克，牛黄0.9克，蜒蚰4条，血余灰、鸡蛋壳（煅）各30克。

【用法】上为细末。每服9克，以酒送服。

虎跑泉

【来源】《解围元薮》卷四。

【主治】麻风手指挛曲。

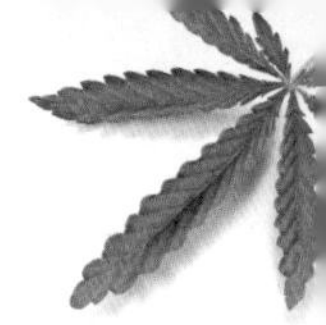

【组成】虎杖草、豨莶草、苍耳草、防风、升麻、荆芥、金银花、紫苏、鹤虱草各等份。

【用法】煎汁洗浴。

泻荣汤

【来源】《兰室秘藏》卷下。

【异名】补气泻荣汤（《东垣试效方》卷九）。

【主治】疠风，满面连头极痒，眉毛脱落。

【组成】连翘、升麻各 1.8 克，桔梗 1.5 克，生黄芩、生地黄各 1.2 克，黄芪、苏木、黄连、地龙、全蝎、当归各 0.9 克，白豆蔻、人参各 0.6 克，甘草 0.45 克，梧桐泪 0.3 克，麝香少许，桃仁 3 个，虻虫（去翅、足、炒）3 个，水蛭 3 个（炒令烟尽）。

【用法】上锉如麻豆大，除连翘、梧桐泪、白豆蔻另为细末，麝香、虻虫、水蛭三味同为细末，都作一服。水 300 毫升，酒 150 毫升，入连翘，煎至 150 毫升，去滓，再入白豆蔻三味并麝香等，再煎至 100 毫升，稍热，早饭后、午饭前服之。

【禁忌】服药期间，忌酒、湿面、生冷、硬物。

硫黄涂方

【来源】《外台秘要》卷十五引《广济方》。

【主治】疬疡风。

【组成】石硫黄 90 克（研），雄黄 30 克（研），硇砂、附子（生用）各 60 克。

【用法】上四味，捣筛为散，以苦酒和如泥，涂患处。干即再涂，以愈为度。

【附注】本方在原书中无方名，现据《圣济总录》卷十八补。

白屑风

玉肌散

【来源】《外科正宗》卷四。

【主治】一切风湿雀斑、酒刺、白屑风、皮肤作痒者。

【组成】绿豆 500 克，滑石、白芷、白附子各 6 克。

【用法】上药共研为细末。每用 30 克，早晚洗面时，冲洗患处。

祛风换肌丸

【来源】《外科正宗》卷四。

【主治】白屑风及紫白癜风，顽风顽癣，湿热疮疥，瘙痒无度，日久不绝，愈而又发。

【组成】威灵仙、石菖蒲、何首乌、苦参、牛膝、苍术、大胡麻、天花粉各等份，甘草、川芎、当归减半。

【用法】上药共研为末，以酒调和为丸，绿豆大。每服 6 克，白开水送下。

【禁忌】服药期间，忌食牛肉、火酒、鸡、鹅、羊等发物。

白癜风

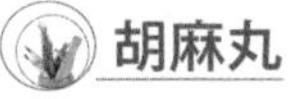

胡麻丸

【来源】《外科正宗》卷四。

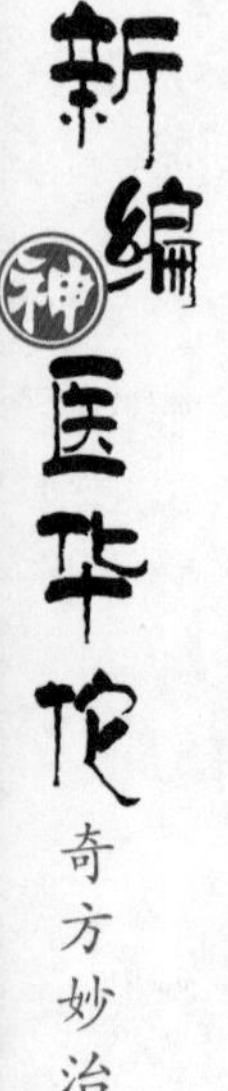

【主治】癜风初起，皮肤作痒，后发癜风，渐至开大者。

【组成】大胡麻120克，防风、威灵仙、石菖蒲、苦参各60克，白附子、独活各30克，甘草15克。

【用法】上药研为细末，用酒调成丸子。每服6克，形瘦者4.5克，食后临睡以白开水送服。

【禁忌】服药期间，忌动风发物、海腥、煎炒、鸡、鹅、羊肉、火酒，愈后戒百日。

追风丹

【来源】《瑞竹堂经验方》卷五。

【异名】追风丸（《寿世保元》卷九）。

【主治】白癜风。

【组成】何首乌、荆芥穗、苍术（米泔浸一夜，焙干）、苦参各等份。

【用法】上药共研为细末。用肥皂角1.5千克（去皮、弦），于瓷器内熬为膏，和丸，如梧桐子大。每服30～50丸，空腹时用酒或茶送服。

【禁忌】服药期间，忌食一切动风之物。

苦参散

【来源】《太平圣惠方》卷二十四。

【主治】肺脏久积风毒，皮肤生白癜不止。

【组成】苦参（锉）90克，露蜂房（微炒）60克，松脂60克，附子（炮裂，去皮、脐）60克，栀子仁60克，乌蛇（酒浸，去皮、骨，炙微黄）90克，木兰皮60克。

【用法】上药捣细为散。每服6克，不拘时候，以温酒调下。宜常吃萝卜菜。

【禁忌】服药期间，忌食鸡、雀、猪、鱼、大蒜、湿面等。

三黄散

【来源】《杂病源流犀烛》卷二十五。

【主治】白癜风。

【组成】雄黄、硫黄各15克，黄丹、天南星、枯矾、密陀僧各9克。

【用法】先以姜汁擦患处，再用姜片蘸药擦，后渐黑，次日再擦，黑散则愈。

商陆散

【来源】《外台秘要》卷十五引《古今录验》。

【主治】白癜风。

【组成】生商陆根（切）270克，白蔹、天雄（炮）、黄芩各90克，干姜120克，附子（炮）30克，踯躅花270克。

【用法】上七味，捣筛为散。每服1.5克，酒送下，每日3次。

【禁忌】服药期间，忌食猪肉、冷水。

【附注】方中附子原无用量，现据《备急千金要方》卷二十三补。

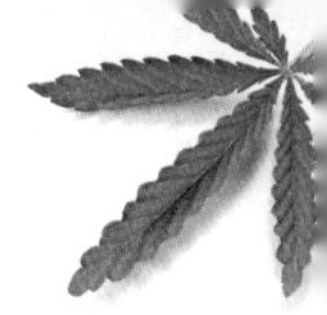

鹅掌风

砒油

【来源】《外科证治全书》卷三。

【主治】鹅掌风。手足掌心燥痒起皮，坚厚枯裂者。

【组成】红砒 3 克（敲细）。

【用法】用麻油 30 克，煎至砒枯烟尽为度，去砒留油听用。凡患风之处，先以火烘皮热，以油擦之，每日 3 次，至愈乃止。

透骨丹

【来源】《外科大成》卷四。

【主治】鹅掌风，多年顽癣。

【组成】青盐、大黄、轻粉、儿茶、胆矾、铜绿、雄黄、枯矾、皂矾各 1.2 克，杏仁 7 个，麝香 0.3 克，冰片 0.15 克。

【用法】上药共研为细末。用苏合油调匀，擦患处，用炭火烘之，以透为度，5 ~ 6 次即愈。

小枣丹

【来源】《疡医大全》卷二十八。

【主治】鹅掌风。

【组成】防风、白僵蚕、荆芥、何首乌、全蝎、蔓荆子、羌活、牛蒡子、独活、威灵仙、黄芩、赤芍药、生地、大风肉、大黄、苦参各 60 克，薄荷、枸杞子、明天麻、天南星各 30 克，柏枝、山栀各 120 克，甘草 15 克，两头尖 3 克，白术 500 克。

【用法】上药共研为末，与枣肉拌匀制成丸，如梧桐子大。每服 60 丸，用薄荷汤送服。

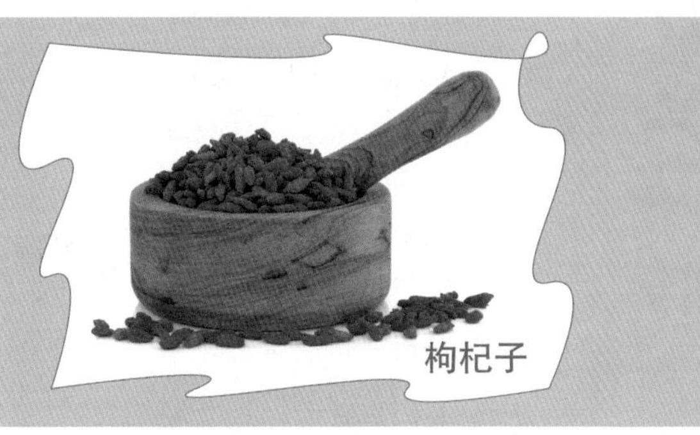
枸杞子

二矾汤

【来源】《外科正宗》卷四。

【异名】二矾散（《医宗金鉴》卷六十八）。

【主治】鹅掌风，皮肤枯厚，破裂作痛，症情较重者。

【组成】白矾、皂矾各 120 克，孩儿茶 15 克，柏叶 250 克。

【用法】上药用水 2.5 升，煎数滚候用。先以桐油搽抹患处，再用浸透桐油的纸捻，将其点燃，以烟焰向患处熏片刻，次用前汤趁热贮净桶内，将患手架上，以布将手连桶口盖严，以汤气熏之，勿令泄气。待微热时将汤倾入盆内，再行蘸洗，一次可愈。

【禁忌】鹅掌风轻症不宜；熏洗后，7 日内不可下水。

三油膏

【来源】《医宗金鉴》卷六十八。

【主治】鹅掌风，手掌叠起硬厚白皮，干枯燥裂，瘙痒者。

【组成】牛油、柏油、麻油、银

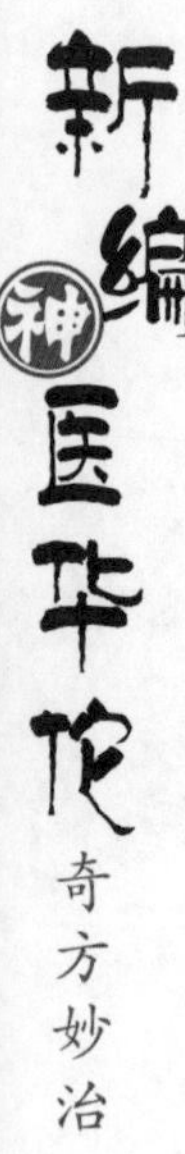

朱各30克，官粉、麝香（研细）各6克。

【用法】先将三油混合用火化开，入黄蜡30克，熔化尽离火；再入朱、麝、官粉等末搅匀成膏。搽擦患处，用火烘之，以油干滋润为度。

阴囊、乳房肿痛

腰子散

【来源】《仁斋直指》卷十八。

【功用】补肾，散寒，逐水。

【主治】水湿下注致成阴囊水肿，状如水晶，重坠而胀，阴汗时出，或痛或痒，苔薄腻，脉弦。

【组成】黑牵牛（炒熟）、白牵牛（炒熟）各等份。

【用法】上药共研为末。每服9克，猪腰1副，薄切开，缝入川椒50粒，茴香100粒，以牵牛末遍掺入腰子中，以线系之，再用湿纸包裹数层，煨香熟，出火气尽后，空腹嚼吃，好酒送下，少顷就寝。天明取下恶物即愈。

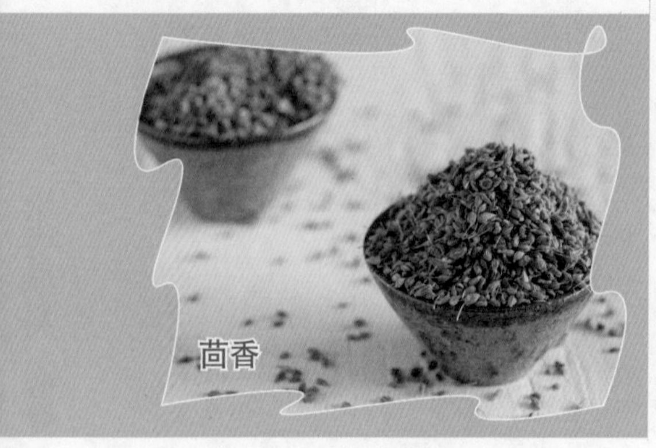
茴香

消乳汤

【来源】《医学衷中参西录》上册。

【功用】清热解毒，消肿止疼。

【主治】结乳肿疼，或成乳痈新起者；并治一切红肿疮疡。

【组成】知母24克，连翘12克，金银花9克，穿山甲（炒，捣）6克，栝楼（切丝）15克，丹参12克，生明乳香12克，生明没药12克。

【用法】水煎服。

癣　疮

必效散

【来源】《医宗金鉴》卷七十四。

【功用】杀虫止痒。

【主治】年久顽癣。

【组成】川槿皮120克，海桐皮、大黄各60克，百药煎42克，巴豆（去油）4.5克，斑蝥（全用）1个，雄黄、轻粉各12克。

【用法】上药共研为极细末。用阴阳水调药，将癣抓损，薄敷。药干必待自落。

青金散

【来源】《证治准绳·幼科》卷三。

【主治】小儿疥癣眉炼，或延及遍身瘙痒，或脓水淋漓，经年不愈。

【组成】松香60克，真蛤粉15克，青黛7.5克。

【用法】上药研为末。用烛油调搽，或干掺之。

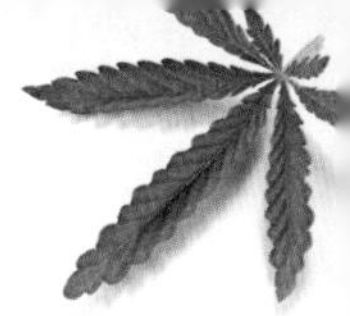

川槿散

【来源】《鲁府禁方》卷四。

【主治】一切顽癣。

【组成】大斑蝥7个（小者10个，去头、足），巴豆5个（去油），川槿皮9克（为末）。

【用法】上药三味，共研为细末。用醋调搽。稍时作痛起泡，泡落即愈。

枯矾散

【来源】《外科正宗》卷四。

【主治】脚丫湿痒。

【组成】枯矾15克，石膏（煅）、轻粉、黄丹各9克。

【用法】上药共研为末。温汤洗净，搽之即愈。

何首乌散

【来源】《太平惠民和剂局方》卷八。

【功用】养血祛风。

【主治】脾肺风毒攻冲，遍身疥癣瘙痒，或生瘾疹，搔之成疮，肩背拘倦，肌肉顽痹，手足皲裂；并治紫癜、白癜。

【组成】荆芥穗、蔓荆子（去白皮）、蚵蚾草（去土）、威灵仙（净洗）、何首乌、防风（去芦、叉）、甘草（炙）各2.5千克。

【用法】上药捣罗为末。每服3克，食后用温酒或沸汤调下。

土荆皮散

【来源】《青囊立效秘方》卷一。

【主治】一切风湿癣癞痒风。

【组成】土荆皮、吴茱萸、洋庄、西丁、人信、斑蝥、番八仁、明矾、川椒、细辛、海桐皮、槟榔、胆矾、煅皂矾、皮消、巴豆仁、蛇床子、烟胶、雄黄、桃丹各9克。

【用法】上药共研为细末。烧酒浸搽。

三神丸

【来源】《圣济总录》卷一三七。

【主治】一切癣疾。

【组成】蒺藜子（炒）、海桐皮（锉）、草乌头（盐炒熟，去盐不用）各30克。

【用法】上药同研细末，以面糊调和为丸，如绿豆大。每服10～15丸，温水或盐汤送下。

苦参丸

【来源】《太平惠民和剂局方》卷一。

【主治】风湿热毒攻于皮肤，时生疥癞，瘙痒难忍，时出黄水；及麻风手足烂坏，眉毛脱落。

【组成】苦参100克，荆芥（去梗）500克。

【用法】上药共研为细末，水糊为丸，如梧桐子大。每服30丸，食后用好茶或荆芥汤送下。

马蹄膏

【来源】《外科大成》卷四。

【主治】一切癣。

【组成】白马蹄（煅存性）。

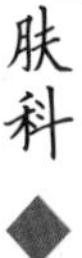

【用法】上药研为末。取马齿苋捣烂，加水煎成膏，调前末搽之。

土大黄膏

【来源】《外科正宗》卷四。

【主治】干湿顽癣，不论新久，但皮肤顽厚，串走不定，唯痒不痛者。

【组成】硫黄240克，生矾120克，点红川椒60克。

【用法】上药各研为末，用土大黄根捣汁，和前药调成膏。新癣抓损擦之，多年顽癣加醋和擦，如日久药干，以醋调搽，牛皮癣用穿山甲抓损擦之。

马齿苋膏

【来源】《医宗金鉴》卷六十二。

【主治】杨梅遍身如癞，发背诸毒，顽疮、臁疮，久不收口，及湿癣，白秃、丹毒等。

【组成】马齿苋。

【用法】上药一味，干品每用30～60克，鲜品用60～120克，水煎或酒水煎服；外用捣烂外敷，或取汁用。

玉容肥皂

【来源】《疡医大全》卷十二。

【异名】玉容肥皂丸（《冯氏锦囊》卷十九），肥皂丸（《丹溪心法附余》卷二十四）。

【功用】去瘢润肤。

【主治】白斑，黑点，白癣，诸般疮痕。

【组成】白芷、白附子、白蒺藜、白僵蚕、白及、白丁香、甘松、草乌、杏仁、绿豆粉各30克，儿茶9克，密陀僧、樟脑各15克，白蔹、山柰、猪牙皂各12克，皂角（去里外皮筋并子，只取净肉）12克，轻粉9克。

【用法】先将皂角肉捣烂，入鸡蛋清和，晒去气息，将各药末同皂角、鸡蛋清和丸。擦面。

苦参汤

【来源】《疡科心得集》引《大全》。

【主治】一切疥癞疯癣。

【组成】苦参、蛇床子、白芷、金银花、野菊花、黄柏、地肤子、大菖蒲各等份。

【用法】用河水煎汤，临洗入4～5枚猪胆汁，洗2～3次可愈。

【禁忌】忌食发物及吹风。

冻　疮

如神散

【来源】《卫生宝鉴》卷十三。

【主治】冻疮，皮肤破烂，痛不可忍。

【组成】川大黄适量。

【用法】上药共研为末。新汲水调，搽疮面。

柏叶膏

【来源】《圣济总录》卷一三四。

【主治】冻疮。

【组成】柏叶（炙干为末）120克，杏仁（去皮研）30克，头发30克，

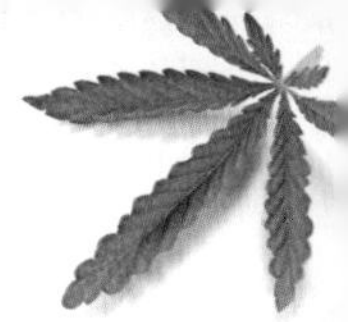

盐（研）15克，乳香（研）7.5克，黄蜡30克，油700毫升。

【用法】上七味先煎油沸，次下五味药，以发销尽为度，次下黄蜡搅匀，瓷器中收。先以冷开水洗疮，以绵裹干，后以药涂，即以软帛包裹，勿令寒气侵入，每日一洗一换，如疮渐愈，即三四日一换。

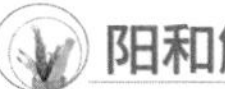

阳和解凝膏

【来源】《外科全生集》。

【异名】阳和膏（《经验方》卷上）。

【功用】温经和阳，行气活血，驱风散寒，化痰通络。

【主治】寒湿凝滞所致之阴疽、流注、瘰疬、冻疮、乳癖等阴性疮疡；兼治筋骨酸痛，寒性疟疾（贴背心）。现用于淋巴结核及胸壁结核硬结期、Ⅰ～Ⅱ度冻伤、骨与关节结核初期等。

【组成】新鲜大力子根、叶、梗1.5千克，活白凤仙梗120克，川附、桂枝、大黄、当归、肉桂、官桂、草乌、川乌、地龙、僵蚕、赤芍、白芷、白蔹、白及各60克，川芎120克，续断、防风、荆芥、五灵脂、木香、香橼、陈皮各30克，乳香末、没药末各60克，苏合油120克，麝香30克。

【用法】先以菜油5千克煎大力子、白凤仙，煎枯去滓；次日除后四味外，余药入油内煎枯，去滓滤净；经一夜油冷后称准分量，每500克油加黄丹（炒透）210克，搅拌，熬至滴水成珠，不黏指为度，离火稍冷；将后味研为细末，加入油内搅和。半月后加热烊化，摊布上，贴患处。

漆疮

柳枝膏

【来源】《普济方》卷四〇七。

【主治】漆疮，四肢壮热。

【组成】垂柳枝150克，苦参60克，黄芩30克。

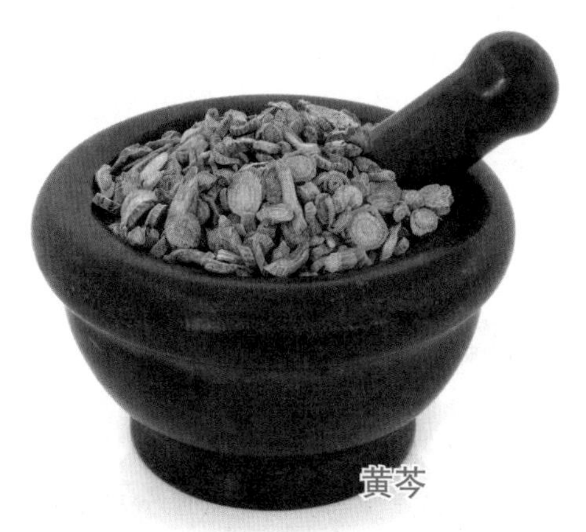

【用法】上药锉为粗末。每用30克，以水500毫升，煎至250毫升，滤去滓，碾入好墨半匙头，拌令匀，再熬成膏，以瓷盒盛，候冷，每用少许，涂于疮上。

疥疮

闾茹散

【来源】《卫生宝鉴》卷十三。

【功用】杀虫止痒。

【主治】疥疮经久不愈者。

【组成】水银3克，好茶6克，

竹茹9克，轻粉少许。

【用法】上药研为细末。每次不拘多少，用油调搽患处。

消毒散

【来源】《疡医大全》卷三十五。

【功用】疏风祛湿，清热解毒。

【主治】风湿热毒，侵袭肌肤，致生疥疮，瘙痒不已。

【组成】金银花、连翘、白蒺藜、荆芥、白芷、牛蒡子、防风、白鲜皮、赤芍药、甘草各等量。

【用法】上药以水煎服。

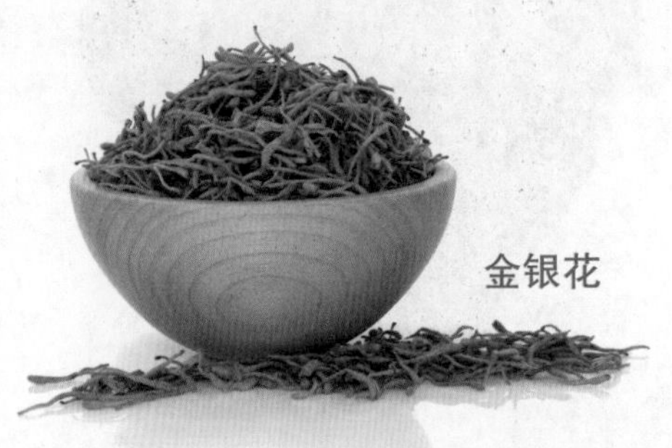

金银花

【加减】日久不愈，加何首乌；干燥，加当归；有热，加黄芩；下部多，加黄柏；小便涩，加木通。

苦参散

【来源】《外科精义》卷下引《野夫多效方》。

【主治】遍身疮疥，经年不效。

【组成】苦参、蔓荆子、何首乌、荆芥穗、威灵仙各等份。

【用法】上药共研为细末。每服6克，空腹以酒调服，一日2服。

【禁忌】服药期间。忌食发风物。

白矾散

【来源】《太平圣惠方》卷六十五。

【主治】疥疮。

【组成】白矾（烧为灰）30克，硫黄（细研）30克，胡粉30克，黄连（去须）45克，雌黄（细研）30克，蛇床子22克。

【用法】上药捣细为散，研匀，以猪膏和成面糊。用时以盐浆水洗，拭干涂之。

扫疥散

【来源】《疡科选粹》卷三。

【主治】疥疮。热疮，遍身疮疖。

【组成】大黄、蛇床子、黄连、金毛狗脊、黄柏、苦参各15克，硫黄、水银（以茶末捣匀）各12克，轻粉3克，雄黄、黄丹各10克，大风子（去壳）、木鳖子（去壳）各15克。

【用法】先将前六味共研为细末，再加入后八味捣匀。用时以生猪油调匀，洗浴后搽疮上。

一上散

【来源】《兰室秘藏》卷下。

【主治】疥癣。

【组成】雄黄（通明，手呵破者）、黑狗脊、蛇床子（炒）、熟硫黄各15克，寒水石18克，斑蝥13个（去翅、足、毛，研碎）。

【用法】雄黄、硫黄、寒水石研碎如粉，次入斑蝥、蛇床子和黑狗脊研

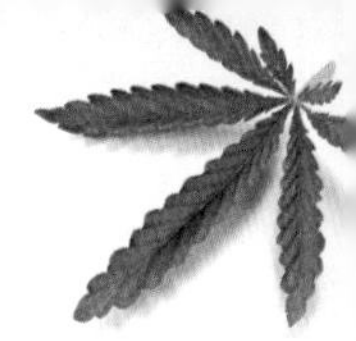

为细末，调匀。先洗疥癣，使泡透去痂，麻油调手中擦热，擦患处，可一上即愈。

一笑散

【来源】《证治准绳·疡医》卷五。

【主治】周身疥癞，瘙痒生疮。

【组成】槟榔、硫黄、藁本、蛇床子、枯矾、五倍子、白胶香各等份。

【用法】上药研为细末。湿者干掺，干者以麻油调敷。

桦皮散

【来源】《太平惠民和剂局方》卷八。

【功用】祛风润燥，杀虫解毒。

【主治】肺脏风毒，遍身疮疥，及瘾疹瘙痒，搔之成疮；又治面上风刺，及妇人粉刺。

【组成】杏仁（去皮、尖，用水250毫升煎至125毫升，取出候冷）、荆芥穗各60克，枳壳（去瓤，用炭火烧存性，取出，于湿纸上令冷）、桦皮（烧灰称）各120克，甘草（炙）15克。

【用法】上药除杏仁外，余药皆研为末；将杏仁别研令极细，次用诸药末徐徐加入研匀。每服6克，食后用温酒调下，日进3服。疮疥甚者，每日频服。

消风散

【来源】《外科正宗》卷四。

【功用】养血祛风，清热燥湿。

【主治】风湿侵淫血脉，致生疮疥，瘙痒不绝，及大人小儿风热瘾疹，遍身云片斑点，乍有乍无者。

【组成】当归、生地、防风、蝉蜕、知母、苦参、胡麻、荆芥、苍术、牛蒡子、石膏各3克，甘草、木通各1.5克。

【用法】上药用水400毫升，煎至320毫升，空腹服用。

藁本散

【来源】《医方类聚》卷一六九引《施圆端效方》。

【功用】止痒除疥。

【主治】疥癣。

【组成】藁本、蛇床子、黄柏各15克，硫黄11克，白矾（生）7.5克，轻粉3克。

【用法】上药研匀，与油蜡和成膏子。擦敷患处。

千金散

【来源】《青囊秘传》。

【主治】疥疮。

【组成】升药底、西丁各适量。

【用法】上药共研为末，用板猪油去膜，和药打烂，裹于布中，不拘时擦之。

疥疮散

【来源】《青囊秘传》。

【主治】疥疮。

【组成】白椒、樟冰、硫黄、槟榔、生明矾各等份。

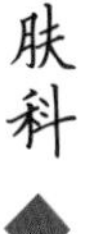

【用法】上药研末。猪油调搽。

加减何首乌散

【来源】《卫生宝鉴》卷九。

【主治】紫白癜风，筋骨疼痛，四肢少力，眼断白人，鼻梁塌陷，皮肤疮疥及手足皲裂，睡卧不稳，步履艰辛。

【组成】何首乌、蔓荆子、石菖蒲、荆芥穗、甘菊花、枸杞子、威灵仙、苦参各15克。

【用法】上药共研为末。每服9克，以蜜茶调服，不拘时。

一擦光

【来源】《串雅内编》卷二。

【主治】疥疮，妇女阴蚀疮，漆疮。

【组成】蛇床子、苦参、芜荑各30克，雄黄15克，枯矾45克，硫黄、轻粉、樟脑各6克，川椒、大风子肉各15克。

【用法】上药共研为末。以生猪油调敷。

绣球丸

【来源】《外科正宗》卷四。

【功用】燥湿解毒，杀虫止痒。

【主治】一切干湿疥癣，脓窠烂疮，皮肤瘙痒，及黄水疮湿烂浸、淫者。

【组成】樟冰、轻粉、川椒、枯矾、水银、雄黄各6克，风子肉100枚（另碾）。

【用法】以上共为细末，同大风子肉，再碾和匀，加柏油30克，化开，将药粉和入搅匀，做成丸子，如龙眼大。用时于疮上擦之。

硫黄丸

【来源】《千金翼方》卷十七。

【主治】脚气，疥疮。

【组成】硫黄150克。

【用法】将硫黄研为细粉。用牛乳1.5升，煮稠制成丸，如梧桐子大，晒干。每次30丸。用酒送服，一日3次。疗效不佳，则渐加至100丸。

椒术丸

【来源】《素问病机气宜保命集》卷中。

【功用】除湿止痒。

【主治】疥疮。

【组成】苍术60克，蜀椒（去目，炒）30克。

【用法】上药共研极细末，醋糊为丸，如梧桐子大。每服20～30丸，空腹时用温酒送下。如小儿病，丸如黍米大。

秦艽丸

【来源】《太平圣惠方》卷六十五。

【功用】祛风燥湿，清热解毒。

【主治】风湿热毒外侵，遍身生疥，干痒，搔之皮起。现用于脓窠疮、慢性湿疹、神经性皮炎、皮肤瘙痒症、寻常性狼疮、盘状性红斑狼疮。

【组成】秦艽（去苗）60克，黄芪（锉）60克，漏芦45克，乌蛇（酒

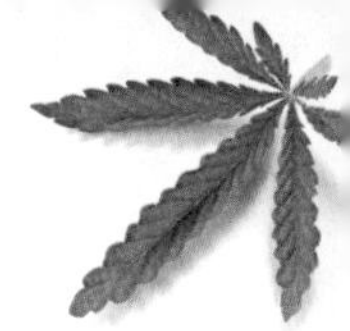

浸，去皮、骨，炙令微黄）120克，防风（去芦头）45克，黄连（去须）45克，苦参（锉）60克，川大黄（锉碎，微炒）60克。

【用法】上药共研为末，炼蜜捣丸，丸如梧桐子大。每次饭后，以温酒送服30丸。

【禁忌】体弱者慎用；孕妇忌服。

参椒汤

【来源】《外科证治全书》卷四。

【主治】疥疮。

【组成】苦参30克，花椒9克。

【用法】用米泔水煎，待温洗之。洗后避风，拭干搽去药渍。

椒艾汤

【来源】《杨氏家藏方》卷十二。

【功用】祛风除湿止痒。

【主治】遍身生疮疥或下部湿痒、脚气等。

【组成】石菖蒲（锉）30克，川椒7.5克，艾叶（锉）7.5克，葱白7克。

【用法】上药用水1.8升，煎数沸，淋洗。

三物浴汤

【来源】《杨氏家藏方》卷十二。

【主治】遍身疮疥瘙痒。

【组成】山牡丹（枯叶）1千克，鹿梨根1千克，生姜500克。

【用法】上药㕮咀。以水50升，煮三五沸，浴之。久患疮疥者，不过三五次浴即可见效。

犀角饮子

【来源】《医宗金鉴》卷七十四。

【主治】砂疥。心经火盛，痒疼色赤者。

【组成】犀角（镑）、赤芍、甘菊花、元参、木通、赤小豆（炒）、石菖蒲各4.5克，甘草（生）3克。

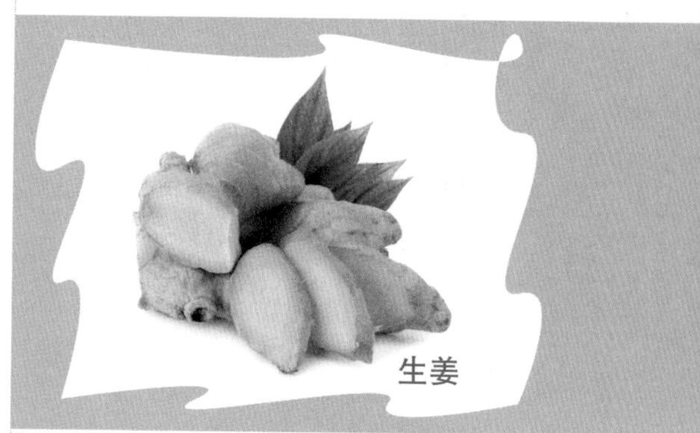

生姜

【用法】上药加生姜3片，用水400毫升，煎至320毫升，温服。

当归饮子

【来源】《重订严氏济生方》。

【主治】心血凝滞，内蕴风热，皮肤疮疥，或肿或痒。

【组成】当归（去芦）、白芍药、川芎各30克，生地黄（洗）、白蒺藜（炒，去尖）、防风、荆芥各30克，何首乌、黄芪（去芦）、甘草（炙）各15克。

【用法】上药㕮咀。每服12克，用水220毫升，加生姜5片，煎至180毫升，去滓温服，不拘时候。

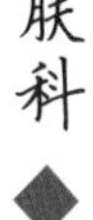

疥灵丹

【来源】《古今医鉴》卷十五。

【主治】疥疮。

【组成】白芷30克，枳壳（麸炒）21克，连翘21克，白蒺藜（炒）30克，羌活21克，栀子（炒）21克，当归21克，荆芥穗21克，苦参（糯米泔浸一日，晒干）60克。

【用法】上药共研为细末，炼蜜为丸，如梧桐子大。每服50丸，温开水送下。

臭灵丹

【来源】《医宗金鉴》卷七十四。

【主治】脓湿疥。

【组成】硫黄末、油核桃、生猪脂油各30克，水银3克。

【用法】上药捣匀成膏，用擦患处。

阴　疮

牡蛎散

【来源】《普济方》卷三〇一。

【主治】阴囊两旁生疮，阴湿水出，奇痒难忍；或两腋、手足心湿汗。

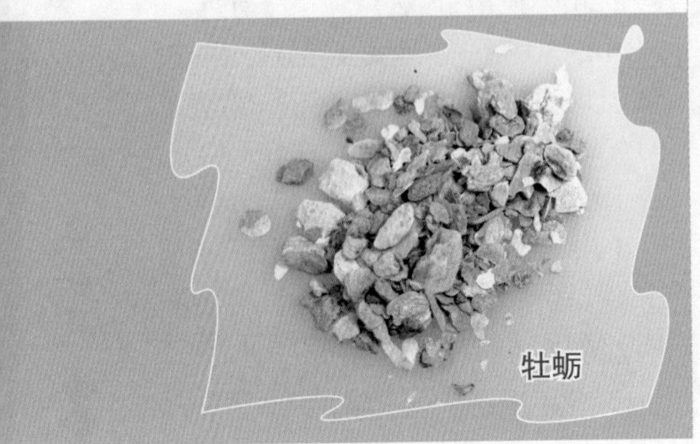

【组成】枯白矾120克，黄丹（炒）60克，牡蛎粉60克。

【用法】上药共研为细末。遇夜睡时，手捏药于痒痛处擦之，不一时又擦之。三四次后顿减。次夜再擦，虽大减又擦。后日自然平复。如腋汗者顿擦即可。脚汗先擦大减，又擦后装药于靴，或鞋底上、脚板上涂药，或缠脚裹之亦可。

蓝叶散

【来源】《仁斋直指》卷二十四。

【主治】诸丹发热赤肿。

【组成】白芷、柴胡、知母、杏仁（去皮）、川芎、赤芍药、生地黄、川升麻、干葛、生甘草各7克，烂石膏、栀子仁各3.75克，蓝叶（晒干）7.5克。

【用法】上药锉细。每次4.5克，以水煎服。

【加减】热甚，加黄芩、玄参。

天疱疮

柏叶散

【来源】《外科方外奇方》卷四。

【主治】天疱疮。

【组成】石柏末4.5克，轻粉3克，雄黄3克，青黛6克，滑石3克，寒水石（煅）6克，银朱4.5克，辰砂1.5克，铅粉6克，侧柏叶末3克。

【用法】上药共研为细末。丝瓜叶汁调涂。

石珍散

【来源】《外科正宗》卷四。

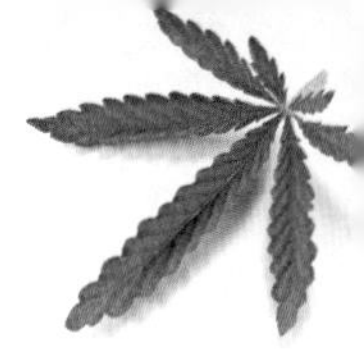

【功用】清热泄火，燥湿止痒。

【主治】天疱疮，日久破烂，疼痛不已，脓水淋漓。现用于急性、亚急性皮炎。

【组成】石膏（煅）、轻粉各30克，青黛、黄柏末各9克。

【用法】上药共研细。先以甘草汤洗净，后以此药掺之，其疼即止。

玳瑁汤

【来源】《奇效良方》卷六十五。

【主治】时行豌豆疮，及赤疮疹子。

【组成】生玳瑁、生犀角各以冷水浓磨汁200毫升。

【用法】同搅令匀，每服50毫升，微温，一日5服为佳。

解毒泻心汤

【来源】《外科正宗》卷四。

【功用】清心解毒。

【主治】心经火旺，酷暑时生天疱，发及遍身者。

【组成】黄连、防风、荆芥、山栀、黄芩、牛蒡子、滑石、玄参、知母、石膏各3克，甘草、木通各1.5克。

【用法】上药加水400毫升，灯芯草20根为引，煎至320毫升，空腹时服。

黄水疮

青蛤散

【来源】《外科大成》卷三。

【功用】清热解毒，燥湿杀虫。

【主治】黄水湿热等疮。

【组成】蛤粉（煅）30克，石膏（煅）30克，轻粉15克，生黄柏15克，青黛9克。

【用法】上药共研为末。先用麻油调成块，次加凉水调稀，将疮洗净，薄涂患处。

川粉散

【来源】《外科大成》卷三。

【主治】月蚀疮及黄水等疮。

【组成】穿山甲（炒）、铅粉（炒）、轻粉（隔纸微炒）各适量。

【用法】上药共研为末。掺患处，干则用麻油调敷。

升麻消毒饮

【来源】《医宗金鉴》卷七十四。

【主治】黄水疮。

【组成】当归尾、赤芍药、金银花、连翘（去心）、牛蒡子（炒）、栀子（生）、羌活、白芷、红花、防风、生甘草、升麻、桔梗（小剂各3克；中剂各5克；大剂各6克）。

【用法】上药用水400毫升，煎至320毫升，空腹服。

【加减】若疮生头面，减去当归尾、红花。

蛇床子汤

【来源】《医宗金鉴》卷六十九。

【功用】清热燥湿，祛风止痒。

【主治】肾囊风，干燥极痒，喜浴热汤，甚起疙瘩，形如赤粟，麻痒，搔破浸淫脂水，皮热痛如火燎。

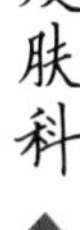

【组成】威灵仙、蛇床子、当归尾各15克，缩砂壳9克，土大黄、苦参各15克，老葱头7个。

【用法】上药以水1升，煎数滚，倾入盆内，先熏，候温浸洗。

浸淫疮

螵蛸散

【来源】《景岳全书》卷五十一。

【主治】湿热破烂，毒水淋漓等疮，或下部肾囊足股肿痛，下疳诸疮。

【组成】海螵蛸（不必浸淡）、人中白（或人中黄、硇砂亦可）各等份。

【用法】上药共为细末。先以百草多煎浓汤，趁热熏洗后，以此药掺患处；如干者，以麻油或熬熟猪油，或蜜水调敷。

【加减】若肿痛甚者，加冰片少许更妙；若湿疮脓水甚者，加密陀僧等份，或煅过官粉亦可，煅制炉甘石更佳。

燥湿丹

【来源】《青囊秘传》。

【主治】浸淫疮。

【组成】蛇床子适量。

【用法】上药研末，干掺患处。

脓疱疮

鲫鱼膏

【来源】《疡医大全》卷七。

【主治】无名肿毒，脓窠疮疖。

【组成】大蛤蟆、活乌背鲫鱼各7个，蓖麻仁360克。

【用法】麻油1千克，同蛤蟆、鲫鱼、蓖麻仁文武火熬枯，滤去滓，熬至滴水成珠，离火，入真轻粉120克，铅粉360克，收藏。临用取膏摊贴。

何首乌汤

【来源】《疡医大全》卷三十五。

【功用】清利湿热，祛风解毒。

【主治】湿热风毒，遍身脓窠，黄水淋漓，肌肉破烂。

【组成】何首乌、黄连、防风、金银花、荆芥、苍术、白鲜皮、甘草、苦参、连翘、木通各等量。

【用法】上药以灯芯为引，水煎服。或为细末，水叠为丸，每服9克，用淡酒送下。

【加减】溏泻，加泽泻；夏热，加栀子、黄芩；身痒，加白蒺藜；脾胃弱者，去苦参，加赤茯苓。

荨麻疹

四圣散

【来源】《阎氏小儿方论》。

【异名】四圣汤（《鸡峰普济方》卷二十四）。

【主治】疮疹出而不快及倒靥。

【组成】紫草茸、木通（锉）、甘草（锉，炒）、枳壳（麸炒，去瓤）、黄芪（切，焙）各等份。

【用法】上药共研为粗末。每服3克，用水250毫升，煎至200毫升，温服，不拘时。

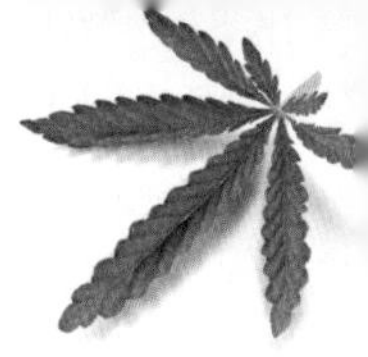

加味败毒散

【来源】《寿世保元》卷四。

【功用】疏风祛湿，凉血解毒。

【主治】风热客于肌肤，气滞血凝，发为瘾疹；感冒风湿，以致发斑者。

【组成】羌活、独活、前胡、柴胡、当归、川芎、枳壳（去瓤）、桔梗、茯苓、人参各15克，薄荷、甘草、白术、防风、荆芥、苍术（米泔水浸）、赤芍、生地黄各1.5克。

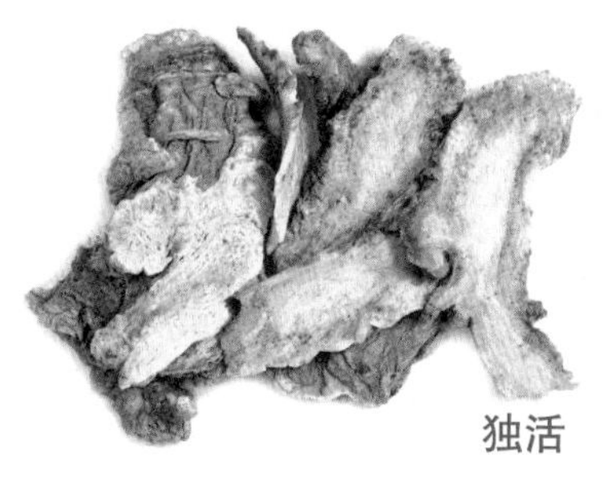
独活

【用法】上锉一剂。加生姜、大枣，水煎，温服。

四物消风饮

【来源】《外科证治全书》卷五。

【主治】素体血虚，风热外客，皮肤游风，瘾疹瘙痒；及劳伤冒风，身热口燥。

【组成】生地黄12克，归身、赤芍各6克，荆芥、薄荷、蝉蜕各4.5克，柴胡、川芎、黄芩各3.6克，生甘草3克。

【用法】以水煎服。

头　癣

黄粉膏

【来源】《圣济总录》卷一八二。

【主治】小儿头上恶疮。

【组成】胡粉、黄连末各30克，水银1克，糯米22粒，赤小豆14粒（和黄连捣）。

【用法】上药研为细末。先将水银于手掌中以唾液研化后，即以麻油调药，与水银和匀，涂疮上。

肥油膏

【来源】《医宗金鉴》卷六十三。

【主治】秃疮初起。

【组成】番木鳖18克，当归、藜芦各15克，黄柏、苦参、杏仁、狼毒、白附子各9克，鲤鱼胆2个。

【用法】用麻油300克，将前药入油内，熬至黑黄色，去滓，加黄蜡36克，溶化尽，用布滤过罐收。每次用蓝布裹于手指，蘸油少许擦疮。

一扫光

【来源】《万病回春》卷七。

【主治】小儿头上肥疮。

【组成】细茶9克（口嚼烂）、水银（入茶内研）3克，牙皂、花椒各6克。

【用法】上为细末。麻油调搽。

苦参洗汤

【来源】《备急千金要方》卷五。

【主治】小儿头疮。

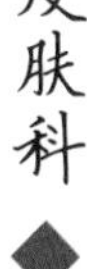

【组成】苦参、黄芩、黄连、黄柏、甘草、大黄、芎䓖各9克，蒺藜子6克。

【用法】上八味，㕮咀。以水600毫升，煮取300毫升，渍布拓疮上，一日数次。

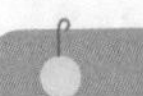

牛皮癣

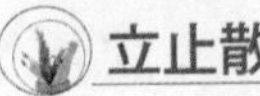

立止散

【来源】《普济方》卷二八一。

【主治】牛皮癣。

【组成】冬瓜皮（烧灰）。

【用法】上药研为末。油调搽癣上。

百部膏

【来源】《医学心悟》卷六。

【主治】牛皮癣。

【组成】百部、蓖麻子（去壳）、白鲜皮、鹤虱、黄柏、当归、生地各30克，黄蜡60克，明雄黄末15克，麻油240克。

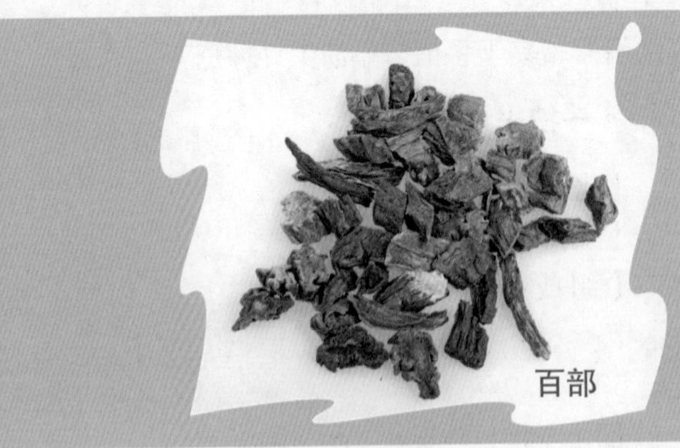

百部

【用法】先将百部等七味入油熬枯，滤去滓，再将油熬至滴水成珠，下黄蜡，至入水不散为度，起锅；将雄黄末和入，候稍冷，倾入瓷钵中收贮，退火备用。用时搽敷患处。

梅毒、下疳

八宝丹

【来源】《种福堂公选良方》卷三。

【主治】广疮结毒。

【组成】真犀黄3克，血珀6克，珍珠6克，冰片3克，滴乳15克，面粉24克，辰砂6克，飞滑石12克。

【用法】上药研为细末。每日调服。

二龙丹

【来源】《疡科纲要》卷下。

【功用】消毒退肿，长肉生肌。

【主治】下疳。

【组成】龙衣2条（大者，烧灰），龙骨15克，鹅管石、海螵蛸（煅）、炉甘石（制飞）各12克，乌芋粉30克，冰片9克。

【用法】上药各为极细末，和匀。用鸡蛋黄熬油调涂。

二灵丹

【来源】《疡疾大全》卷二十四。

【主治】下疳初起流脓。

【组成】儿茶3克，冰片0.9克。

【用法】上药研匀。将疮先用冷茶或甘草汤洗净挹干，以鸡翎将药扫上。

九龙丹

【来源】《外科正宗》卷三。

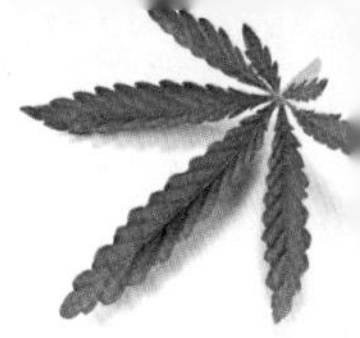

【异名】九龙败毒丸（《经验奇方》卷上）。

【主治】鱼口、便毒，骑马痈，横痃等初起未溃，及梅毒初起，遍身见有红点，或阳物肿痛破烂者。

【组成】儿茶、血竭、乳香、没药、巴豆（不去油）、木香各等份。

【用法】上药研为末，与生蜜调成一块，瓷盒盛之，团成寒豆大的小丸。每服 9 丸，空腹时用热酒适量送下。大便行四五次，再吃稀粥。肿甚者，间日再用一服自消。

炉甘丹

【来源】《疡科纲要》卷下。

【功用】拔毒止痛。

【主治】下疳。

【组成】上炉甘石（煅，黄连汤淬 4 次，拣净，研细，水飞，漂）60 克，上血竭 15 克，海螵蛸（去背）15 克，真轻粉 12 克，乌芋粉 20 克，漂牡蛎粉 30 克。

【用法】上药各研极细，和匀，密贮。掺患处。

广毒至灵丹

【来源】《疡科心得集》卷下。

【主治】梅疮透顶，下疳结毒。

【组成】生大黄（晒研）90 克，生川连（晒研）15 克，广珠 15 克，黄芩（盐水炒）30 克，朱砂 9 克，百部（盐水炒）30 克，核桃夹（盐水炒）30 克，肥皂夹灰 60 克，血余 60 克，骨余（土拌炒）15 克。

【用法】上药研为末，与陈酒搅拌制丸。每日早服 9 克，夜服 6 克，陈酒送下；不吃酒者，夏枯草汤送下。

结毒紫金丹

【来源】《外科正宗》卷三。

【主治】杨梅结毒，筋骨疼痛，日久腐烂臭败，不堪闻者；或咽喉唇鼻破坏，诸药不效者。

【组成】龟板（放炭火上炙焦，用新安酒浆，浓笔蘸浆涂上，反复炙涂 3 次，以焦黄为末）60 克，石决明（煅红，童便内渍之，为末）、朱砂（明亮者，为末）各 6 克。

【用法】共再碾极细，烂米饭为丸，如麻子大。每服 3 克，量病上下，食前后服。筋骨疼痛者酒下；腐烂者土茯苓汤下。

卫生宝丹

【来源】《惠直堂经验方》卷一。

【主治】痈疽，发背，疔疮，无名肿毒，杨梅，痔疮，打扑损伤，蛇、蝎、疯犬咬伤；伤寒，瘟疫发狂，喉风；赤白痢疾，霍乱吐泻；小儿急慢惊风，五疳五痢。

【组成】山慈姑、川文蛤、红芽大戟、千金子各 60 克，麝香、西牛黄、珍珠、明雄黄、滴乳香（去油）、没药（去油）、朱砂琥珀（蜜珀不用）、丁香、沉香各 9 克，金箔 10 贴。

【用法】上药研为细末，糯米粉

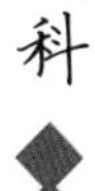

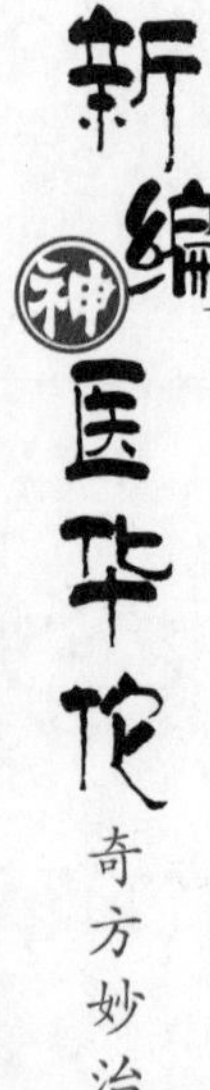

煮糊，木臼捣，印锭，每重3克。每服1锭，重者连服2锭。取通利后，以温粥补之。痈疽、外伤等以酒磨服或调服；伤寒、瘟疫、喉风以薄荷汤冷磨服；霍乱、痢疾以姜汤磨服；小儿惊风、疳积以薄荷浸水磨浓汁加蜜服。

【禁忌】孕妇忌服。

五宝散

【来源】《医宗金鉴》卷六十九。

【功用】清热解毒，祛腐消痰。

【主治】疳疮。

【组成】石钟乳12克，朱砂3克，珍珠（豆腐内煮20分钟取出）6克，冰片3克，琥珀6克。

【用法】各研极细，和一处再研数百转，瓷罐蜜收。用药6克，加飞罗面24克，再研和匀，每用土茯苓500克，水2升，煎至1.25升，滤去滓，分5次服，每次加五宝散0.3克和匀，量病上下服，每日用10次。如鼻子溃烂，每日土茯苓内加辛夷9克煎服，引药上行。

【禁忌】服药期间，忌食海腥，羊、牛、鹅肉，火酒，煎炒；戒房事等。

波斯散

【来源】《青囊秘传》。

【主治】下疳梅毒。

【组成】珍珠9克，冰片6克，麝香、炙乳香、炙没药、儿茶、朱砂、轻粉各3克。

【用法】上药共为细末。用人乳或猪脊髓调搽。

【加减】痛，加血竭3克；痒，加枯矾少许；热，加牛黄9克，青黛3克；毒甚，加象牙屑、制甘石；瘀痛，加大土鳖3个；沿开，加龙骨少许；蚀去下体龟头者，加龟头1个。

【附注】或猪脊髓调搽亦可，原文脊髓前无“猪”字，据习用加。

儿茶散

【来源】《疡医大全》卷二十四。

【主治】下疳。

【组成】铜绿适量（煅红，放地上冷定，又煅又冷定，研细），儿茶适量。

【用法】上药研细和匀。外掺用。

黄柏散

【来源】《杂病源流犀烛》卷二十八。

【主治】下疳。

【组成】黄柏9克（猪胆汁炙），橄榄核（烧存性）、陈螺蛳（烧存性）各6克，儿茶、轻粉各4.5克。

【用法】上药研为细末。先以甘草水洗净患处，再以药末掺之。

博金散

【来源】《外科精义》卷十九。

【功用】燥湿消肿，化腐生肌。

【主治】下疳，臭烂肿痛。

【组成】白矾、密陀僧各15克（白矾与密陀僧同为末，相和于砂锅内，火上炮汁尽）、白垩6克，黄丹、轻粉各3克，乳香1.5克，麝香少许。

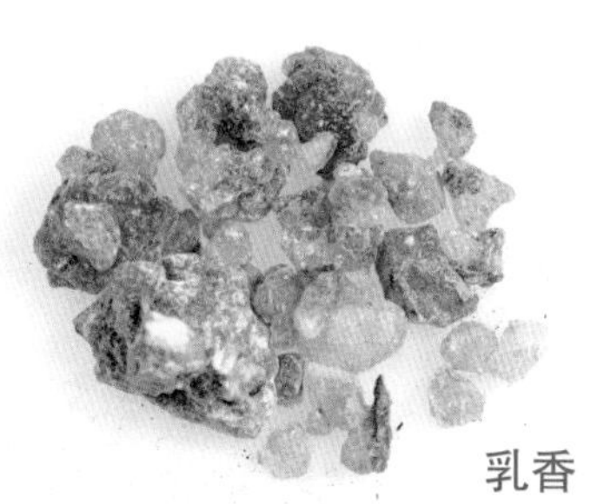
乳香

【用法】上为细末。先须另用槐枝、葱白、盐、甘草熬汤，淋洗2小时，拭干，掺上上药。每用药，先须洗浴，然后掺药，严重者三五次即愈。

黑香散

【来源】《疡医大全》卷二十四。

【功用】杀虫止痒。

【主治】男女下疳，腐烂红肿，痛痒难当；及梅毒内蕴，邪火正盛者；并治一切极痒诸疮。

【组成】橄榄核（烧灰存性）。

【用法】上药研为细末。每3克，加冰片0.6克，研匀密贮。用时或干掺，或用麻油、猪胆汁调搽患处。

鹅黄散

【来源】《外科正宗》卷三。

【主治】杨梅疮，溃烂成片，脓秽多而疼甚者。

【组成】石膏（煅）、轻粉、黄柏（炒）各等份。

【用法】上药研为细末。干掺。烂疮即可生疤，再烂再掺，毒尽为度。

鹅黄散

【来源】《医宗金鉴》卷五十一。

【主治】小儿因父母素有杨梅结毒，传染胞胎，初生无皮者。

【组成】黄柏（生）、石膏（煅）各等份。

【用法】上药共研为细末，扑患处。湿则干扑，干则用猪苦胆调搽。内服换肌消毒散。

珍珠散

【来源】《外科正宗》卷三。

【异名】月白珍珠散（《外科大成》卷一）。

【主治】下疳皮损腐烂，痛极难忍；诸疮新肉已满，不能生皮；汤泼火烧，皮损肉烂，疼痛不止者。

【组成】青缸花1.5克（如无，用头刀靛花代之，但不及缸花），珍珠3克（入豆腐内煮数滚，研至极细无声），真轻粉30克。

【用法】上三味，研细如面粉，方收入罐。凡下疳初起皮损，搽之即愈；腐烂疼痛者，甘草汤洗净，猪脊髓调搽。如诸疮不生皮者，用此干掺，即可生皮。又妇人阴蚀痛，或新嫁内伤痛甚者，亦可搽此极效。

翠云散

【来源】《外科正宗》卷三。

【主治】杨梅疮，已服内药，根脚不红，疮势已减者。

【组成】铜绿、胆矾各15克，轻

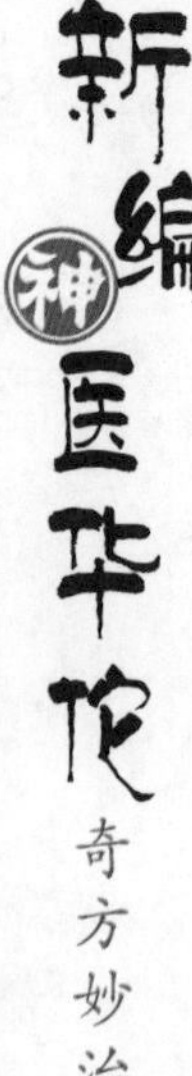

粉、石膏（煅）各30克。

【用法】共研极细末，瓷罐收贮。湿疮干掺，干疮用公猪胆汁调搽，每日1次，连用3日，其疮白干而愈。

紫砂生肌散

【来源】《外科大成》卷四。

【功用】清热解毒，生肌敛疮。

【主治】杨梅疮腐肉已净者。

【组成】朱砂12克（入铜勺内安火上，上盖红炭数块，炙朱砂紫色为度），轻粉6克，冰片6克。

【用法】上药研为细末。每用少许，掺于患处，再以琼花膏盖之。

二子消毒散

【来源】《外科大成》卷二。

【主治】玉茎上生疮，外皮肿胀及杨梅痹等。

【组成】皂角子、肥皂子、僵蚕、蝉蜕、杏仁（去皮、尖）各7个、猪牙皂1条、金银花9克，防风、荆芥、牛膝各3克，猪板油60克，土茯苓15克。

【用法】上药用水1.6升，煎至600毫升，分3次服。

十味淡斋方

【来源】《疡科心得集》卷下。

【主治】下疳广疮，误服轻粉升药，致烂喉塌鼻，遍体骨节酸楚，或腐烂不堪。

【组成】川贝母（去心，生研）30克，白芷（焙）30克，防风（焙）30克，海螵蛸（浸淡，漂净，去甲）30克，当归（炒）30克，川芎（炒）30克，金银花（晒）30克，花粉（晒）30克，半夏（姜汁制炒）30克，南星（姜汁制炒）45克。

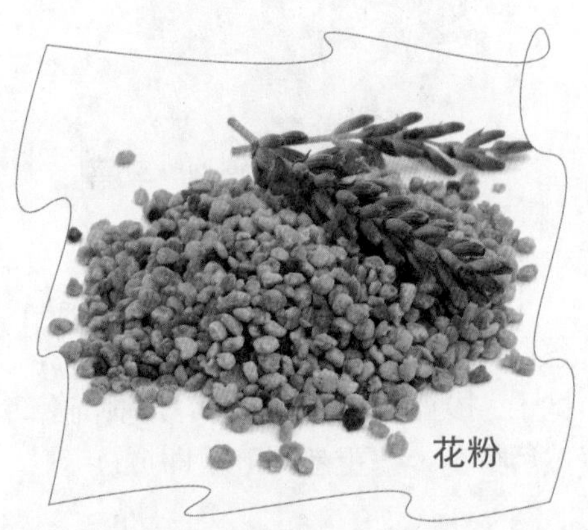

花粉

【用法】各药要囫囵，放瓦盆内炒，用木槌于石臼内打成末，筛净，分作21服，每服15克，每日用鲜土茯苓500克，不见铁器，于石臼内捣碎，放于瓦罐中，用河水3升，煎至1.5升，去滓，下药末15克，再煎至750毫升，早、午、晚各服250毫升。服此药63日收功。

【禁忌】煎药时忌一切金、银、铜、铁、锡器；服药期间，须忌一切盐味。

土萆薢汤

【来源】《景岳全书》卷六十四。

【主治】杨梅疮，瘰疬，咽喉恶疮，痈漏溃烂，筋骨拘挛疼痛。

【组成】土萆薢（即土茯苓）60～90克。

【用法】上药以水600毫升，煎取400毫升，不拘时候，徐徐服之。

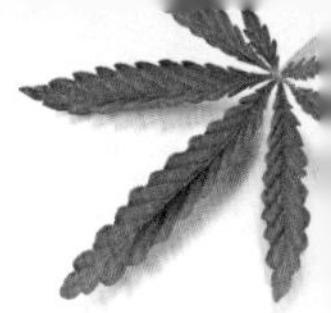

若患久或服攻击之剂致伤脾胃气血，以此一味为主，外加对证之药，无不神效。

萆薢汤

【来源】《外科正宗》卷三。

【主治】杨梅疮结毒，筋骨疼痛，头涨欲破，及已溃腐烂。

【组成】川萆薢6克，苦参、防风、何首乌各15克，威灵仙、当归、白芷、苍术、胡麻、石菖蒲、黄柏各1.8克，羌活、川椒各1.2克，龟板4.5克，红花1克，甘草1.5克。

【用法】用水400毫升，煎至320毫升，临服入酒适量，病在上，食后服；病在下，空腹时服。

搜风解毒汤

【来源】《本草纲目》卷十八。

【主治】杨梅结毒，初起结肿，筋骨疼痛；及服轻粉药后筋骨挛痛，瘫痪不能动者。

【组成】土茯苓12克，薏苡仁、金银花、防风、木通、木瓜、白鲜皮各6克，皂角子5克。

【用法】上药用水400毫升，煎至200毫升，温服，一日3次。病深者月余，病浅者半月即愈。

【禁忌】服药期间，忌食清茶、牛、羊、鸡、鹅、鱼肉、烧酒、面等，戒房事。

【加减】若气虚，加人参10克；血虚，加当归10克。

千里光明汤

【来源】《寿世保元》卷九。

【主治】杨梅疮毒邪陷伏，延溃不能杜绝，手足心皮干枯类似白鹅掌风，筋骨疼痛，并起风块者。

【组成】青木香、黄连、黄柏、黄芪、荆芥、防风、苦参、苍耳子、蛇床子、羌活、升麻、麻黄、甘草各15克，鸡肠草（焙）、冬青叶（焙）各适量。

【用法】上作一剂。用布包，水煮，于无风处浴洗，凉了再加热。出微汗拭干。

【附注】原书用本方治上证，同时以托里解毒汤内服。

清肝渗湿汤

【来源】《外科正宗》卷三。

【主治】阴囊玉茎潮湿肿胀，坠重作痛，小便不利。

【组成】苍术、白术、茯苓、山栀、厚朴、泽泻、陈皮、木通、天花粉、昆布各3克，甘草1.5克，木香0.9克，川芎、当归各1.8克。

【用法】用水400毫升，煎至320毫升，空腹时服。

【加减】局部色红灼热者，加黄连、龙胆草各2.1克。

清肝渗湿汤

【来源】《外科正宗》卷三。

【主治】肝经湿热下注，致成囊痈，阴囊红肿，发热焮痛，小便不利。

【组成】川芎、当归、白芍、生地、

柴胡、龙胆草、山栀、天花粉、黄芩各3克，泽泻、木通、甘草各1.5克。

【用法】上药用水400毫升，加灯芯草20根，煎至320毫升，空腹时服。

清肝渗湿汤

【来源】《外科正宗》卷四。

【主治】肝经郁滞，湿火下注，阴部肿痛，时或作痒。

【组成】川芎、当归、白芍、生地、山栀、黄连、连翘、龙胆草各3克，柴胡、泽泻、木通各2克，滑石6克，芦荟1.5克，甘草0.9克，防风2.4克。

【用法】上药用水400毫升，加淡竹叶20片，灯芯20根，煎至320毫升，空腹时服。

己字化毒丸

【来源】《疮疡经验全书》卷六。

【主治】梅疮毒结于脾胃二经，外发小块，肌肉蛀烂蔓延，或发大块破溃，或手足生鹅掌风癣，或传他经致生别病。

【组成】牛黄、牙皂各1.5克，木香6克，生牛乳3克，乳香、没药各5.1克，穿山甲、白鲜皮、朱砂、雄黄、月月红各4.5克，熟大黄、僵蚕各6克，血竭5.1克。

【用法】上药研为末，用神曲末15克打糊为丸，如梧桐子大，另研朱砂为衣。每早空腹服13丸，晚服9丸，人参煎汤送下，砂糖汤亦可。病去药减，如余毒未尽，药不可撤。百日内勿使大劳大怒，顺时调理。

苓姜饮

【来源】《仙拈集》卷四。

【主治】杨梅结毒，及玉茎烂完者。

【组成】土茯苓500克，生姜120克。

【用法】分数次煎服，10日内即愈。其溃处以药汁调面糊敷之。

莹珠膏

【来源】《医宗金鉴》卷六十二。

【功用】祛腐，定痛，生肌。

【主治】溃疡，杨梅疮，臁疮，下疳。

【组成】白蜡90克，猪脂油300克，轻粉（研粉）45克，樟冰（研末）45克。

【用法】先将白蜡、猪脂油熔化，离火候温，入轻粉、樟冰搅匀，候稍凝，再入冰片末3克，搅匀成膏，罐收听用。凡用先将甘草、苦参各9克，水煎，洗净患处，再贴此膏。

【加减】杨梅疮，加红粉6克；顽疮、乳癌，加银朱30克；臁疮，加水龙骨9克或龙骨12克。

琼花膏

【来源】《外科大成》。

【功用】祛风除湿，清热解毒。

【主治】杨梅疮并结毒，筋骨疼痛；及一切腰腿疼痛，诸毒恶疮。

【组成】闹羊花根皮45克，五加皮、归身各60克，威灵仙30克，防风、荆芥、元参、花粉各45克，

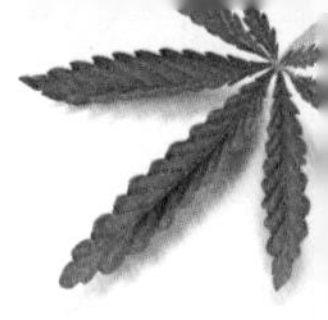

甘草 30 克。

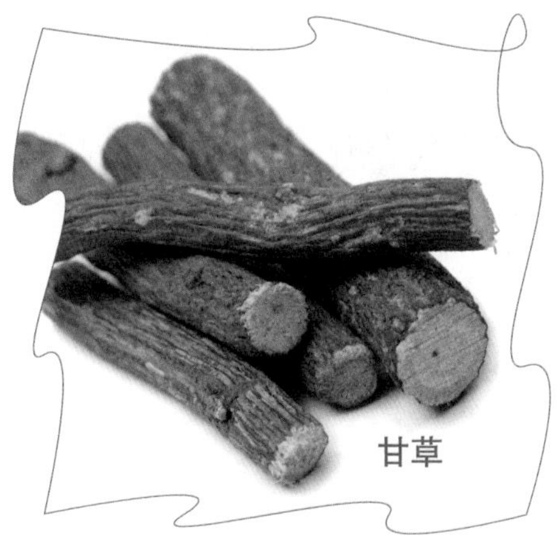
甘草

【用法】上药用真麻油 1.5 千克浸，煎如法，再用铅粉收膏，退火毒 7 日后可用。摊贴患处。

紫金膏

【来源】《外科大成》。

【主治】杨梅结毒，溃烂顽硬，脓水淋漓。

【组成】红矾、松香各等份。

【用法】上药研为细末，加麻油调敷。临敷前先用苍术 30 克，川椒 9 克，煎水熏洗患处，然后敷药，盖油纸，再以绢条扎紧，3 日一换。

紫金膏

【来源】《梅氏验方新编》卷七。

【主治】臁疮溃久，其色紫黑；杨梅结毒，腐烂作臭，脓水淋漓。

【组成】红矾、皂矾（煅）、净松香各 60 克。

【用法】上药共研细末，加麻油调成膏。用时先以葱、艾汤洗患处，拭干，再厚涂此膏，上盖油纸，3 日一洗换。

解毒紫金膏

【来源】《外科正宗》卷三。

【主治】杨梅结毒，腐烂作臭，脓水淋漓，诸药不效者；兼治诸毒顽臁等疮。

【组成】细块红矾、明净松香各 500 克。

【用法】共碾极细末，麻油调稠。先将患处用熏洗结毒方洗净，搽上此药，油纸盖上，以软布条扎紧。毋令血行，3 日一换；如无熏洗结毒方，只煎葱、艾、甘草等汤俱可洗换。

【禁忌】愈后忌吃煎炒发物。

【附注】熏洗结毒方，见《外科正宗》卷三。

汗　斑

除风散

【来源】《圣济总录》卷十八。

【主治】紫癜风。

【组成】防风（去叉）、蝎梢（炒）各 30 克，白花蛇头 2 枚（酒浸，炙）。

【用法】上药捣碎为散。每服 1 ~ 2 克，温酒调下。

五神散

【来源】《外科证治全书》卷四。

【主治】紫白癜风。

【组成】雄黄、硫黄、黄丹、密陀僧、天南星各等量。

【用法】上药共研为细末。先用葱

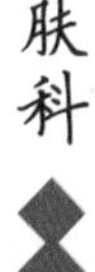

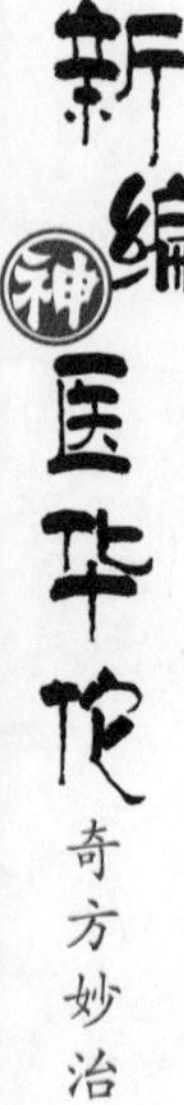

搽患处，再用姜蘸药末搽之。

密陀僧散

【来源】《外科正宗》卷四。

【主治】汗斑。

【组成】硫黄、雄黄、蛇床子各6克，石黄、密陀僧各3克，轻粉1.5克。

【用法】上药共研为末。以醋调和，搽患处。

醋石榴丸

【来源】《太平圣惠方》卷二十四。

【主治】紫癜风。

【组成】酸石榴7颗（去皮，置于一瓷盆子内盛，随炊饭甑上蒸之令烂，即绞取汁），冬消梨20颗（去皮、核，研，绞取汁），羌活30克，犀角屑15克，防风（去芦头）30克，干薄荷叶30克，茺蔚子15克，白附子（炮裂）15克，苦参（锉）15克，人参（去芦头）30克，乌喙（炮裂，去皮、脐）15克。

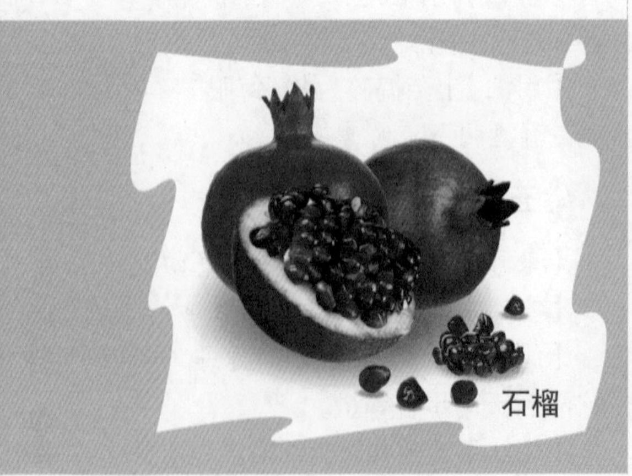

石榴

【用法】上药，捣碎为末，取前二味，煎如膏，和丸如梧桐子大。每服不拘时候，以温酒调下20丸。

雀　斑

玉盘散

【来源】《疡医大全》卷十二。

【主治】雀斑，粉刺。

【组成】白牵牛、甘松、香附、天花粉各30克，藁本、白蔹、白芷、白附子、宫粉、白及、大黄各15克。

【用法】用肥皂500克捶烂，与上药和匀。每日擦面，有效。

改容丸

【来源】《医学心悟》卷六。

【主治】风热上攻，致患雀斑、粉刺。

【组成】大贝母（去心）、白附子、防风、白芷、菊花叶、滑石各15克。

【用法】上药共研为细末，用大肥皂10荚，蒸熟去筋膜，捣和药为丸，早晚洗面。

犀角升麻丸

【来源】《医宗金鉴》卷六十三。

【主治】雀斑，粉刺。

【组成】犀角45克，升麻30克，羌活30克，防风30克，白附子15克，白芷15克，生地黄30克，川芎15克，红花15克，黄芩15克，甘草（生）7.5克。

【用法】上药各研为细末，和匀，蒸饼为小丸。每服6克，空腹、临卧

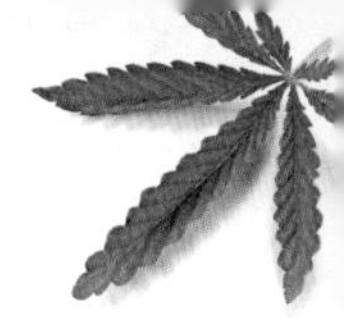

时用清茶送服。

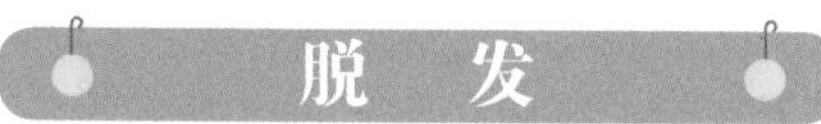

脱发

生发膏

【来源】《备急千金要方》卷十三。

【异名】甘松膏（《普济方》卷四十八）。

【功用】祛风生发。

【主治】头中风痒，白屑。

【组成】蔓荆子、附子、细辛、续断、皂荚、泽兰、零陵香、防风、杏仁、藿香、白芷各60克，松叶、石南各90克，莽草30克，松膏、马鬐膏、猪脂各1.8升，熊脂1.2升。

【用法】上药㕮咀，以清醋1.8升渍药一夜，天明以马鬐膏等微火煎，三上三下，以白芷色黄膏成。外用泽发。

二仙丸

【来源】《古今医鉴》卷九。

【主治】头发脱落。

【组成】侧柏叶240克（焙干），当归（全身）120克。

【用法】上药忌铁器，共研末，以水调和为丸，如梧桐子大。每服50～70丸，早、晚各一服，以黄酒或盐汤送服。

洗发菊花散

【来源】《御药院方》卷八。

【主治】头发干燥、脱落。

【组成】甘菊花60克，蔓荆子、干柏叶、川芎、白皮桑根（去粗皮，生用）、白芷、细辛（去苗）、旱莲草（根、茎、花、叶）各30克。

【用法】上药以粗筛碾碎。每次用药60克，浆水750毫升，煎至500毫升，去滓。洗发。

鸡眼

鸡眼膏

【来源】《疡医大全》卷二十七。

【主治】鸡眼。

【组成】荸荠（线穿阴干）、火丹草（阴干）、蟾酥、蓖麻子、桃仁、穿山甲、三棱、红花、莪术、天南星各6克，鳝鱼血100毫升（阴干，为末），鸡肫皮（不见水）10个，河豚眼（阴干）10枚，虎耳草（阴干）、阿魏各4.5克，麝香0.9克，麻油180克，飞黄丹90克。

【用法】熬膏。将鸡眼修净，摊贴。

酒渣鼻

疏风散

【来源】《杂病源流犀烛》卷二十三。

【主治】酒糟鼻。

【组成】防风、荆芥、薄荷、黄芩、甘草、赤芍、归尾、灯芯、蒺藜各适量。

【用法】上药以水煎服。

【功用】疏风祛湿。

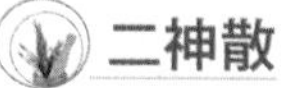

二神散

【来源】《景岳全书》卷六十。

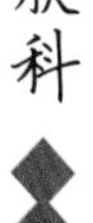

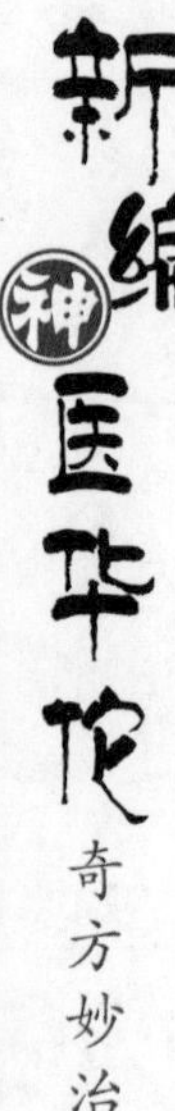

【主治】赤鼻日久不愈。

【组成】大黄、朴硝各等份。

【用法】上药共研为末。调涂鼻上。

清血散

【来源】《杏苑生春》卷六。

【主治】酒糟鼻。

【组成】当归、川芎、白芍药、黄芩（中枯者）、熟地各3克（以上均用酒浸），茯苓、陈皮各2.4克，生甘草、红花（酒浸）各1.5克，生姜3片。

【用法】上药㕮咀。水煎，调入五灵脂末少许，空腹时热服。

【加减】气弱，加黄芪（酒焙）3克。

凉血四物汤

【来源】《医宗金鉴》卷六十五。

【功用】凉血调荣，散瘀化滞。

【主治】胃火熏肺，鼻部血液瘀滞所生的酒糟鼻。

【组成】当归、生地、川芎、赤芍、黄芩（酒炒）、赤茯苓、陈皮、红花（酒洗）、甘草（生）各3克。

【用法】上药用水400毫升，姜3片，煎至320毫升，加酒20毫升，调五灵脂末6克，热服。

通窍活血汤

【来源】《医林改错》卷上。

【功用】活血通窍。

【主治】头发脱落，眼疼白珠红，酒糟鼻，久聋，紫白癜风，牙疳，妇女干血痨，小儿疳证等。

【组成】赤芍3克，川芎3克，桃仁（研泥）9克，红枣（去核）7个，红花9克，老葱（切碎）3根，鲜姜（切碎）9克，麝香（绢包）0.15克。

【用法】用黄酒250毫升，将前七味煎至150毫升，去滓，将麝香入酒内，再煎二沸，临睡前服用。

腊脂膏

【来源】《外科启玄》卷十二。

【主治】肺风疮，酒糟鼻。

【组成】大风子肉20个，木鳖子肉20个，轻粉1.5克，枯矾1.5克，水银3克。

【用法】上药共研为末。用腊月猪脂调搽面上。一夜即愈。

栀子仁丸

【来源】《重订严氏济生方》。

【主治】肺热，鼻发赤瘰，名酒糟鼻。

【组成】栀子仁。

【用法】熔黄蜡等份，和为丸，弹子大。空腹时用茶酒嚼下。

清肺饮子

【来源】《古今医鉴》卷九。

【功用】清肺祛风。

【主治】酒糟鼻，鼻头发红，甚则延及鼻翼，皮肤变厚。

【组成】山茶花60克，黄芩60克，胡麻仁60克，山栀子60克，连翘30克，薄荷90克，荆芥30克，芍药30克，防风30克，葛花60克，

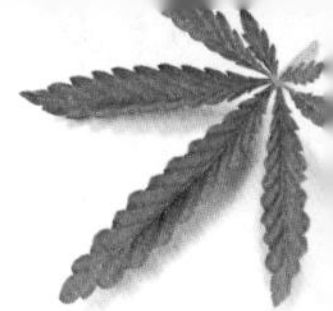

苦参 60 克，甘草 60 克。

【用法】上药共研为末。以清茶调服，每次 9 克。

粉　刺

颠倒散

【来源】《医宗金鉴》卷六十五。

【异名】二黄散（《医宗金鉴》卷七十二）。

【主治】肺风粉刺，面鼻疙瘩，赤肿疼痛。

【组成】大黄、硫黄各等份。

【用法】上药共研为细末，共合一处，再研匀，以凉开水或茶叶水调敷；或以药末直接撒布患处；也可以适量药末加水冲洗患处。

苦参汤

【来源】《外科正宗》卷四。

【主治】痤痱疮，痒疼难睡。

【组成】苦参 120 克，大菖蒲 60 克。

【用法】水煎数滚，临洗和入 4 ~ 5 具公猪胆汁，淋洗患处。

【禁忌】愈后避风，忌食发物。

枇杷清肺饮

【来源】《外科大成》卷三。

【主治】肺风酒刺。

【组成】枇杷叶、桑白皮（鲜者更佳）各 6 克，黄连、黄柏各 3 克，人参、甘草各 1 克。

【用法】上药用水 300 毫升，煎至 200 毫升，空腹饮服。

痱　子

凉肌粉

【来源】《小儿卫生总微论》卷三。

【主治】夏日遍身生赤痱子。

【组成】白芷、枫叶、藁本、苦参、黄连各等份。

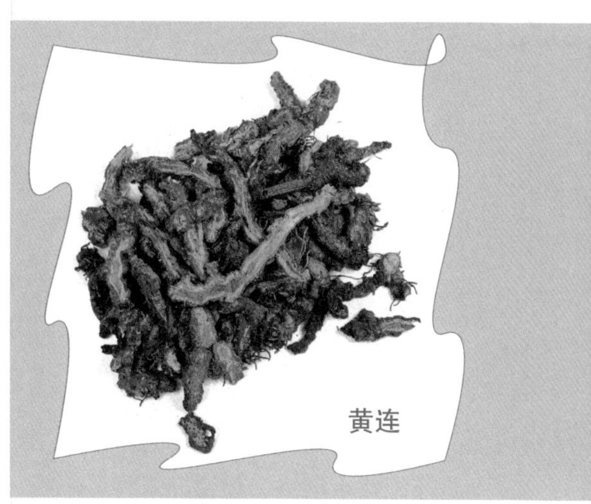

黄连

【用法】上药共研为细末。每用 9 克，以蛤粉 2 大块，同研匀细，入生绢袋内，每次洗浴后，扑于身上。

鹅黄散

【来源】《外科正宗》卷四。

【功用】止痛收干。

【主治】痤痱疮作痒，抓之皮损，随后又疼者。

【组成】绿豆粉 30 克，滑石 15 克，黄柏 9 克，轻粉 6 克。

【用法】上药共研为细末。以软绢帛蘸药扑于患处。

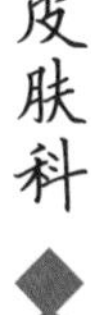

狐臭

蜘蛛散

【来源】《三因极一病证方论》卷十六。

【主治】腋臭。

【组成】大蜘蛛1个（用黄泥、赤石脂少许，捣罗极细，加盐少许，杵制为窠，置蜘蛛在内，烧令通红，候冷剖开）。

【用法】上一味，研为细末，入轻粉0.25克，用酽醋调成膏，临卧敷腋下。

五香散

【来源】《外科正宗》卷四。

【功用】芳香辟秽。

【主治】狐臭。

【组成】沉香、檀香、木香、零陵香各9克，麝香1克。

【用法】上药共研为细末。每次用0.15克，水调，搽擦腋下，3日一次。或用药末6克盛绢袋内，挂腋下。

青木香散

【来源】《医心方》卷四引《范汪方》。

【主治】腋臭。

【组成】青木香60克，附子30克，白灰30克，矾石15克。

【用法】上药合捣为粉。掺腋下。

湿香

【来源】《备急千金要方》卷六。

【主治】体臭。

【组成】沉香1.22千克，甘松、檀香、雀头香（或藿香）、甲香、丁香、零陵香、鸡骨煎香各100克，麝香71克，熏陆香97.5克。

【用法】上药共研为细末。临用时以蜜和。预和不中用。

六物胡粉膏

【来源】《医心方》卷四引《小品方》。

【主治】腋下及手足心、阴下、股里恒如汗湿，其气甚臭者。

【组成】干商陆30克，干枸杞白皮15克，干姜15克，滑石30克，甘草15克，胡粉30克。

【用法】上药共研为末。以苦酒涂腋下，微汗出，易衣复更著之，不过3次便愈。或一岁复发者，复涂之。不可多涂。

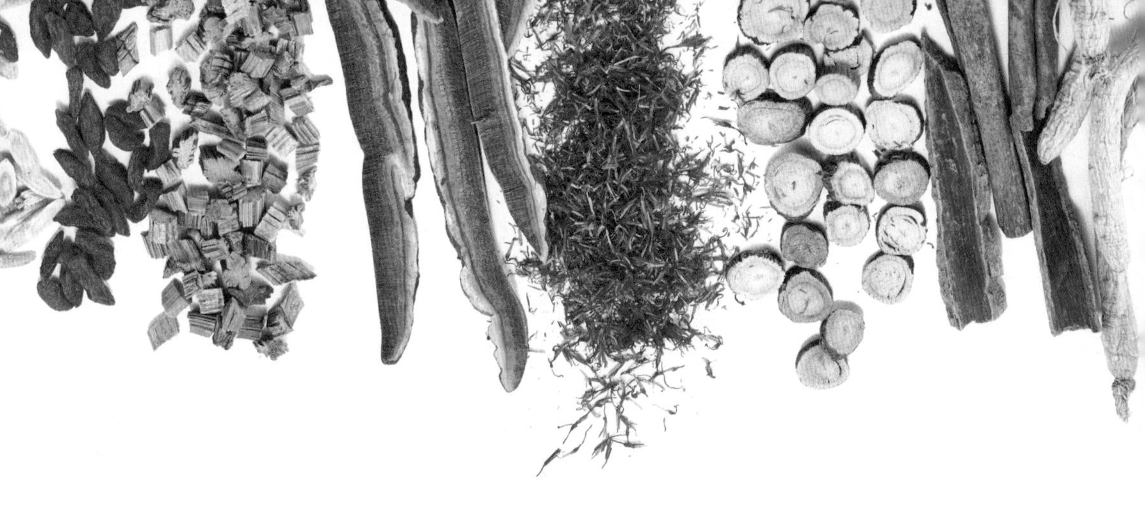

外伤科

烧烫伤

止痛膏

【来源】《太平圣惠方》卷六十八。

【主治】汤火所损，夜昼热痛。

【组成】羊脂22.5克，猪脂22.5克，松脂22.5克，蜡15克。

【用法】取猪、羊脂于铫子内，以肥松节点火，煎3～5沸，下松脂及蜡令熔，搅和，倾于新瓷器内盛。涂患处，一日2～3次。

薤叶膏

【来源】《圣济总录》卷一三四。

【主治】汤火所伤，局部热痛。

【组成】薤叶（半和白用）、赤石子各30克。

【用法】上药二味，捣研如泥，敷疮上。永无瘢痕。

清烟膏

【来源】《古今医鉴》卷十六。

【主治】烫伤，烧伤。

【组成】鸡蛋清、京墨各等份。

【用法】以鸡蛋清磨京墨涂患处。上用三层湿纸覆盖，则不起泡。冷如冰，见效。

麻子膏

【来源】《证治准绳·疡医》卷十六。

【主治】烧伤、烫伤，皮肉烂坏者。

【组成】麻子（取仁，碎）100克，柏白皮、柳白皮、山栀子（碎）、白芷、甘草各60克。

【用法】上药锉细。以猪脂500克，煎三上三下，去滓。涂疮上，每日3次。

四顺清凉饮

【来源】《外科正宗》卷四。

【主治】汤泼火烧，热极逼毒入里，或外被凉水所汲，火毒内攻，致生烦躁，内热口干，大便秘实。

【组成】连翘、赤芍、羌活、防风、当归、山栀、甘草各3克，大黄（炒）6克。

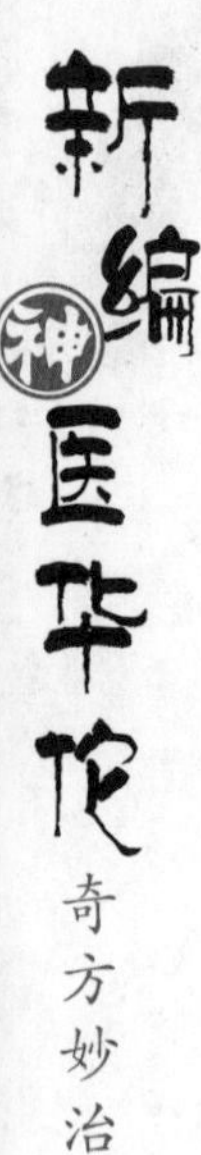

【用法】上药用水400毫升，加灯芯20根，煎至240毫升，空腹时服。

蛇虫咬伤

椒黄敷方

【来源】《圣济总录》卷一四八。

【主治】毒蛇咬伤，迷闷不省人事。

【组成】闭口椒30克（为末），苍耳苗150克（为末），生姜汁50毫升，硫黄15克（为末）。

【用法】上四味，和匀。敷患处。

雄黄消毒膏

【来源】《卫生宝鉴》卷二十。

【主治】蝎螫痛不可忍。

【组成】矾30克（生），雄黄、信石各15克，巴豆9克，黄蜡15克。

【用法】上药共研为末。将蜡熔化，入药末在内，搅匀，制成锭子，如枣子大。每次用时，将锭子于热焰上炙开，滴于患处，其痛立止。

跌打损伤

夺命丹

【来源】《伤科补要》卷三。

【主治】重伤险证，脏腑蓄瘀。现用于头部外伤所致的昏迷及骨折等早期重伤。

【组成】归尾90克，桃仁90克，血竭15克，地鳖虫45克，儿茶15克，乳香30克，没药30克，自然铜60克，红花15克，大黄90克，朱砂15克，骨碎补（去毛）30克，麝香1.5克。

【用法】上药共研为细末，用黄明胶烊化为丸，每丸重9克。每服1丸，陈酒磨开冲服，每日3～4次。

寻痛丸

【来源】《世医得效方》卷十八。

【功用】行气止痛，活血散瘀。

【主治】跌打损伤，痛不可忍。

【组成】草乌（去皮、尖，生用）、乳香（火熨）、没药（火熨）、五灵脂各90克，生麝香少许。

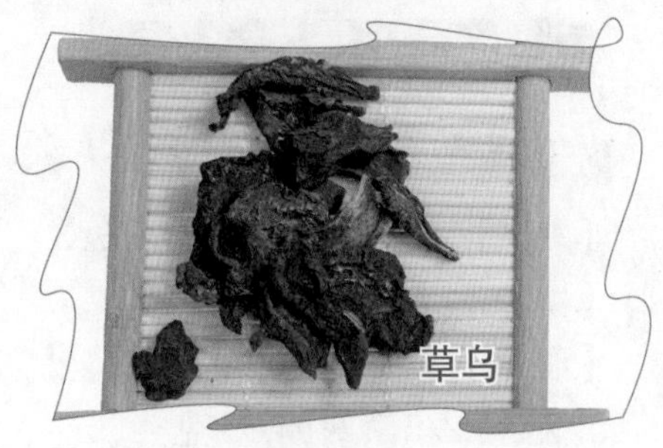
草乌

【用法】上药共研为末，酒糊为丸，如指头大，朱砂15克，研末为衣。每服1丸，薄荷、生姜研汁磨化服。

红膏药

【来源】《证治准绳·疡医》卷六。

【主治】仗疮及臁疮。

【组成】黄丹（飞砂）60克，乳香、没药、儿茶、血竭、朱砂、樟脑、水银各3克，麝香、冰片各0.3克，黄蜡、水牛油、猪油各30克。

【用法】先将黄蜡熔化，次入猪油、水牛油和匀，候冷将诸药末投入，搅匀，油纸摊贴；臁疮作隔纸膏贴敷。

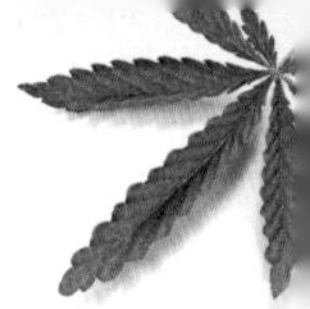

当归饮

【来源】《世医得效方》卷五。

【主治】跌打损伤；肺受风寒而为咳嗽，甚则咳吐黑血。

【组成】大黄、苏木、生干地黄、当归、赤芍药各等份。

【用法】上药共研为末。每次9克，温酒调服。

芎䓖汤

【来源】《圣济总录》卷一四四。

【异名】桂芎汤（《圣济部录》卷一四四）。

【主治】妇人月经不调以及跌扑损折属瘀血内结者。

【组成】川芎、大黄（生）、肉桂（去粗皮）、庵闾子、朴硝各30克，荷叶10片（烧灰）。

【用法】上六味，共研为粗末。每服6克，用水150毫升，煎至100毫升，去滓温服。

定痛和血汤

【来源】《伤科补要》卷三。

【功用】活血，祛瘀，止痛。

【主治】损伤瘀血疼痛，痛处固定，刺痛，拒按，局部多有青紫瘀斑或瘀肿，舌质紫暗，脉细而涩。

【组成】乳香、没药、红花、当归、秦艽、川断、蒲黄、五灵脂、桃仁各等份。

【用法】上药以水、酒各半煎服。

夺命散

【来源】《重订严氏济生方》。

【主治】金疮打仆，内积瘀血，心腹疼痛，大小便不通气绝欲死者。

【组成】水蛭（用石灰慢火炒令焦黄色）15克，大黄30克，黑牵牛60克。

【用法】上药共研为细末。每服9克，热酒调下。半小时后，再用热酒调服牵牛末6克。服后当下瘀血，成片成块，恶血尽即愈。

当归散

【来源】《理伤续断方》。

【主治】跌打伤损，皮肉破碎，筋骨寸断，气血瘀滞，壅结成肿；或痈疽疼痛难忍；或中风瘘痹，手足不随，筋骨挛缩；或劳役所损，肩背四肢疼痛。

【组成】泽兰、川当归各300克，芍药、白芷、川芎、肉桂（去粗皮）各150克，川续断300克，牛膝300克，川乌、川椒（去目）各90克，桔梗、甘草各120克，白杨皮（不用亦可）、细辛各150克（以上俱要净称）。

【用法】上药共研为极细末。每服6克，热酒调下。

复元散

【来源】《痘疹传心录》卷十八。

【主治】小儿扑跌损伤，瘀凝不散，寒热疼痛，举动不能。

【组成】土鳖虫不拘多少（用壁喜巢包虫在内，以苧麻线缚定，将黄泥包封，火煅），红花（为末）1.5克，

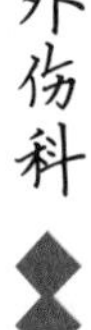

大仙人柴（火煅，醋淬，为末）1.5克，古文钱（火煅，为末）3克，自然铜（煅3次，为末）1.5克，乳香、没药各1.5克（为末）。

【用法】上药研细和匀。每服0.6克，空腹时用好酒调下，小儿用0.3克。

降真龙骨散

【来源】《古今医统》卷七十九。

【主治】打扑骨折。

【组成】乳香、没药、降真节、苏木、川乌、油松节、自然铜（煅，淬醋中七次）各30克，地龙（去土，油炒）、水蛭（麻油炒）各15克，血竭9克，龙骨15克，土狗（油浸，炒）10个。

【用法】上药共研为末。每服9克，好酒送下。

如圣金刀散

【来源】《外科正宗》卷四。

【主治】刀刃所伤，皮破筋断，血出不止。

【组成】松香（净末）210克，枯矾、生矾各45克。

【用法】上药共研为极细末，贮罐内密封。用时掺于创口，纸盖绢扎。

如意金黄散

【来源】《外科正宗》卷一。

【异名】金黄散（《嵩崖遵生》卷十二）、神效金黄散（《良朋汇集》卷五）。

【主治】痈疽发背，诸般疔肿，跌扑损伤，湿痰流毒，大头时肿，漆疮火丹，风热天泡，肌肤赤肿，干湿脚气，妇女乳痈，小儿丹毒。

【组成】天花粉（上白）5千克，黄柏（色重者）、大黄、姜黄各2.5千克，白芷2.5千克，紫厚朴、陈皮、甘草、苍术、天南星各1千克。

【用法】上药晒极干燥，磨极细，过筛，瓷器收贮。凡遇红赤肿痛发热未成脓者，以及夏月诸疮，俱用茶汤同蜜调敷；如微热微肿，及大疮已在，欲作脓者，葱汤同蜜调敷；如漫肿无头，皮色不变，湿痰流毒，附骨痈疽，鹤膝风，葱、酒煎调敷；如风热恶毒，皮肤亢热，红色光亮，游走不定者，蜜水调敷；如天泡火丹，赤游丹，黄水漆疮，恶血攻注等，大蓝根叶捣汁调敷，或加蜂蜜；汤泼火烧，皮肤破烂，麻油调敷。

再造活血止痛散

【来源】《跌损妙方》。

【主治】跌打损伤，瘀阻胸胁疼痛。

【组成】大黄、红花各1.5克，当归、柴胡各6克，花粉穿山甲各3克，桃仁50粒，甘草2.4克。

【用法】水、酒各半，煎，空腹时热服。

地黄膏

【来源】《世医得效方》卷十八。

【主治】跌打损伤，臂臼脱出，局部肿痛，及痈肿未破者。

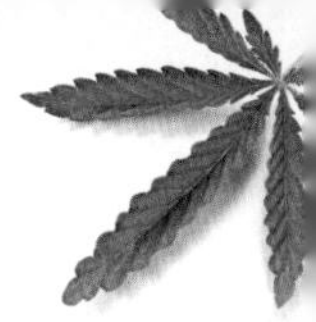

【组成】生地黄（研如膏）、木香（为末）各等份。

【用法】视肿处大小，将生地黄膏摊纸上，再将木香粉撒布地黄膏上，然后再摊一层地黄膏，敷伤损处。

定痛生肌杖疮膏

【来源】《医林绳墨大全》卷九。

【主治】跌打损伤。

【组成】乳香（去油）15 克，儿茶 15 克，象皮（煅灰，为末）15 克，龙骨（煅过，为末）15 克，没药（去油）15 克，血竭 15 克，冰片 3 克，牡蛎壳（1 个煅灰，研末）15 克。

【用法】以上八味，共研细末。先用麻油 360 克，净猪板油 120 克，入砂锅内，下净头发 60 克，鸡蛋清 5 ~ 6 个，同熬，俟油滴水成珠，入白蜡 60 克，黄蜡 60 克，烊尽，再入滚水泡过飞净黄丹 60 克，铅粉 60 克，用槐条急搅成膏，取起离火，入前细药。如遇患者，先将韭菜、葱头、猪肉三味煎汤，净洗后用膏涂患处，再将油纸贴上，加棉花裹好，再用布包，毋令出气。一日一夜换洗一次；如见骨者，再加细药掺上患处。其痛立止。

【禁忌】忌房事并诸发物。

狂犬咬伤

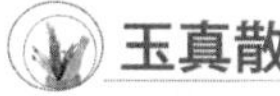

玉真散

【来源】《外科正宗》卷四。

【异名】玉贞散（《梅氏验方新编》卷六）。

【功用】祛风解痉，止痛。

【主治】破伤风，牙关紧急，角弓反张，甚则咬牙缩舌。亦治疯犬咬伤。外治跌打损伤，金疮出血。

【组成】南星、防风、白芷、天麻、羌活、白附子各等份。

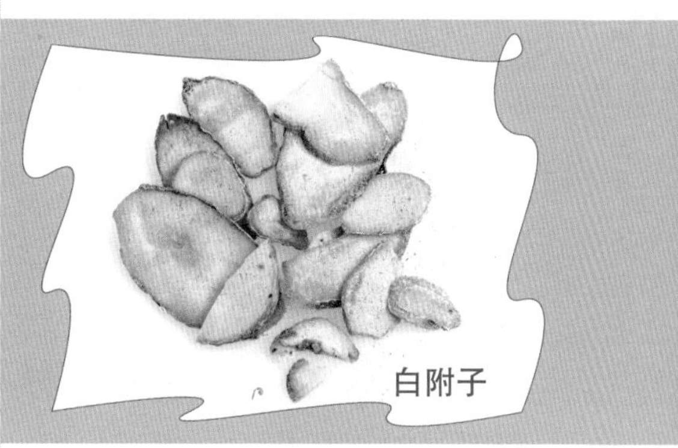
白附子

【用法】上药共研为细末。每服 6 克，用热酒 200 毫升调服，更敷患处。若牙关紧急，腰背反张者，每服 9 克，用热童便调服，虽内有瘀血亦愈；至于昏死，心腹尚温者，连进 2 服，亦可保全；若治疯犬咬伤，更用漱口水洗净，搽伤处。

救生散

【来源】《外科正宗》卷四。

【主治】疯犬咬伤。

【组成】生斑蝥 7 个（去头、翅、足），杭粉 3 克。

【用法】上药共研为细末，空腹时用温黄酒调服。一时许，小便行出血片白脂，乃恶物也。如便疼，煎甘草汤饮之自利；如毒未尽，次早再一服，以小便清白，方为毒尽。

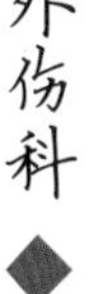

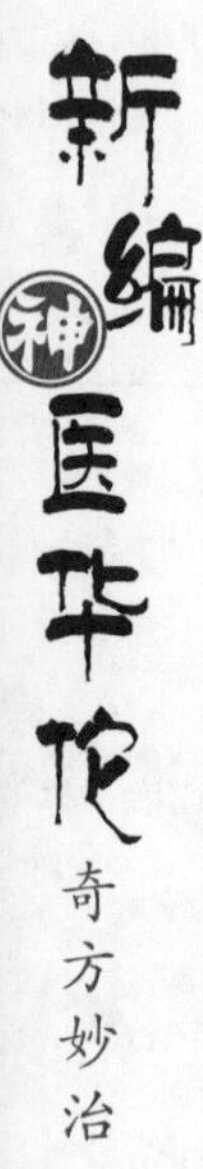

追风如圣散

【来源】《外科正宗》卷四。

【功用】追风拔毒。

【主治】疯犬咬伤。

【组成】细辛、防风、川乌、薄荷、草乌、川芎、白芷、苍术各30克，雄黄12克。

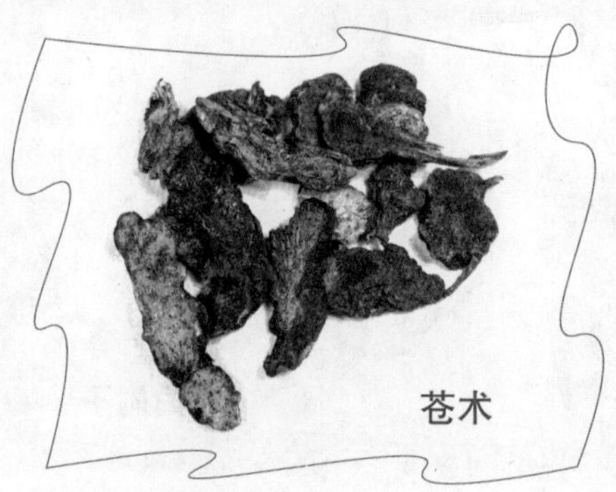

苍术

【用法】上药共研为细末。温酒调敷伤处，以绷带包扎，早、晚换2次。

痈疽

黑鲫膏

【来源】《备急千金要方》卷二十二。

【主治】附骨疽，肿热，未破、已破或脓出不愈者。

【组成】鲫鱼1条。

【用法】将鲫鱼破腹勿损，纳白盐于腹中，以针缝之，于铜器中，火上煎之令干，作末。敷疽疮中。无脓者，以猪脂和敷之；已破，则干掺。少痛勿怪。

【附注】本方在原书中无方名，现据《三因极一病证方论》卷十五补。

醒消丸

【来源】《外科全生集》。

【功用】消肿止痛。

【主治】痈毒初起，红肿疼痛坚硬，尚未作脓。

【组成】乳香末、没药末各30克，麝香4.5克，雄精15克。

【用法】上药共研和匀，取黄米饭30克捣烂，入末再捣，为丸如萝卜子大，晒干，忌烘。每服9克，热陈酒送服，醉盖取汗。酒醒痈消痛息。

漏芦汤

【来源】《备急千金要方》卷五。

【异名】漏芦连翘汤（《备急千金要方》卷十）、漏芦煮散（《普济方》卷二八五）。

【主治】小儿热毒痈疽，丹毒，疮疖。并用于预防时行疮痘。

【组成】漏芦、连翘、白蔹、芒硝、甘草各0.8克，大黄3克，升麻、枳实、麻黄、黄芩各1.2克。

【用法】上十味，㕮咀。用水300毫升，煎服100毫升。儿生1～7日，取20毫升，分3次服；8～15日，取30毫升，分3次服；16～20日，取40毫升，分3次服；20～30日，取60毫升，分3次服；30～40日，取100毫升，分3次服。

滋阴八物汤

【来源】《外科正宗》卷三。

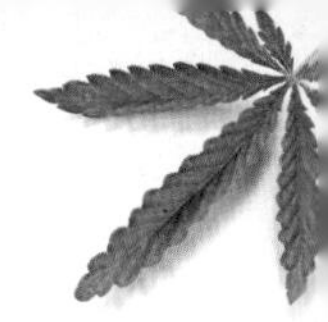

【主治】悬痈初起，红赤掀肿，隐隐作痛者。

【组成】川芎、当归、赤芍、生地、牡丹皮、天花粉、甘草各 3 克，泽泻 1.5 克。

【用法】上药用水 400 毫升，加灯芯 20 根，煎至 320 毫升，空腹时服。

【加减】大便秘结，加蜜炒大黄 3 克。

槟苏散

【来源】《外科正宗》卷三。

【功用】祛风胜湿，行气消肿。

【主治】风湿流注，脚肿酸痛，麻痹不仁，呕吐不食。亦治肚门痈（生于大腿肚）、箕门痈（生于股内近膝），肿痛寒热，胸腹胀满，脉沉无力。

【组成】槟榔、紫苏、木瓜、香附、陈皮、大腹皮各 3 克，木香 0.9 克，羌活 1.5 克。

【用法】上药用水 300 毫升，加生姜 3 片，葱白 3 茎，煎至 150 毫升，空腹时服。

敷药散

【来源】《慈禧光绪医方选议》。

【功用】祛风，清热，消肿。

【主治】丹毒，痈肿。

【组成】绿豆 30 克，蝉蜕 3 克，荆芥穗 9 克，泽兰 9 克，秦皮 6 克，夏枯草 6 克，连翘 9 克，白芷 9 克，蔓荆子 9 克。

【用法】上药共研细面。每用 9 ~ 12 克，淡蜜水调敷。

吹鼻散

【来源】《圣济总录》卷十五。

【主治】脑风头痛。

【组成】芦荟、龙脑（研）、瓜蒂（捣）、硝石（研）各等份。

【用法】上药共研为末。每用少许，吹于鼻中。

熟地黄散

【来源】《太平圣惠方》卷六十一。

【主治】痈发后，脓溃不止，肌体虚热，口干食少。

【组成】熟干地黄 30 克，黄芪（锉）30 克，麦门冬（去心）30 克，黄芩 15 克，人参（去芦头）30 克，石膏 30 克（或 60 克），川芎 15 克，当归 15 克，白茯苓 30 克，甘草（生用）15 克。

【用法】上药捣筛为散。每服 12 克，以水 300 毫升，煎至 180 毫升，去滓，不拘时候温服。

敷药解毒散

【来源】《证治准绳·幼科》卷三。

【主治】一切毒疮，风疹痒痛。

【组成】大黄、黄柏、山栀、寒水石各等份。

【用法】上药共研为末，水调搽。若破而脓水淋漓，用当归膏或清烛油调尤善。

连翘败毒散

【来源】《古今医鉴》卷十五。

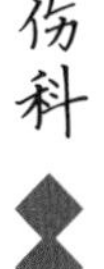

【功用】清热解毒，消散痈肿。

【主治】痈疽、疔疮、乳痈及一切无名肿毒，初期憎寒壮热，头痛拘急者。

【组成】柴胡、羌活、桔梗、金银花、连翘、防风、荆芥、薄荷叶、川芎、独活、前胡、白茯苓、甘草、枳壳各等份。

【用法】上药锉，加生姜煎。如疮在上，饭后服；在下，饭前服。

【加减】如热甚并痛甚，加黄连、黄芩；如大便不通，加大黄、芒硝下之。

溃疡、乳痈

珍珠散

【来源】《张氏医通》卷十五。

【异名】珍珠十宝散（《外科方外奇主》卷二）。

【主治】诸种溃疡，溃烂不肯长肉者。

【组成】炉甘石（根罐内固济，煅过，水飞。预将黄连30克，当归15克，用河水煎汁，去滓，入童便100毫升，将甘石丸如弹子大，多刺以孔煅赤，淬药汁内，以汁尽为度，置地上一夜，去火气，收贮待用）240克，珍珠（煅，净末）3克，琥珀（净末）2克，龙骨（煅，水飞，净）1.2克，赤石脂（煅，水飞，净）1.2克，钟乳石（甘草汤煮一伏时，水飞，净）1.8克，朱砂（水飞，净）1.5克，麒麟竭0.6克，象皮（焙干，为末）1.5克。

【用法】上九味，务令极细，每药3克，入冰片0.6克，研匀和调，敷上立长。

蝉花散

【来源】《普济方》卷三〇六引《卫生家宝》。

【主治】夏月犬伤及诸般损伤，创口溃烂，滋生蛆虫，腐败臭恶者。

【组成】蛇蜕皮（烧存性，研末）30克，蝉壳15克，青黛15克，细辛10.5克。

【用法】上药共研为细末。每服9克，酒调下。

桃花散

【来源】《医方类聚》卷一九一引《烟霞圣效方》。

【功用】生肌止痛。

【主治】一切疮口不收。

【组成】腻滑石120克，赤石脂3克。

【用法】上药共研为细末，入黄丹少许，如桃花色。每日上药一遍，上用膏药贴之。

珠粉散

【来源】《顾氏医径》卷六。

【功用】生肌长肉。

【主治】疮毒脓腐已尽者。

【组成】珍珠母（即大石蚌）1个，炉甘石90克，石膏90克，陈年蚕丝茧30克，赤石脂90克，血竭9克，

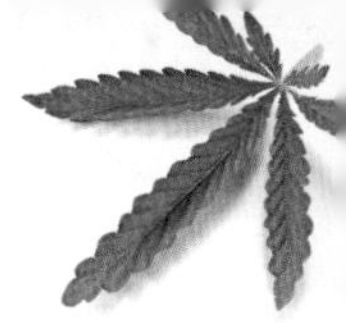

粉口儿茶 30 克。

【用法】上药共研为细末。掺于患处。

皂角散

【来源】《全生指迷方》卷四。

【功用】清热解毒，化痰散结。

【主治】哺乳期患乳痈，结硬疼痛，乳汁不通。

【组成】皂角(烧细，研)、蛤粉(研)各等份。

【用法】上药研细。用热酒调服 1～1.5克，并以手揉患处，取软为度。

当归清营汤

【来源】《疡科心得集》卷中。

【主治】肝胆燥热，筋挛结核，乳痈乳癌；或肝胆火炎，耳项肿痛。

【组成】当归、生地、山栀、赤苓、白芍、柴胡、川芎、甘草、贝母、丹皮、花粉、连翘各等份。

【用法】上药以水煎服。

栝楼牛蒡汤

【来源】《医宗金鉴》卷六十六。

【功用】理气疏肝，清热解毒，消肿排脓。

【主治】肝气郁结，热毒壅滞，致成乳疽、乳痈，初起憎寒壮热者。

【组成】栝楼仁、牛蒡子(炒，研)、花粉、黄芩、生栀子(研)、连翘(去心)、皂刺、金银花、甘草(生)、陈皮各 3 克，青皮、柴胡各 1.5 克。

【用法】上药用水 400 毫升，煎至 320 毫升，入煮酒适量和匀，空腹时服。

青橘连翘饮

【来源】《冯氏锦囊》卷十九。

【主治】乳痈初起肿痛，寒热不甚者。

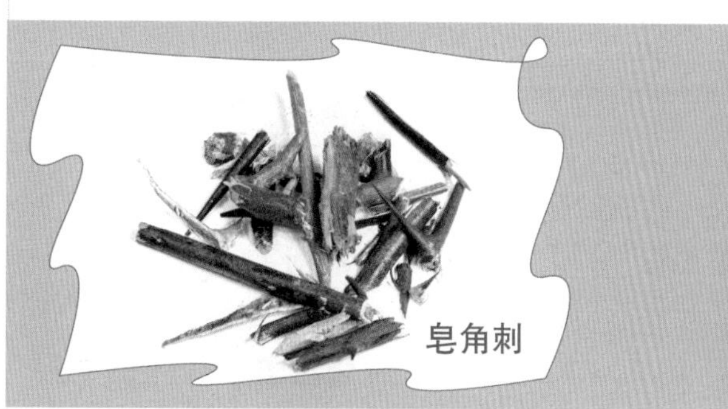
皂角刺

【组成】青皮、栝楼、橘叶、连翘、桃仁、皂角刺、柴胡、甘草各等份。

【用法】上药以水煎，入酒服。

连翘饮子

【来源】《奇效良方》卷五十四。

【功用】化痰散结，活血解毒。

【主治】痰瘀壅阻而成之乳痈，乳内结核。

【组成】连翘、川芎、栝楼仁、皂角刺、橘叶、青皮、甘草节、桃仁各 6 克。

【用法】上药作一服。用水 400 毫升，煎至 200 毫升，空腹时服。

疮　疡

诸疮一扫光

【来源】《外科正宗》卷四。

【功用】清热燥湿，杀虫止痒。

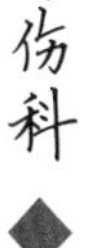

【主治】痒疮或干或湿，多痒少痛者。

【组成】苦参、黄柏各500克，烟胶500克，木鳖肉、蛇床木、点红椒、明矾、枯矾、硫黄、枫子肉、樟冰、水银、轻粉各90克，白砒15克。

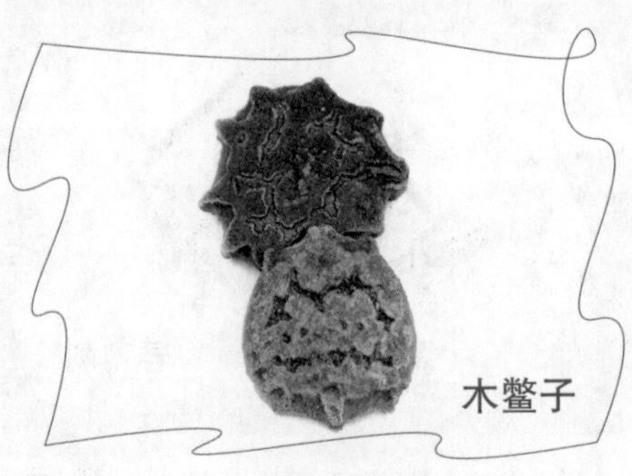

木鳖子

【用法】上药共研为细末，熟猪油1.12千克，化开，入药搅匀，丸作龙眼大，瓷瓶收贮。用时搽擦，2次即愈。

附子饼

【来源】《外科发挥》卷三。

【主治】溃疡气血虚寒，不能收敛。

【组成】炮附子（去皮、脐）适量。

【用法】上药研末，以唾津和为饼，置疮口处，将艾壮于饼灸之。每日灸数次，但令微热，勿令痛。如饼干，再用唾津和做，以疮口湿润为度。

破棺丹

【来源】《卫生宝鉴》卷十三。

【主治】疮肿，一切风热。

【组成】大黄（半生半熟）60克，芒硝、甘草各30克。

【用法】上药共研为末，炼蜜为丸，如弹子大。每服半丸，食后，清茶、温酒任化下，童便研化服亦得。

【禁忌】服药期间，忌饮冷水。

胶髓膏

【来源】《外科启玄》卷十二。

【主治】恋眉疮。

【组成】轻粉3克，川椒末1.5克，烟胶3克。

【用法】上药共研末，将猪骨髓煎熟调匀，搽上即愈。

桃枝当归膏

【来源】《东垣试效方》卷三。

【主治】一切恶疮。

【组成】当归身（去细梢，洗去土，干）3克，杏仁（汤浸，支皮、尖）100个，肥嫩柳枝105克（切3.3厘米许，水洗，干），肥嫩桃枝45克（切3.3厘米许，水洗，干），黄丹（水飞）180克，麻油500毫升。

【用法】上药先令油熬热，下桃枝、柳枝熬令半焦，以绵裹当归、杏仁，同熬至桃、柳枝黑焦为度，去药滓，滤油澄净，抹去铫子中滓秽令净，再上火令沸，旋入黄丹，熬成滴水中不散为度。或只摊纸上，不透为度。用时贴患处。

四妙汤

【来源】《圣济总录》卷一六九。

【主治】小儿麸豆疮欲出，浑身壮

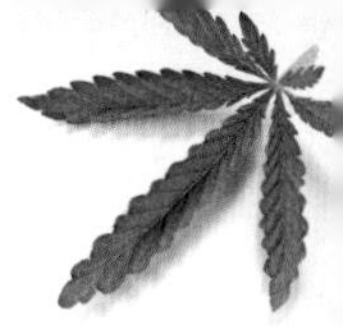

热，情绪不乐，不思饮食。

【组成】紫草、升麻、糯米各30克，甘草（生）7.5克。

【用法】上四味，粗捣筛。每服6克，用水150毫升，煎至90毫升，去滓，分2次温服。

消痈万全汤

【来源】《石室秘录》卷二。

【功用】清热解毒，消肿散痈。

【主治】身体手足生疮疽。

【组成】金银花21克，当归15克，生甘草9克，蒲公英9克，牛蒡子6克，芙蓉叶7片（无叶时，用桔梗9克），天花粉15克。

【用法】上药以水煎服。

附子八物汤

【来源】《三因极一病证方论》卷三。

【异名】人参附子汤（《御药院方》卷一）、附子汤（《玉机微义》卷四十八）。

【主治】历节风，四肢疼痛；疮疡阳气脱陷，呕吐畏寒，泄泻厥逆。

【组成】附子（炮，去皮、脐）、干姜（炮）、芍药、茯苓、甘草（炙）、桂心各90克，白术120克，人参90克。

【用法】上药共研为粗末。每服12克，用水300毫升，煎至210毫升，去滓，空腹时服。

海浮散

【来源】《疮疡经验全书》卷四。

【功用】祛腐生肌，止痛止血。

【主治】疮疡溃后，脓毒将尽，乳癌溃破等。

【组成】乳香、没药各等份。

【用法】上药共研细末。掺患处，恶肉自消。

铁扇散

【来源】《救伤秘旨》。

【功用】生肌收口。

【主治】金疮。

【组成】象皮（切片，焙干）、花龙骨各15克，陈石灰、柏香（附松香中黑色者）、松香（与柏香同熔化，倾水中，取出晾干）、枯白矾各30克。

【用法】上药共研细末。遇破伤者，用敷血出处，以扇搧之，立时收口结疤。如伤处发肿，黄连煎汁涂之。

【禁忌】用药后，戒饮酒，恐血热妄行，忌卧热处，勿厚裹。

铁箍散

【来源】《保婴撮要》卷十一。

【主治】疮疖痈疽。

【组成】芙蓉叶、黄柏、大黄、五倍子、白及各等份。

【用法】上药共研为末。用水调搽患处周围。

金黄散

【来源】《外科精义》卷下。

【主治】丹毒，热疮。

【组成】黄连、大黄、黄芪、黄芩、

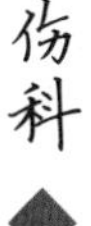

黄柏、郁金各30克，甘草15克，龙脑1.5克（另研）。

【用法】上药共研为细末，入龙脑研匀。若治湿毒丹肿，新水调扫赤上，或蜜水调如稀糊，用小纸花子贴之，或小油调扫；如久不愈，热疮毒赤，干掺或水调涂。

桃花散

【来源】《普济方》卷二七五。

【异名】桃花活血散（《疡科选粹》卷八）。

【功用】生肌活血。

【主治】一切恶疮、金疮。

【组成】寒水石（煅）250克，龙骨、虎骨、乌鱼骨各30克，白蔹、白石脂、赤石脂各15克，黄丹少许。

【用法】上药加白芨15克，同为细末。干掺或调敷。

何首乌散

【来源】《普济方》卷二七二引《医方集成》。

【主治】遍身疮肿痒痛。

【组成】防风、苦参、何首乌、薄荷各等份。

【用法】上药共研为粗末。每用15克，水、酒各一半，煎10沸，热洗。于避风处睡一觉，其痛甚者3日愈。

连翘托里散

【来源】《医方类聚》卷一九一引《烟霞圣效方》。

【功用】清热解毒，泄火通便。

【主治】素体壮实，常患疮疡，红肿疼痛，大小便不通。

【组成】连翘15克，川大黄90克，牡蛎（炮）30克，甘草（炙）15克，山栀子15克，独活15克，黄芪15克，金银花15克（拣净）。

【用法】上药共研为粗末。每服15克，用水300毫升，煎取210毫升，去滓冷服，以利为度，量虚实加减。

柴胡清肝散

【来源】《保婴撮要》卷十三。

【异名】柴胡栀子散（《保婴撮要》卷十三）。

【主治】肝经风热，或乳母怒火，患一切疮疡。

【组成】柴胡、黄芩（炒）、人参、川芎各3克，山栀（炒）4.5克，连翘、甘草各1.5克，桔梗（炒）2.1克。

【用法】上药以水煎，母子服之。

恶　疮

蟾酥丸

【来源】《玉机微义》卷十五引郭氏方。

【主治】疔黄及一切恶疮。

【组成】川乌、莲花蕊、朱砂各7.5克，乳香、没药各6克，轻粉、蟾酥各3克，麝香1.5克。

【用法】上药研为细末，糊丸如豌豆大。每服1丸，病重者2丸。用生葱3～5茎嚼极烂，吐于手心，包药

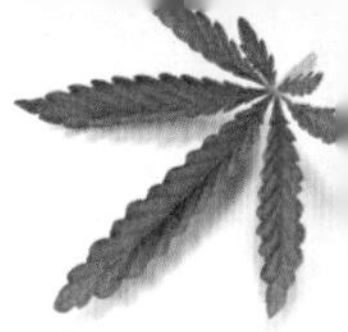

在内，热酒和葱送下，或用葱煎水送服。取汗。

化毒丹

【来源】《外科精义》卷下。

【功用】解毒消肿。

【主治】恶疮肿毒。初时，咳逆烦闷，或咽喉闭塞，发热恶寒。

【组成】没药、乳香各 15 克，草乌头（醋浸泡制）、海浮石（浇赤，醋淬一次，研）各 30 克，巴豆 49 个（去皮，生用，另研）。

【用法】上五味，为细末，用海浮石、乌头醋打面糊为丸，如豌豆大。每服 5 ~ 7 丸，食后冷酒送下。取快利二三行或吐出恶物为效。

巴膏

【来源】《医宗金鉴》卷六十二。

【功用】化腐生肌。

【主治】一切痈疽，发背，恶疮。

【组成】象皮 18 克，穿山甲 18 克，山栀 80 个，儿茶（另研极细末）6 克，人头发 36 克，血竭（另研极细末）3 克，硇砂（另研极细末）9 克，黄丹（飞），麻油，桑枝、槐枝、桃枝、柳枝、杏枝各 45 厘米。

【用法】用麻油 2 千克，将桑、槐、桃、柳、杏五枝煤枯，捞出；次入象皮、穿山甲、人头发，炸化；再入山栀子煤枯，用绵将药滓滤去，将麻油复入锅内煎滚，离火少顷。每 500 克麻油入黄丹 180 克，搅匀，用慢火熬至滴水成珠，将锅取起，再入血竭、儿茶、硇砂等末搅融，用凉水一盆，将膏药倾入水内，用手扯药千余遍，换水数次，拔去火气，瓷罐收贮，用时不宜见火，须以银杓盛之，重汤炖化，薄纸摊贴。

朱砂膏

【来源】《绛囊撮要》。

【主治】无名肿毒，横痃，乳疖，恶疮，疔毒。

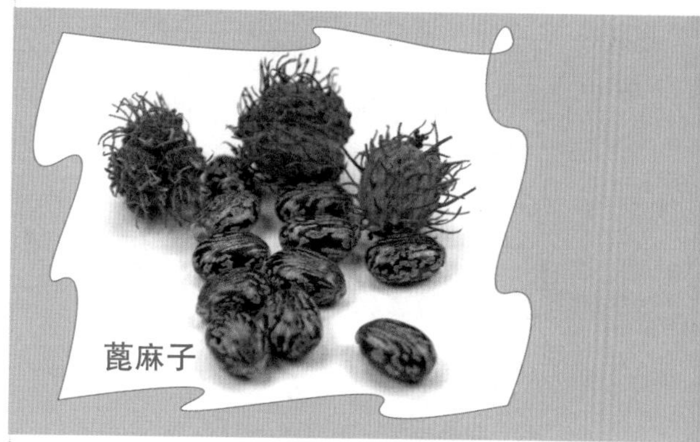
蓖麻子

【组成】葱 25 ~ 30 千克（捣极烂，绞汁，放锅内，投入嫩松香 2.5 千克，微火熬至葱汁滚，松香化，取下俟稍冷，即以手在汁中揉松香几百揉，然后再放火上，再烊再揉。如此五六次，揉至松香色白无油为度，配入后药），当门子 15 克，樟脑 360 克，梅花冰片 30 克，蓖麻子 500 克（去壳，研如泥，另贮），乳香、没药各 105 克（俱用灯芯草炒去油），朱砂 180 克（水飞）。

【用法】上药除蓖麻子外，余皆为极细末，将制好松香放瓷罐内，隔水烊化取出，即以药末并蓖麻子泥一并

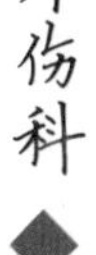

搅和，摊贴；如干，可酌加蓖麻子油，以好摊为度。摊用柿漆单张桑皮纸，不可着火。用时贴患处。

【禁忌】孕妇慎用。

曲鱼膏

【来源】《备急千金要方》卷七。

【主治】风湿疼痹，四肢亸弱，偏跛不仁，并痈肿恶疮。

【组成】大黄、黄芩、莽草、巴豆、野葛、牡丹、踯躅、芫花、蜀椒、皂荚、附子、藜芦各15克。

【用法】上十二味，㕮咀，用苦酒浸药一夜，以熟猪油1.5千克，微火煎5～7沸，放入白芷1片，煎至白芷色黄为度，去滓。用时微火化开，手摩患处，每日3次。

乌蛇膏

【来源】《太平圣惠方》卷六十三。

【主治】一切远年恶性毒疮，发背，冷漏疔疮，刀箭所伤。

【组成】乌蛇120克，当归60克，黄芪45克，生干地黄45克，乱发（烧灰）22克，防风（去芦头）30克，甘草60克，黄丹180克，胡粉120克，蜡60克，松脂60克。

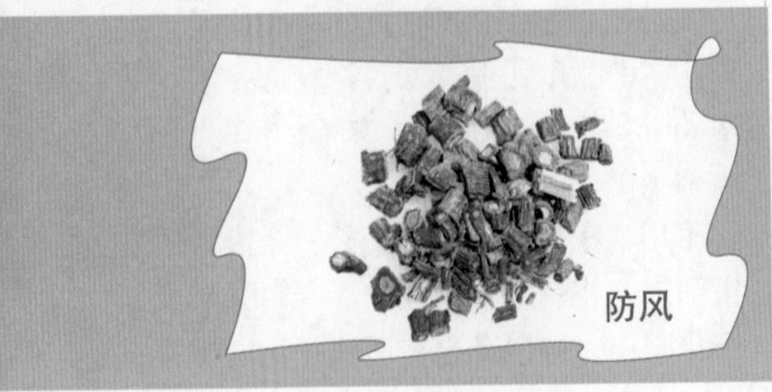
防风

【用法】上药都细锉，以清油1.25千克，于铛内入蜡、松脂及药末，煎令黑色，绵滤去滓，都纳铛中，下黄丹，便于武火上不住手搅，候黑色，滴水中如珠子，硬软得所，即成，摊于故帛上。贴患处，一日换2次，以愈为度。

翠霞散

【来源】《外科精义》卷下。

【功用】去毒生肌。

【主治】恶疮。

【组成】滑石30克，铜绿15克，轻粉6克，片脑、麝香各0.9克，粉霜0.25克。

【用法】上药共研为细末。有时蘸药纴于疮口上，以膏贴之。

溃脓散

【来源】《普济方》卷二七五。

【功用】活血祛腐。

【主治】恶疮。

【组成】白矾、盐各等份。

【用法】上药用慢火炒，去尽水，干研为末。量疮大小贴之。

乌金散

【来源】《太平圣惠方》卷六十五。

【主治】恶疮。

【组成】附子、蛇蜕皮、干姜、破故纸（多年者）、黄丹、川大内、重台、藜芦、槟榔、棹棉絮、乱发、胡粉、蓼叶、榆皮楸皮各30克。

【用法】上药细锉，入瓷瓶中固济，烧令熟，取出捣罗为末，入麝香、

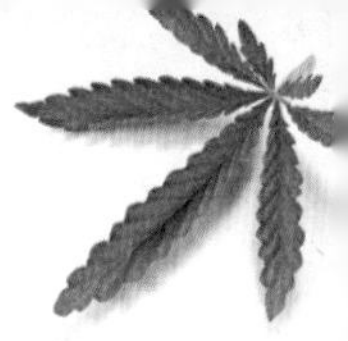

龙脑各7.5克，更于乳钵中细研。先以甘草30克，捶葱白7茎，白矾15克，以水1.3升，煎取660毫升，看冷暖，净洗疮后，将上药干掺患处，一日2次。

收口生肌散

【来源】《仙拈集》卷四。

【主治】多年顽疮，久不收口者。

【组成】象皮（火焙干）9克，龙骨、乳香、没药、轻粉各3克，朱砂1.5克，冰片0.15克。

【用法】上药共研为极细末。先以茶椒汤洗净患处，再敷药。

托里金银地丁散

【来源】《奇效良方》卷五十四。

【主治】恶疮肿毒疼痛。

【组成】金银花、黄连、当归、紫花地丁、赤芍药、黄芪、人参、甘草节、桔梗、大黄各15克，乳香、白檀香、没药、连翘各6克，黄芩、栀子仁、玄参各6克，麦门冬（去心）、前胡、甘草（蜜炙）各30克。

【用法】上药㕮咀。每服15克，用水150毫升，酒150毫升，煎至240毫升，去滓。病在下者，食前服；病在上者，食后服。

碧玉锭子

【来源】《证治准绳·疡医》卷二。

【主治】瘰疬，恶疮。

【组成】铜绿9克，轻粉、砒霜（煅）、白矾（煅）、硇砂（生）各3克，胆矾、雄黄、朱砂各1.5克，乳香、没药各7.5克，麝香、冰片各少许。

【用法】上药各研极细粉，和匀，打稠糊做成豆大扁形锭子；或作药线，阴干。先用药点破疮口，将药锭用膏药贴敷患处，以将腐肉祛尽、好肉生满为度。

疖、疔疮

竹茹膏

【来源】《重订严氏济生方》。

【主治】黄泡热疮。

【组成】真麻油60克，青木香60克，青竹茹9克，杏仁（去皮、尖）20粒。

【用法】上药入麻油内，慢火煎令杏仁黄色，去滓，入松脂（研）15克，熬成膏。每用少许，擦疮上。

咬头膏

【来源】《外科证治全书》卷五。

【主治】痈疖脓熟不溃。

【组成】制乳香、制没药、杏仁、木鳖粉（生）、蓖麻仁、铜绿各等份。

【用法】上药共研为细末，另以巴豆不去油，加倍，同药末捣成膏，再加白砒0.3克，捣匀。临用取绿豆大1粒，放患顶上，用膏药掩之，溃即揭下，洗净用膏贴。

【禁忌】胎前产后忌用。

青宝丹

【来源】《青囊秘传》。

【异名】青敷药（《青囊秘传》）。

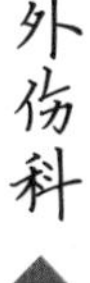

【功用】箍毒托脓。

【主治】痈疖疔毒，掀红肿痛。

【组成】大黄500克，姜黄240克，黄柏240克，白芷180克，青黛120克，白及120克，花粉60克，陈皮120克，甘草60克。

【用法】上药共研细末。如毒红肿者，野菊叶捣汁，或淡茶叶泡汤候冷，或加蜜水或甜菜汁，或丝瓜叶汁，或甘露根汁，皆可调敷，随症选用。或用鲜芙蓉叶捣汁，或夏枯草泡汤调敷。

灵宝如意丹

【来源】《疡医大全》卷七。

【主治】发背、疔疽大毒。

【组成】人参、乳香（去油）、没药（去油）、辰砂、甘草、儿茶各3克，琥珀、珍珠各0.6克，阿胶、白芷、冰片各0.3克，犀牛黄、当门子各1.5克。

【用法】上药乳细，瓷瓶密贮。用药前先用金银花、甘草煎汤将疮洗净，每日掺药4～5次，用膏盖之，脓水自然拔尽。

【禁忌】忌口味，戒烦恼，慎劳碌。

梅花点舌丹

【来源】《外科全生集》。

【主治】疔毒恶，无名肿毒，红肿痈疖，乳蛾，咽喉肿痛。

【组成】没药、硼砂、藤黄、熊胆、乳香、血竭、葶苈、大冰片、沉香各3克，珍珠9克，朱砂、牛黄各6克，蟾酥、麝香各6克。

【用法】上药各制为末，将蟾酥用人乳化开，入末和捣，为500丸，如绿豆大，金箔为衣。凡红肿痈疖初起，取1丸，入葱白内打碎，用酒吞，盖暖取汗，6小时后，毒消而愈。

夺命汤

【来源】《外科全生集》卷四。

【主治】疔毒，痈肿。

【组成】银花、金线重楼（即草河车）、黄连、赤芍、泽兰、细辛、僵蚕、蝉蜕、青皮、甘草、羌活、独活、防风各等份。

【用法】上药以水煎服。

救唇汤

【来源】《辨证录》卷十三。

【功用】泄火解毒。

【主治】唇疔。

【组成】紫花地丁30克，金银花30克，白果20个，桔梗9克，生甘草9克，知母3克。

【用法】上药以水煎服。

托里排脓汤

【来源】《医宗金鉴》卷四。

【主治】疽疮疔肿脓将成者。

【组成】当归、白芍（酒炒）、人参、白术（土炒）、茯苓、连翘（去心）、金银花、浙贝母（去心）各3克，陈皮2.4克，肉桂1.8克，甘草1.2克，生黄芪6克。

【用法】上药以水煎服。

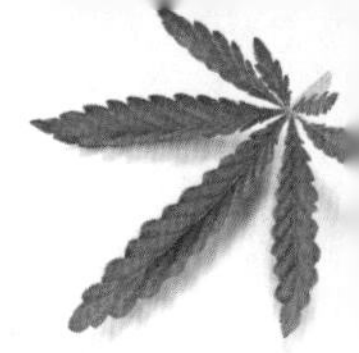

【加减】痈疮等发于胸部以上，加桔梗3克；下部，加牛膝2.4克；顶上，加白芷1.5克。

疔毒复生汤

【来源】《普济方》卷二七四。

【异名】疔毒回生汤（《灵验良方汇编》卷二）。

【主治】疔毒走黄，头面发肿，毒气内攻，烦闷欲死。

【组成】牡蛎、大黄、山栀子、金银花、地骨皮、牛蒡子、连翘、木通、乳香、没药、皂角刺、栝楼各等份。

【用法】上药用水250毫升，酒120毫升，同煎服。

【加减】脉实便秘者，加朴硝。

清神散

【来源】《外科正宗》卷二。

【功用】清热解毒，镇惊安神。

【主治】脱疽、疔疮、发背热毒甚者。腠理发越不尽，烦躁闷乱，睡则谵言，呕吐不食者。

【组成】甘草节15克，真豆粉30克，大朱砂9克，梅花片1.5片，牛黄0.9克。

【用法】上药共研为细末。每服3克，淡竹叶、灯芯汤调服。

白术散

【来源】《金匮要略》卷下。

【功用】健脾养胎，温中祛寒。

【主治】妊娠宿有风冷，胎萎不长。

【组成】白术、川芎各30克，蜀椒（去汗）22克，牡蛎15克。

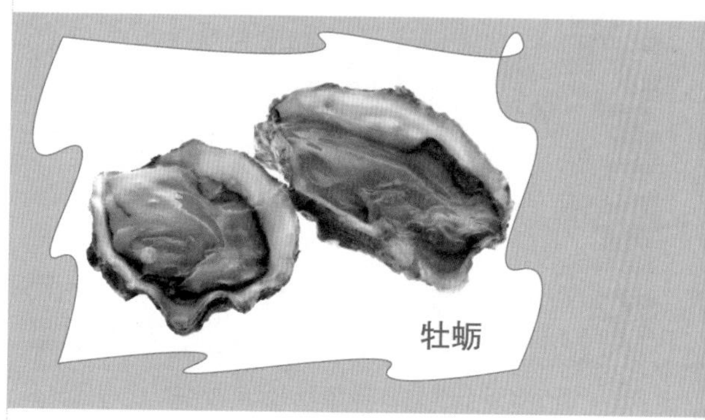

【用法】上四味，杵为散。每次3克，用酒调服，白天3服，夜里1服。

【加减】腹痛，加芍药；心下毒痛，倍加芎；心呕烦吐，痛不能食饮，加细辛、半夏，服后更以醋浆水服之；若呕，以醋浆水服之；复解者，小麦汁服之；已后渴者，大麦粥服之。病虽愈，服之勿置。

急风散

【来源】《太平惠民和剂局方》卷八。

【主治】新久诸疮，及破伤中风，项强背直，腰为反折，口噤不语，手足抽掣，眼目上视，喉中沸声。

【组成】丹砂30克，草乌头90克（一半生用，一半烧存性，米醋内淬令冷），麝香（研）、生乌豆（同草乌一起为末）各7.5克。

【用法】上药共研为细末，和匀。先用酒20毫升，调用1.5克，再以药贴疮上；如为破伤风，则用酒10毫升，调服1.5克。

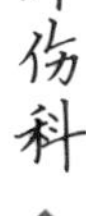

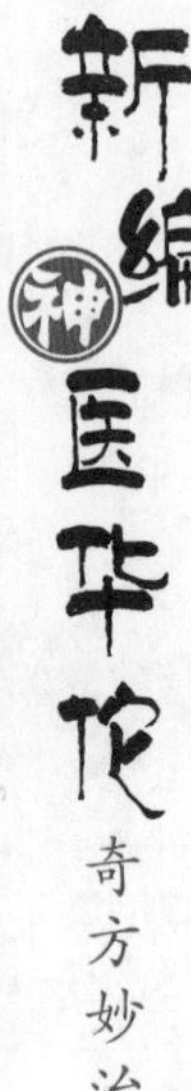

防风当归散

【来源】《瑞毛堂经验方》卷五。

【主治】热毒疮疖。

【组成】防风15克，甘草节15克，当归、白芷各15克，左缠藤75克，皂角制75克，赤芍药15克，绵黄耆15克，肉桂15克或3克（阴证用15克，阳证用3克），大黄5克或3克（阳证用15克，阴证用3克）。

【用法】上药㕮咀。用水800毫升，煎至400毫升，加好酒200毫升，再煎至400毫升，去滓温服。

定疼托里散

【来源】《玉机微义》卷十五。

【主治】一切疮肿，疼痛不可忍。

【组成】粟壳（去蒂，炒）90克，当归、白芍、川芎各15克，乳香、没药各90克。

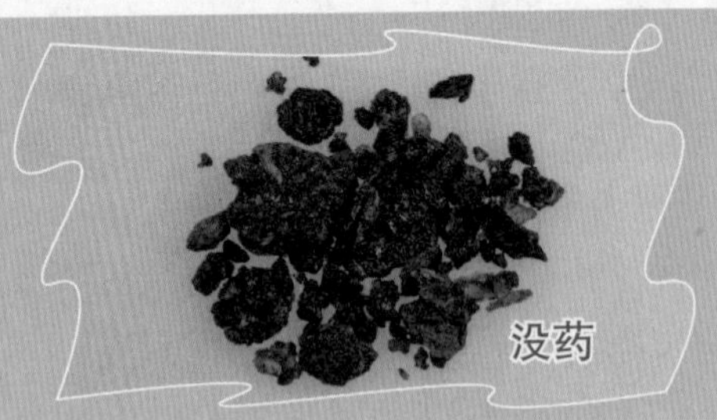
没药

【用法】上药㕮咀。每次15克，水煎服。如少壮气实，先用疏利，再服此药。

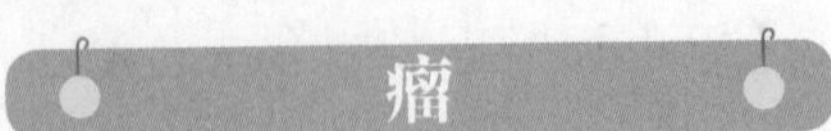

瘤

银锈散

【来源】《洞天奥旨》卷十一。

【主治】初起血瘤。

【组成】水银3克，冰片1克，轻粉9克，黄柏6克，潮脑3克，镜锈3克，贝母3克，儿茶9克。

【用法】上药各研为末。搽擦患处。

枯瘤散

【来源】《种福堂公选良方》卷四。

【主治】血瘤，粉瘤。

【组成】灰苋菜（即藜藿）（晒干，烧灰）120克，荞麦（烧灰）120克，风化石灰250克（三味和一处，淋汁750毫升，慢火熬成霜，取下配后药），番木鳖3个（捣去油），巴豆60粒（捣去油），胡椒19粒（擦去粗皮），明雄3克，肉桂3克。

【用法】上药共为末，入前药和匀，以瓷瓶收贮。以滴醋调匀，用新羊毛笔蘸药点瘤当头。瘤有碗大，则点药如龙眼核大。若茶杯大，则点药如黄豆。干则频频点之，其瘤干枯自落。如血瘤破，以发灰掺之；粉瘤破，以白麻皮烧灰掺之。外以膏护好，自然敛口收功。

枯瘤方

【来源】《外科正宗》卷二。

【主治】瘤初起成形未破，及根蒂小而不散者。

【组成】白砒、硇砂、黄丹、轻粉、雄黄、乳香、没药、硼砂各3克，斑蝥20个，田螺（大者，去壳，切片，晒干）3个。

【用法】上药共研极细，糯米粥调，

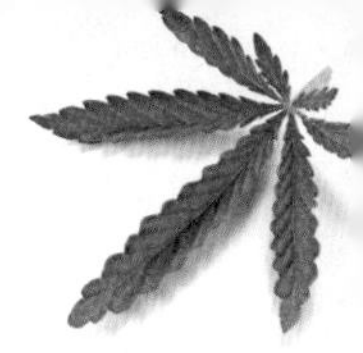

捏作小棋子样，曝干。先灸瘤顶三炷，以药饼贴之，上用黄柏末水调盖敷药饼。候10日外，其瘤自然枯落，次用敛口药。

十全流气饮

【来源】《外科正宗》卷二。

【主治】忧思抑郁，致生气瘿、肉瘤，皮色不变，日久渐大者。

【组成】陈皮、赤茯苓、乌药、川芎、当归、白芍各3克，香附2.4克，青皮1.8克，甘草1.5克，木香0.9克。

【用法】上药加生姜3片，大枣2枚，用水400毫升，煎至320毫升，空腹时服。

芩连二母丸

【来源】《外科正宗》卷二。

【功用】清心凉血，化瘀散结。

【主治】心火妄动，逼血沸腾；外受寒凉，结为血瘤。患处微紫微红，软硬间杂，皮肤隐隐缠如红丝，皮破血流，禁之不住者。

【组成】黄连、黄芩、知母、贝母、川芎、当归、白芍、生地、熟地、蒲黄、羚羊角、地骨皮各等份，甘草减半。

【用法】上药共研为末，侧柏叶煎汤，打寒食面为丸，如梧桐子大。每服70丸，灯芯汤送下。或作煎剂服之，亦效。

痔　瘘

药线

【来源】《医宗金鉴》卷六十九。

【主治】诸痔、瘿瘤，生似蕈形。

【组成】芫花15克，壁钱6克，白色细衣线9克。

【用法】上三物，用水250毫升，盛贮小瓷罐内，慢火煮至汤干为度，取线阴干。凡遇痔疮、瘿瘤顶大蒂小之症，用线一根，患大者二根，双扣系扎患处，两头留线，日渐紧之，其患自然紫黑，冰冷不热为度。轻者7日，重者15日后，必枯落，以月白珍珠散收口甚效。

枳壳熨方

【来源】《圣济总录》卷一四一。

【异名】枳壳散（《圣济总录》卷一四二）。

【主治】肠痔肿核，疼痛不可忍。

【组成】枳壳120克，诃子皮60克。

【用法】上二味，捣碎，于铫子内炒令热，以帛裹热熨之，冷即再炒熨之。

十宝丹

【来源】《种福堂公选良方》卷二。

【功用】生肌敛疮。

【主治】痔漏、溃疡，脓腐已去，疮口不敛者。

【组成】龙骨2.4克，象皮2.1克，琥珀1.8克，血竭1.5克，黄丹1.5克，冰片1.2克，珍珠0.6克（腐煮），牛黄0.6克，乳香、没药各4克。

【用法】上药共研为细末，瓷瓶收贮。用时掺患处。

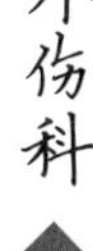

二仙丹

【来源】《外科大成》卷二。

【异名】赛金散（《外科大成》卷二）。

【主治】外痔。

【组成】金脚砒 6 克，白矾 30 克。

【用法】上二味，共研为末，倾银罐内，煅烟尽为度。加瓦焙蝎尾 7 个，生草乌 3 克，共研为末。调敷痔上，良久去药，再上药，如此 7 次。看痔黑色，则不必上药。

三品一条枪

【来源】《外科正宗》卷二。

【功用】祛腐化管。

【主治】痔疮、瘘疮翻花、瘿瘤、瘰疬、疔疮、发背等腐肉不祛或有瘘管者。

【组成】明矾 60 克，白砒 45 克，雄黄 7.2 克，乳香 3.6 克。

【用法】先将砒、矾入小罐内，炭火煅红，青烟已尽，旋起白烟，片时，待上下红彻住火，将罐放地上一夜，取出约有砒、矾净末 30 克，再加入雄黄、乳香，共研细末，厚糊调稠搓成如线条状，阴干，用时插入疮孔内。

坎宫锭子

【来源】《医宗金鉴》卷六十二。

【功用】清热解毒。

【主治】热毒疮疡，焮赤肿痛；并治痔疮。

【组成】京墨 30 克，胡黄连 6 克，熊胆 9 克，麝香 1.5 克，儿茶 6 克，冰片 2.1 克，牛黄 0.9 克。

【用法】上七味药，为末，用猪胆汁为君，加生姜汁、大黄（水浸液）、酽醋各少许相和，制成药锭。用凉水磨浓，以笔蘸涂之。

寸金锭子

【来源】《外科精义》卷下。

【主治】痔疾。

【组成】藤黄、雄黄、雌黄、硫黄、轻粉、粉霜、麝香、砒霜、黄丹各 3 克，牡蛎粉、红藤根、干漆各 15 克。

【用法】上药共研为细末，研匀，烧陈米饭和捣为丸，如枣核大。每用 1 丸，纳肛门中，深 2 寸许。放令定，用新砖球子 2 个，炭火烧赤，酽醋中蘸过，绵裹一个，于肛门上熨之，冷即换。来日大便下臭败恶物，为除根也。

三神丸

【来源】《外科精义》卷下。

【主治】痔疾。

【组成】枳壳（炒，去瓤）、皂角（烧存性）、五倍子各等份。

【用法】上药共研为细末，炼蜜为丸，如梧桐子大。每服 20 ~ 30 丸，空腹时用温水送下。

柏皮丸

【来源】《小儿卫生总微论方》卷十。

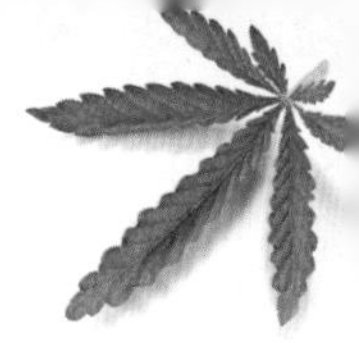

【主治】热泻；脏毒痔漏，下血不止。

【组成】黄柏（削去粗皮，焙干）适量。

【用法】上药为末，用薄米饮和丸，如粟米大。每服 10 丸，空腹时用米饮送下。

消痔丸

【来源】《疡医大全》卷二十三。

【功用】清热解毒，凉血疏风。

【主治】痔疮痔漏初起，人壮便秘，血分壅热者。

【组成】生地（水洗）120 克，片芩 45 克，金银花、枳壳（麸炒）、秦艽各 30 克，防风、大黄（九制）、当归、苍术（米泔浸，炒）、地龙、槐花（炒）、赤芍各 60 克。

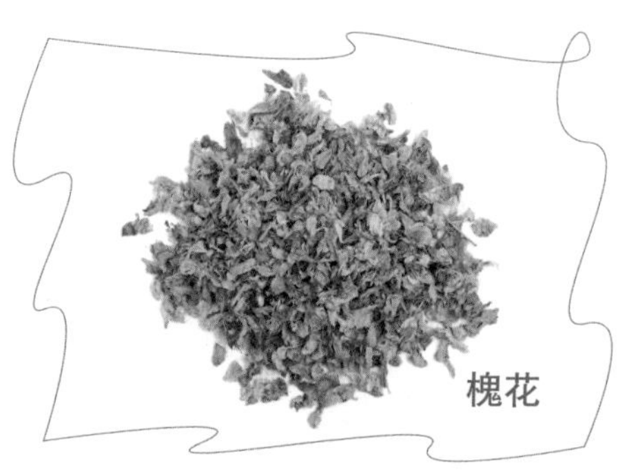
槐花

【用法】上药共研末，炼蜜为丸。每次服 9 克，空腹时白汤送下。

脏连丸

【来源】《外科大成》卷二。

【功用】清肠凉血。

【主治】痔漏并肠风下血，及水泻、痢疾。

【组成】黄连 500 克，槐花 250 克。

【用法】上药共研为末，用雄猪肥壮大肠，以酒醋洗净，入药扎两头；次用韭菜 2.5 ~ 3 千克，一半铺甑底，药肠盘于上，一半盖之，文火蒸，以肠脂化尽，肠皮如油纸薄为度；去肠取药晒干，稀糊丸，梧桐子大。每日 2 服，每服 9 克，白滚汤送下。

胡连追毒丸

【来源】《外科正宗》卷三。

【主治】痔漏有漏通肠，污从孔出者。

【组成】胡黄连 500 克（切片，姜汁拌炒），刺猬皮 30 克（炙，切片，再炒黄，为末），麝香 0.6 克。

【用法】上药共研末，软饭为丸，如麻子大。每服 3 克，空腹时用酒送服。服药后，脓水反多，是药力到，勿惧。

川楝猬皮丸

【来源】《疡科选粹》卷五。

【主治】痔漏。

【组成】猬皮（煅存性）、雷丸各 3 克（皂角洗，烧灰存性），川楝、白皮、黑芝麻（炒黑）、槐角子（煅存性）各 1.5 克，男发（皂角水浸，煅存性）2.1 克，乳香 6 克，牛角腮（童便浸 7 次，煅存性）30 克，麝香 0.6 克，雄猪左悬蹄甲 49 个（童便浸 7 日，煅存性）。

【用法】上药共研为末，炼蜜为丸，

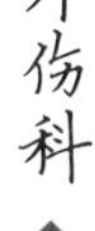

如梧桐子。每次10丸，弱者7丸，空腹时用胡桃肉1个，细嚼同酒服。服过60克见效。

枳壳汤

【来源】《鸡峰普济方》卷十七。

【主治】肠风，痔疾。

【组成】皂角黄仁、枳壳、青皮各15克。

【用法】上药共研为细末。每服3克，米饮调下。

五倍子汤

【来源】《疡科选粹》卷五。

【主治】痔疮脱肛。

【组成】五倍子、朴硝、桑寄生、莲房、荆芥各30克。

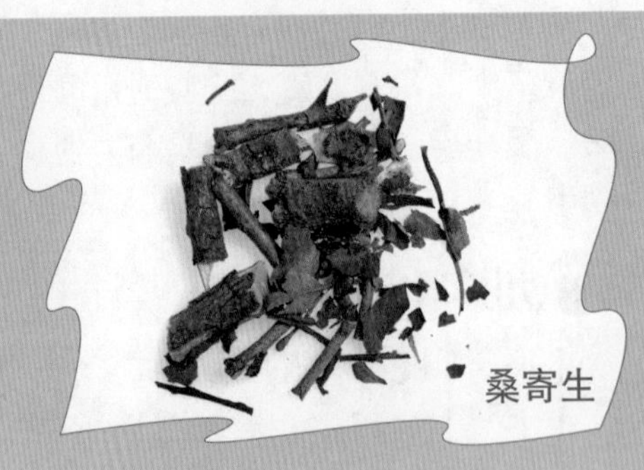
桑寄生

【用法】煎汤熏洗患处。

防风秦艽汤

【来源】《外科正宗》卷三。

【功用】祛风解毒，清肠止血。

【主治】痔疮便血，肛门坠重作痛。

【组成】防风、秦艽、当归、川芎、生地、白芍、赤茯苓、连翘各3克，槟榔、甘草、栀子、地榆、枳壳、槐角、白芷、苍术各1.8克。

【用法】上药用水400毫升，煎至320毫升，空腹时服。

【加减】便秘者，加大黄6克。

宜风散

【来源】《急救仙方》卷四。

【主治】痔疮。

【组成】巴豆（去油）、大黄（炮）、朴硝、枳壳、陈皮（去瓤）各等份。

【用法】上药共研细末。每服6克，用水150毫升，煎至100毫升，温服。如服药后大便结涩，2～3日后再服。

二子散

【来源】《疡科选粹》卷五。

【主治】痔疮肛门热肿。

【组成】木鳖子、五倍子各等份。

【用法】上药共研细末。调敷。

枯痔散

【来源】《仙拈集》卷四。

【主治】痔疮。

【组成】红砒（放旧瓦上火煅白烟将尽取起）、枯矾各3克，乌梅（烧存性）6克，白灵药1.5克。

【用法】上药共研细末，用时以口津调涂痔上，一日2次。初敷不肿，5～6日出臭水，出尽，其痔干枯，不用上药。

消痔千金散

【来源】《古今医统》卷七十四引《活人心统》。

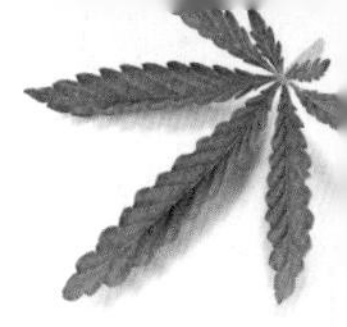

【功用】清热解毒，消肿止痛。

【主治】诸痔肿疼不已。

【组成】孩儿茶1.5克，冰片0.03克，熊胆0.6克，甘草赤、石脂、黄连各0.9克，寒水石1.5克，硼砂0.3克。

【用法】上药共研为细末。猪胆汁调搽。或以胆汁和药，灌入肛门内。

痰　核

小金丹

【来源】《外科全生集》。

【主治】流注、痰核、瘰疬、乳岩、横痃、贴骨疽、蟮拱头等。

【组成】白胶香、草乌、五灵指、地龙、木鳖各制末45克，没药、归身、乳香各净末22.5克，麝香9克，墨炭（陈年锭子墨，略烧存性，研用）3.6克。

【用法】上药共研为细末，以粉36克为厚糊，和入诸末，捣千槌，为丸如芡实大，每料250粒，晒干。每服1丸，用陈酒送下，取汗。重者2丸。

香附饼

【来源】《外科发挥》卷五。

【主治】瘰疬流注肿块，或风寒袭于经络，结肿或痛。

【组成】香附适量。

【用法】研为细末，用酒调和，量疮大小做饼。覆患处，以热熨斗熨之。若风寒湿毒，宜用姜汁作饼。

开气消痰汤

【来源】《古今医鉴》卷九。

【主治】咽喉至胃脘狭窄如线，疼痛，及手足俱有核如胡桃者。

【组成】陈皮3克，半夏2.1克（泡），枯芩3克，前胡2.4克，桔梗3.6克，枳壳3克，枳实2.1克，香附3.6克（童便炒），木香1.5克，僵蚕3.6克，羌活2.1克，荆芥2.1克，槟榔2.4克，射干2.1克，威灵仙2.1克，甘草1.8克。

【用法】上锉一剂。加生姜3片，以水煎服。

疮科流气饮

【来源】《医宗金鉴》卷四。

【功用】行气解郁，祛湿化痰。

【主治】七情郁结，湿痰凝滞肌肉，发于脊背，致成痰注发，形如布袋，或如冬瓜，按之木硬，微觉疼痛，不热不红，皮色如常。

【组成】人参、厚朴（姜制）、桔梗、防风、紫苏、黄芪（盐水炒）、枳壳（麸炒）、当归、白芍（酒炒）、肉桂、乌药、甘草各3克，川芎、南木香、白芷、槟榔各2克，生姜1片。

【用法】上药用水400毫升，煎至320毫升，温服。

万应膏

【来源】《医宗金鉴》卷六十二。

【主治】痈疽发背，对口诸疮，痰核流注。

【组成】川乌、草乌、生地、白蔹、白及、象皮、官桂、白芷、当归、赤芍、羌活、苦参、土木鳖、穿山甲、

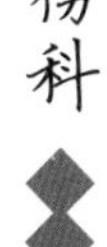

乌药、甘草、独活、元参、定粉、大黄各15克。

【用法】上十九味，除定粉外，用麻油2.5千克，将药浸入油内，春五夏三，秋七冬十，候日数已足，入洁净大锅内，慢火熬至药枯，浮起为度；住火片时，用布袋滤去滓，将油称准，每500克，对淀粉250克，用桃、柳枝不时搅之，以黑如漆、亮如镜为度，滴入水内成珠，薄纸摊贴。用时贴患处。

痰核瘰疬膏

【来源】《种福堂公选良方》卷二。

【功用】祛瘀化痰，软坚散结。

【主治】痰核、瘰疬，未穿破者。

【组成】猫头骨牙爪1副（火煅存性），蜣螂虫（炙）、磁石（醋煅）各15克，乳香、没药各3克（去油），生明矾15克（入雄猪脚爪壳内，煅存性），海藻30克，大贝母30克，蓖麻子肉15克。

【用法】用麻油120毫升，同上海、贝、麻三味，熬至滴水不散，滤去滓入乳香、没药再熬，将稠离火，乘滚入猫头、蜣螂、磁石、飞矾搅匀，炖冷水中去火气，乘软取起打条，临用摊贴。凡去滓后入细药时，仍用青州丹，少加松香、黄蜡，看老嫩得宜，方入猫头等末，始易成膏。如已穿破，再取客厕梁上尘加入。

痰块百效膏

【来源】《千金珍秘方选》。

【主治】痰核。

【组成】制甘遂60克，红芽大戟90克，麻黄12克，白芥子24克，生南星48克，僵蚕48克，朴硝48克，藤黄48克，姜半夏48克。

【用法】上药加麻油、铅粉熬膏，摊贴。

【加减】如已溃者，加九一丹少许。

麻　醉

麻药

【来源】《喉科紫珍集》卷下。

【功用】麻醉止痛。

【主治】咽喉部诸症需用刀针割烙者。

【组成】川乌15克，白芷9克，川椒21粒，草乌15克，半夏9克，天南星4.5克，全蝎9克，细辛4.5克，炒盐15克。

【用法】上药共研为细末。用时吹患处。令喉内肉麻不知疼痛而下刀烙。

开刀麻药

【来源】《串雅内编》卷二。

【功用】局部麻醉。

【组成】草乌、川乌、半夏、生天南星、蟾酥各3克，番木鳖、白芷、皂角各1克。

【用法】上药共研为末。临时水调外敷。一顿饭时开刀不痛。

外敷麻药

【来源】《外科大成》卷一。

【功用】外科手术前局部麻醉。

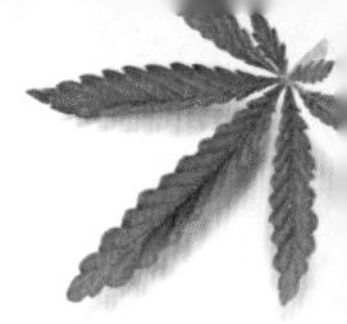

【组成】川乌尖、草乌尖、生南星、生半夏各15克，胡椒30克，蟾酥12克（一方加荜拨等份；一方加细辛为君）。

【用法】上药共研为末。用烧酒调敷，候麻木，任割不痛。

无名肿毒

代刀丸

【来源】《外科方外奇方》卷二。

【主治】一切肿毒，肉脓已成。

【组成】白丁香3克，蓖麻仁3克，生白砒0.9克。

【用法】共研为丸，如黍米大。惧开刀者，用1粒放患顶，外以膏封之，次日即能破头。

紫金膏

【来源】《疡医大全》卷七。

【主治】一切无名肿毒、恶疮，及风湿流火，小儿痘毒。

【组成】明松香120克（以火熬滚，入水内扯拔百十下，研末。若贴痘毒，松香用黄豆浸水，入锅内煮化，待温，照上扯拔，研细末），蓖麻仁60克（研细，放细筛罗底上，用穿山甲往来刮之，过筛，粗者去之），轻粉15克，银朱、铜绿各7.5克。

【用法】上药制毕，再用猪油去衣膜，拌药放青石上，用铁锤捣数千下，盛瓷瓶内。用时摊油纸上贴患处。凡贴毒，将膏中剪一孔，露顶透气，能贴多年痘毒。若贴流火径贴顶上，不必煎孔。宜端午、七夕、重阳日配合。

七厘散

【来源】《良方集腋》卷下。

【功用】活血散瘀，定痛止血。

【主治】跌打损伤，瘀滞作痛，骨断筋折，创伤出血。外敷一切无名肿毒。

【组成】血竭30克，麝香、冰片各0.36克，乳香、没药、红花各4.5克，朱砂3.6克，儿茶7.2克。

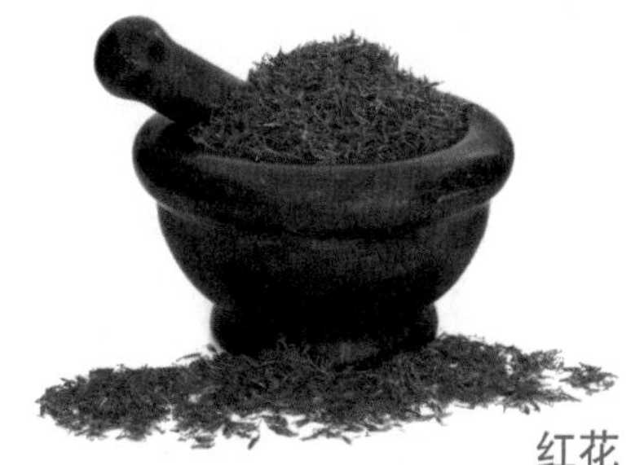

红花

【用法】上药八味，研极细末，瓷瓶收贮密封。每服0.21克，每日服1～2次。或用酒调敷患处。

漏芦汤

【来源】《圣济总录》卷一三五。

【主治】脏腑积热，发为毒肿，夜间疼痛。

【组成】漏芦（去芦头）、升麻、大黄（锉，醋炒）、黄芩（去黑心）各30克，蓝叶、玄参（黑坚者）各15克。

【用法】上六味，粗捣筛。每服15克，用水600毫升，加竹叶21片，同煮至300毫升，去滓，下芒硝末5克，分3次温服。得利则减，未利则加。

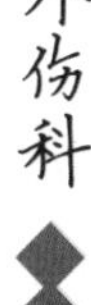

提毒丹

【来源】《疡医大全》卷七。

【异名】七星丹（《疡医大全》卷七）、八仙丹（《疡医大全》卷七）。

【主治】肿疡。

【组成】乳香（去油）、没药（去油）各6克，元参（瓦上焙脆）、前胡（瓦上焙脆）、血竭、麝香各1.2克，生斑蝥24克（去净头、足、翅，阴阳瓦焙）。

【用法】上药各研极细末，于端午午时和匀，瓷瓶密贮。凡初起肿毒，每用0.06～0.09克。先看疮势大小，即以膏药照疮大小周围，用大蒜捣如泥，敷膏药，中留一孔，入药于内，次日即起小包，挑去水泡即消。如已溃者，掺药于疮孔内，亦能拔毒生肌。

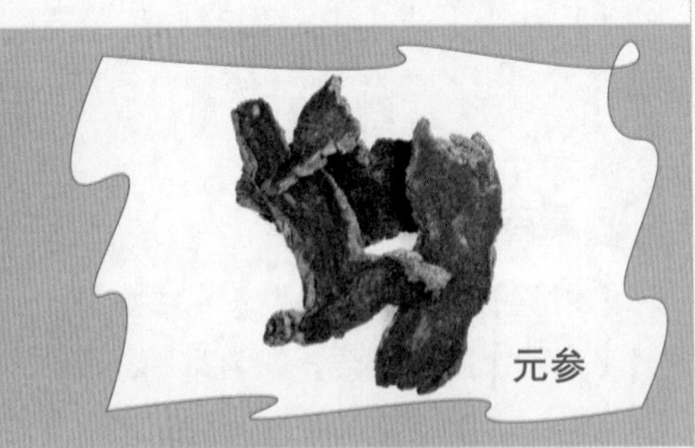
元参

白降丹

【来源】《医宗金鉴》卷六十二。

【功用】化腐拔毒。

【主治】痈疽发背，一切疔毒，无名肿毒，以及赘瘤、息肉、瘘管、恶疮等。

【组成】朱砂、雄黄各6克，水银30克，硼砂15克，火硝、食盐、白矾、皂矾各45克。

【用法】先将朱、雄、硼三味研细，入盐、矾、硝、皂、水银共研匀，以水银不见星为度。用阳城罐一个，放微炭火上，徐徐倒药入罐化尽，微火逼令干取起。如火大太干则汞走，如不干则药倒下无用，其难处在此。再用一阳城罐合上，用棉纸截半寸宽，将罐子泥、草鞋、光粉三样研细，以盐滴卤汁调极湿，一层泥一层纸，糊合口四五层，及糊有药罐上二三层。地下挖一小潭，用饭碗盛水放潭底。将无药罐放于碗内，以瓦挨潭口，四边齐地，恐炭灰落碗内。有药罐上以生炭火盖之，不可有空处。约三炷香，去火，冷定开看，约得30克。炼时罐上如有绿烟起，急用笔蘸罐子盐泥固之。每次用少许（疮大者用0.15克，疮小者用0.03～0.06克），以清水调敷疮上，或制成药线插入疮内。初起者立刻起疮消散，成脓者即溃，腐者即脱消肿。

【禁忌】因本方腐蚀性较强，初生小儿、面部及关节部位，不宜多用；口腔、耳中、眼边及心窝、腰眼等处，均不宜使用，禁止内服。

金疮出血

补肉膏

【来源】《伤科汇纂》卷七。

【异名】理伤膏（《伤科汇纂》卷七）。

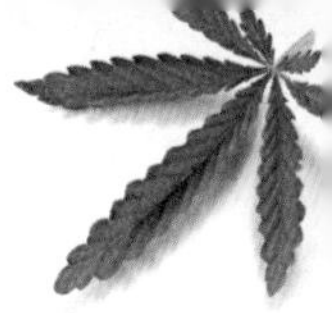

【主治】刀斧伤，肉破骨碎者。

【组成】黄蜡、猪油各120克，乳香、没药各30克，松香、麻油各500克。

【用法】上以折伤木皮30克捣碎，入油内煎数沸，滤去滓，煎至滴水成珠，却入密陀僧、黄丹，慢火熬成膏，次入松香、黄蜡熔化，后入乳香、没药，再加自然铜末。外贴患处。

五加皮酒

【来源】《奇效良方》卷三十八。

【主治】筋痹。情绪悲哀，面色苍白，四肢筋脉拘挛，腹中转痛。

【组成】五加皮、枳刺（炒）、猪椒皮根、丹参各250克，川芎、干姜（炮）各150克，白鲜皮、秦椒（去目、合口者，炒了汗）木通、天雄（炮，去皮、脐）、甘草（炙）各120克，薏苡仁240克，火麻仁2.25千克，官桂（去粗皮）、当归（切，焙）各90克。

【用法】上锉如麻豆大，以夹绢袋盛，用酒浸之，春夏三四宿，秋冬六七宿。温服适量，渐加之，以知为度。

军中一捻金

【来源】《永类钤方》卷七。

【主治】金疮出血。

【组成】金樱叶60克，桑叶30克，嫩荣叶30克。

【用法】上药捣烂，敷伤处；或阴干研末敷，加帛缚定。

天下第一金疮药

【来源】《医学心语》卷六。

【主治】刀斧损伤，跌扑打碎。

【组成】雄猪油620克，松香180克，面米（炒筛）120克，麝香1.5克，黄蜡180克，樟脑（研极细）90克，冰片1.8克，血竭30克，儿茶30克，乳香（去油）30克，没药（去油）30克。

【用法】上药共研极细末，先将猪油、松香、黄蜡三味熬化，滤去滓，待将冷，再入药末搅匀，瓷器收贮。凡刀斧损伤，跌扑打碎，敷上即时止痛、止血，更不作脓。

桃花散

【来源】《活幼心书》卷下。

【异名】桃红散（《证治准绳·疡医》卷五）。

【功用】止血消瘀。

【主治】外伤出血不止。

【组成】好石灰（用纱净筛）300克，清油30毫升，大黄15克（锉碎，水浸透，取汁150毫升）。

【用法】石灰先用铁铛炒令带热，次入大黄汁、清油和匀，仍以慢火炒如桃花色，盆盛之，倾出在内，浮而不沉，鹅翎拂聚纸上，别着瓦器收藏。凡是破损伤痕，用涂立效。

泽兰散

【来源】《刘涓子鬼遗方》卷二。

【主治】金疮内塞。

【组成】泽兰、防风、蜀椒（去汗、目、闭口）、石膏（末）、附子（炮）、干姜、细辛、辛夷（去毛）各60克，芎䓖23克，当归23克（炒），甘

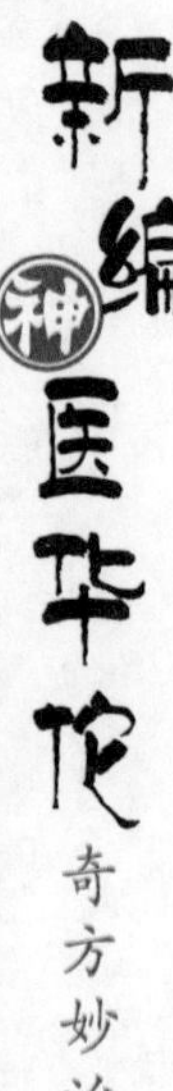

草30克（炙）。

【用法】上药十一味，捣筛和匀。每次2克，温开水调服，白天3次，夜里1次。

【加减】脓多，倍甘草；口渴，加栝楼15克；心烦，加黄芩15克；腹满，气短，加厚朴15克；疮中血瘀，加辛夷一倍。

蛇衔散

【来源】《刘涓子鬼遗方》卷二。

【主治】金疮内伤。

【组成】蛇衔、甘草（炙）、川芎、白芷、当归各30克，续断、黄芩、泽兰、干姜、桂心各23克，乌头37克（炮）。

【用法】上十一味，合捣筛，令均匀。酒服4.5克，白天3次，夜里1次。

止血散

【来源】《简明医彀》卷四。

【主治】刀斧伤出血不止。

【组成】龙骨9克，无名30克，乳香、没药各6克，五倍子60克（半生半炒），白矾30克（半生半枯）。

【用法】上药各研细和匀。掺伤处。

七珍散

【来源】《普济本事方》卷二。

【功用】开胃，益气，进食。

【主治】脾虚胃弱，不思饮食。

【组成】人参（去芦）、白术、黄芪（蜜水涂炙）、山芋、白茯苓（去皮）、粟米（微炒）、甘草各30克。

【用法】上药共研为细末。每服6克，用水150毫升，加生姜、大枣同煎至110毫升，温服。

十宝散

【来源】《种福堂公选良方》卷四。

【主治】跌打损伤，皮肉青肿，或骨折骨碎，或昏迷不醒，以及金刃他物所伤，皮破出血者。

【组成】冰片0.36克，麝香0.36克，辰砂3.6克，乳香（去油）3.6克，子红花12克，血竭4.8克，雄黄12克，儿茶0.72克，归尾30克，没药4.2克。

【用法】以上十味，共研为细末，瓷瓶收贮，黄腊封口，勿令走气。治跌打瘀肿，骨折，用陈醋调敷；治损伤、金疮出血，用药末外掺；治跌打昏迷，用少许以陈醋冲服。

完肌散

【来源】《外科精义》卷下。

【主治】刀斧伤。

【组成】密陀僧、桑白皮（新者）、龙骨各120克，陈石灰60克，黄丹15克，麝香3克（另研）。

【用法】上药共研为细末。干掺患处。

补肌散

【来源】《医宗金鉴》卷七十二。

【主治】外伤出血。

【组成】地黄苗、地松、青蒿、苍耳苗、赤芍药（水煎取汁）各150克，生艾汁300毫升。

【用法】以前药汁拌石灰阴干，入

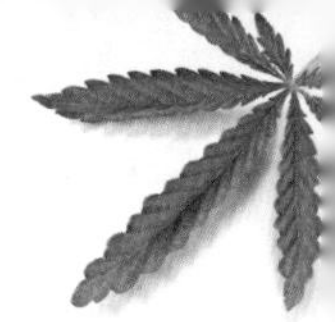

黄丹 90 克，更杵为细末。凡有伤折出血，用药包封，不可动，约 10 日可愈，不肿不脓。

止血定痛散

【来源】《外科大成》。

【主治】外伤出血。

【组成】生南星 6 克，生大黄 9 克，降香末 9 克，蒲黄炭 4.5 克，血竭 6 克，煅龙骨 6 克，黄连 4.5 克，儿茶 4.5 克，棉花炭 9 克，陈石灰 9 克。

【用法】上药共研为末。每次用少许，掺患处。

王不留行散

【来源】《金匮要略》卷中。

【主治】金疮。

【组成】王不留行、蒴藋叶、桑白皮各 75 克，甘草 133 克，川椒（除目及闭口，去汗）22 克，厚朴、黄芩、干姜、芍药各 15 克。

【用法】上九味，将前三味烧灰存性，合余药为末。每服 1 克。疮小者外敷，疮大者内服，产后亦可服。

【加减】若感受风寒，去桑白皮。

破伤风

救命丹

【来源】《杨氏家藏方》卷十四。

【异名】神应丸（《百一选方》卷十三）。

【主治】破伤风，身体沉重，或角弓反张，搐搦，不省人事。

【组成】草乌头（生，去皮、尖）90 克，半夏（生）60 克，巴豆（去皮，不去油，生）30 克。

【用法】上药为细末，用大枣肉为丸，如樱桃大。每服半丸，甚者 1 丸，食后用温酒磨下。

江鳔丸

【来源】《素问病机气宜保命集》卷中。

【异名】左龙丸（《医宗金鉴》卷三十九）。

【主治】破伤风，惊而发搐，脏腑秘涩。

【组成】江鳔（炒）15 克，野鸽粪（炒）15 克，雄黄（水飞）3 克，蜈蚣 1 对，天麻 30 克，白僵蚕（炒）15 克。

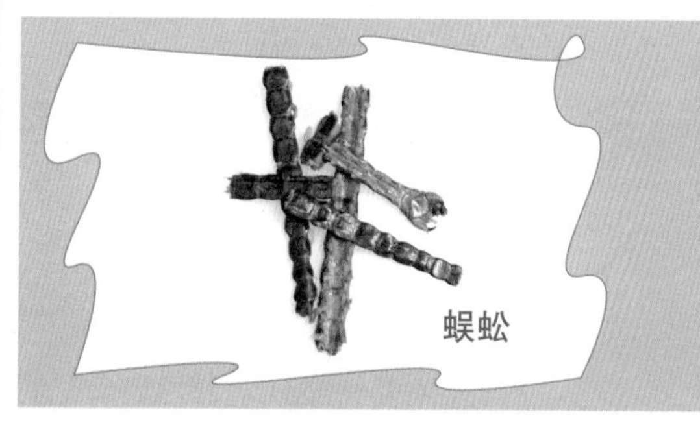
蜈蚣

【用法】上为细末，分作 3 份：先用 2 份，烧饭为丸，如梧桐子大，朱砂为衣；余一份加巴豆霜 3 克拌匀，亦以烧饭为丸，不用朱砂为衣。每服有朱砂者 20 丸，有巴豆霜者 1 丸，渐加至 2 丸，至下利为度，得利后只服有朱砂者，至病愈为止。

芎黄汤

【来源】《素问病机气宜保命集》

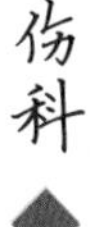

卷中。

【异名】小芎黄汤（《医学入门》卷八）。

【主治】破伤风。大便秘结，小便短赤，自汗不止。

【组成】川芎30克，黄芩18克，甘草6克。

【用法】上药㕮咀。每服15～20克，用水220毫升，同煎至150毫，去滓温服，不拘时候。3服即止。再用大芎黄汤下之。

立效散

【来源】《鲁府禁方》卷四。

【主治】破伤风。

【组成】雄黄、香白芷各等份。

【用法】上药锉细。黄酒浓煎服之。如牙关紧闭者，灌之即活。

必效散

【来源】《圣济总录》卷六。

【异名】海神散（《杨氏家藏方》卷十四）。

【主治】破伤风，身项强硬，不知人事。兼治跌打损伤。

【组成】鳔胶（白色者，不拘多少，炙令焦黄）。

【用法】上药一味，捣罗为细散。每服9克，热酒调下。如不醒，灌之。

雄鼠散

【来源】《医宗金鉴》卷七十五。

【主治】破伤风，邪在表寒，热拘急，口噤咬牙。

【组成】活雄鼠1只。

【用法】上用铁线缚，阴阳瓦煅存性，研为细末。用热黄酒送下。

黑花蛇散

【来源】《医宗金鉴》卷七十五。

【主治】破伤风，痰盛抽搐，身凉者。

【组成】麻黄（炙）30克，黑花蛇（即乌蛇，酒浸）18克，天麻、白附子、干姜、川芎、附子（制）、草乌（泡，去皮）各15克，蝎梢7.5克。

【用法】上药共研细末。每次3克，用热黄酒调下，每日2服。

地榆防风散

【来源】《素问病机气宜保命集》卷中。

【主治】破伤风，半在表半在里，头微汗，身无汗者。

【组成】地榆、防风、地丁香、马齿苋各等份。

【用法】上药研为散，每服9克，温米汤调下。

骨折、脱臼

止痛药

【来源】《证治准绳·疡医》卷六。

【主治】打扑损伤、折骨出臼，金疮破伤。

【组成】当归、牛膝、川芎、生地黄、赤芍药、白芷、羌活、独活、杜仲、续断各30克，肉桂、八角、小茴香、乳香、没药各15克，木香、丁香皮、沉香、血竭各 7.5 克。

【用法】上药共研为末。以老酒调下。

仙正散

【来源】《仙授理伤续断秘方》。

【主治】骨折。

【组成】肉桂 3 克（去皮），当归 9 克（去尾），玄胡索 15 克，白芷 15 克，苍术 30 克，赤芍药 15 克，防风 30 克，荆芥 120 克。

【用法】上药㕮咀。每服 15 克，用水1升，干荷叶2片，煎至700毫升，去滓，患处以此药热熏，用被盖覆，候温淋洗，然后整骨。

止痛接骨散

【来源】《伤科大成》。

【功用】活血止痛，续筋接骨。

【主治】外伤骨折。

【组成】乳香、没药、三七、萹蓄各 3 克，接骨草、五加皮、川断各 5 克，骨碎补 9 克，刘寄奴 9 克，苏木末 6 克，落得打 6 克，地鳖虫 9 克。

【用法】上药共研为散。以白酒送服 3 克，或以陈酒调敷伤处。

接骨如神散

【来源】《普济方》卷三一一。

【主治】骨折疼痛。

【组成】水蛭（糯米炒黄，去米）、白绵（烧灰）、没药（另研）、乳香（另研）各等份，血余炭（童子头发 15 团烧灰）适量。

【用法】上药共研为细末。五十岁以上服 3 克，二十岁以下服 1.5 克，小儿服 0.4 克，温酒调下。

接骨丹

【来源】《洁古家珍》。

【主治】打扑，伤损皮骨。

【组成】苏木（极细末）7.5 克，定粉 3 克，南硼砂（另研）、半两钱（烧红，醋淬为末）各 7.5 克。

【用法】上四味，共研为末，和匀，作一服。煎当归酒调下。2 ~ 3 服，痛止勿服。

接舌金丹

【来源】《疡医大全》卷十五。

【主治】舌断，骨折。

【组成】生地、人参（透明者）、龙齿（透明者）各 9 克，象皮 3 克，冰片 1 克，土狗（去头、翅）3 个，地虱 20 个。

【用法】先将人参等药俱研细，后用土狗、地虱捣烂，入前药末内捣匀，佩身上3日，干为末，盛在瓶内备用。以狗舌蘸药丹，将狗舌接于断舌上。

接骨丹

【来源】《洁古家珍》。

【主治】骨折。

【组成】天南星 120 克，木鳖子 90 克，没药 15 克，官桂 30 克，乳香 15 克。

【用法】上药共研为细末。用生姜 500 克，去皮烂研，取自然汁，入米

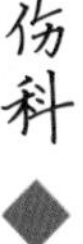

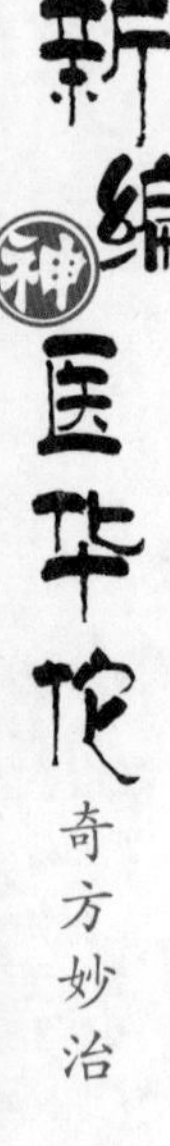

醋少许，面糊同调，摊纸上，贴伤处，帛缚并固定。

胜金丹

【来源】《辨证录》卷十三。

【主治】闭合性骨折。

【组成】麝香9克，血竭90克，古石灰60克，海螵蛸30克，自然铜末(醋浸，烧7次)3克，乳香30克，没药30克，花蕊石9克，冰片3克，樟脑30克，土狗子10个，地虱（干者）3克，土鳖（干者）3克，人参30克，象皮9克，琥珀3克，儿茶30克，紫石英60克，三七根末30克，木耳炭30克，生甘草末15克。

【用法】上药共研末和匀。每一个膏药，用末9克，撒在全体神膏上，贴患处。

壮筋续骨丹

【来源】《伤科大成》。

【主治】骨折、脱臼、伤筋等复位之后。

【组成】当归60克，川芎30克，白芍30克，炒熟地120克，杜仲30克，川断45克，五加皮45克，骨碎补90克，桂枝30克，三七30克，黄芪90克，虎骨30克，破故纸60克，菟丝饼60克，党参60克，木瓜30克，刘寄奴60克，地鳖虫90克。

【用法】上药晒脆为末，砂糖泡水泛丸。每服12克，温酒送下。

内固接骨丹

【来源】《太平圣惠方》卷六十七。

【主治】伤折、筋骨疼痛。

【组成】古字钱60克（先于火内烧令通赤，醋内粹10次），自然铜30克，硫黄30克。

【用法】以上三味，捣罗为末，后入瓶内，以坯子泥封固瓶口，候干，倒下瓶子，簇火烧令通赤，候冷取出，捣罗，入水银30克同研，水银星尽后，使薄白纸裹药似球子，后用盐500克，入臼内，漏水捣烂，裹药球候干，入糠火内烧7日，冷后取出细研，后入朱砂末7.5克，麝香末7.5克，犀角末7.5克，都研令匀，取生地黄研绞取汁，熬为膏，和前药末，丸如酸枣大。每服以温酒75毫升，入地黄膏3克，搅令匀，下药一粒。服后如吐泻清绿水勿怪，是病出也，更宜频服，以愈为度。

荣卫返魂汤

【来源】《仙传外科集验方》。

【异名】通顺散、何首乌散（《仙传外科集验方》）。

【主治】流注，痈疽，发背，伤折。

【组成】何首乌（不犯铁）、当归、木通（去皮、节）、赤芍药（炒）、白芷（不见火）、小茴香（炒）、土乌药（炒）、陈枳壳（面炒，若恶心，加姜汁炒）、甘草各等份。

【用法】上药九味，每服12克，用水酒煎服，病在上食后服，病在下食前服。

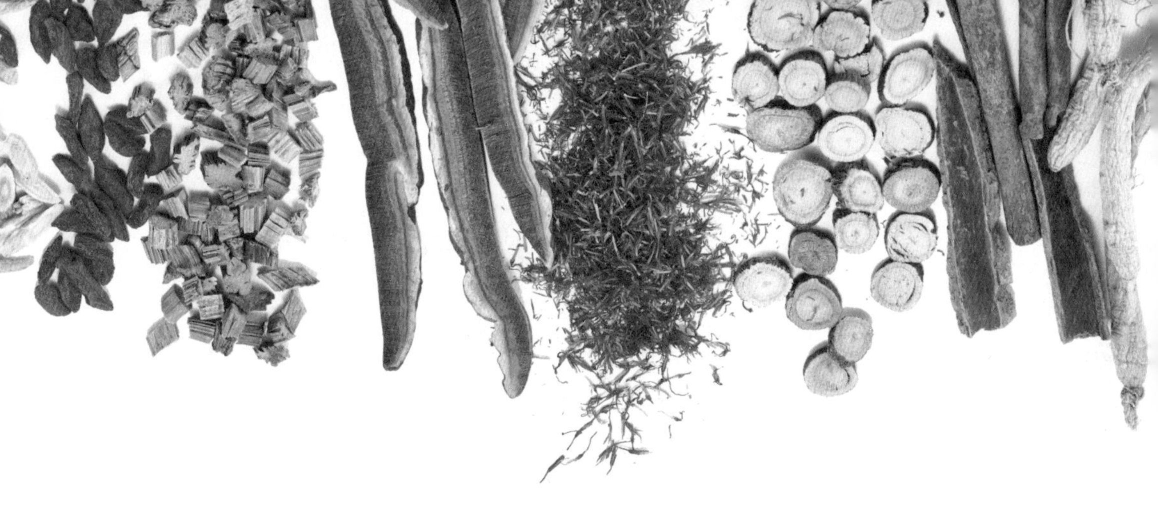

耳鼻喉科、口腔科

鼻室、鼻息肉、鼻渊

探渊丹

【来源】《辨证录》卷三。

【主治】鼻渊，涕流黄浊，不堪闻者。

【组成】辛夷3克，当归15克，麦冬60克，茯苓9克，黄芩6克，白芍30克，天花粉9克，生地15克，桔梗6克。

【用法】上药以水煎服。

通鼻膏

【来源】《太平圣惠方》卷三十七。

【异名】辛夷膏（《普济方》卷五十六）。

【主治】鼻孔窒塞，香臭不闻，妨闷疼痛。

【组成】白芷5克，芎䓖15克，木通15克，当归23克，细辛23克，

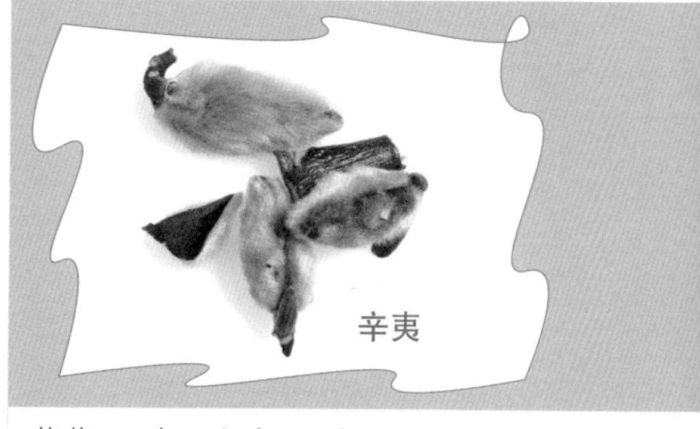
辛夷

莽草23克，辛夷30克。

【用法】上药细锉，以猪脂500克，煎令白芷色黄，绵滤去滓，盛于不津器中。候冷，绵裹枣核大，纳鼻中，一日换3次。

香膏

【来源】《外台秘要》卷二十二引《古今录验》。

【异名】木香膏（《圣济总录》卷一一六）。

【主治】鼻中不通利窒塞者。

【组成】当归、川芎、青木香、细辛、

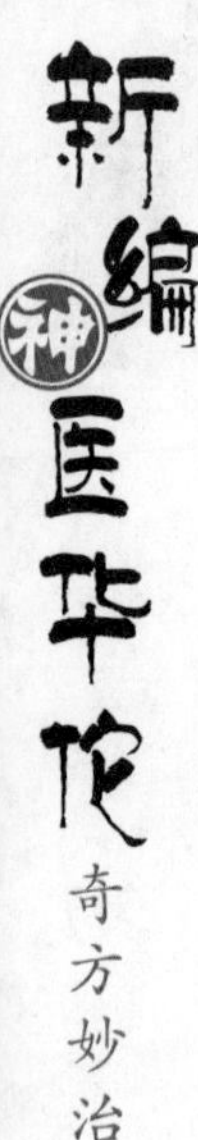

通草、蕤核仁、白芷各15克。

【用法】上七味，切，以羊髓微火煎，白芷色黄膏成，去滓。以小豆许纳鼻中，每日2次。以愈为度。

香膏

【来源】《外台秘要》卷二十二引《小品方》。

【主治】鼻中窒塞。

【组成】白芷、当归、川芎、细辛、辛夷、通草、桂心、薰草各22.5克。

【用法】上八味，㕮咀，苦酒渍一夜，以猪膏14克，煎至白芷色黄成膏，滤去滓。取少许点鼻中，或绵裹塞鼻中。以愈为度。

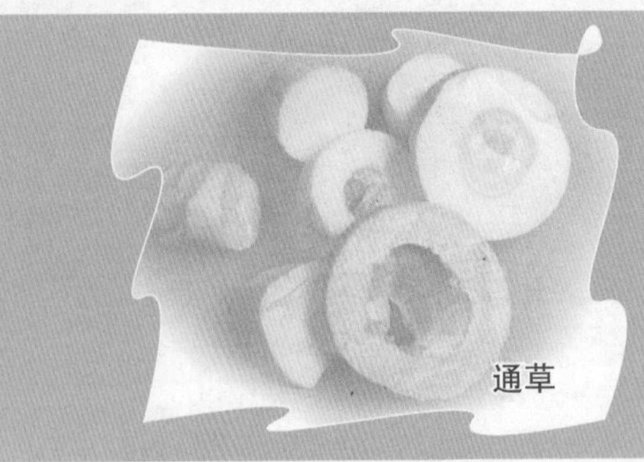
通草

硇砂散

【来源】《外科正宗》卷四。

【主治】鼻中息肉，初如榴子，渐大下垂，名为鼻痔。

【组成】硇砂3克，轻粉1克，冰片0.2克，雄黄1克。

【用法】上药共研为细末。用草桔咬毛，蘸药勤点痔上，日用5～6次。

通草散

【来源】《备急千金要方》卷六。

【主治】鼻齆，气息不通，不闻香息。

【组成】木通、细辛、附子（炮，去皮、脐）各等份。

【用法】上药共研为细末。绵裹少许，纳鼻中。

【附注】本方在原书中无方名，现据《三因极一病证方论》卷六补。

珍珠散

【来源】《太平圣惠方》卷三十七。

【主治】鼻中息肉，呼吸不通利。

【组成】珍珠、白矾（烧为灰）、桂心各30克，木通15克（锉）。

【用法】上药捣细罗为散。每次1.5克，绵裹纳鼻中，一日换3次。

辛乌散

【来源】《重楼玉钥》卷上。

【异名】角药（《重楼玉钥》卷上）。

【主治】喉风，颈项及口外红肿；亦治牙床浮肿。

【组成】赤芍梢30克，草乌30克，桔梗15克，荆芥穗15克，甘草15克，柴胡9克，赤小豆18克，连翘15克，细辛15克，紫荆皮30克，皂角15克，小生地15克。

【用法】上药不宜见火，置日中晒燥，共为细末，收入瓷瓶，勿令走气。临用以冷水调，噙口内，取风痰如神。凡颈项及口外红肿，即以角药敷之，

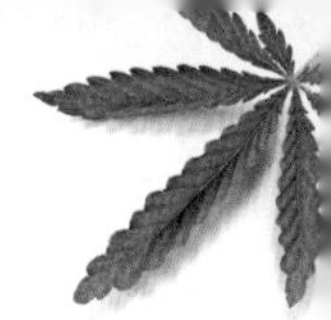

亦可用角药作洗药，以荆芥同煎水频频洗之，洗后仍用角药敷上。

【加减】痰涎极盛者，加摩风膏浓汁4～5匙；牙床浮肿，加南星末少许。

二丁散

【来源】《奇效良方》卷五十九。

【主治】鼻不闻香臭，或鼻中生息肉；偏头风。

【组成】苦丁香、丁香、粟米、赤小豆各7粒，石膏少许。

【用法】上药共研为细末。吹鼻中。

辛夷丸

【来源】《证治准绳·类方》卷八。

【功用】祛风化痰，清热通窍。

【主治】头风，鼻流白色黏液者。现用于慢性鼻窦炎。

【组成】南星、半夏（各姜制）、苍术（米泔浸）、黄芩（酒炒）、辛夷、川芎、黄柏（炒焦）、滑石、牡蛎（煅）各等份。

【用法】上药共研末，糊丸。薄荷汤送下。

奇授藿香丸

【来源】《医宗金鉴》卷六十五。

【功用】疏风散热，清肝通窍。

【主治】胆热移脑，复感风寒，致患鼻渊，鼻流黄色浊涕者。现用于慢性鼻炎、副鼻窦炎及过敏性鼻炎，属于风热者。

【组成】藿香连枝叶240克。

【用法】上药研为细末，以猪胆汁和丸，如梧桐子大。每服15克，食后用苍耳子汤送下，或以黄酒送下。

耳渊汤

【来源】《辨证录》卷三。

【主治】鼻渊。

【组成】辛夷6克，当归30克，柴胡3克，炒栀子9克，玄参30克，贝母3克。

【用法】上药以水煎服。

丽泽通气汤

【来源】《兰室秘藏》卷上。

【功用】益气升阳，祛风散寒。

【主治】肺气不足，外感风寒，鼻塞不闻香臭。

【组成】黄芪12克，苍术、羌活、独活、防风、升麻、葛根各9克，炙甘草6克，川椒、白芷各3克。

【用法】上药㕮咀。每服15克，加生姜3片，枣2枚，葱白10厘米，同煎至150毫升，去滓，空腹时温服。

【加减】冬月加麻黄（不去节）。

【禁忌】服药期间，忌食一切冷物，忌风寒凉处坐、卧、行、立。

耳肿、耳痛、耳痔

滴耳油

【来源】《医宗金鉴》卷六十五。

【功用】清热，解毒，消肿。

【主治】耳痔；耳内闷肿出脓。

【组成】核桃仁（研烂，拧油去滓，得油3克）适量。

【用法】兑冰片0.6克。每用少许，滴于耳内。

清耳膏

【来源】《医方类聚》卷七十八引《吴氏集验方》。

【主治】耳内或痒或痛。

【组成】附子尖（生）、石菖蒲、蝉蜕（生，去土）各等份。

【用法】上药共研为末。耳痛者用麻油调入；耳痒者，用生姜汁调成锭子，用纱布裹好，塞入耳中。药干便换。

耳疳丸

【来源】《摄生众妙方》卷九。

【主治】耳疳，出脓及黄水。

【组成】白矾（枯）1.5克，麝香0.15克，胭脂胚0.75克，陈皮（烧灰）1.5克。

【用法】作丸备用。先用棉签拭去脓，再将药丸送入耳内。

耳脓散

【来源】《青囊秘传》。

【主治】耳疳，脓水不止。

【组成】水龙骨（煅）3克，海螵蛸3克，飞青黛3克，枯矾1.5克，五倍子(炒黄)3克,煅黄鱼齿1.5克，细薄荷1.5克，梅片0.9克，川雅连0.9克，蛀竹屑0.9克，石榴花瓣（炙脆）3克。

【用法】上药共研为极细末。用时取少许吹耳。

蔓荆子散

【来源】《仁斋直指》卷二十一。

【主治】内热，耳出脓汁，或耳鸣而聋。

【组成】蔓荆子、赤芍药、生地黄、桑白皮、甘菊花、赤茯苓、川升麻、麦门冬（去心）、木通、前胡、炙甘草各等份。

【用法】上药共锉为散。每服9克，用水300毫升，加生姜3片，红枣2枚，煎至150毫升，食后服。

商陆塞耳方

【来源】《圣济总录》卷一一五。

【主治】耳肿。

【组成】商陆（生者，洗）适量。

【用法】用刀子削如枣核，塞入耳中，一日2次。

咽喉肿痛

均药

【来源】《喉科紫珍集》卷下。

【功用】清热解毒，消肿散结。

【主治】咽喉诸症；手术后，患处坚硬，不消不溃者。

【组成】栀子（炒）21克，薄荷叶30克，黄连30克，升麻9克，鸡内金（炙黄）4.5克。

【用法】上药共研为细末，吹患处。

春风散

【来源】《古今医鉴》卷九。

【主治】咽喉肿痛，缠喉风闭塞。

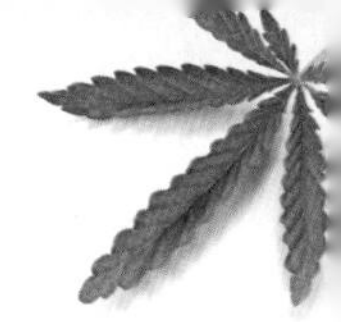

【组成】僵蚕、黄连（俱锉）、朴硝、白矾、青黛各 1.5 克。

【用法】腊月初一，取猪胆 5 ~ 6 个，将上药装入胆内，缚定，用青纸裹。将地掘一方坑，长阔 33 厘米，上用竹竿横吊，以胆悬定于内。候至立春日取出，置当风处吹干，去皮，以药研末，密收。吹喉中。

青龙散

【来源】《御药院方》卷九。

【主治】咽喉肿痛妨闷。

【组成】石膏 240 克，朴硝、甘草（生）各 3 克，青黛 15 克。

【用法】上药共研为细末。每服 6 ~ 9 克，煎薄荷汤调匀，含漱，冷即吐出，不拘时候，误咽不妨。

含化射干丸

【来源】《太平惠圣方》卷十八。

【主治】热病。脾肺壅热，咽喉肿塞，连舌根痛。

【组成】射干 30 克，川升麻 30 克，硼砂（研）15 克，甘草（炙微赤，锉）15 克，豉心（微炒）70 克，杏仁（汤浸，去皮、尖、双仁，麸炒微黄，细研）5 克。

【用法】上药捣罗为末，入研了药和匀，炼蜜和捣二三百杵，调和为丸，丸如小弹子大。每次含 1 丸咽津。

含化犀角丸

【来源】《太平圣惠方》卷十八。

【主治】热病。心脾虚热，肺气暴壅，喉中肿痛，口舌干燥，咽津有妨，不下饮食。

【组成】犀角屑 15 克，射干 23 克，黄药 15 克，子芩 15 克，郁金 15 克，川大黄（锉碎，微炒）15 克，天门冬（去心，焙）30 克，玄参 15 克，川升麻 15 克，络石叶 23 克，甘草（炙微赤，锉）15 克，马牙硝 30 克。

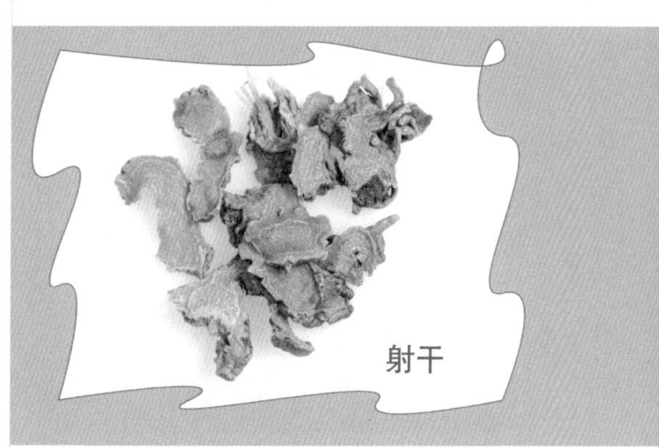

射干

【用法】上药捣罗为末，入马牙硝，研匀，炼蜜和捣二三百杵，丸如小弹子大。每服不拘时候，常含 1 丸咽津。

咽喉病通治方

冰黄散

【来源】《尤氏喉科秘书》。

【主治】口舌喉内结毒；兼治丹毒。

【组成】冰片 2.4 克，人中白、黄柏、蒲黄各 3 克，薄荷叶、黄连各 4.5 克，甘草、青黛、硼砂、朴硝各 1.5 克，枯矾少许。

【用法】共为细末。内吹、外敷

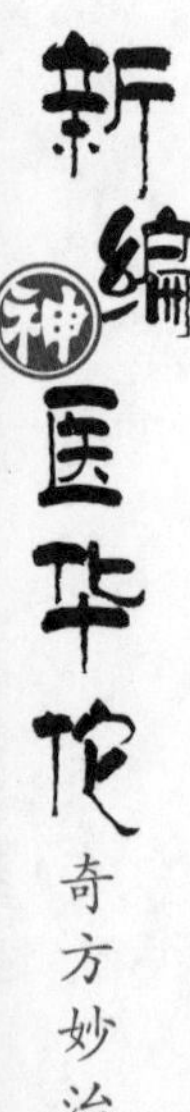

俱可。

吹喉玉钥匙

【来源】《喉痧证治要略》。

【功用】解毒消肿。

【主治】一切喉症初起，红赤肿痛，或微肿起腐者。

【组成】炒僵蚕1.5克，西月石1.5克，玄明粉15克，飞辰砂1.5克，梅片1.5克。

【用法】先用月石倾入铜勺内烊化，再下玄明粉，炼枯，研极细末，即下僵蚕、辰砂、梅片等末，研乳至极细粉，收贮听用，勿令泄气。用时吹患处。

【禁忌】阴虚白喉纯红者忌用。

口　臭

五香丸

【来源】《备急千金要方》卷六。

【主治】口及身臭。

【组成】豆蔻、丁香、藿香、零陵香、青木香、白芷、桂心各30克，香附子60克，甘松香、当归各15克，槟榔2枚。

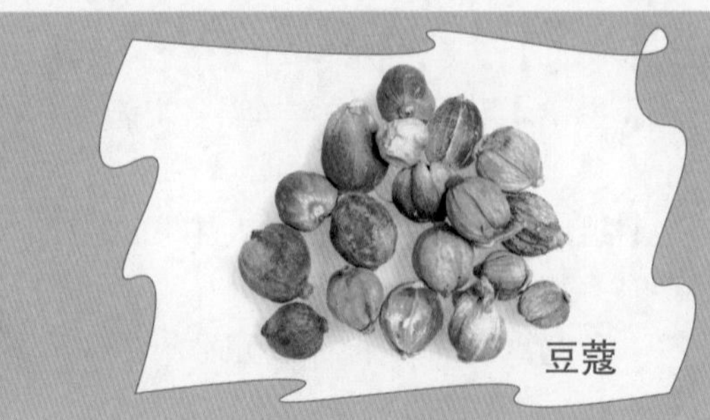

豆蔻

【用法】上十一味，研末，蜜和作丸。常含如大豆1丸咽汁，白天3次，夜里1次。5日口香，10日体香。

清气丸

【来源】《丹台玉案》卷三。

【功用】清胃泄热。

【主治】口臭。

【组成】青皮、黄连、黄芩、甘草各15克，石膏、檀香各30克。

【用法】上药共研为末，蜜丸如弹子大。每服1丸，细嚼，开水送下。

藁本散

【来源】《圣济总录》卷一一八。

【主治】口臭生疮，唇疮生肌，漏疳虫蚀。

【组成】藁本（去苗、土）、芎䓖各15克，细辛（去苗叶）、肉桂（去粗皮）、当归（切，焙）、杏仁（汤浸，去皮、尖、双仁，生用）、雄黄（研）各7.5克。

【用法】上七味，捣研为散。每用3克，敷疮上。一日3次。

牙药麝香散

【来源】《御药院方》卷九。

【功用】牢牙止痛。

【主治】牙齿不牢，疳蚀腐臭，牙缝垢黑。

【组成】绿矾（微炒）30克，石胆（炒）6克，五倍子（去蚌瓤）36克，诃子皮、何首乌、白茯苓（去皮）、白龙骨、甘松（去土）、藿香叶各12克，缩砂仁24克，零陵香18克，百药

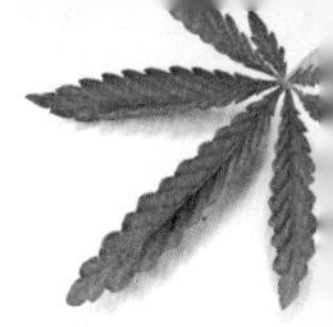

煎36克，细辛（去苗）6克，麝香（研）30克。

【用法】上药共研为细末，入已研药令匀。先用热浆水漱口，每用药少许擦牙，含口少时，后用热水漱口，每日早晨用。

口舌生疮

玄参丸

【来源】《圣济总录》卷一一八。

【功用】滋阴降火。

【主治】阴虚火旺，口舌生疮，延久不愈者。

【组成】玄参、天门冬（去心，焙）、麦门冬（去心，焙）各30克。

【用法】上三味，捣罗为末，炼蜜和丸，如弹子大。每以绵裹一丸，含化咽津。

萍草丸

【来源】《仁斋直指》卷二十一。

【主治】口舌生疮。

【组成】浮萍草（晒）、黄柏（研末）、杏仁、青黛各等份，轻粉少许。

【用法】上药共研末，炼蜜为丸，如皂子大。以绵裹含口中。有涎即吐之。

立效散

【来源】《朱氏集验方》卷九引黎居士方。

【主治】口吻边生疮，浸淫不愈。

【组成】槟榔（火煅）适量。

【用法】上药研为末。入轻粉，敷疮上，立愈。

凉心散

【来源】《医宗金鉴》卷五十一。

【功用】清心热，泄脾火。

【主治】小儿心脾积热上攻，致舌下近根处肿突，形状似舌者，曰生重舌。

【组成】青黛、硼砂、黄柏、黄连（人乳拌晒）、人中白各6克（煅），风化硝3克，冰片0.6克。

【用法】上药共研为极细末。吹患处。

栝楼根散

【来源】《证治准绳·类方》卷八。

【主治】风热，口中干燥，舌裂生疮。

【组成】栝楼根、胡黄连、黄芩各22克，白僵蚕（炒）、白鲜皮、大黄（锉，炒）各15克，牛黄（研）、滑石（研）各7.5克。

【用法】上药共研为细末，研匀。每服6克，不拘时候，竹叶汤调服。

柴胡汤

【来源】《圣济总录》卷一一七。

【异名】柴胡地骨皮汤（《宣明论方》卷一）。

【主治】口糜生疮。

【组成】柴胡（去苗）、地骨皮各30克。

【用法】上二味，粗捣筛。每服9克，用水150毫升，煎至90毫升，去滓，取少许含咽之。

玄参升麻汤

【来源】《重订严氏济生方》。

【主治】心脾壅热，舌上生疮，木舌、重舌、舌肿，或脸颊两边肿痛。

【组成】玄参、赤芍药、升麻、犀角（镑）、桔梗（去芦）、贯众（洗）、黄芩、甘草（炙）各等份。

【用法】上药㕮咀。每服12克，用水220毫升，加生姜5片，煎至160毫升，去滓，不拘时服。

立效饮

【来源】《活幼心书》卷下。

【主治】小儿口内牙根舌上发疮作痛，致语言饮食不便者。

【组成】净黄连30克，北细辛（去叶）7.5克，玄明粉6克。

【用法】上药细锉，或晒或焙，为末，仍同玄明粉放乳钵内杵匀。每用少许干点患处；或用3克，新汲井水调涂疮上。儿小者畏苦，不肯点咽，用蜜水调抹烂处及舌上，令白化。咽痛，清茶调下。

甘露饮

【来源】《太平惠民和剂局方》卷六。

【异名】甘露饮子（《阎氏小儿方论》）。

【功用】清热养阴，行气利湿。

【主治】胃中客热，牙宣口臭，齿龈肿烂，时出脓血；目睑垂重，常欲合闭；或饥饿心烦，不欲饮食；目赤肿痛，不任凉药；口舌生疮，咽喉肿痛；疮疹已发、未发；脾胃受湿，瘀热在里，或醉饱房劳，湿热相搏，致生黄疸，身面皆黄，肢体微肿，胸闷气短，大便不调，小便黄涩，或时身热。现用于口腔炎、咽炎、齿龈肿痛，慢性扁桃体炎属阴虚而有湿热者；亦用于眼科工业性眼灼伤、角膜实质炎。

【组成】枇杷叶（刷去毛）、干熟地黄（去土）、天门冬（去心，焙）、枳壳（去瓤，麸炒）、山茵陈（去梗）、生干地黄、麦门冬（去心，焙）、石斛（去芦）、甘草（炙）、黄芩各等份。

【用法】上药共研为末。每服6克，用水150毫升，煎至100毫升，去滓，食后临卧时温服。小儿一服分两服。

玄参莲枣饮

【来源】《辨证录》卷八。

【功用】滋阴降火，养心安神。

【主治】心阴不足，唾干津燥，口舌生疮，渴欲思饮；久则形容枯槁，心头汗出者。

【组成】玄参90克，丹皮、炒枣仁各30克，丹参15克，柏子仁、莲子心各9克。

【用法】上药以水煎服。

唇疮、唇风

滋唇饮

【来源】《外科证治全书》卷二。

【主治】脾热，唇上干燥，渐裂开缝作痛。

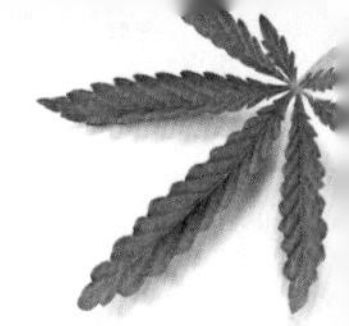

【组成】生地黄12克，鲜石斛9克，竹茹、石膏（生，研）、当归、白芍（生）各6克，生甘草3克。

【用法】水煎去滓，加白蜜少许和服。

【附注】原书云：服本方时“外以紫归油润之”。

恶实散

【来源】《圣济总录》卷一一八。

【主治】唇肿生核。

【组成】恶实（炒）、乌梅（去核）各15克，甘草（炙，锉）7.5克。

【用法】上三味，捣罗为散。每服9克，用童便150毫升，煎至3～5沸，和滓乘热含漱，冷则吐之，一日3次。

双解通圣散

【来源】《医宗金鉴》卷六十五。

【功用】清热祛风，泄火解毒。

【主治】阳明胃经风火凝结，致患唇风，多生下唇，初起发痒、红肿，日久破裂流水，如风盛，则唇不时动。

【组成】防风、荆芥、当归、白芍（炒）、连翘（去心）、白术（土炒）、川芎、薄荷、麻黄、栀子各15克，黄芩、石膏（煅）、桔梗各30克，甘草（生）60克，滑石90克。

【用法】上药共研粗末。每次15克，用水220毫升，煎至180毫升，澄清温服。外以黄连膏抹之。

牙　痛

荜拨丸

【来源】《圣济总录》卷一一九。

【主治】牙齿疼痛。

【组成】荜拨、胡椒各等份。

【用法】上二味，捣罗为末，化蜡为丸，如麻子大。每用1丸，纳龋孔中。

玉女煎

【来源】《景岳全书》卷五十一。

【功用】清胃滋阴。

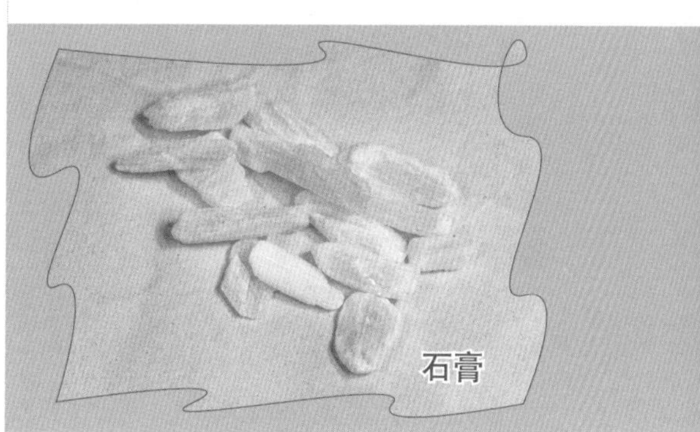
石膏

【主治】水亏火盛，六脉浮洪滑大，少阴不足，阳明有余，烦热干渴，头痛牙疼，失血。现用于急性口腔炎、舌炎、三叉神经痛等属于胃热阴亏者。

【组成】生石膏9～15克，熟地9～15克（或30克），麦冬6克，知母、牛膝各4.5克。

【用法】上药用水300毫升，煎至200毫升，温服或冷服。

【加减】如火盛极者，加栀子、地骨皮之属；多汗多渴者，加北五味

14粒；小水不利或火不能降者，加泽泻4.5克，或茯苓亦可；如金水俱亏，因精损气者，加人参6～9克。

白芷汤

【来源】《古今医鉴》卷九。

【主治】下爿牙疼，属阳明虚热有风。

【组成】防风、荆芥、连翘、白芷、薄荷、赤芍、石膏各等份。

【用法】上药共锉为粗末。水煎，温服。

柳枝汤

【来源】《太平圣惠方》卷三十四。

【主治】齿根出露，摇动疼痛。

【组成】柳枝1握（切），地骨皮、细辛、防风（去芦头）、杏仁（汤浸，去皮、尖、双仁）、蔓荆子各30克，盐15克，生地黄（切）200克。

【用法】上药细锉和匀。每用30克，以水300毫升，酒150毫升，同煎至150毫升，去滓，热含良久，倦即吐之，含尽为度，每日2次。

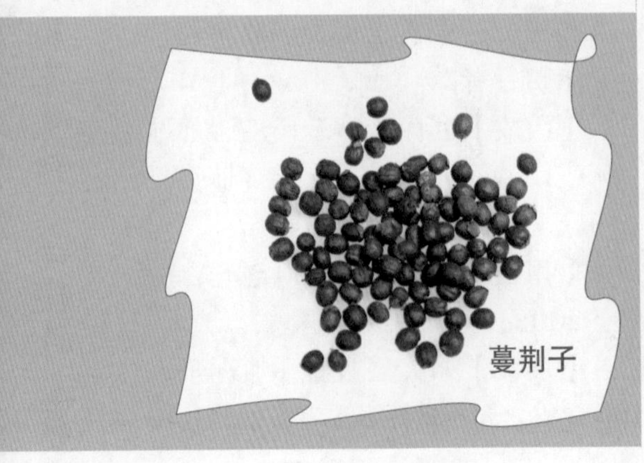
蔓荆子

神应散

【来源】《杂类名方》。

【功能】祛风止痛，牢牙。

【主治】牙疼。

【组成】川芎、防风、升麻、细辛、茯苓、白芷、香附子、荜拨、甘松各等份，石膏3倍量。

【用法】上药共研为细末。每晚临卧刷净牙，以指蘸搽，觉热麻漱去。可常用。

三香散

【来源】《景岳全书》卷五十一。

【主治】牙根肿痛。

【组成】丁香、川椒（取红。如无，以荜拨代之）各等份，冰片少许。

【用法】上药共研为末。敷痛处。

代刀散

【来源】《杏苑生春》卷六。

【主治】牙疼欲落。

【组成】草乌头、荜拨各4.5克，川椒、细辛各6克。

【用法】上药生用为末。每用少许，揩患处内外，其牙自落。

一字救苦散

【来源】《御药院方》卷九。

【主治】牙痛。

【组成】香白芷30克，草乌头（去皮、脐，心白者用，心黑不用）15克，雄黄（另研）4.5克。

【用法】上药共研为极细末，与雄黄拌匀。每服用药末少许擦牙疼处，

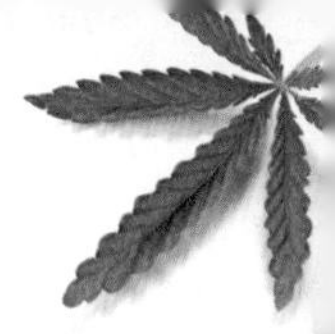

待少时以温水漱之，立止。

一捻金散

【来源】《御药院方》卷九。

【主治】牙齿疼痛。

【组成】蝎梢6克，川芎30克，华阴细辛、香白芷各15克。

【用法】上药共研为细末。每以指蘸药少许擦牙痛处，吐津。误咽无妨，不拘时候。

定痛牙散

【来源】《普济方》卷六十五。

【主治】牙齿疼痛。

【组成】防风、荆芥穗各60克，细辛30克，草乌30克，白芷30克，全蝎22克，青盐15克，朴硝30克，青黛15克。

【用法】上药共研为细末。每用少许，先以盐汤漱净，后擦患处，再漱。

龋　齿

蛀牙散

【来源】《奇效良方》卷六十二。

【主治】蛀牙疼痛。

【组成】白矾（枯）、滴乳香各等份。

【用法】上药共研为细末，熔蜡，和成膏子，如粟米大。每用1丸，塞于蛀牙孔中，疼即止。

定痛散

【来源】《万病回春》卷五。

【主治】虫牙痛甚，遇冷、热、酸、咸即痛者。

【组成】当归、生地黄、细辛、干姜、白芷、连翘、苦参、黄连、花椒、桔梗、乌梅、甘草各3克。

【用法】上药共锉一剂。水煎，先噙漱，后咽下。

谷精草散

【来源】《太平圣惠方》卷三十四。

【主治】牙齿历蠹。

【组成】谷精草（烧灰）30克，马齿苋（干者）15克，甜瓜蔓苗15克，川升麻15克，白矾（烧灰）7.5克，干漆7.5克，猪牙皂荚30克，干虾蟆（烧灰）90克。

【用法】上药捣细罗为散。更入钵内，细研令匀。每用1.5克，敷于患处，有涎即吐出。每日敷3次。

牙病通治方

葛根汤

【来源】《疡医大全》卷十六。

【主治】牙齿疼痛。

【组成】葛根6克，赤芍药4.5克，赤茯苓1.5克，甘草1.5克。

【用法】上药以水煎服。

【加减】风盛，加荆芥、防风、薄荷叶；火盛，加连翘、生地、丹皮、牛蒡子。

圣术丸

【来源】《医级》卷八。

【主治】中虚食减，牙长出口。

【组成】白术500克。

【用法】研为细末，面糊为丸，如

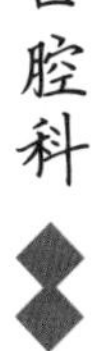

梧桐子大。每服9克，开水送下。

插耳皂荚丸

【来源】《太平圣惠方》卷三十四。

【异名】皂荚丸（《普济方》卷六十五）。

【主治】牙疼。

【组成】皂荚1挺，豆豉30克，蒜（去皮）1头，巴豆（去皮，麸炒微黄）7枚。

【用法】上药捣研为散。每用少许，绵裹如梧桐子大，随病左右纳耳中。立验。

牙齿松动、牙根肿痛

清胃散

【来源】《医宗金鉴》卷五十一。

【功用】清胃泄火。

【主治】小儿热蓄于胃，牙根肿如水泡，胀痛难忍，名曰重龈。

【组成】生地、丹皮、黄连、当归、升麻、石膏（煅）各等份。

【用法】用灯芯为引，以水煎服。

牢牙散

【来源】《兰室秘藏》卷中。

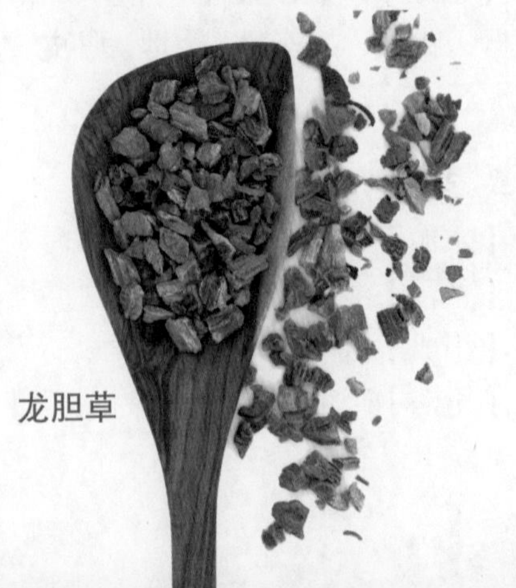

龙胆草

【主治】牙龈肉绽有根，牙疳肿痛，牙齿不长或动摇欲落，牙黄口臭。

【组成】羌活30克，龙胆草（酒洗）45克，羊胫骨灰（另研，过罗，取极细末）60克，升麻120克。

【用法】上药共研为细末，入羊胫骨灰和匀，卧时掺在牙龈上。

香芎汤

【来源】《圣济总录》卷一二〇。

【异名】香芎散（《御药院方》卷九）。

【主治】风壅齿痛不可忍，或牙齿动摇，并口内生疮者。

【组成】川芎、羌活（去芦头）、细辛（去苗、叶）、防风（去叉）、荠草、郁李仁（去皮，研）各15克。

【用法】上六味，捣为粗末。每用15克，以水220毫升，煎3～5沸，趁热漱之，冷即吐出。

出牙齿乌头散

【来源】《太平圣惠方》卷三十四。

【主治】牙齿动摇，终不牢固。

【组成】川乌头7.5克，巴豆17枚（去皮），大硼砂0.15克，硇砂0.15克，大蜘蛛1枚（炙干），腻粉1.5克。

【用法】上药捣细罗为散，研入巴豆令匀。每用少许着牙根。一时间，牙即自出。